**Physiotherapie bei
Multipler Sklerose**

Physiotherapie bei Multipler Sklerose

Funktionelles, bewegungsanalytisches Behandlungskonzept

Regula Steinlin Egli

Mit einem Beitrag
von L. Kappos

189 Abbildungen
in 381 Einzeldarstellungen

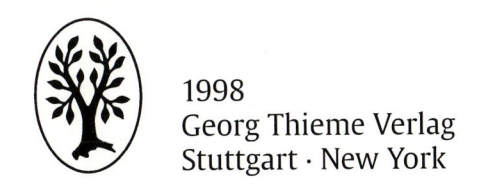

1998
Georg Thieme Verlag
Stuttgart · New York

Regula Steinlin Egli
Physiotherapeutin
Fachlehrerin für PT-Neurologie, Physiotherapieschule Kantonsspital Basel
Instruktorin FBL Klein-Vogelbach
Gundeldingerstr. 131
CH-4053 Basel

Professor Dr. Ludwig Kappos
Leiter der Neurologisch-Neurochirurgischen Poliklinik
Neurologische Universitätsklinik
Kantonsspital
Petersgraben 4
CH-4031 Basel

Zeichnungen:
F. Hartmann, Nagold

Umschlaggestaltung:
Martina Berge, Erbach/Ernsbach

Die Deutsche Bibliothek – CIP-Einheitsaufnahme

Physiotherapie bei Multipler Sklerose : funktionelles, bewegungsanalytisches Behandlungskonzept / Regula Steinlin Egli. Mit einem Beitr. von L. Kappos. – Stuttgart ; New York : Thieme, 1998

Geschützte Warennamen (Warenzeichen) werden **nicht** besonders kenntlich gemacht. Aus dem Fehlen eines solchen Hinweises kann also nicht geschlossen werden, daß es sich um einen freien Warennamen handele.

Das Werk, einschließlich aller seiner Teile, ist urheberrechtlich geschützt. Jede Verwertung außerhalb der engen Grenzen des Urheberrechtsgesetzes ist ohne Zustimmung des Verlages unzulässig und strafbar. Das gilt insbesondere für Vervielfältigungen, Übersetzungen, Mikroverfilmungen und die Einspeicherung und Verarbeitung in elektronischen Systemen.

© 1998 Georg Thieme Verlag,
Rüdigerstraße 14
D-70469 Stuttgart
Printed in Germany

Satz: Fotosatz Herbert Buck, D-84036 Kumhausen

Druck: Gulde-Druck GmbH, D-72070 Tübingen

ISBN 3-13-111081-3   1 2 3 4 5 6

Wichtiger Hinweis:
Wie jede Wissenschaft ist die Medizin ständigen Entwicklungen unterworfen. Forschung und klinische Erfahrungen erweitern unsere Kenntnisse, insbesondere was die Behandlung und medikamentöse Therapie anbelangt. Soweit in diesem Werk eine Dosierung oder eine Applikation erwähnt wird, darf der Leser zwar darauf vertrauen, daß Autoren, Herausgeber und Verlag große Sorgfalt darauf verwandt haben, daß diese Angabe **dem Wissensstand bei Fertigstellung des Werkes** entspricht.

Für die Angaben über Dosierungsanweisungen und Applikationsformen kann vom Verlag jedoch keine Gewähr übernommen werden. **Jeder Benutzer ist angehalten,** durch sorgfältige Prüfung der Beipackzettel der verwendeten Präparate und gegebenenfalls nach Konsultation eines Spezialisten festzustellen, ob die dort gegebene Empfehlung für Dosierungen oder die Beachtung von Kontraindikationen gegenüber der Angabe in diesem Buch abweicht. Eine solche Prüfung ist besonders wichtig bei selten verwendeten Präparaten oder solchen, die neu auf den Markt gebracht worden sind. **Jede Dosierung oder Applikation erfolgt auf eigene Gefahr des Benutzers.** Autoren und Verlag appellieren an jeden Benutzer, ihm etwa auffallende Ungenauigkeiten dem Verlag mitzuteilen.

Vorwort

Die Behandlung von MS-Patienten ist komplex. Kaum eine andere Krankheit zeichnet sich durch so viele verschiedenartige Symptombilder aus. Anzahl, Art und Ausprägung einzelner Symptombilder bestimmen den Verlauf der Krankheit und dadurch auch die spezifischen Behandlungsmöglichkeiten. Dies fordert von den behandelnden Therapeutinnen exaktes analytisches Arbeiten und große Anpassungsfähigkeit. Ein allgemeingültiges Behandlungsrezept kann nicht erlernt werden.

Mein Interesse und meine Freude an der Arbeit mit MS-Patienten wurde in der neurologischen Klinik des Kantonsspitals Basel geweckt. Hier profitierte ich von der großen Erfahrung von Frau Ursula Künzle, leitende Physiotherapeutin der Neurologie. Ihre analytische Denk- und Arbeitsweise bei der Behandlung von Patienten beeindruckte mich immer wieder aufs neue und ließen mich immer mehr Probleme verstehen und auch angehen. Ihr verdanke ich es auch, daß ich die Instruktoren-Ausbildung der Funktionellen Bewegungslehre Klein-Vogelbach (FBL) absolvieren konnte. Diese Ausbildung sollte für meinen späteren beruflichen Werdegang wegweisend werden. Dank der strengen Schule von Susanne Klein-Vogelbach wurde ich mit dem Analysekonzept so vertraut, daß ich es heute nicht mehr aus meinem Arbeitsalltag wegdenken könnte. Die klar definierten Beobachtungskriterien sowie die differenzierte sprachliche Ausdrucksweise der FBL ermöglichen uns, Bewegung und Haltung zu beobachten, Abweichungen von der Norm zu erkennen und zutreffend beschreiben zu können. Viele Begriffe von Susanne Klein-Vogelbach, wie beispielsweise die „Weiterlaufende Bewegung" oder die „Widerlagerung einer weiterlaufenden Bewegung", sind heute bei einer großen Anzahl von Physiotherapeutinnen fester Bestandteil ihrer Fachsprache. Diese Begriffe sind zutreffend und nicht ersetzbar. Sie sind deshalb auch teilweise Bestandteil des vorliegenden Buches. Ein Glossar am Ende des Buches erklärt und erläutert bei Unsicherheiten der Leser diese FBL-spezifischen Begriffe.

Die Möglichkeit, eine große Anzahl sehr unterschiedlicher MS-Patienten behandeln zu können, und die gute Zusammenarbeit mit Ursula Künzle förderte die stete Entwicklung und Verbesserung eines Behandlungskonzeptes für MS-Patienten. So entstanden auch unsere ersten gemeinsamen Ausbildungskurse in der MS-Behandlung. Die vielen positiven Rückmeldungen ermunterten uns beide, diesen Weg weiterzugehen.

Meine Arbeit als Physiotherapeutin an der neurologischen Klinik des Kantonsspitals Basel endete mit der Geburt von Catherine, unserer Tochter. Als fortan selbständige Therapeutin mit Teilzeitpensum und Mutter eines gesunden Säuglings, sah ich mich plötzlich mit einer vermehrten Präsenzzeit zu Hause konfrontiert. Nun stießen die Anregungen vieler Kursteilnehmerinnen und Kolleginnen auf fruchtbaren Boden, ein Behandlungskonzept für MS-Patienten, aufbauend auf neurophysiologischen Erkenntnissen sowie den Kriterien der Funktionellen Bewegungslehre Klein-Vogelbach, schriftlich auszuformulieren. So setzte ich mich an den Computer und begann dieses Buch zu schreiben.

Es war mein Ziel, für den Leser ein möglichst übersichtliches, strukturiertes Untersuchungs- und Behandlungskonzept aufzustellen. Eine so wechselhafte und manigfaltige Krankheit aber kann nicht ohne Zwang in ein Schema eingefügt werden. Die Mängel, die dadurch unweigerlich entstehen, versuchte ich deshalb durch viele Querverweise auszugleichen. Diese Querverweise sollen dem Leser

Wiederholungen ersparen und hilfreich sein, um wichtige Zusammenhänge klar zu erkennen.

Im Text wird die Therapeutin als weiblich, der Patient als männliche Person bezeichnet. Selbstverständlich sind dabei aber immer beide Geschlechter miteinbezogen. In den Abbildungslegenden wird jeweils das entsprechend richtige Pronomen verwendet.

Wer selbst ein Buch schreibt oder geschrieben hat, weiß, daß dies nicht ein Einmann- bzw. Einfrau-Werk sein kann! Ich möchte deshalb all meinen vielen Helferinnen und Helfern, die mir diese Arbeit erst ermöglichten, heute einen ganz großen Dank aussprechen. Dieser richtet sich in erster Linie an *Simone Albert*. In wohl unzähligen Stunden ihrer Freizeit hat sie mir geholfen, die Fotos für dieses Buch zu realisieren. Ich danke ihr sowie *Hans-Ueli Schläpfer und Sandra Signer* aber auch für die vielen Anregungen und Verbesserungsvorschläge, welche sie mir bei der kritischen Durchsicht des Manuskriptes gegeben haben. Sie haben wesentlich dazu beigetragen, daß Unklarheiten und Lücken korrigiert und ergänzt werden konnten. Herrn *Professor Kappos* danke ich, daß er sich trotz seiner vielen Verpflichtungen die Zeit genommen hat, die kompetente Einleitung und Übersicht über die verschiedenen Symptombilder der MS zu schreiben. Mein Dank gilt auch *allen Patienten,* die sich für dieses Buch fotografieren ließen.

Vereinzelt sind auch Patienten abgebildet, welche nicht an einer MS erkrankt sind, aber vergleichbare Symptome aufweisen. Ich bin froh, Schwierigkeiten im Bewegungsverhalten, aber auch die Ausführungen einzelner Übungen an Patienten und nicht am Modell zeigen zu können. Die Bilder helfen sehr, den Text zu veranschaulichen, und ich hoffe, daß auch die Leser diese wertvolle Bereitschaft und Kooperation der Patienten nicht als Selbstverständlichkeit hinnehmen.

Auch meinen *Schüler(-innen) und Kursteilnehmer(-innen)* bin ich für ihre steten Forderungen nach einem klar strukturierten Konzept dankbar. Ihre kritischen Fragen haben geholfen, Unsicherheiten aufzudecken und zu verbessern.

Dem Thieme-Verlag, ganz speziell *Rosi Haarer-Becker,* danke ich für die stete Unterstützung und die wertvolle Mithilfe.

Dieses Buch wäre ohne das Verständnis und die wertvolle Hilfe meiner Familie nicht zustande gekommen. Den *beiden Großmüttern* danke ich für die vielen Babysitter-Stunden. So wußte ich immer, daß meine kleine Tochter bestens umsorgt war. Der größte Dank aber gilt *meinem Mann*. Ohne sein Verständnis und seine Unterstützung wäre dieses Buch nicht möglich gewesen.

Basel, Frühjahr 1998   Regula Steinlin Egli

Inhaltsverzeichnis

1 Multiple Sklerose – eine Krankheit mit unzähligen Gesichtern 1

1.1	**Symptombilder der Multiplen Sklerose – L. Kappos**	1	
1.1.1	Definition	1	
1.1.2	Klinische Symptomatik	1	
1.1.3	Verlauf	3	
1.1.4	Diagnosestellung	3	
1.1.5	Medizinische Therapie	3	
1.2	**Notwendigkeit der symptombezogenen Behandlung**	5	
1.3	**Physiotherapeutische Anamnese und Untersuchung**	6	
1.3.1	MS-spezifische Anamnese	6	

1.3.2 MS-spezifische Untersuchung der Sensorik 7
1.3.3 Problemanalyse und Zielformulierung 10
1.4 Behandlungsziele: Funktions- oder Kompensationstraining? 11
1.4.1 Funktionstraining 12
1.4.2 Kompensationstraining 12
1.5 Funktionelles Rumpftraining – ein zentrales Therapieziel 12
1.5.1 Aufgaben des Rumpfes 12
1.5.2 Funktionelle Übungsauswahl 15
1.5.3 Hippotherapie-K: funktionelles Rumpftraining auf dem Pferderücken   25

2 Primäres Symptombild der Paraspastik 31

2.1 Auswirkungen pathologischer Tonuserhöhungen der unteren Extremität auf das Bewegungsverhalten 31
2.1.1 Auswirkung einer deutlichen Paraspastik im freien Sitz 31
2.1.2 Auswirkung einer deutlichen Paraspastik im Sitz-Stand-Übergang 33
2.1.3 Auswirkung einer deutlichen Paraspastik im Stand 36
2.2 Spastikkontrolle 37
2.2.1 Spastikkontrolle über Änderung der Gelenkstellungen 38
2.2.2 Spastikkontrolle durch rhythmisches Bewegen 38
2.2.3 Spastikkontrolle durch Druckwahrnehmung 39
2.2.4 Spastikkontrolle durch reziproke Innervation 39
2.3 Pathologisch erhöhter Flexionstonus der unteren Extremität 40

2.4 Spezifische Punkte der physiotherapeutischen Untersuchung zur Beurteilung des Bewegungsverhaltens .. 41
2.4.1 Tonusprüfung 41
2.4.2 Prüfung der passiven Gelenksbeweglichkeit 42
2.4.3 Prüfung der selektiven Kraft 42
2.4.4 Prüfung des Bewegungsverhaltens .. 43
2.5 Behandlungsziele und therapeutische Maßnahmen beim primären Symptombild der Paraspastik 54
2.5.1 Unterteilung der Spastizität nach verschiedenen Schweregraden 54
2.5.2 Funktions- oder Kompensationstraining? 54
2.5.3 Spastikdisziplin 55
2.5.4 Behandlungsziele bei dominanter/ deutlicher Paraspastik 57
2.5.5 Behandlungsziele bei diskreter Paraspastik 86

3 Primäres Symptombild der zentralen Schwächen 111

3.1	**Spastizität – Paresen: ein Teufelskreis**	111	3.3.2	Prüfung der Muskulatur auf selektive Kraft	118
3.1.1	Zentrale Schwächen	111	3.3.3	Beurteilung von Kompensationsbewegungen	125
3.1.2	Gegenseitige Beeinflussung von Spastizität und zentralen Schwächen	111	3.4	**Behandlungsziele und therapeutische Maßnahmen beim primären Symptombild der zentralen Schwächen**	127
3.2	**Notwendigkeit adäquater Kompensationsmechanismen**	113			
3.3	**Spezifische Punkte der physiotherapeutischen Untersuchung bei zentralen Schwächen**	116	3.4.1	Funktions- oder Kompensationstraining?	127
3.3.1	Prüfung der passiven Gelenksbeweglichkeit und Dehnbarkeit der Muskulatur	116	3.4.2	Erhalten – Verbessern – Anpassen spezifischer Gelenksbeweglichkeit ..	128

4 Primäres Symptombild der Koordinationsstörungen 157

4.1	**Zerebellare und spinale Ataxie**	157	4.5	**Spezifische Punkte der physiotherapeutischen Untersuchung bei zerebellarer Ataxie**	165
4.2	**Funktionelle Auswirkungen der zerebellaren Ataxie auf das Bewegungsverhalten**	157			
4.2.1	Störungen der Gleichgewichtsreaktionen	157	4.5.1	Prüfung der Koordinationsfähigkeiten im Rumpf	165
4.2.2	Störungen der Feinmotorik	159	4.5.2	Prüfung der Koordinationsfähigkeiten der Extremitäten	178
4.3	**Kompensationsmechanismen bei Koordinationsstörungen im Rumpf und/oder in der unteren Extremität**	160	4.6	**Behandlungsziele und therapeutische Maßnahmen beim primären Symptombild der zerebellaren Ataxie**	200
4.3.1	Vergrößerung der Unterstützungsfläche	160	4.6.1	Funktions- oder Kompensationstraining?	200
4.3.2	Häufige Anpassung der Unterstützungsfläche	160	4.6.2	Unterteilung nach verschiedenen Schweregraden	200
4.3.3	Muskuläre Hyperaktivitäten	160	4.6.3	Behandlungsziele bei diskreter Rumpf- und/oder unterer Extremitätenataxie	201
4.3.4	Ausnützen von Muskelsynergien	162			
4.4	**Kompensationsmechanismen bei Koordinationsstörungen der oberen Extremität**	163	4.6.4	Behandlungsziele bei ausgeprägter Rumpf- und/oder unterer Extremitätenataxie	209
4.4.1	Hyperaktivität und muskuläre Fixationen	163			
4.4.2	Nutzen von Widerstand/Gewichten ..	164			

5 Behandlungsziele im akuten Schub 213

5.1	**Definition**	213	5.2	**Relevante Merkmale für die Therapie**	213
			5.2.1	Behandlungsziele	213

| 6 | Individuell angepaßtes Heimprogramm | | 217 |

6.1	Notwendigkeit eines Heimprogramms	217
6.2	Kriterien eines individuellen Heimprogramms	218
6.2.1	Integration in den Tagesablauf	218
6.2.2	Individuelle Übungsauswahl	218
6.2.3	Gute Instruktion	218
6.2.4	Regelmäßige Kontrolle	218
6.2.5	Erinnerungshilfen durch schriftliche und/oder bildliche Dokumentation	219
6.3	**Fallvorstellung Frau B.**	219
6.3.1	Funktionelles Problem	220
6.3.2	Therapieziel und therapeutische Maßnahmen	220
6.3.3	Heimprogramm	221

Glossar ... 223

Literatur ... 226

Sachverzeichnis ... 227

1 Multiple Sklerose – eine Krankheit mit unzähligen Gesichtern

1.1 Symptombilder der Multiplen Sklerose

L. Kappos

Die Multiple Sklerose (auch Enzephalomyelitis disseminata chronica) ist in Mitteleuropa und Nordamerika die häufigste zu Behinderung führende neurologische Erkrankung junger Erwachsener, wenn man von Traumafolgen absieht. Ihre Ursache ist nach wie vor unbekannt, jedoch geht man heute davon aus, daß auf dem Boden einer erblichen Belastung verschiedene äußere Faktoren, wie z.B. virale Infekte, eine Störung im immunologischen Gleichgewicht anstoßen und damit zu einem Angriff auf das eigene zentrale Nervensystem, insbesondere auf die Ummantelung der Nervenbahnen, die Myelinscheide, führen.

1.1.1 Definition

Die Multiple Sklerose ist eine chronische, entzündliche, demyelinisierende Erkrankung des zentralen Nervensystems. Aus klinischer Sicht besteht eine typische Konstellation mit Symptomen, die auf die Schädigung mehrerer örtlich voneinander abgesetzter Bereiche des ZNS hinweisen und auf einen Verlauf entweder in Schüben mit mehr oder minder vollständigen Remissionen oder – bei etwa 10–15 % – primär (chronisch) progedient.

Es sind mit einem Faktor von ca. 1,8 mehr Frauen als Männer betroffen. Mit zunehmendem Abstand vom Äquator in nördlicher und südlicher Richtung steigt die Prävalenz von unter 10 auf Werte zwischen 40 und über 100 pro 100 000. Das Haupterkrankungsalter liegt zwischen dem 15. und 40. Lebensjahr.

1.1.2 Klinische Symptomatik

Die MS kann praktisch alle aus Läsionen im ZNS begründbaren neurologischen und neuropsychologischen Ausfälle verursachen. Trotzdem gibt es gewisse besonders häufig vorkommende Symptomkonstellationen, die im folgenden genannt werden sollen:

Motorische Ausfälle äußern sich häufig in Form einer asymmetrischen spastischen Paraparese mit lebhaften bis unerschöpflich kloniformen Reflexen und positivem Babinski-Zeichen. Bei Lokalisation der spinalen Herde im Bereich der Hinterstränge, seltener auch der Vorderhörner, kann es zu abgeschwächten Reflexen und Muskelatrophien kommen. Die Symptome entwickeln sich häufig über Tage mit rascherer Ermüdbarkeit bis hin zu komplettem Ausfall, können aber auch, wie bei einem Schlaganfall, plötzlich als Hemiparese oder Querschnittmyelitis imponieren. Chronisch progrediente Verläufe manifestieren sich häufig mit einer über mehrere Jahre hinweg stetig zunehmenden spastischen Paraparese.

Sensible Symptome zeigen sich oft als Kribbelparästhesien, Spannungsgefühl oder Engeempfinden (wie ein „eiserner Handschuh" oder „Gürtel"). Auch diskrete Hypästhesien, die sich selten an Dermatome halten, sowie eine Störung des Vibrations- und des Lageempfindens sind häufige Zeichen.

Charakteristisch, wenn auch nicht pathognomonisch, ist das Lhermitte-Zeichen: Bei forciertem Vorbeugen des Kopfes treten Parästhesien, „wie Elektrisieren" im Rücken und/oder den Extremitäten für die Dauer von Sekunden auf. Außer bei Multipler Sklerose wird dieses

Phänomen nach HWS-Traumen, bei zervikalen Tumoren, Strahlenmyelopathie und funikulärer Myelose beobachtet. Offenbar handelt es sich um Läsionen im Bereich der Hinterstränge. Selten – aber dann charakteristisch – ist das Symptom der „nutzlosen Hand" (useless hand), eine Störung mit Astereognosie und fehlender sensorischer Rückkoppelung, die z.T. auch zu pseudoathetotischen Bewegungen führt.

③ **Störungen des visuellen Systems** äußern sich meist in Form einer *Optikusneuritis.* Diese beginnt mit retrookulären Schmerzen, die sich bei Bulbusbewegungen verstärken, und führt innerhalb von Stunden bis Tagen zu einer Sehstörung, die von verminderter Farbintensität bis hin zu meist zentralen oder parazentralen Gesichtsfeldausfällen oder Amaurose reicht. Je nach Lokalisation der Entzündung im Optikusverlauf kann im Augenhintergrund eine Papillitis sichtbar sein, meist gilt jedoch der Satz: „Weder der Untersucher noch der Patient sieht etwas". Frühestens 6 Wochen nach einer akuten Optikusneuritis kann sich eine (temporale) Abblassung oder Atrophie der Papille ausbilden. In ca. 70% der akuten Optikusneuritiden kommt es zur spontanen, vollständigen Rückbildung innerhalb von Tagen bis Wochen. Häufig bleibt als einziges Residualsymptom das sog. *Uhthoff-Phänomen,* d.h. eine nur bei körperlicher Anstrengung oder erhöhter Körpertemperatur auftretende Visusminderung.

Augenmotilitätsstörungen können die Innervationsbereiche einzelner Hirnnerven (vor allem N. abducens) betreffen, sind aber meist komplexerer Natur, wie z.B. internukleäre Ophthalmoplegie oder Blickparesen mit mehr oder minder ausgeprägtem Nystagmus und Doppelbildern.

④ **Andere Hirnnerven** sind ebenfalls beteiligt; so finden sich zentrale und periphere (nukleäre) Fazialisparesen, Vestibularis- und Akustikausfälle sowie Trigeminusneuralgien. Bei Patienten unter 50 Jahren wird man bei einer Trigeminusneuralgie in erster Linie an Multiple Sklerose denken.

⑤ **Zerebelläre Symptome** haben besonders negative Auswirkungen auf Lebensqualität und Funktionsfähigkeit und äußern sich in Stand- und Gangataxie, Intentionstremor, Dysdiadochokinese und Dysmetrie sowie skandierender Sprache. Die sog. *Charcot-Trias* (Nystagmus, skandierende Sprache, Intentionstremor) ist eher in späteren Stadien der Erkrankung und nur bei einem geringen Teil der Patienten zu finden.

⑥ **Vegetative Symptome** treten am häufigsten als *Blasenentleerungsstörungen,* in frühen Stadien mehr als imperativer Harndrang mit oder ohne Inkontinenz auf. Selten schon zu Beginn, häufiger im weiteren Verlauf auch Harnverhalt, der von verzögerter Miktion und schwachem Harnstrahl bis hin zu Überlaufblase mit Notwendigkeit der Katheterisierung reichen kann. Häufig liegt diesen Störungen ein schlecht abgestimmtes Zusammenspiel von Schließ- und Öffnungsmechanismen (Detrusor-Sphinkter-Dyssynergie) zugrunde. In zweiter Linie kommen Störungen der *Stuhlentleerung,* vor allem Obstipation, seltener Stuhlinkontinenz, vor. Die Häufigkeit von *Sexualstörungen* wird in den gängigen Statistiken eher unterschätzt, auch Störungen der *Schweißsekretion* und der *Herz-Kreislauf-Regulation* sowie der *Vasomotorik* in paretischen Extremitäten, die sich als Akrozyanose und trophische Hautstörungen bemerkbar machen.

Schwer objektivierbar und häufig als „vegetative Dystonie" verkannt sind orthostatische Regulationsstörungen sowie meist unabhängig davon auftretender allgemeiner *Leistungsabfall* und rasche *Ermüdbarkeit* bei körperlichen oder geistigen Aufgaben (pathologische „fatigue"; bei ca. 60–70% der Betroffenen). Die rasche Ermüdbarkeit muß bei physiotherapeutischer Behandlung immer berücksichtigt werden, um einen richtigen Weg zwischen Über- und Unterforderung zu finden.

Hitzeempfindlichkeit. Etwa 80% der MS-Patienten erleben bei erhöhter Körper- und Außentemperatur eine Verschlechterung vorhandener bzw. Reaktivierung subklinischer Symptome. Dies hängt wahrscheinlich mit der verminderten Leistungsreserve partiell demyelinisierter Nervenstränge zusammen (s. oben Uhthoff-Phänomen).

Schon früh wurde unangemessene Heiterkeit und Verkennung des eigenen Krankheitszustandes *(Euphorie)* mit der Multiplen Sklerose in Verbindung gebracht. Sie stellt jedoch eher ein Symptom später Stadien dar und kommt nach neueren Statistiken deutlich seltener vor als *depressive Symptome.* Bei letzteren ist die Unterscheidung zwischen organisch bedingten und reaktiven Störungen meist nicht sicher zu treffen.

Hirnleistungsstörungen verschiedener Ausprägung bis hin zur demenziellen Entwicklung sind in frühen Stadien eher selten, werden jedoch im weiteren Verlauf der Erkrankung, zumindest bei Anwendung subtiler Tests, bei einem hohen Prozentsatz der Patienten festgestellt. Sie scheinen auch besser als die übrigen Funktionsausfälle mit dem Ausmaß der Veränderungen in der kranialen Kernspintomographie zu korrelieren. Generalisierte oder fokale *epileptische Anfälle* werden bei MS-Patienten 2–4mal so häufig wie in der Normalbevölkerung beobachtet, sind jedoch selten behandlungsbedürftig und meist nicht mit frischer Krankheitsaktivität korreliert. Andere *paroxysmale Phänomene* äußern sich in Form von sensiblen bzw. motorischen Hirnstammanfällen, seltener in paroxysmaler monokulärer Erblindung, Diplopie oder Dysarthrie.

1.1.3 Verlauf

Über 80 % der Erkrankungen beginnen mit Schüben, nur 10–15 % haben einen primär progredienten Verlauf ohne Schübe. Als *Schub* bezeichnet man das Auftreten von neuen Symptomen oder klinischen Befunden oder die Verschlechterung vorbestehender Störungen mit einer Mindestdauer von 24 Stunden. Die Symptome bilden sich nach Tagen bis Wochen mehr oder weniger vollständig zurück.

Es werden folgende Verlaufsformen (Abb. 1.1 a–f) der Multiplen Sklerose unterschieden, die häufig nacheinander durchlaufen werden:

- schubförmig mit vollständigen Remissionen,
- schubförmig mit unvollständigen Remissionen,
- schubförmig mit unterlagerter Progredienz zwischen den Schüben,
- sekundär (chronisch) progredient (Beginn mit Schüben, dann kontinuierliche Progression mit oder ohne Schübe),
- primär (chronisch) progredient (von Anfang an stetig, mehr oder weniger schnell progredienter Verlauf).

Zuverlässige prognostische Kriterien existieren bisher nicht. Etwa 30 % der Betroffenen bleiben auf längere Sicht nicht oder nur minimal behindert (gutartige MS). Eine rasche Schubabfolge sowie unvollständige Rückbildung der ersten Schübe wurden ebenso wie das frühe Auftreten von zerebellären Störungen und ein später Beginn bzw. primär progredienter Verlauf mit einer eher ungünstigen Prognose in Verbindung gebracht. Die mittlere Krankheitsdauer von Beginn der Erkrankung an beträgt ca. 30 Jahre, so daß man die MS mehr als lebensbegleitende denn als lebensverkürzende Erkrankung bezeichnen kann.

1.1.4 Diagnosestellung

Voraussetzungen sind eine gründliche Anamnese und ein neurologischer Befund, welche schon die Verteilung auf zumindest zwei voneinander getrennt liegende Schädigungen des zentralen Nervensystems und den schubförmigen bzw. primär progredienten Verlauf nachweisen können. Durch den Facharzt müssen trotzdem gründlich andere Differentialdiagnosen ausgeschlossen werden. Hierfür wird neben Laboruntersuchungen aus dem Blut in der Regel auf eine Lumbalpunktion und eine kernspintomographische Untersuchung des Gehirns, evtl. auch des Rückenmarks nicht verzichtet. Auch die Prüfung der evozierten Potentiale kann zur Diagnosesicherung beitragen.

1.1.5 Medizinische Therapie

Allgemein akzeptiert ist die Behandlung des akuten Schubes mit hochdosierten Glukokortikoiden, intravenös verabreicht über 3–5 Tage, danach über 10–14 Tage als Tabletten ausgeschlichen. Nicht immer einfach zu unter-

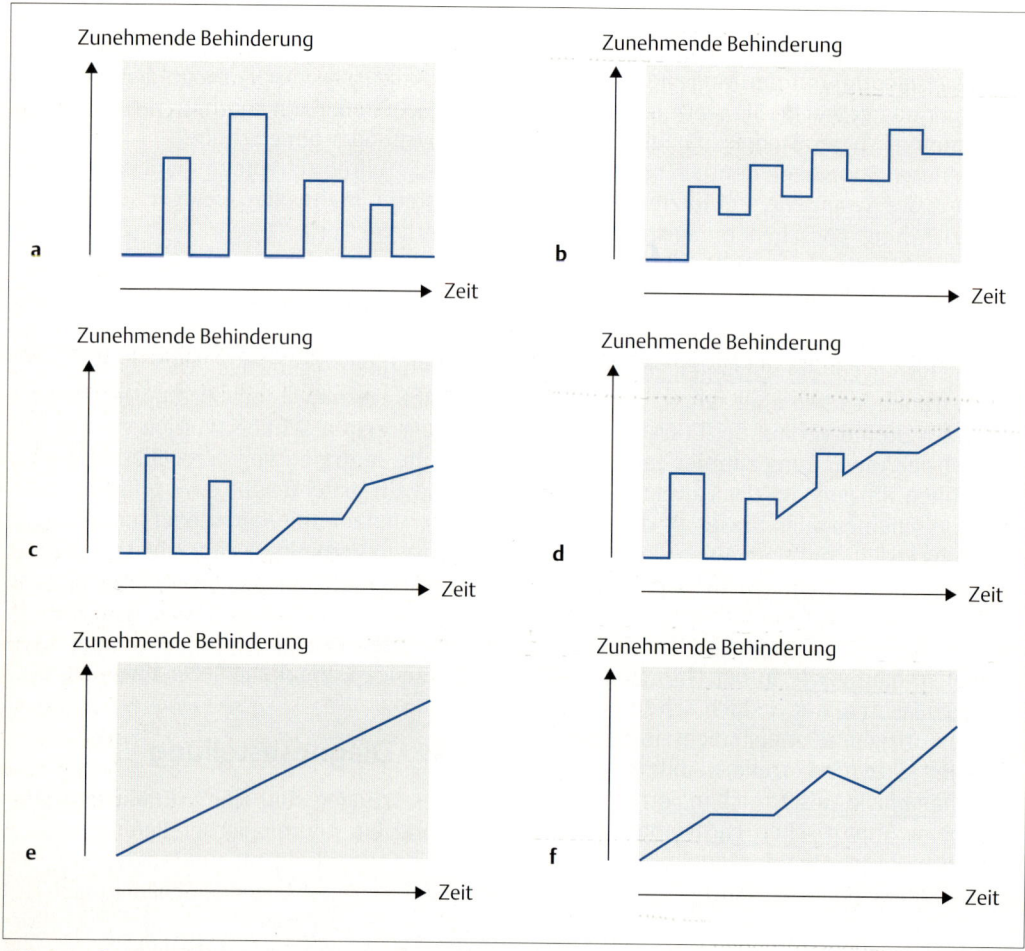

Abb. 1.1 a–f Verlaufsformen der Multiplen Sklerose: schubförmig **a** ohne, **b** mit Rezidiven, **c** sekundär progredient ohne und **d** mit überlagerten Schüben, **e** und **f** primär progredient.

scheiden sind „echte" Schübe von situativ bedingter Verstärkung sonst unterschwellig vorhandener Störungen im Rahmen von Infekten, Wärmebelastung, Streß, die normalerweise nicht mit Kortikoiden behandelt werden.

Wegen des unberechenbaren, häufig auch günstigen Verlaufes der Erkrankung ist die Beurteilung der Wirksamkeit therapeutischer Maßnahmen bei MS besonders schwierig. Deshalb werden nur solche Therapien akzeptiert, die sich im Rahmen von gut kontrollierten, wissenschaftlichen Studien als wirksam erwiesen haben. Entsprechend der heutigen Vorstellung von der Entstehung der MS werden auf das Immunsystem wirksame Medikamente zur Vorbeugung von Schüben und gegen das stetige Fortschreiten der Erkrankung eingesetzt. In kontrollierten Studien als teilweise wirksam erwiesen sind bisher rekombinantes Interferon-beta-1b und -1a sowie Copolymer I. Alle drei sind nur als Injektionen (subkutan oder i.m.) erhältlich und langfristig, d.h. über mehrere Jahre zu verabreichende Therapien. Auch ein mehr pauschal wirkendes Immunsuppressivum (Azathioprin), als Tablette erhältlich, wird zur Vorbeugung von Schüben eingesetzt. Neue Therapien werden zur Zeit intensiv in Studien evaluiert, und es ist anzunehmen, daß die nächsten Jahre auch von medizinischer Seite noch weitere Fortschritte in der Behandlung bringen werden. Trotzdem bleiben sogenannte symptomatische Maßnahmen wie die Physiotherapie, aber auch medikamentöse Behandlung z.B. von Spastik und Blasenentleerungsstörungen weiterhin eminent wichtig. Da die MS eine mehr lebensbegleitende als -verkürzende Erkrankung ist, sollte symptomatische und pathogenetisch ansetzende Therapie langfristig angelegt sein, womöglich multidisziplinär erfolgen und sich auf eine stabile therapeutische Beziehung stützen.

1.2 Notwendigkeit der symptombezogenen Behandlung
R. Steinlin Egli

Die klinische Diagnose der MS kann erst durch das Auftreten von mindestens zwei Schüben sowie den klinischen Nachweis zweier getrennter Läsionen im Zentralnervensystem gesichert werden. Dies zeigt deutlich die Schwierigkeit, eine MS klinisch zu diagnostizieren. Die Tatsache der Komplexität bei MS darf aber nicht nur das ärztliche Diagnoseverfahren bestimmen, sie muß auch in der Physiotherapie ausreichend berücksichtigt werden. Jedes neu auftretende Symptom beeinflußt den Verlauf der Krankheit unterschiedlich. Die große Anzahl vielfältiger Symptombilder bestimmt schließlich den individuellen Verlauf jedes einzelnen Patienten.

> **Drei Kardinalsymptome sind für die Physiotherapie von maßgebender Bedeutung:**
> - Spastizität,
> - zentrale motorische Schwächen,
> - Koordinationsstörungen.

Sie bestimmen im wesentlichen Art und Verlauf der motorischen Behinderung. Selbstverständlich müssen aber auch weitere Symptome des Patienten, wie beispielsweise ophthalmologische Störungen, paroxysmale Phänomene, psychische Veränderungen u.a.m. in der Therapie mit berücksichtigt werden. Auch wenn sie nicht direkt durch die Bewegungstherapie beeinflußt werden können, so beeinflussen sie doch oft ihrerseits indirekt Verlauf und Erfolg der Physiotherapie.

Häufig zeigt der Patient ein gemischtes Bild. Verschiedene Krankheitssymptome treten auf, ihre Ausprägung ist dabei oft unterschiedlich. Art und Ausprägung der vorherrschenden Symptombilder bestimmen schließlich den Grad der Behinderung des Patienten. Entsprechend müssen die Therapieziele angepaßt werden. Behandlungsmaßnahmen und Ziele bei schwerstbehinderten bettlägerigen Patienten können nicht identisch sein mit denjenigen eines selbständigen, noch gut gehfähigen Patienten.

Für die Physiotherapeutin ist das Erkennen der spezifischen Problematik nicht immer einfach. Diskrete Symptombilder der MS können leicht übersehen, das veränderte Bewegungsverhalten des Patienten deshalb nicht korrekt beurteilt werden. Eine differenzierte Untersuchung der Physiotherapeutin ist deshalb Voraussetzung zur Zielsetzung und Durchführung einer qualifizierten Behandlung. Gute Kenntnisse des Normbewegungsverhaltens sind dabei von großer Hilfe.

Im vorliegenden Buch werden die Abweichungen des Bewegungsverhaltens bei den primären Symptombildern der Paraspastik, der zentralen Schwächen sowie der Koordinationsstörungen einzeln betrachtet und erläutert. Hier ist die analytische Arbeitsweise der funktionellen Bewegungslehre Klein-Vogelbach unersetzlich. Sie definiert einzigartig klare Beobachtungskriterien zur Analyse eines Bewegungsverhaltens und läßt dadurch Abweichungen der Norm erkennen. Mit Hilfe dieser analytischen Betrachtungsweise können schließlich die funktionellen Probleme definiert werden. Darauf aufbauend werden die Behandlungsziele und Maßnahmen bestimmt. Auch sie werden im vorliegenden Buch für die einzelnen Symptombilder separat aufgeführt. Dies soll in einem ersten Schritt helfen, die unterschiedliche Problematik zu verstehen und den angepaßten Behandlungsaufbau selbständig nachvollziehen zu können. Für die einzelnen Therapieziele wurden zur Erläuterung entsprechende Übungsbeispiele aufgeführt. Dabei muß aber betont werden, daß es sich selbstverständlich um eine beschränkte Auswahl handelt. Weitere Übungsmöglichkeiten sollen damit nicht ausgeschlossen werden!

In einem letzten Schritt muß die Therapeutin versuchen, diese vorerst isolierte Betrachtungsweise wieder zu einem Ganzen zusammenzufügen. Beim Patienten können einzelne Symptombilder wohl dominant sein, selten aber treten sie ganz isoliert auf. So können Übungen, die primär als Behandlungsbeispiel beim Symptombild der Spastizität stehen, für weitere Symptombilder abgeändert und entsprechend angepaßt werden. Das vernetzte Denken und Handeln hat auch hier seine Richtigkeit, ja sogar seine Notwendigkeit.

Abschließend soll betont werden, daß es kein Behandlungsrezept für MS-Patienten geben kann. Das Bild der Krankheit wird geprägt durch einzelne Symptombilder, welche sich gegenseitig beeinflussen. Jede Behandlung muß deshalb symptombezogen sein. Richtlinien zur Behandlung einzelner Symptome sollen dabei wiederum eine Hilfe, aber kein Rezept sein.

1.3 Physiotherapeutische Anamnese und Untersuchung

Jeder physiotherapeutischen Behandlung sollte eine gezielte, detaillierte Anamnese und Untersuchung vorausgegangen sein. Es müssen Daten gesammelt und ausgewertet werden, welche das Formulieren individueller Behandlungsziele und das Bestimmen der damit verbundenen therapeutischen Maßnahmen erst möglich machen. So unterschiedlich die Symptomatik bei MS-Patienten ist, so unterschiedlich müssen auch die physiotherapeutischen Behandlungen sein. Es gibt nicht eine, es gibt unzählige Behandlungsmöglichkeiten!

! Der physiotherapeutische Status beinhaltet:
1. die MS-spezifische Anamnese,
2. die MS-spezifische Untersuchung der Sensomotorik.

1.3.1 MS-spezifische Anamnese

Die Charakteristik der Multiplen Sklerose liegt sicher im wesentlichen in der individuellen Eigenart der Krankheit. Jeder Patient hat seinen individuellen Krankheitsverlauf. Obwohl viele Patienten unter gleichen Krankheitssymptomen leiden, ist die Ausprägung der einzelnen Symptome und ihre Auswirkungen auf das Bewegungs- aber auch das Sozialverhalten der Patienten sehr unterschiedlich. Gleichzeitig bestimmt auch die individuelle Lebensgeschichte der Patienten den Krankheitsverlauf. Jeder Krankheitsverlauf zeichnet so sein eigenes Gesicht – die MS hat unzählige Gesichter!

Mit Hilfe der anamnestischen Befragung soll sich die Therapeutin ein Bild über die momentane Situation des Patienten machen können.

Folgende Fragen mögen der Therapeutin dabei behilflich sein:

- Ist der Patient über die Diagnose informiert?
  - Wie wurde der Patient informiert?
- Worin sieht der Patient selbst seine Hauptschwierigkeiten, seine Hauptbehinderung?
- Welches sind seine Erwartungen an die Therapie?
- Wie war der Krankheitsverlauf bisher?
  - Erste Anzeichen der Krankheit? Welche? Wann?
  - Verläuft die Krankheit schubförmig oder eher chronisch progredient?
- Ist der Patient selbständig?
  - Kann er seine beruflichen Tätigkeiten/ seine Hobbies fortsetzen? Welche?
  - Müssen dabei Einschränkungen gemacht werden?
  - Ist er alleinstehend, oder lebt er in Partnerschaft?
  - Braucht er Hilfen einer Drittperson? Welche?
  - Welche Person leistet die notwendigen Hilfen?

- Ist das soziale Netz tragfähig? Familie? Freunde? Nachbarn?
- Ist der Patient gehfähig (Abb. 1.2)
  - Mit oder ohne Hilfsmittel?
  - Wie groß ist die Gehstrecke?
  - Können kurze Pausen die Gehstrecke verlängern?
  - Können auch Steigungen/Neigungen/ Treppe bewältigt werden?
  - Welche Gehhilfen werden benötigt?

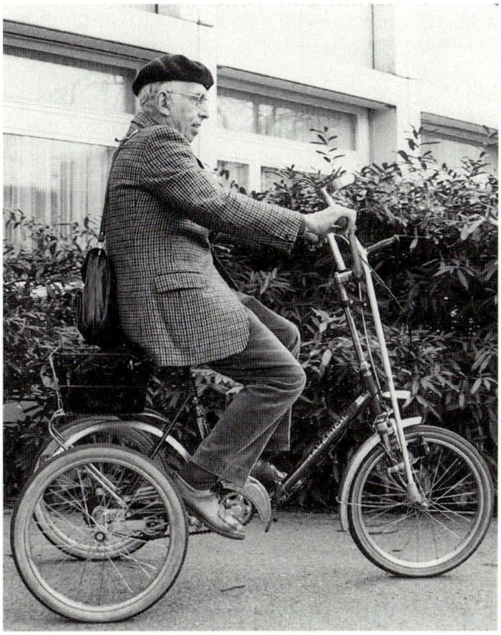

Abb. 1.2 Dank seines Spezialfahrrads kann der Patient trotz deutlicher Behinderung noch selbständig größere Wegstrecken zurücklegen.

- Wurde dem Patienten bereits zuvor eine Therapie verordnet?
  - Welche? Seit wann? Wie oft?
  - Brachte die Therapie Erfolg? Welchen?
- Müssen Medikamente eingenommen werden? Welche?
- Hat der Patient Schmerzen?
  - Lokalisation? Zeitpunkt? Möglicher Auslöser?
  - Qualität des Schmerzes?
  - Kann der Schmerz beeinflußt werden? Wie wird er beeinflußt?

- Nebendiagnosen?
  - Weitere Krankheiten/Beschwerden? Frühere operative Eingriffe?

Die Anamnese muß selbstverständlich nicht in allen Details bereits in einer ersten Therapiesitzung abgeklärt werden. Oft sind auch Aussagen von Familienangehörigen bzw. involvierter Drittpersonen (Arzt, Pflegehilfe, Haushaltshilfe etc.) wichtig und helfen mit, ein möglichst objektives Bild über die psycho-soziale Situation des Patienten zu erhalten. Die Anamnese kann deshalb auch Resultat mehrerer Therapiesitzungen sein.

> Gleich zu Beginn hat die Frage nach den subjektiven Schwierigkeiten und den Erwartungen des Patienten an die Therapie einen wichtigen Stellenwert. Da der Erfolg einer Therapie immer abhängig ist von der Kooperation des Patienten, muß das Therapieziel zwingend auch die Erwartungen des Patienten mit berücksichtigen.

1.3.2 MS-spezifische Untersuchung der Sensomotorik

Die Untersuchung der Sensomotorik beinhaltet die Prüfung von:
- Tonus,
- Sensibilität und Sensorik,
- Beweglichkeit,
- Kraft,
- Bewegungsverhalten.

Prüfung des Tonus (vgl. Kap. 2.4.1)

Da selbst diskrete Tonusveränderungen immer das Bewegungsverhalten mit beeinflussen, steht die Prüfung des Tonus an erster Stelle.

Hypertonus

Hypertonus im Sinne der Spastizität, als Ausdruck zentraler Enthemmung, muß frühzeitig erkannt werden. Mit Hilfe der spezifischen Prüfung sollen folgende Punkte geklärt werden:

- Kann Klonus, als Zeichen einer pathologischen Tonuserhöhung, ausgelöst werden? (vgl. Abb. 2.12)
- Welche Bewegungsniveaus sind betroffen?
- Ist die Tonuserhöhung proximal oder distal betont?

- Wie ist das Ausmaß der Tonuserhöhung: diskret, deutlich oder dominant?
- Besteht eine spezielle Empfindlichkeit, welche zur pathologischen Tonuserhöhung führt?
- Ist dem Patienten eine wirksame Reflexhemmung bekannt?
- Besteht eine Kooperation des Patienten in bezug auf Spastikdiszplin und Spastikkontrolle (vgl. Kap. 2.2 u. 2.4)?

Hypotonus

Hypotonus, im Sinne eines verminderten Grundtonus, ist klinisches Zeichen einer Kleinhirnläsion und wird, bei Verdacht auf bzw. positivem Befund einer Kleinhirnläsion, im Zusammenhang mit seiner funktionellen Auswirkung in der Prüfung der Koordinationsfähigkeit geprüft (vgl. Kap. 4.5).

Zentrale Schwächen, im Sinne schlaffer Lähmungen, dürfen nicht mit dem zerebellaren Hypotonus verwechselt werden. Sie können mit Hilfe einer selektiven Kraftprüfung erkannt und eingestuft werden.

Prüfung von Sensibilität und Sensorik

Sensibilitätsstörungen sind häufige Beschwerden bei MS-Patienten und können in Kombination mit allen Krankheitssymptomen auftreten. Die Prüfungen der Oberflächen- und Tiefensensibilität gehören deshalb zu jeder physiotherapeutischen Untersuchung.

Folgende Qualitäten der Oberflächensensibilität müssen geprüft werden:

- *Berührungs-Druckempfindung:* feine Berührung mit einem Wattebausch bzw. Druck einer Fingerkuppe,
- *Temperaturempfindung:* Stimulation mit Kalt-Warm-Reizen,
- *Schmerzempfindung:*
  - Aufsetzen einer Nadel,
  - zur Spitz-Stumpf-Diskrimination: alternierendes Aufsetzen von Spitze und Kopf.

Bei der Prüfung der Berührungs- und Druckempfindung sind vor allem jene Körperabschnitte, welche im normalen Bewegungsverhalten häufig Kontakt mit einer Unterlage finden, von Interesse. Es sind dies:
- Handinnenflächen sowie die ventrale Seite der Fingerspitzen,
- Gesäß und dorsaler Anteil der Oberschenkel,
- Fußsohlen.

Ist die Berührungs- und/oder Druckempfindung an diesen Kontaktstellen vermindert oder gar nicht mehr vorhanden, so fehlt in der Verarbeitung peripherer Reize die entsprechende Druckwahrnehmung. Dies führt zu Störungen des Gleichgewichtes im Sinne einer sensiblen Ataxie bzw. zu Störungen der Feinmotorik.

Folgende Qualitäten der Tiefensensibilität müssen geprüft werden:

- *Vibrationsempfindung:* Aufsetzen einer schwingenden Stimmgabel auf Hand- oder Fußknochen,
- *Bewegungsempfindung:* Prüfung der Bewegungsrichtung der Finger oder Zehen,
- *Lageempfindung:* Prüfung durch Beschreibung einer bestimmten Gelenkstellung oder durch Imitation der Gelenkstellung auf der Gegenseite („Mirroring").

Die Prüfung der Lageempfindung durch das vom Bobath-Konzept bekannte „Mirroring" ist bei MS-Patienten häufig nicht möglich. Die Imitation einer Gelenkstellung durch die Gegenseite kann nur dann sinnvoll eingesetzt werden, wenn die zu bewegende Seite keine motorischen Schwächen und keine Zeichen von Spastizität bzw. Koordinationsstörungen aufweist. Da die Symptomatik der MS aber häufig beidseits nachzuweisen ist, entfällt die Möglichkeit dieser Prüfung.

Auch Mißempfindungen, eine häufige Symptomatik, müssen erfaßt werden. Häufige Angaben sind das Gefühl:

- „als ob man in einem Panzer eingeschlossen wäre",
- „als ob die Haut zu knapp wäre",
- „als ob die Socke zu eng wäre",
- „als ob der Fuß aus Holz wäre",
- „als ob immer Handschuhe getragen würden".

Oft klagen Patienten auch über ein Brennen am ganzen Körper oder an bestimmten Körperpartien sowie über permanent kalte und feuchte Extremitäten, ohne daß sich dies von außen objektivieren ließe.

Prüfung der passiven Beweglichkeit (vgl. Kap. 3.3.1)

Krankheitsspezifische Symptome wie Spastizität, zentrale Schwächen und Koordinationsstörungen beeinflussen in zunehmendem Maße die Bewegungsfähigkeit des Patienten. Oft sind Einschränkungen in der Beweglichkeit die Folge zunehmender Immobilität. Die Prüfung der passiven Gelenksbeweglichkeit ist deshalb notwendig.

> Bei der Prüfung der passiven Bewegungstoleranzen ist die Differenzierung der tonusbedingten Einschränkungen bzw. der Einschränkungen ohne Bremsung durch pathologischen Tonus notwendig.

Doch nicht nur Einschränkungen, auch Hypermobilitäten müssen erkannt und notiert werden.

> Hypermobilitäten führen oft zur Ausnutzung passiver Arretierungen im Bewegungsverhalten und dadurch zu schmerzhaften Überlastungen passiver Strukturen.

Prüfung der selektiven Kraft (vgl. Kap. 3.3.2)

Das Krankheitsbild der MS ist oft geprägt durch das Auftreten zentraler Schwächen. Diese treten unabhängig vom Symptombild der Spastizität auf und dürfen demzufolge auch nicht mit Schwächen als Folge der reziproken Hemmung verwechselt werden. Mit Hilfe der spezifischen Prüfung auf selektive Kraft, welche eine Aktivität mit pathologisch erhöhtem Tonus nicht zulassen darf, können zentrale Schwächen erkannt und bewertet werden. Im Zusammenhang mit der Muskelkraft muß auch die MS-spezifische abnorme Ermüdbarkeit der Muskulatur beurteilt werden.

Prüfung des Bewegungsverhaltens (vgl. spezifische Untersuchung der einzelnen Symptombilder: Kap. 2.4, 3.3, 4.5)

Einen wesentlichen Einfluß auf das Bewegungsverhalten jedes Patienten haben die individuellen Längen, Breiten, Tiefen und Gewichte seiner Körperabschnitte. Die Funktionelle Bewegungslehre Klein-Vogelbach spricht von der *Konstitution* des Patienten.

> Vor der spezifischen Beurteilung des Bewegungsverhaltens muß die Konstitution des Patienten beurteilt werden. Dabei wird der Einfluß von Längen, Breiten, Tiefen und Gewichte einzelner Körperabschnitte auf das Bewegungsverhalten beurteilt.

> **Beispiel:** In bezug auf hypothetische Normproportionen kann z.B. eine Überlänge des Brustkorbes oder zuviel Gewicht am Schultergürtel festgestellt werden. Dies muß bei der Prüfung der Stabilisation der Körperlängsachse in der Vorneigung als erschwerender Faktor berücksichtigt werden.

> In der Prüfung des selektiven Bewegungsverhaltens werden Rumpf und Extremitäten in bezug auf ihre funktionelle Bereitschaft getestet. Daraus folgend können Haltung und Bewegung in bezug auf Abweichungen von der Norm beurteilt werden.

Allgemeine Prüfungskriterien

1. *Stabilisationsfähigkeit im Rumpf:*
   Folgende Punkte werden beurteilt:
   – die Einordnung von Becken, Brustkorb und Kopf in die vertikal stehende Körperlängsachse (freier, aufrechter Sitz),
   – die Stabilisationsfähigkeit zwischen Becken und Brustkorb in allen drei Bewegungsebenen (z.B. Drehen von Rückenlage zur Seitlage, Übergang von Seitlage zum Sitz).

2. *Widerlagerungsfähigkeit im Rumpf:*
   Folgende Punkte werden beurteilt:
   – die Stabilisationsfähigkeit der BWS bei distalen Bewegungsimpulsen (z.B. stabilisierte BWS bei Armtätigkeiten),
   – die selektive Bewegungsfähigkeit des Beckens bei stabilisierter BWS in Null-

stellung (z.B. Gewichtsverschiebungen im Sitz, Sitz auf mobiler Unterstützungsfläche).

3. *Gewichtsübernahme/Stützaktivität der unteren Extremität:*
   Folgende Punkte werden beurteilt:
   - der Bewegungsablauf vom Sitz zum Stand,
   - die Stabilisationsfähigkeit (kritische Gelenkstellungen – Fuß/Knie/Hüfte – und Einordnung der Körperlängsachse):
     - im Parallelstand und Einbeinstand: bei Fußsohlenkontakt, bei Vorfußbelastung, bei Fersenbelastung,
     - in Schrittstellung,
   - die potentielle Bewegungsbereitschaft im Hüftgelenk in allen Bewegungskomponenten bei doppelseitiger und einseitiger Belastung.

4. *Stützaktivität der oberen Extremität:*
   Folgende Punkte werden beurteilt:
   - die Stabilisationsfähigkeit (kritische Gelenkstellungen – Hand/Ellbogen/Schulter/Skapula – bei zunehmender Gewichtsübernahme auf den Händen).

5. *Verankerung von Gewichten in Spielfunktion:*
   Beurteilung der Positionsversuche („Placing") der Extremitäten:
   - untere Extremität: entsprechend den Funktionen des Spielbeines,
   - obere Extremität: entsprechend den Greiffunktionen des Armes.

6. *Koordination in Spielfunktion:*
   Beurteilung der selektiven Bewegungsfähigkeit der Extremitäten:
   - untere Extremität:
     - Selektivität der Bewegung in Niveau Fuß, Knie, Hüfte,
     - Innervationswechsel vom Standbein zum Spielbein,
   - obere Extremität:
     - Selektivität der Bewegung in Niveau Schulter, Ellbogen, Hand.

In der Beurteilung der einzelnen Prüfungskriterien werden Abweichungen der Norm erkannt durch:
- das Ausnützen von pathologisch erhöhtem Tonus im Sinne von pathologischen Haltungsmustern bzw. pathologischer Bewegungssynergien,
- das Ausnützen passiver Arretierungen infolge Instabilität bzw. Schwäche,
- unökonomischen Krafteinsatz,
- fehlenden oder inadäquaten Einsatz von Gegengewichten,
- das Ausnützen von Kompensations- und/oder Ausweichbewegungen bzw. Hinkmechanismen.

1.3.3 Problemanalyse und Zielformulierung

Die Aufzeichnungen der Untersuchung müssen in einen logischen Zusammenhang gebracht werden. Die Abweichungen der Norm im Bewegungsverhalten sollten durch die Ergebnisse der Untersuchung von Tonus, Sensibilität und Sensorik, Beweglichkeit und Kraft erklärt werden können. Um die Therapieziele – geordnet nach ihrer Wichtigkeit – definieren zu können, müssen die aufgezeichneten Schwierigkeiten im Bewegungsverhalten in Bezug zu den individuellen Anforderungen des Patienten gebracht werden.

Beispiel: Patient A. kann (noch) selbständig vom Sitz in den Stand hochkommen. In der Beobachtung des Bewegungsverhaltens sind aber deutliche Schwierigkeiten im Sitz-Stand-Übergang erkennbar. Diese können durch unkontrollierten pathologisch erhöhten Tonus sowie deutliche Schwächen der Hüftgelenksmuskulatur erklärt werden (Abb. 1.3). Da zunehmende Schwierigkeiten den selbständigen Sitz-Stand-Übergang und damit die Selbständigkeit des Patienten gefährden, wird das Erhalten oder Verbessern des Sitz-Stand-Überganges ein wichtiges Therapieziel sein. An erster Stelle wird dabei die Kontrolle über den pathologisch erhöhten Tonus (Spastikkontrolle) stehen, da die Schwächen der Hüftgelenksmukulatur auch im Zusammenhang mit dem unkontrollierten Tonus verstanden werden müssen (reziproke Hemmung). Das Erhalten der noch vorhandenen Kraft der Hüftgelenksmuskulatur wird danach ein weiteres Therapieziel sein. Entsprechend dem Beschwerdebild des Patienten werden in der

Therapie verschiedene Ziele gleichzeitig verfolgt. Dabei können mehrere Ziele den gleichen Stellenwert oder aber auch unterschiedliche Wichtigkeit aufweisen. Oberstes Ziel ist immer das Erhalten der größtmöglichen Selbständigkeit des Patienten.

> Wegweisend für die Therapie bei MS können für die einzelnen Symptombilder allgemeingültige Therapieziele genannt werden. Sie müssen für jeden Patienten aber in bezug auf seine individuellen Anforderungen entsprechend angepaßt werden.

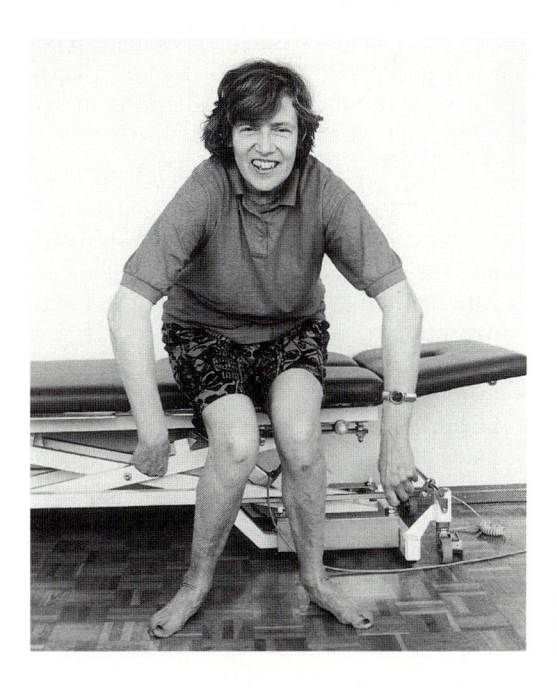

Abb. 1.**3** Deutlich erschwerter Sitz-Stand-Übergang durch unkontrollierten pathologisch erhöhten Extensionstonus und deutliche zentrale Schwächen.

1.4 Behandlungsziele: Funktions- oder Kompensationstraining?

Mit Hilfe der physiotherapeutischen Untersuchung werden gezielt Abweichungen von hypothetischen Normwerten gesucht. Diese Abweichungen müssen dann in bezug auf die bestehenden Schwierigkeiten im Bewegungsverhalten bzw. den Behinderungsgrad des Patienten beurteilt werden, um darauf aufbauend die Therapieziele bestimmen zu können. So wird beispielsweise einer Einschränkung der Dorsalextension im oberen Sprunggelenk bei bettlägerigen schwerstbehinderten Patienten sicher weniger Aufmerksamkeit geschenkt als bei noch stehfähigen Patienten, wo durch zunehmende Einschränkung der Beweglichkeit die Stehfähigkeit und dadurch auch die noch vorhandene Selbständigkeit des Patienten wesentlich gefährdet wird.

Abhängig vom Schweregrad der Behinderung bzw. der Ausprägung einzelner Symptombilder variieren also die Behandlungsziele. Während bei diskreten Behinderungen die Kontrolle eines funktionellen Bewegungsablaufes geübt wird, liegen bei ausgeprägten Symptombildern die Schwerpunkte der Behandlung primär im Erhalten der Selbständigkeit. Dabei werden Kompensationen im Bewegungsverhalten bewußt toleriert, ja sogar trainiert. In der Behandlung wird deshalb zwischen einem Funktionstraining und einem Kompensationstraining unterschieden.

1.4.1 Funktionstraining

Das Ziel der Bewegungskontrolle der Norm wird angestrebt. Kompensationsbewegungen bzw. das Nutzen von pathologisch erhöhtem Tonus wird nicht gestattet. In der Therapie wird versucht, die noch vorhandene, z.T. aber erschwerte Kontrolle bestimmter Bewegungsabläufe bzw. die Kontrolle der Stabilisation bestimmter Stellungen zu erhalten. Unnötige Kompensationsmechanismen und daraus folgende sekundäre Überlastungen wollen bewußt vermieden werden.

1.4.2 Kompensationstraining

Kann die Kontrolle des Norm-Bewegungsverhaltens, bedingt durch ausgeprägte Symptombilder bzw. deutliche Ausfälle, nicht mehr angestrebt werden, so wird in der Therapie ein Kompensationstraining angestrebt. Nun steht das Erhalten der Selbständigkeit im Vordergrund. Es werden möglichst optimale, wenig belastende Kompensationsmechanismen trainiert.

Die Therapeutin muß sich beim Kompensationstraining immer bewußt sein, daß jede Kompensation sekundäre Überlastungen zur Folge hat. Ein Kompensationstraining muß immer auch mit einer entsprechenden Entlastung und Lockerung überbeanspruchter aktiver und passiver Strukturen einhergehen.

In der Therapie eines Patienten können Funktions- und Kompensationstraining auch gleichzeitig verfolgt werden, allerdings in bezug auf unterschiedliche Befunderhebungen.

Beispiel: Der Patient weist deutliche zentrale Schwächen, bei gleichzeitig latent erhöhtem pathologischem Extensionstonus auf. Die motorischen Ausfälle zwingen den Patienten im Bewegungsverhalten zu Kompensationsbewegungen, die toleriert, im Sinne des Kompensationstrainings sogar trainiert werden müssen. Kompensationsbewegungen sollen aber nicht mit Hilfe von Bewegungssynergien, im Sinne von pathologisch erhöhtem Tonus, stattfinden. In bezug auf die Tonuskontrolle wird also ein Funktionstraining verfolgt.

1.5 Funktionelles Rumpftraining – ein zentrales Therapieziel

1.5.1 Aufgaben des Rumpfes

Die FBL Klein-Vogelbach teilt den Rumpf in drei funktionelle Körperabschnitte:

- den Körperabschnitt Kopf (Kopf und HWS),
- den Körperabschnitt Brustkorb (Rippen, Sternum und BWS),
- den Körperabschnitt Becken (Becken und LWS).

Jeder Körperabschnitt hat mehrere Bewegungsniveaus, deren Bewegungsverhalten als funktionelle Einheit charakterisiert werden kann.

Nach funktionellen Gesichtspunkten hat der Rumpf folgende Bedingungen zu erfüllen:

- Stabilisation der BWS in ihrer Nullstellung gegen die Schwerkraft,
- ökonomische Widerlagerung der Atmung,
- Stabilisation des Körperabschnitts Brustkorb und Widerlagerungsfunktion der BWS bei Armbewegungen,
- Stabilisation der Körperlängsachse,
- Selektivität des Beckens bei stabilisierter BWS.

Stabilisation der BWS in ihrer Nullstellung gegen die Schwerkraft

Krümmungen der Wirbelsäule in der Symmetrieebene sind physiologisch. Die BWS ist in ihrer Nullstellung kyphosiert, LWS und HWS in ihren Nullstellungen lordosiert. Durch diesen dreifach gekrümmten Verlauf erfährt die Wirbelsäule ihre physiologische Belastung durch Stauchung in der Vertikalen. Im kyphotischen Bereich aber muß, bedingt durch das Überwiegen der ventralen Gewichte vor der Flexions-Extensions-Achse der BWS, die dorsale Muskulatur einer konstanten Falltendenz entgegenwirken.

> In vertikaler Ausgangsstellung muß die BWS in ihrer Nullstellung konstant fallverhindernd extensorisch stabilisiert werden.

Relevante Abweichungen der Nullstellungen der Wirbelsäulenkrümmungen sind durch Schubbelastungen der passiven Strukturen der Wirbelsäule mit unökonomischem relativem Hyper- oder Hypotonus der Muskulatur und Überlastungsschmerzen gekennzeichnet.

- **Beispiel A:** Reaktiver Hypotonus der BWS-Extensoren und damit Verlust der extensorischen Stabilisation der BWS durch einen nach hinten translatierten Brustkorb bei verstärkt kyphosierter, zusammengesunkener BWS (Abb. 1.4).

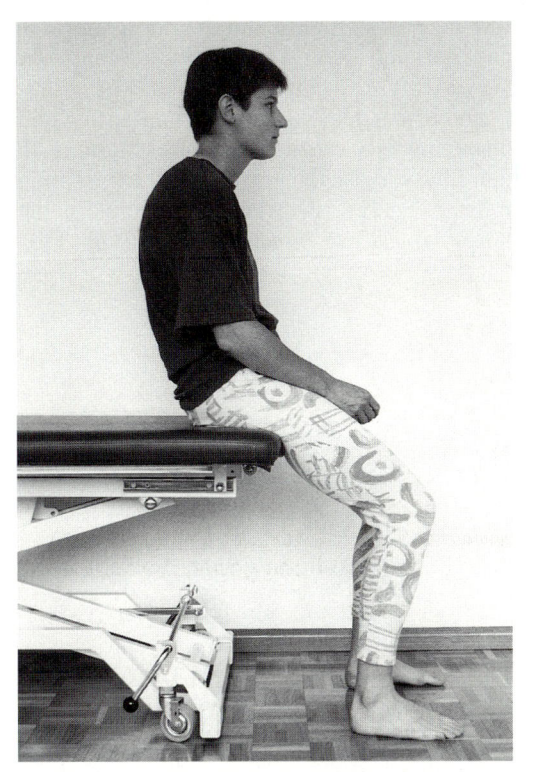

Abb. 1.4 Schlechter Sitz mit verstärkt kyphosiertem und nach dorsal translatiertem Brustkorb durch Destabilisation der BWS. Die Körperlängsachse ist zerstört.

- **Beispiel B:** Reaktiver Hypertonus der Mm. rhomboidei, bedingt durch eine in maximaler Inspirationsstellung fixierte BWS. Der Brustkorb wird dabei nach ventral translatiert. Als Gegengewicht wird der Schultergürtel durch die Mm. rhomboidei nach dorsal, adduktorisch zur Wirbelsäule gezogen (Abb. 1.5).

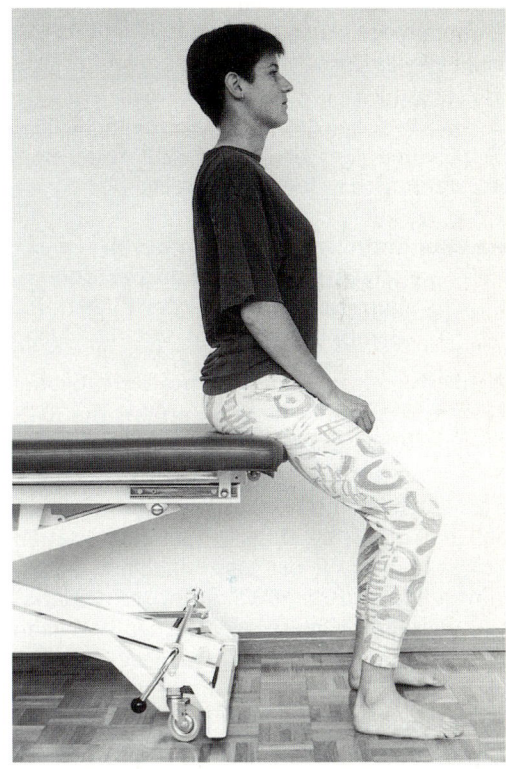

Abb. 1.5 Überkorrigierter Sitz: die BWS wird im maximaler Inspirationsstellung fixiert, der Brustkorb nach ventral translatiert. Als Gegengewicht wird der Schultergürtel nach dorsal, adduktorisch zur Wirbelsäule gezogen.

Ökonomische Widerlagerung der Atmung

Bedingt durch die Verbindungen der langen Rückenmuskulatur mit den Rippen bewirkt eine Extension der BWS eine Senkung der Rippenhälse posterior bzw. ein Anheben der Rippenschäfte anterior. Umgekehrt bewirkt eine Inspiration durch das Anheben der Rippen anterior weiterlaufend eine Extension der BWS und eine Exspiration entsprechend eine Flexion der BWS. Werden diese weiterlaufenden Bewegungstendenzen nicht durch antagonistische Muskelaktivitäten begrenzt (die FBL Klein-Vogelbach spricht von *aktiver Widerlagerung*), so verliert die BWS ihre Stabilisationsfähigkeit, und das Brustkorbgewicht hängt sich in der Folge inspiratorisch an die Skaleni.

▌ Inspiratorisches Heben der Rippen in den kostovertebralen Gelenken mit simultaner Zwerchfellsenkung muß in der BWS flexorisch widerlagert werden.

▌ Exspiratorisches Senken der Rippen in den kostovertebralen Gelenken bei simultaner Entspannung des Zwerchfelles muß in der BWS extensorisch widerlagert werden.

Stabilisation des Körperabschnitts Brustkorb und Widerlagerungsfunktion der BWS bei Armbewegungen

Armbewegungen führen zu weiterlaufenden Bewegungen in der BWS. So erfährt die BWS beispielsweise bei einer deutlichen Flexionsbewegung des Armes im Humeroskapulargelenk einen extensorischen Bewegungsimpuls. Soll die BWS ihre Aufgabe der Stabilisation beibehalten, muß der weiterlaufende Bewegungsimpuls in der BWS flexorisch widerlagert werden. Die Widerlagerung der BWS kann – entsprechend der unterschiedlichen Armbewegungen – in allen 3 Bewegungsebenen stattfinden. Liegt das Aktionsfeld der Arme vorne, so bedeutet dies zusätzliches ventrales Gewicht, das von den BWS-Extensoren entsprechend fallverhindernd gehalten werden muß.

Für alle Greiffunktionen des Armes sowie für gezielte Stoßbewegungen bzw. die Stützfunktion des Armes ist die Stabilisation der Skapula auf dem Brustkorb ausschlaggebend. Dafür ist der M. serratus anterior zusammen mit dem M. pectoralis minor hauptverantwortlich. Beide Muskeln setzen am Brustkorb an. Von dessen Stabilisation ist deshalb abhängig, ob die Kontraktion dieser beiden Muskeln ein Heben der Rippen anstelle der Fixation der Skapula und damit der proximalen Stabilisation bei distalen Armbewegungen bewirkt.

Die Stabilisation des Körperabschnittes Brustkorb ist aber auch für die Aktivität des M. pectoralis major, welcher ebenfalls an sehr vielen Armbewegungen beteiligt ist, von großer Wichtigkeit. Durch seinen Ursprung neben Klavikula und Sternum an nahezu allen oberen Rippen und an der Aponeurosis des M. obliquus abdominis externus ist für seine Effizienz der Fixpunkt Brustkorb ebenfalls ausschlaggebend. Seine Aktivierung würde sonst unweigerlich den Brustkorb heben. Dem wirkt die Aktivierung der schrägen Bauchmuskulatur, insbesondere des M. externus obliquus, welcher mit dem M. serratus verzahnt ist und dadurch für die gegenläufige Fixation der Rippen verantwortlich ist, entgegen. Der M. rectus abdominis verhindert seinerseits ein unerwünschtes laterales Anheben des Brustkorbes.

Stabilisation der Körperlängsachse

Die Körperlängsachse ist eine virtuelle Achse, welche gebildet wird durch die Schnittlinie aus Symmetrie- und mittlerer Frontalebene. Sie verläuft in enger Beziehung zur Wirbelsäule und ist bei der Beurteilung von Haltung und Bewegung eine wichtige Orientierungslinie. In der physiologischen, ökonomischen Haltung müssen Becken, Brustkorb und Kopf in die Körperlängsachse eingeordnet sein (Abb. 1.**6**).

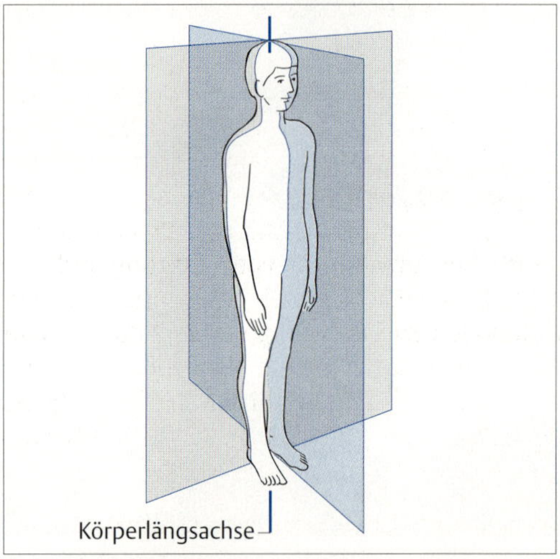

Abb. 1.**6** Körperlängsachse (KLA): Schnittlinie zwischen Symmetrieebene und mittlerer Frontalebene (nach Klein-Vogelbach).

Bei vertikaler Ausgangsstellung überwiegen am Brustkorb die ventralen Gewichte bezüglich der Flexions-Extensions-Achse der BWS. Dadurch muß die BWS konstant fallverhindernd extensorisch stabilisiert werden (vgl. Kap. 1.5.1). In den Bewegungsniveaus LWS und HWS sind die ventralen und dorsalen Gewichte dagegen ausgeglichen. Es bestehen keine fallverhindernden Muskelaktivitäten.

Bei zunehmender Neigung der Körperlängsachse jedoch müssen auch die lumbalen und zervikalen Wirbelsäulenabschnitte, bedingt durch die Einwirkung der Schwerkraft, fallverhindernd aktiviert werden. Die gesamte Körperlängsachse muß nun fallverhindernd stabilisiert werden.

- Vorneigung des Rumpfes bedeutet *extensorische* Stabilisation der Körperlängsachse. Die dorsale Rücken- und Hüftgelenksmuskulatur übernimmt diese Stabilisationsaufgabe.
- Rückneigung des Rumpfes bedeutet *flexorische* Stabilisation der Körperlängsachse. Dafür verantwortlich sind die Bauchmuskulatur sowie die ventrale Hüftgelenksmuskulatur.

Selektivität des Beckens bei stabilisierter BWS

Ein gutes Bewegungsverhalten der Norm setzt selektive Bewegungen des Beckens, welches in Hüftgelenken und LWS artikuliert, in allen drei Bewegungsebenen voraus.

Dabei nimmt die gangtypische Bewegung des Beckens in einer transversalen Ebene (Rotation) den wichtigsten Stellenwert ein. Für Rotationsbewegungen des Beckens ist primär die schräge Bauchmuskulatur verantwortlich. Bei deutlicher Annäherung von Ursprung und Ansatz, beispielsweise bei einer übermäßigen thorakalen Kyphosierung, verliert die schräge Bauchmuskulatur jedoch ihre Effizienz. Eine gute extensorische Stabilisation der BWS ist deshalb für die gangtypischen Rotationsbewegungen erforderlich.

Doch auch die Fähigkeit der selektiven Bewegungen des Beckens in einer Sagittal- bzw. einer Frontalebene setzt eine gute Stabilisation der BWS, als proximaler Fixpunkt für die bewegungsausführende Rumpfmuskulatur voraus.

1.5.2 Funktionelle Übungsauswahl

Proximale Stabilisation bestimmt ihrerseits immer die Fähigkeit selektiver Bewegung der Extremitäten. Kann der Rumpf seinen wichtigen Aufgaben nicht gerecht werden, so wird sich dies sowohl auf die Spiel- als auch auf die Stützfunktion der Extremitäten auswirken. Das Erhalten selektiver Rumpfaktivitäten nimmt deshalb in der Therapie einen sehr wichtigen Stellenwert ein.

Um den Rumpf entsprechend seiner funktionsbezogenen Aufgaben trainieren zu können, ist eine vertikale Ausgangsstellung sinnvoll. Damit können funktionsgerechte Stabilisationsaufgaben gegen die Schwerkraft gefordert werden.

Analog dem zunehmenden Schwierigkeitsgrad kann das funktionelle Rumpftraining in folgende Stufen unterteilt werden:

1. Stabilisation der BWS im aufrechten Sitz bei gut eingeordneter Körperlängsachse,
2. Stabilisation der BWS bei distalen Bewegungsimpulsen,
3. Stabilisation der Körperlängsachse im Sinne der kontrollierten Vor- und Rückneigung im Sitz,
4. Training selektiver Bewegungen des Beckens konzentrisch bzw. exzentrisch fallverhindernd bei stabilisierter BWS.

Das Ausmaß des Schweregrades eines Symptombildes bestimmt schließlich die Übungsauswahl in einer angepaßten Schwierigkeitsstufe.

Z: Stabilisation der BWS im aufrechten Sitz bei gut eingeordneter Körperlängsachse

Der Patient soll lernen, die Einordnung von Becken, Brustkorb und Kopf in die vertikale Körperlängsachse selbständig oder mit Hilfe der Therapeutin zu finden und eventuell für eine bestimmte Zeit auch halten zu können.

Rumpfes bzw. die muskuläre Kontrolle im Hüftgelenk deutlich erhöht.

Ausgangsstellung der Übung:
Ausgangsstellung ist der aufrechte Sitz auf einer erhöhten Behandlungsbank (Abb. 1.**7**). Durch den erhöhten Sitz soll die Anforderung an die flexorische Verankerung im Hüftgelenk bewußt reduziert werden. Das Training soll primär die extensorische Stabilisation der BWS fördern. Kann die Spastik kontrolliert werden, haben die Füße Bodenkontakt. Die Hände haben Kontakt mit der ventralen Seite der Oberschenkel, das Armgewicht ist abgegeben.

Stufe 1: Einnehmen einer korrekten Ausgangsstellung (Abb. 1.**8a** u. **b**)
Der Patient wird aufgefordert, den kontrollierten Sitz einzunehmen. Becken, Brustkorb und

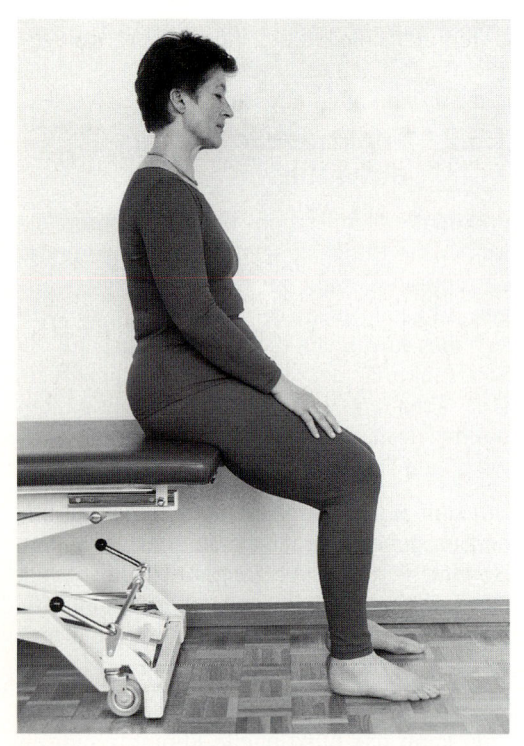

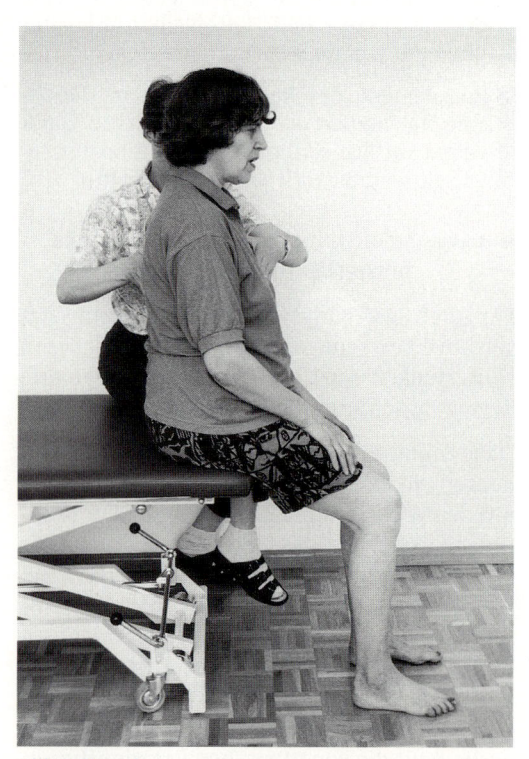

Abb. 1.**7** Der kontrollierte, freie Sitz. Zur Erleichterung der Vertikalstellung des Beckens wurde ein leicht erhöhter Sitz gewählt.

Befindet sich die BWS in aufrechter Haltung in Nullstellung, so überwiegen in der Norm die ventral liegenden Gewichte innerhalb der Brustwirbelsäule in bezug auf die Flexions-Extensions-Achse.

Wird die Bedingung gestellt, daß die BWS ihre Nullstellung behalten muß, so muß dies durch fallverhindernde extensorische Aktivität der BWS kontrolliert werden.

Haben die Füße Bodenkontakt, so muß im Sinne der Spastikkontrolle sehr gut darauf geachtet werden, daß die Fersen den Bodenkontakt nicht verlieren und jeglicher Druck ausgehend vom Vorfuß vermieden wird, um weiterlaufend nicht die vertikale Stellung des Beckens zu gefährden. Wird eine Ausgangsstellung ohne Fuß-Boden-Kontakt gewählt, so wird die Gefahr der Stimulation pathologischer Tonuserhöhung vermindert. Gleichzeitig aber wird die Unterstützungsfläche deutlich verkleinert und dadurch die Labilität des

Abb. 1.**8a** u. **b**
a Die Patientin wird aufgefordert, den kontrollierten Sitz einzunehmen. Becken, Brustkorb und Kopf müssen in die vertikal stehende Körperlängsachse eingeordnet werden. Die Therapeutin übernimmt ein Teilgewicht des Brustkorbes und hilft dadurch manipulativ mit, die korrekte Stellung zu finden.

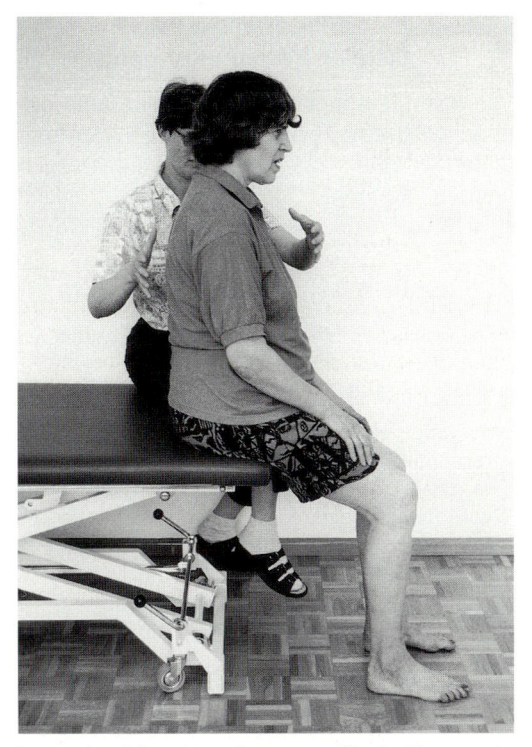

Funktionelles Rumpftraining – ein zentrales Therapieziel **17**

b Nach erfolgter Einordnung versucht die Therapeutin stufenweise, das abgenommene Brustkorbgewicht der Patientin wieder zu übergeben und fordert sie schließlich auf, die Stellung selbständig zu halten.

Kopf müssen in die vertikal stehende Körperlängsachse eingeordnet werden. Bei Bedarf kann die Therapeutin manipulativ mithelfen, die korrekte Stellung zu finden. Dabei übernimmt sie ein Teilgewicht des Brustkorbes. Nach erfolgter Einordnung versucht die Therapeutin, das abgenommene Gewicht dem Patienten stufenweise wieder zu übergeben und fordert ihn auf, die Stellung zu halten. Der Patient kontrolliert dabei:

- den gleichbleibenden Abstand zwischen Bauchnabel und Incisura jugularis,
- die unveränderte Druckwahrnehmung unter dem Gesäß,
- den gleichbleibenden Druck innerhalb der Fußsohlen,
- den gleichbleibenden Abstand der Kniegelenke zueinander,
- die entspannte Ruheatmung,
- den beidseits gleichbleibenden Abstand zwischen Schulter und gleichseitigem Ohr.

Stufe 2: Erschwerung der Stabilisation durch zusätzliches ventrales Gewicht

Kann der Patient den korrekten aufrechten Sitz kontrolliert einnehmen und über längere Zeit auch beibehalten, so kann durch die Stellung der Arme die Anforderung an die extensorische Stabilisation der BWS erhöht werden. Der Patient wird aufgefordert, beide Arme vor dem Brustkorb ungefähr auf Brusthöhe zu halten. Durch zunehmende Extension im Ellbogen wird der Hebelarm verlängert, das ventral wirkende Gewicht vergrößert (Abb. 1.**9a–c**). Die Kontrollkriterien bleiben unverändert.

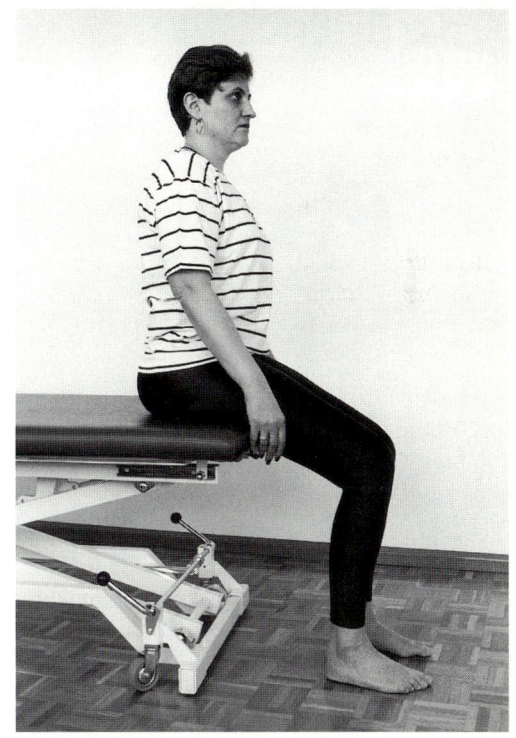

Abb. 1.**9 a–c**
a Der kontrollierte freie Sitz mit eingeordneter, vertikalstehender Körperlängsachse.

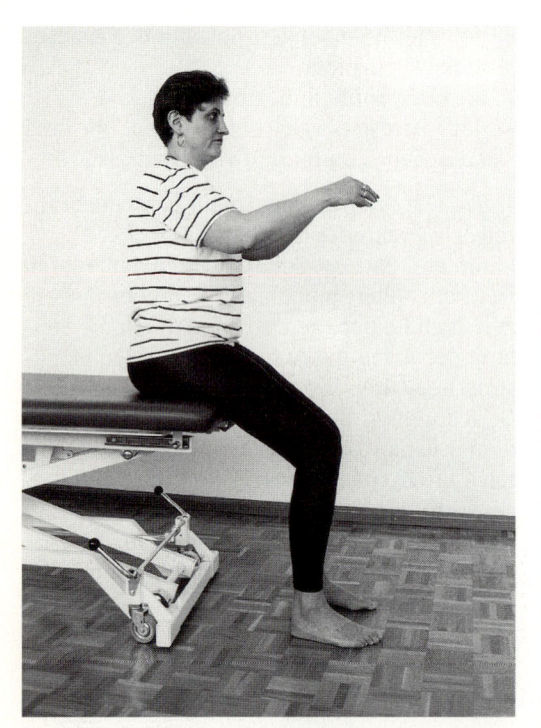

b Erschwerte BWS-Stabilisation durch das Armgewicht.

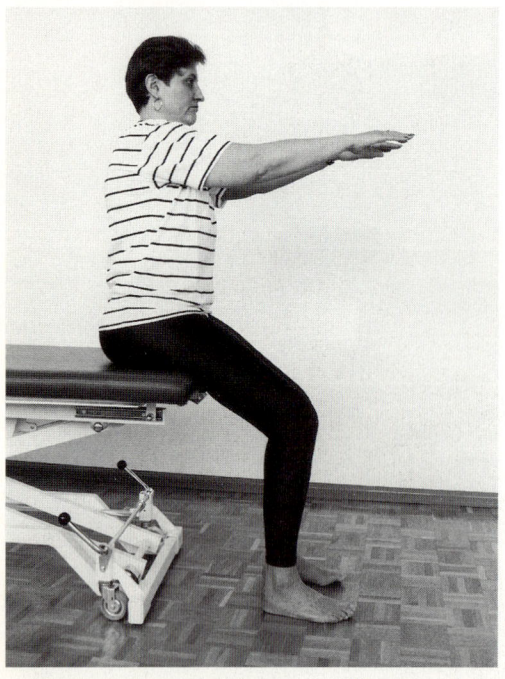

c Durch zunehmende Extension im Ellbogen wird der Hebelarm verlängert und das ventral wirkende Gewicht dadurch vergrößert.

Z: Stabilisation der BWS bei distalen Bewegungsimpulsen

Von distal kommende Bewegungsimpulse der oberen Extremität müssen in der BWS durch widerlagernde Muskelaktivitäten aufgefangen werden können. Die FBL Klein-Vogelbach spricht von *aktiver Widerlagerung* der BWS.

Übungsbeispiel

Die Nullstellung der BWS wird durch beschleunigte und gestoppte Armbewegungen bewußt gefährdet (Abb. 1.**10a** u. **b**).

Ausgangsstellung: Ausgangsstellung ist der aufrechte Sitz mit eingeordneter Körperlängsachse. Die Füße haben Bodenkontakt, außer es wird dadurch pathologischer Tonus stimuliert. Die Arme sind in Spielfunktion: die Oberarmlängsachsen stehen annähernd vertikal, die Unterarmlängsachsen annähernd sagittotransversal. Das Handgelenk steht in Nullstellung, die Flexions-Extensions-Achsen stehen vertikal. Die Hände stehen etwas unterhalb der horizontal stehenden Transversalebene durch den Bauchnabel.

Bewegungsablauf: Der Patient wird aufgefordert, beide Hände symmetrisch, beschleunigt und gradlinig nach oben, ca. 20 cm vor den ventralen Seiten von Becken und Brustkorb zu bewegen. Die BWS darf dabei ihre Nullstellung nicht verlieren.

> Die weiterlaufende extensorische Bewegung der BWS, bedingt durch die beschleunigten Armbewegungen nach oben, kann innerhalb der BWS durch flexorische Muskelaktivität (aktive Widerlagerung) begrenzt werden. Werden die Armbewegungen nach unten ausgeführt, so muß die BWS ihre Nullstellung extensorisch aktiv widerlagern.

> Selbstverständlich können diese beschleunigten Armbewegungen auch seitlich in einer Frontalebene bzw. diagonal ausgeführt werden. Entsprechend wird dabei primär die lateralflexorische Widerlagerung bzw. die rotatorische Widerlagerung zwischen Becken und Brustkorb gefordert.

Während der Übungsdurchführung kontrollieren Patient und Therapeutin

- daß die Bewegungsausführung deutlich beschleunigt stattfindet,

Fortsetzung

- den gleichbleibenden Abstand zwischen Bauchnabel und Incisura jugularis,
- die unveränderte Lage des frontotransversalen Brustkorbdurchmessers,
- die Vertikalstellung des Beckens,
- den gleichbleibenden Druck innerhalb der Fußsohle,
- den gleichbleibenden Abstand der Kniegelenke zueinander.

> Diese Übung kann nur erfolgreich eingesetzt werden, wenn der Patient keine Schwierigkeiten in der Bewegungsausführung der oberen Extremität aufweist. Tonuserhöhungen und/oder Koordinationsstörungen der oberen Extremität machen beschleunigte Armbewegungen unmöglich und können schnell zu ungewollten Verspannungen im Schultergürtelbereich führen.

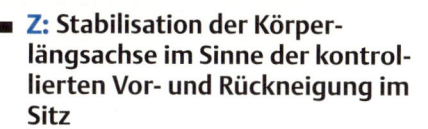

Z: Stabilisation der Körperlängsachse im Sinne der kontrollierten Vor- und Rückneigung im Sitz

Stabilisation der Körperlängsachse bedeutet korrekte Einordnung von Becken, Brustkorb und Kopf außerhalb der Vertikalen. Unter der Bedingung, daß die Einordnung in die Körperlängsachse erhalten bleibt, muß bei einer Vor- bzw. Rückneigung des Rumpfes fallverhindernd die extensorische bzw. flexorische Muskelkette stabilisierend arbeiten.

> Vor- und Rückneigung des Rumpfes bedeutet unweigerlich auch Kontrolle im Hüftgelenk. Der Rumpf muß extensorisch bzw. flexorisch in den Hüftgelenken verankert werden.

Haben die Füße Bodenkontakt, so wird bei der Vorneigung die Rumpfstabilisation durch die Vergrößerung der Unterstützungsfläche we-

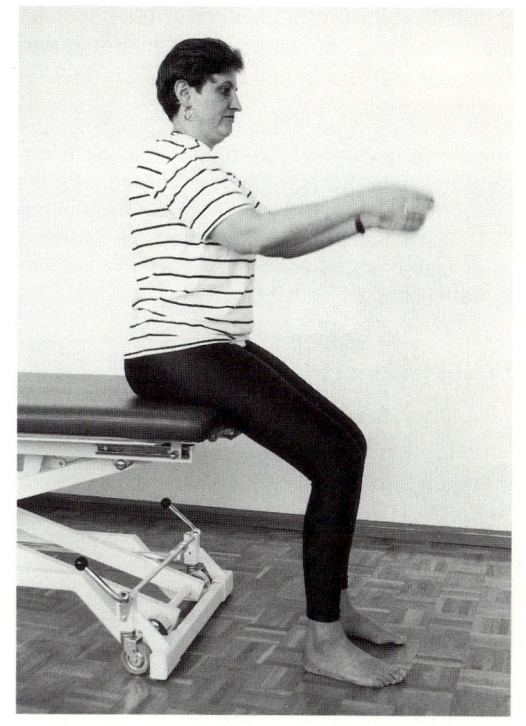

Abb. 1.10 a u. b
a Um die Nullstellung der BWS zu erhalten, muß eine beschleunigte Armbewegung nach oben, in der BWS flexorisch aktiv widerlagert werden.
b Eine beschleunigte Armbewegung nach unten bedingt entsprechend eine extensorische aktive Widerlagerung der BWS.

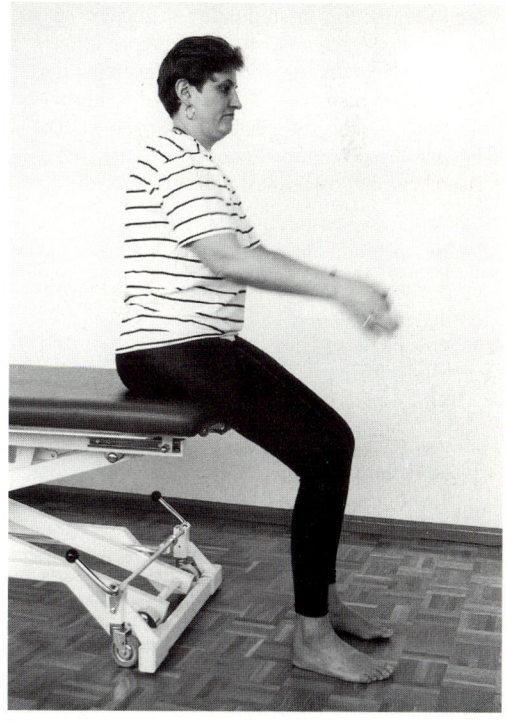

sentlich erleichtert. Andererseits bedeutet dies aber auch Kontrolle einer beginnenden Stützaktivität der Beine, d.h. beginnende Spastikkontrolle.

> Um die gewünschte Rumpfaktivität nicht unmöglich zu machen darf die Vorneigung des Rumpfes bei Fuß-Boden-Kontakt keinen pathologischen Tonus hervorrufen. Die Stellung der Füße, etwas vor den Kniegelenken, spielt dabei eine entscheidende Rolle.

Übungsbeispiel

Vor-/Rückneigung der Körperlängsachse im Sitz ohne Fuß-Boden-Kontakt (Abb. 1.**11a** u. **b**)

Ausgangsstellung ist der aufrechte Sitz. Becken, Brustkorb und Kopf sind in die vertikal stehende Körperlängsachse eingeordnet. Die Oberschenkel haben dorsalen Kontakt mit der Behandlungsbank, die Unterschenkel sind frei hängend. Die Füße haben keinen Bodenkontakt. Der Schultergürtel liegt auf dem Brustkorb, die Hände liegen auf dem Sternum.

Bewegungsablauf: Der Patient wird aufgefordert, seinen Oberkörper etwas nach vorne bzw. nach hinten zu neigen. Zur Erleichterung kann die Therapeutin manipulativ mithelfen, das Becken in die gewünschte Bewegung zu führen. Gleichzeitig wird die Bedingung gestellt, daß Becken, Brustkorb und Kopf in der Körperlängsachse eingeordnet bleiben müssen. Die Körperlängsachse muß dadurch in sich flexorisch bzw. extensorisch stabilisiert werden.

Patient und Therapeutin kontrollieren, daß folgende Abstände unverändert bleiben:

- Abstand zwischen Bauchnabel und Incisura jugularis,
- Abstand zwischen Incisura jugularis und Kinnspitze.

> Ist die Stabilisationskontrolle erschwert, besteht die Gefahr, daß der Patient pathologisch erhöhten Tonus nutzt. Dadurch geht die Möglichkeit einer guten Gleichgewichtsreaktion im Sinne der selektiven flexorisch-extensorischen Anpassung im Niveau Hüft- und Kniegelenk verloren.

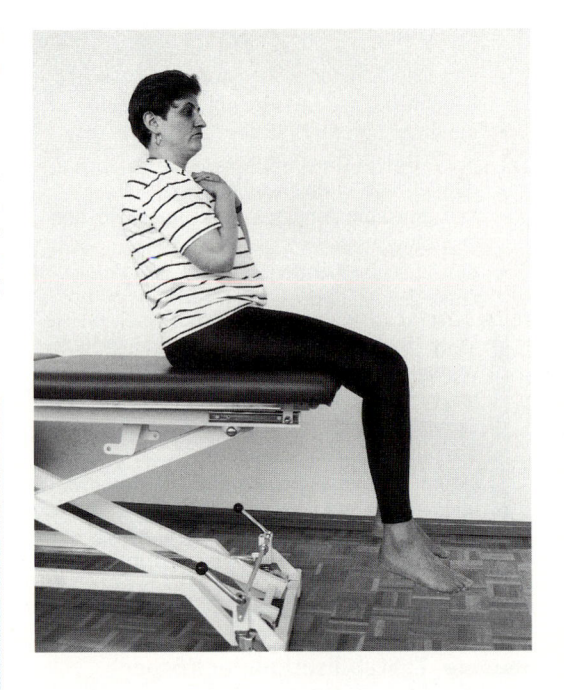

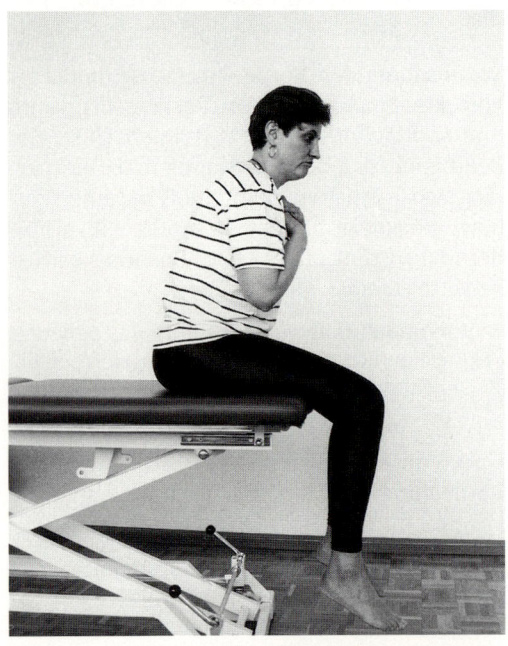

Abb. 1.**11 a** u. **b** Kontrollierte Rück- bzw. Vorneigung im freien Sitz zur Stabilisation der Körperlängsachse.

Z: Training selektiver Bewegungen des Beckens konzentrisch bzw. exzentrisch fallverhindernd bei stabilisierter BWS

Selektive Bewegungen des Beckens in LWS und Hüftgelenk sind Voraussetzung für angepaßte Gewichtsverschiebungen im Sitz. Eine Gewichtsverschiebung nach vorne bzw. nach hinten bedingt eine potentielle Bewegungsbereitschaft flexorisch bzw. extensorisch in der LWS und den Hüftgelenken. Gleichzeitig fordert sie fallverhindernd die Stabilisation der Körperlängsachse. Eine Gewichtsverschiebung zur Seite bedingt eine potentielle Bewegungsbereitschaft rotatorisch in den Hüftgelenken und lateralflexorisch in der LWS. Mit Hilfe der frontalen Gewichtsverschiebung kann die lateralflexorische Stabilisation zwischen Becken und Brustkorb bei stabilisierter BWS trainiert werden.

Übungsbeispiel

Ausgangsstellung ist der aufrechte Sitz. Becken, Brustkorb und Kopf sind in die vertikal stehende Körperlängsachse eingeordnet. Die Oberschenkel haben dorsalen Kontakt mit der Behandlungsbank, das Gewicht unter dem Gesäß ist gleichmäßig verteilt. Die Unterschenkel sind frei hängend, die Füße haben keinen Bodenkontakt. Der Schultergürtel liegt dem Brustkorb auf, die Hände haben Kontakt mit der ventralen Seite der Oberschenkel (Abb. 1.12a).

Bewegungsablauf: Der Patient wird aufgefordert, sein Gewicht nach rechts zu verlagern, bis die linke Gesäßhälfte den Kontakt mit der Behandlungsbank verliert. Die Bewegung soll durch eine Horizontalverschiebung des Brustkorbes nach rechts eingeleitet werden (Abb. 1.12b).

Gleichgewichtsreaktion der Norm: Durch die Gewichtsverlagerung nach rechts kommt es zu einer Verschiebung der Unterstützungsfläche nach rechts und damit auch der Trennebene, die beschleunigende und bremsende Gewichte in bezug auf die Initialbewegung (Gewichtsverlagerung nach rechts) teilt.

Abb. 1.12 a u. b
a Ausgangsstellung zur frontalen Gewichtsverschiebung im Sitz. Die Patientin wird aufgefordert, ihr Gewicht nach rechts zu verlagern, bis die linke Gesäßhälfte den Bankkontakt verliert.
b Gute Gleichgewichtsreaktion bei deutlicher Gewichtsverlagerung nach rechts. Das linke Bein kann trotz latenter pathologischer Tonuserhöhung selektiv als Gegengewicht eingesetzt werden.

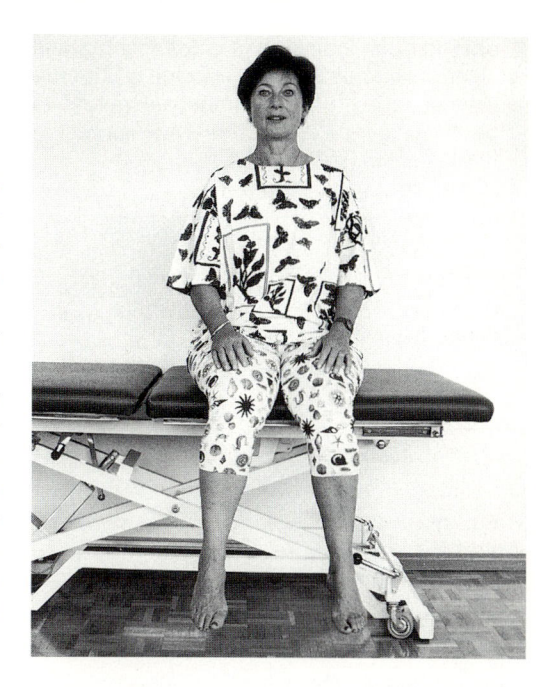

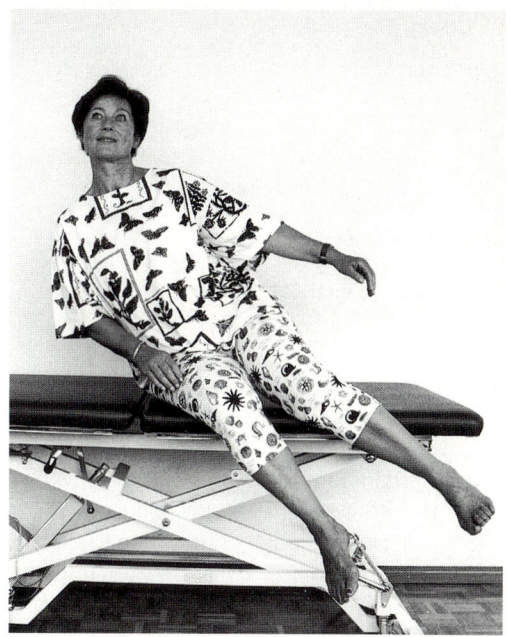

Die Trennebene ist eine vertikal stehende Beobachterebene, die durch die Mitte der Unterstützungsfläche verläuft. Sie trennt für den Beobachter den Patienten in einen rechten und einen linken Teil. In bezug auf eine bestimmte Bewegungsrichtung bestimmt sie potentiell beschleunigende und bremsende Gewichte des Patienten (vgl. Abb. 1.13).

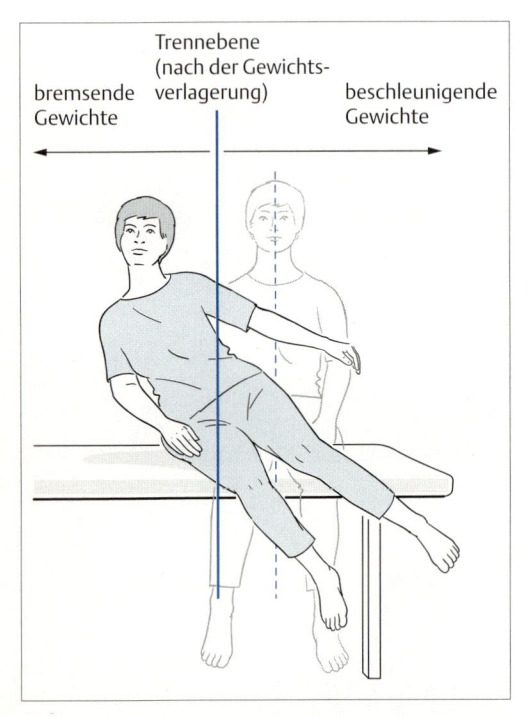

Abb. 1.13 Die Trennebene geht durch die Mitte der Unterstützungsfläche und trennt potentiell beschleunigende und bremsende Gewichte.

Um bei deutlicher Gewichtsverlagerung nicht zu Fall zu kommen, wird das linke Bein als Gegengewicht eingesetzt, es verliert den Bankkontakt und kommt in Spielfunktion. Das Gewicht des Beines wird ans Becken und dieses wiederum links-konkav lateralflexorisch an den Brustkorb gehängt. Linkes Becken und linkes Bein wirken dadurch als bremsendes Gewicht hinter der Trennebene, die nun durch die Unterstützungsfläche „rechter Tubersitz" geht. Auch rechtes Bein und linker Arm gehen aus der Bewegungsrichtung und werden dadurch als bremsendes Gewicht eingesetzt.

Um die gewünschte Gleichgewichtsreaktion zu erreichen, gelten für Patient und Therapeutin primär folgende Kontrollkriterien:

- Der Abstand zwischen linkem Becken und linker Schulter wird kleiner, während es zwischen rechter Schulter und Becken zu keiner Annäherung kommen darf.
- Der rechte Unterschenkel wird von der Bewegung weiterlaufend erfaßt, der rechte Fuß geht kontinuierlich nach links kranial. Rechtes Hüftgelenk bleibt in Rotationsnullstellung.
- Der Druck unter dem linken Oberschenkel nimmt kontinuierlich ab.
- Die Verbindungslinie der Augen bleibt horizontal.

Auch hier kann die Therapeutin bei Bedarf manipulativ mithelfen. Hat der Patient beispielsweise Schwierigkeiten, das Gewicht des Beines am Becken zu verankern, so kann die Therapeutin über Abnahme eines Teilgewichtes des Beines manipulativ unterstützend mitwirken. Gleichzeitig kann sie dadurch eine unerwünschte Tonuszunahme im Spielbein rechtzeitig spüren und spastikkontrollierend einwirken (Abb. 1.14). Je nach Schwierigkeit des

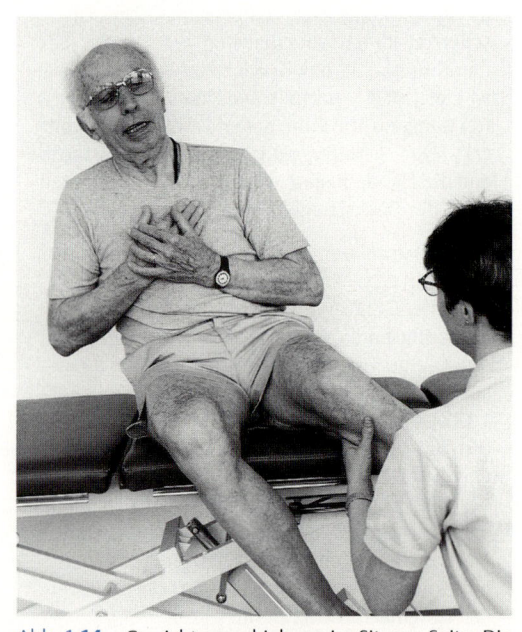

Abb. 1.14 Gewichtsverschiebung im Sitz zur Seite. Die Therapeutin erleichtert dem Patienten die Ausführung durch Abnahme eines Teilgewichtes des linken Beines. Die fehlende Kopfstellreaktion des Patienten ist Hinweis für noch ungenügend kontrollierten Tonus und dadurch fehlende Selektivität im Rumpf.

Patienten können auch manipulative Hilfen der Therapeutin an Brustkorb und/oder Becken notwendig sein (Abb. 1.**15**).

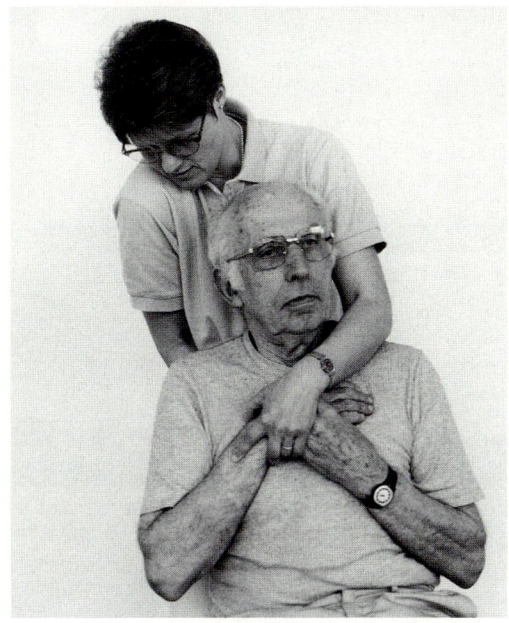

Abb. 1.**15**   Gewichtsverschiebung im Sitz nach rechts: Die Therapeutin versucht die translatorische Verschiebung des Brustkorbes zur Seite manipulativ zu unterstützen.

Eine spezielle Möglichkeit, bei diskreten Symptombildern die selektiven Bewegungen des Beckens bei stabilisierter BWS zu trainieren, bietet zudem der Einsatz einer labilen Unterstützungsfläche: das Sitz-Schaukelbrett. Das Schaukelbrett ermöglicht die Labilisierung der frontalen bzw. sagittalen Bewegungsebene. Es werden primär Haltungsreaktionen zwischen Becken und Brustkorb gefordert.

Das Ausmaß der Schaukelbewegung und dadurch der Grad der Labilisierung wird einerseits durch die Höhe des Sitz-Schaukelbrettes und andererseits durch die Beschaffenheit der Unterlage bestimmt.

> Hohe Kufen auf harter Unterlage bedeuten große Labilität, niedrige Kufen auf weicher Unterlage geringere Labilität.

Übungsbeispiel

Sitz auf dem Schaukelbrett ohne Fuß-Boden-Kontakt. Ausgangsstellung ist der aufrechte Sitz auf einem Schaukelbrett. Die Frontalebene ist labilisiert. Zu Beginn wird das Brett von der Therapeutin gut fixiert. Die Unterschenkel sind frei hängend, die Füße haben keinen Bodenkontakt. Dadurch wird bewußt der ungewollte Stimulus des pathologischen Extensionstonus verhindert (Abb. 1.**16a**). Nun beginnt die Therapeutin, das Brett langsam zu bewegen. Der Patient wird aufgefordert, die Bewegungen zuzulassen, dabei aber die Nullstellung der BWS nicht zu verlieren.

Zur Beobachtung dienen folgende Kriterien:

- gleichbleibender Abstand zwischen Bauchnabel und Incisura jugularis,
- der frontotransversale Brustkorbdurchmesser bleibt horizontal und frontotransversal eingestellt,
- das Sternum bleibt relativer räumlicher Fixpunkt,
- das Becken bleibt vertikal.

> Das Zulassen der Schaukelbewegung nach unten rechts bedeutet für den Patienten exzentrisch fallverhindernde lateralflexorische Aktivität zwischen Becken und Brustkorb der rechten Seite. Gleichzeitig muß die BWS, um ihre Nullstellung zu wahren, rechts-konkav lateralflexorisch widerlagern (und umgekehrt für die Schaukelbewegung nach unten links).

Der Patient kann auch aufgefordert werden, das Schaukelbrett selbständig kontrolliert zu bewegen. Dadurch muß er die Bewegung nicht nur zulassen, sondern vielmehr konzentrisch bzw. exzentrisch fallverhindernd initiieren. Der Brustkorb darf seine Nullstellung wiederum nicht verlieren. Die Bewegung des Schaukelbrettes darf also nicht durch den Brustkorb eingeleitet werden. Die Beobachtungskriterien bleiben dieselben (Abb. 1.**16b–d** u. 1.**17a–c**).

Eine nicht alltägliche labile Unterstützungsfläche bietet zudem der Rücken eines im Schritt gehenden Pferdes: es entstand die Hippotherapie.

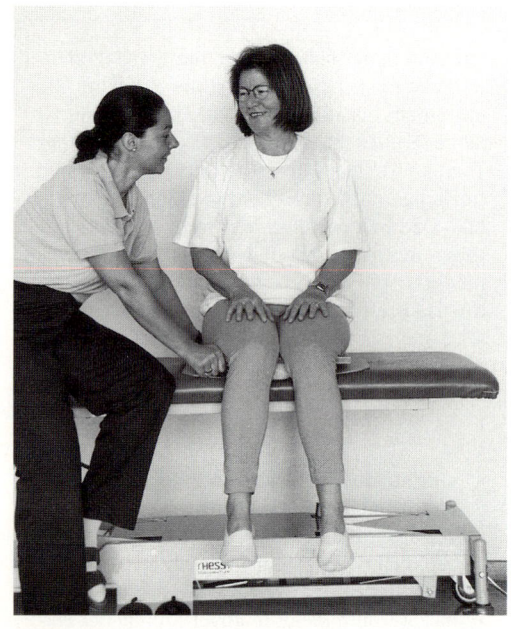

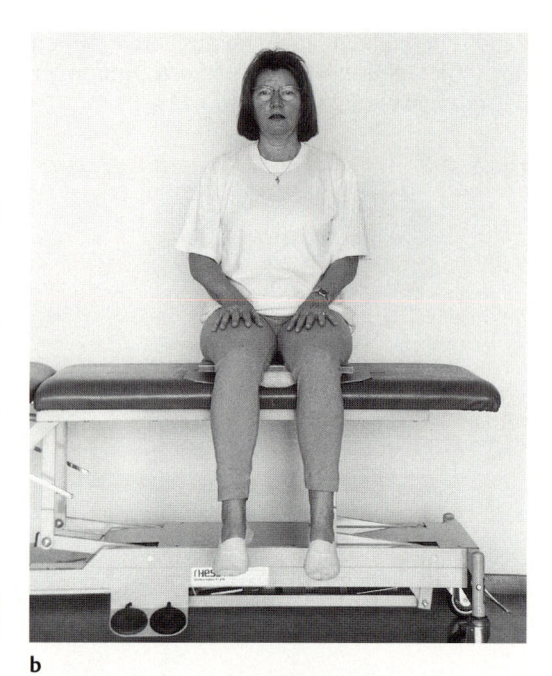

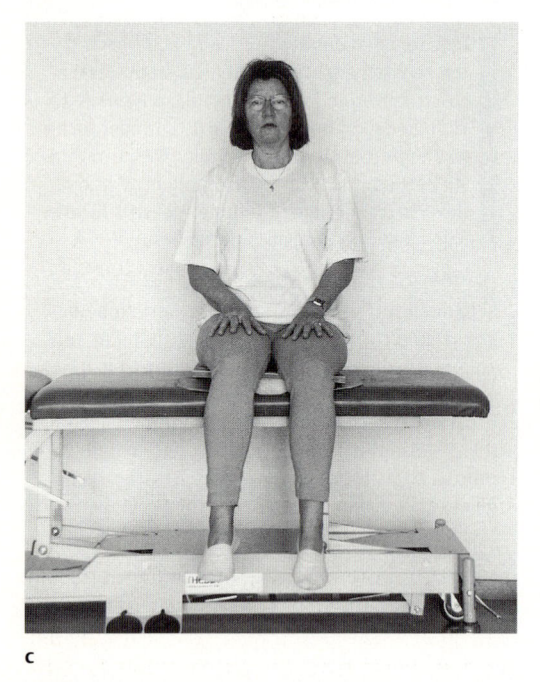

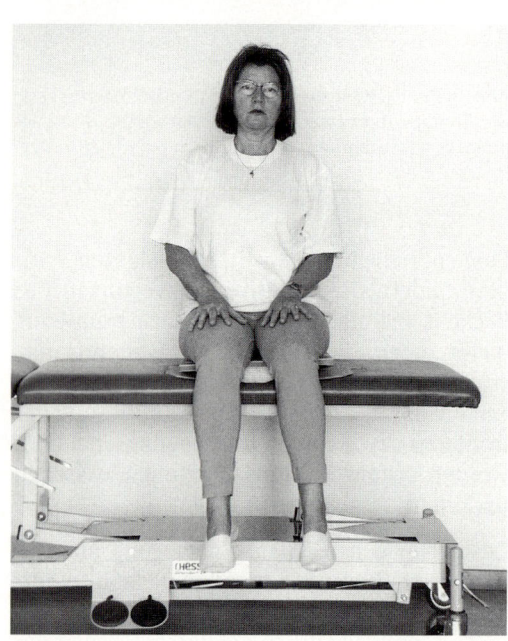

Abb. 1.16 a–d
a Sitz auf dem in der Frontalebene labilisierten Schaukelbrett. Die Therapeutin fixiert anfänglich das Brett und korrigiert die unerwünschte adduktorische Fixation der Beine, als Ausdruck der Unsicherheit der Patientin.
b Die Patientin kann nun den freien ausbalancierten Sitz korrekt einnehmen. Auch der Schultergürtel liegt entspannt auf dem Brustkorb auf.
c u. **d** Die Patientin wird nun aufgefordert, das Schaukelbrett selbständig und kontrolliert abwechselnd nach links unten bzw. rechts unten zu bewegen. Der Brustkorb soll seine Nullstellung beibehalten.

a

b

c

Abb. 1.17 a–c
a Ausbalancierter Sitz auf dem in der Sagittalebene labilisierten Schaukelbrett.
b u. c Die Patientin wird aufgefordert, das Schaukelbrett selbständig und kontrolliert abwechselnd nach vorne unten bzw. hinten unten zu bewegen. Der Brustkorb soll seine Nullstellung beibehalten.

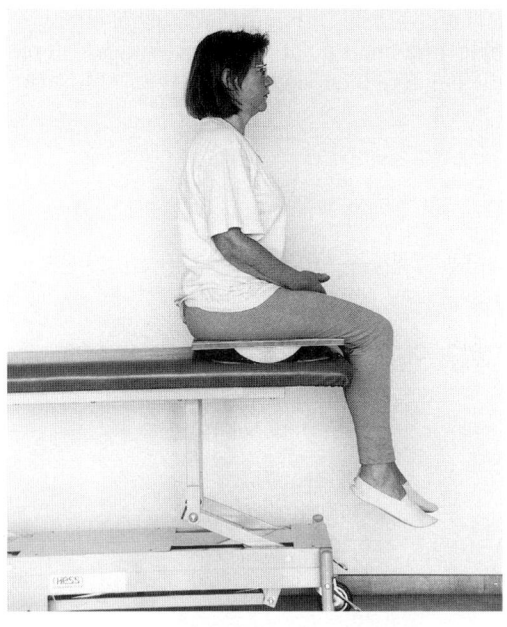

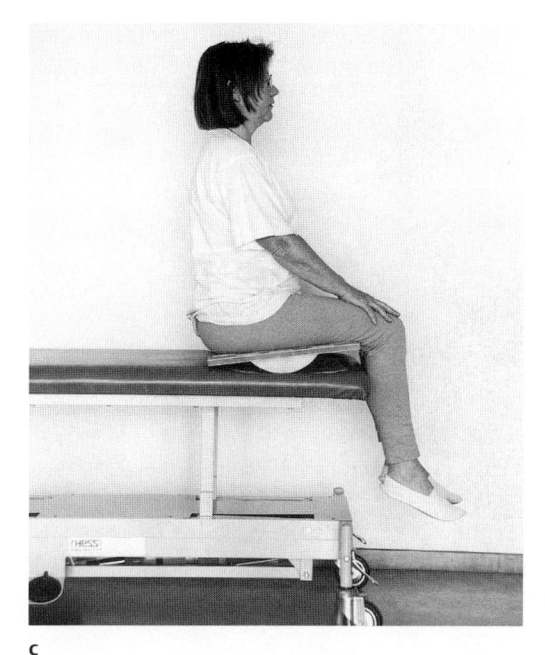

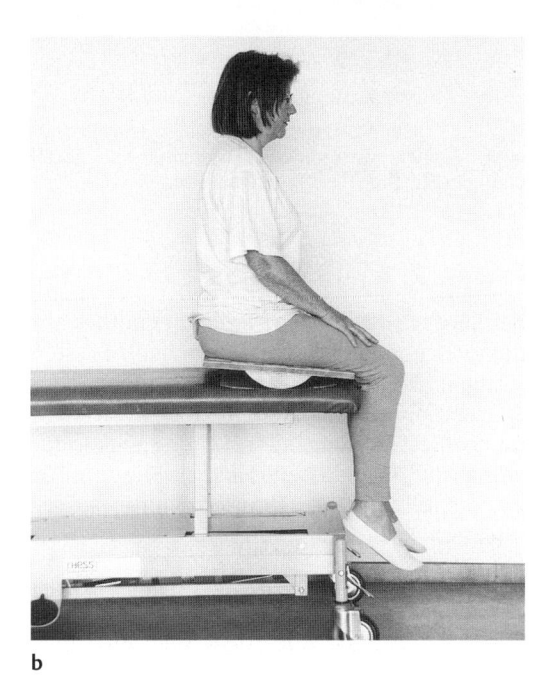

1.5.3 Hippotherapie-K: funktionelles Rumpftraining auf dem Pferderücken

„Hippotherapie-K (HT-K) ist definiert als physiotherapeutische Maßnahme in der Neurologie, welche das Element „Bewegung des Kleinpferdes im Schritt" als Therapeutikum für Patienten mit zentralen Bewegungsstörungen nutzt." (Künzle u. Steinlin 1995)

Hippotherapie wird abgeleitet von Hippos (griechisch: das Pferd) und K steht für Frau Ursula Künzle, der Begründerin dieser speziellen Therapieform.

▬▬▬▬ Durchführung und spezifische Wirkungsweise

In der Hippotherapie-K geht das Pferd, das an der Hand einer Drittperson geführt wird, in einem gleichmäßigen Schritt. Der Patient, der auf dem Pferd sitzt, übt keine aktive Einwirkung auf das Pferd aus. Die Bewegungen des Pferderückens lassen das Becken des Patienten rhythmisch nach vorne, alternierend rechts/links und rotatorisch bewegen. Um die Intensität dieser Bewegungen zu optimieren, wird die Hippotherapie-K idealerweise auf einer geraden, leicht ansteigenden Gehstrecke mit weichem Untergrund durchgeführt (Abb. 1.**18**).

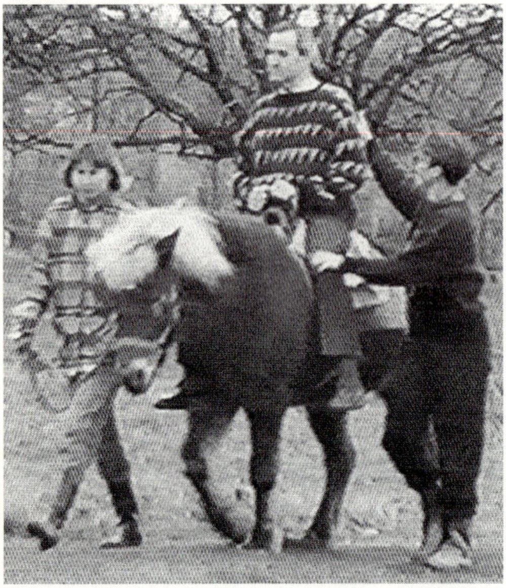

Hilfsmittel wie Sattel und Steigbügel oder verbale und manipulative Hilfegebungen durch die behandelnde Therapeutin sein (Abb. 1.**19**).

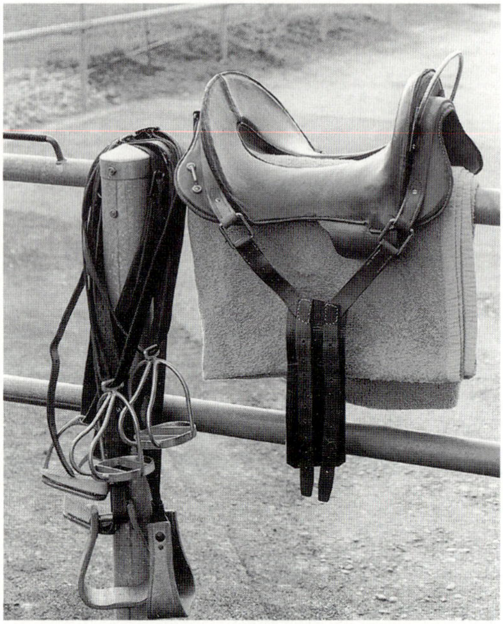

Abb. 1.**18** Durchführung der Hippotherapie-K. Das Pferd wird von einer geschulten Drittperson geführt, die Therapeutin kontrolliert die optimale Bewegungsübertragung.

Abb. 1.**19** Zur Verbesserung der Bewegungsübertragung können verschiedene Hilfsmittel wie Sattel und/oder Steigbügel eingesetzt werden.

Z: Reaktives Training der Gleichgewichtsreaktionen im Rumpf

Der Patient wird aufgefordert, die Bewegungen des Pferderückens bewußt wahrzunehmen und zuzulassen. Weiterlaufend darf der Brustkorb aber von der Bewegung nicht erfaßt werden. Er wird zum relativen räumlichen Fixpunkt bestimmt. Ein gangtypisches Rumpftraining also, das die Selektivität des Beckens bei stabilisierter Brustwirbelsäule und gleichzeitigem Vorwärtstransport im Raum reaktiv hervorruft.

Die „labile Unterlage Pferderücken" bedeutet für einen Patienten mit zentralen Bewegungsstörungen primär Gleichgewichtsgefährdung. Darauf reagiert er spontan mit Fixationen. Um die gewünschte Bewegungsübertragung stattfinden zu lassen, sind deshalb spezielle Hilfegebungen notwendig. Dies können spezifische

Z: Tonusregulation

Bereits der Sitz auf dem Pferd, mit deutlich abduktorischer Stellung der Oberschenkel in den Hüftgelenken, wirkt sich bei pathologischer Tonuserhöhung regulierend aus. Auch wird durch die frei hängenden Unterschenkel der Störfaktor „Kontaktstelle Fuß" als Stimulus für eine pathologische Tonuserhöhung ausgeschaltet.

Das rhythmische Bewegt-Werden, ausgelöst durch die Schrittbewegung des Pferdes, bewirkt zudem eine Normalisierung des Tonus im Rumpf und in den unteren Extremitäten.

Bei Patienten mit zerebellarer Ataxie, die einen pathologisch tiefen Grundtonus aufweisen, bewirkt ein rhythmisches, schnelles Bewegen eine Stimulation im Sinne einer erwünschten Tonussteigerung. Demzufolge muß die Schrittfrequenz des Pferdes entsprechend dem primären Symptombild des Patienten unterschiedlich gewählt werden.

Z: Mobilisation und Lockerung

Durch das Bewegt-Werden auf dem Pferderücken wird selbstverständlich auch eine Mobilisation der Gelenke in Hüft- und LWS-Bereich in allen drei Bewegungsebenen sowie eine muskuläre Lockerung und eine verbesserte Durchblutung erreicht. Um eingeschränkte Bewegungskomponenten gezielt anzugehen, sind aber wiederum spezifische manipulative Hilfegebungen durch die Therapeutin notwendig.

Z: Ganzheitliche Wirkung

Selbstverständlich darf auch die psychologische, ganzheitliche Wirkung der Hippotherapie-K nicht vergessen werden. Für die Patienten hat diese spezielle Therapie in der freien Natur, im Kontakt mit Mensch und Tier, oft eine positiv motivierende Wirkung. Sie ist eine zusätzliche, wertvolle Bereicherung, aber nicht primäres Therapieziel.

Auswahl der Pferde

Die beschriebenen gangtypischen Gleichgewichtsreaktionen im Rumpf sind abhängig von der Größe des Pferdes bzw. dessen Schrittintensität. Bewegungsstudien haben gezeigt, daß Amplitude und Frequenz der Schrittbewegungen eines Kleinpferdes die gewünschte Bewegungsübertragung ermöglichen. Zudem ermöglicht die Höhe des Kleinpferdes noch gute manipulative Hilfegebungen am bewegten Becken des Patienten.

Doch auch nicht alle Kleinpferde eignen sich für die Hippotherapie-K. Folgende wichtige Anforderungen werden an das Pferd gestellt:

- charakterlich einwandfrei und nervenstark,
- Gewichtsträger,
- gut gymnastiziert, damit die erwünschten Bewegungen weich und symmetrisch erfolgen.

Jedes Therapiepferd muß zudem für seine neue Aufgabe gut vorbereitet werden. Es muß lernen, ruhig zu stehen, vor ungewohnten fremden Geräuschen nicht zu erschrecken (Abb. 1.**20a** u. **b**). Die Praxis hat gezeigt, daß das Islandpferd diesen hohen Anforderungen entsprechen kann und sich für die Hippotherapie-K speziell bewährt.

Indikation zur Hippotherapie-K

Die Hippotherapie-K kann sowohl bei Patienten mit angeborenen Bewegungsstörungen, wie z.B. die Zerebralparese, als auch bei Patienten mit erworbenen Bewegungsstörungen, wie z.B. die Multiple Sklerose, angewendet werden. Die Indikation zur Hippotherapie-K wird symptomatisch gestellt: bei Verlust der potentiellen aktiven und/oder reaktiven Bewegungsbereitschaft des Beckens in Hüftgelenken und/oder LWS.

Die Hippotherapie-K kann also angewendet werden bei:

- spastischer Tetra-/Para-/Hemiparese mit erhaltener Sitzfähigkeit,
- Rumpf- und/oder Extremitätenataxie mit erhaltener Sitzfähigkeit,
- überlastungsbedingten Lumbalgien.

Um die Therapie aber erfolgreich einsetzen zu können, müssen an die Patienten spezifische Anforderungen gestellt werden:

- Um eine korrekte Bewegungsübertragung zulassen zu können, braucht es:
  - ausreichende Bewegungstoleranz in LWS und Hüftgelenk,
  - angepaßte Muskelkraft in Hüftgelenk und Rumpf.
- Um differenzierte Gleichgewichtsreaktionen zu trainieren, braucht es zusätzlich:
  - angepaßte motorische Entwicklung,
  - erhaltene Oberflächensensibilität an Gesäß und Oberschenkeln.

Ganz prinzipiell ist selbstverständlich auch die Mitarbeit des Patienten im Sinne des Verständnisses und des Wahrnehmen-Wollens und -Könnens ausschlaggebend. Große Angst oder geistige Behinderung machen deshalb die Durchführung einer erfolgreichen Hippotherapie unmöglich. Eine absolute Kontraindikation für die Hippotherapie-K stellen akute Krankheitsprozesse dar.

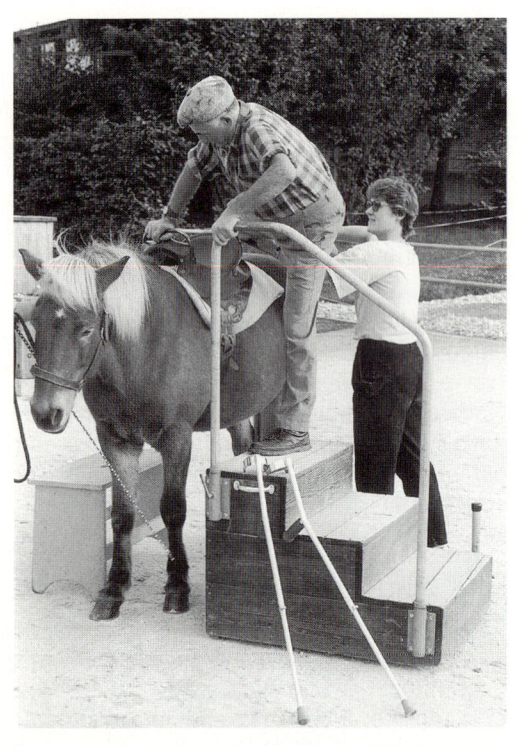

28 1 Multiple Sklerose – eine Krankheit mit unzähligen Gesichtern

Abb. 1.**20 a** u. **b** Geduldig wartet das Pferd an der Rampe. Die Therapeutin hilft beim Auf- und Absteigen des Patienten.

a

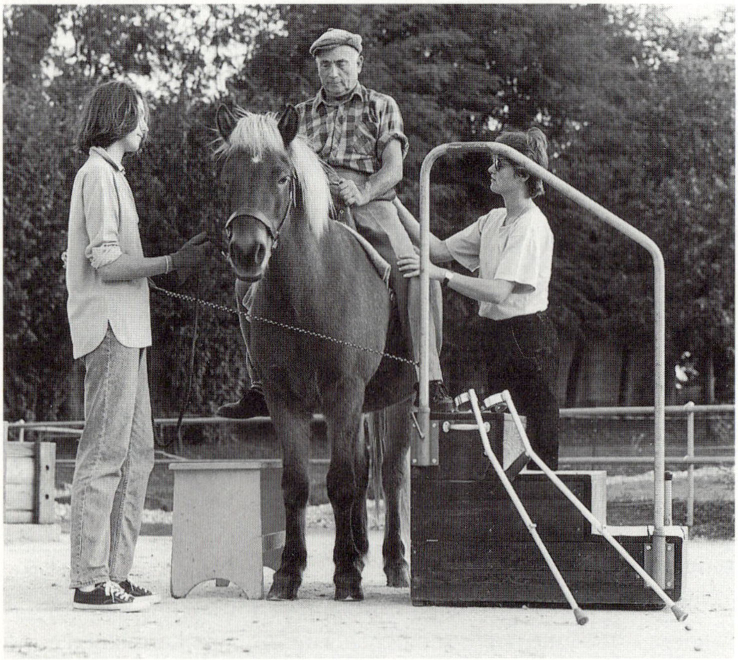

b

Ausbildung in Hippotherapie-K

In einem speziell angebotenen Ausbildungskurs der Schweizer Gruppe für Hippotherapie-K, einer Fachgruppe des Schweizerischen Physiotherapeutenverbandes (Abb. 1.21), werden die Hippotherapie-K-spezifischen Untersuchungen zur Indikationsstellung für Patienten mit angeborenen bzw. erworbenen Bewegungsstörungen sowie die praktische Durchführung ausführlich besprochen. Die abgeschlossene Grundausbildung berechtigt die Therapeutin in der Schweiz Hippotherapie-K bei MS-Patienten als Pflichtleistung der Krankenkassen bzw. bei Kindern mit Geburtsgebrechen als Pflichtleistung der Invalidenversicherung abzurechnen.

Schweizer Gruppe für | Groupe Suisse pour l' | Gruppo Svizzero per l'

Hippotherapie-K

Neurologische Universitätsklinik Basel

CH-4031 Basel

Abb. 1.21 Signet und Kontaktadresse der Schweizer Gruppe für Hippotherapie-K.

2 Primäres Symptombild der Paraspastik

2.1 Auswirkungen pathologischer Tonuserhöhungen der unteren Extremität auf das Bewegungsverhalten

Die vielen und immer wieder erneuten Versuche, den Begriff der Spastizität zu definieren, zeigen wie komplex die zu verstehende Pathophysiologie ist. Noch sind in der Forschung viele Fragen offen. Erklärungsversuche schliessen eine Annahme eines durch supraspinale und spinale Läsionen verursachten Ungleichgewichts hemmender und bahnender Aktivitäten des ZNS (Eccles u. Lundberg 1959) sowie ein Auswachsen von Afferenzen, das eine Steigerung des Einflußes von Muskel- und Hautefferenzen auf die Erregung der Alpha-Motoneuronen zur Folge hat (Benecke et al. 1984), ein.

Bei MS sind, v.a. bedingt durch spinale Herde, überwiegend die Beine von einer pathologischen Tonuserhöhung im Sinne der Spastizität betroffen. Man spricht von *spinaler (Para-) Spastik*. Dabei zeigt sich primär ein dominierender pathologisch erhöhter Extensionstonus. Erst eine deutliche Verschlechterung läßt bei vorbestehendem pathologischen Extensionstonus auch einen pathologisch erhöhten Flexionstonus aufkommen.

Pathologische Tonuserhöhung im Sinne einer Spastizität der Arme ist bei MS viel seltener zu finden. Falls vorhanden, ist sie meist auf eine zerebrale Läsion zurückzuführen. Man spricht von *subkortikaler Spastik*, wie sie beispielsweise auch der Patient nach zerebralem Insult zeigt.

> Für die Physiotherapie ausschlaggebend ist die Analyse der Auswirkung von Spastizität auf Haltung und Bewegung.

Pathologisch erhöhter Extensionstonus manifestiert sich im Bewegungsverhalten als *Wegdrücken*. Der Körper wird von seiner Kontaktstelle mit der Unterlage weggedrückt.

Pathologisch erhöhter Flexionstonus manifestiert sich als *Wegziehen* der Extremität(en) von ihrer Kontaktstelle mit der Unterlage. Die Bewegungskomponenten entsprechen denjenigen des Fluchtreflexes.

2.1.1 Auswirkung einer deutlichen Paraspastik im freien Sitz

▬ **Anforderungen der Norm an den freien aufrechten Sitz**

Im aufrechten Sitz stehen Becken, Brustkorb und Kopf übereinander, sie sind in die vertikal stehende Körperlängsachse eingeordnet. Bedingt durch die physiologische Kyphosierung der BWS überwiegen in der Norm die, in bezug auf die Flexions-Extensions-Achse, ventral liegenden Gewichte innerhalb der Brustwirbelsäule. Wird die Bedingung gestellt, daß die BWS ihre Nullstellung behalten muß, so muß dies durch fallverhindernde extensorische Aktivität der BWS kontrolliert werden. Gleichzeitig hat aber, bedingt durch die Einwirkung der Schwerkraft, auch das Becken die Tendenz nach hinten/unten, extensorisch in den Hüftgelenken, zu fallen. Soll das Becken seine vertikale Ausgangsstellung aber nicht verlieren, muß dies durch flexorische Verankerung in den Hüftgelenken kontrolliert werden. Haben die Füße Bodenkontakt, so üben die Beine nur mit ihrem Eigengewicht Druck auf den Boden aus. Die Beine sind parkiert, die FBL Klein-Vogelbach spricht treffenderweise von *Parkierfunktion*.

Im Sitz auf erhöhter Behandlungsbank bewirkt die Neigung der Oberschenkel einen Zug nach vorne-unten. Dies reduziert die notwendige flexorische Verankerung des Beckens in den Hüftgelenken. Dadurch wird auch die potentielle Gefahr der Destabilisation der BWS vermindert (Abb. 2.**1**).

Boden abzudrücken, die Ferse verliert den Bodenkontakt. Bedingt durch den pathologischen Extensionstonus verlieren die Hüftgelenk-Flexoren durch reziproke Hemmung ihre Verankerungsfähigkeit, das Becken kann seine vertikale Stellung nicht mehr kontrollieren und wird in eine Extensionsstellung in den Hüftgelenken gedrückt. Kompensatorisch versucht der Patient nun mit Hilfe der verstärkten BWS-Kyphosierung, der Protraktion des Schultergürtels sowie der Ventraltranslation des Kopfes in der HWS Gewicht nach vorne zu bringen, um gegen den Druck nach hinten das Gleichgewicht im Sitz zu erhalten (Abb. 2.**2**).

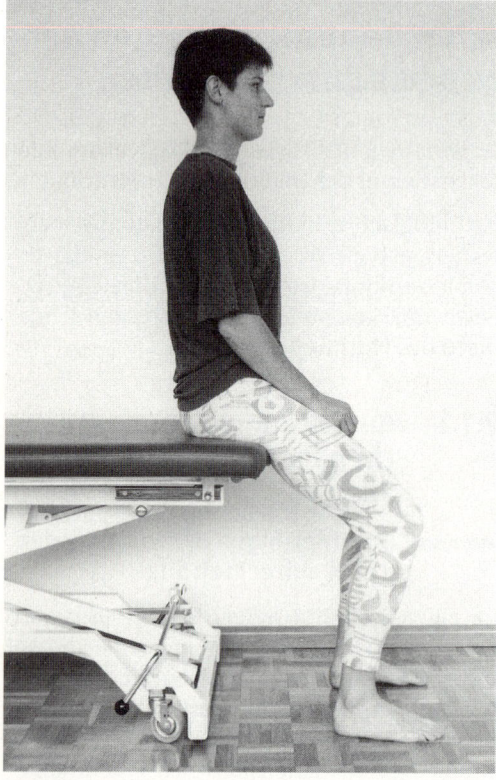

Abb. 2.**1** Der freie aufrechte Sitz mit eingeordneter Körperlängsachse. Der erhöhte Sitz erleichtert die Vertikalstellung des Beckens. Die Notwendigkeit der flexorischen Aktivität (Verankerung) im Hüftgelenk kann dadurch reduziert werden.

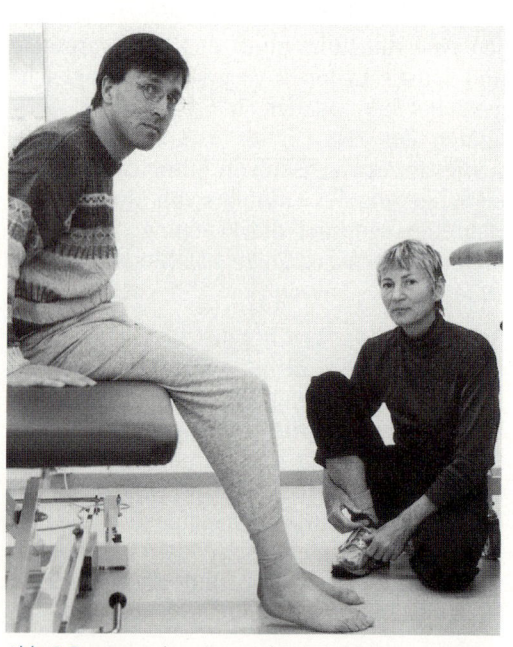

Abb. 2.**2** Auswirkung eines deutlich erhöhten pathologischen Extensionstonus im Sitz: Die Fersen verlieren den Bodenkontakt, die Füße haben die Tendenz, nach vorne wegzurutschen. Das Becken verliert seine Vertikalstellung und neigt sich nach hinten. Kompensatorisch kommt es zur verstärkten BWS-Kyphosierung sowie zur Ventraltranslation des Kopfes in der HWS.

Schwierigkeiten im Sitz, bedingt durch deutliche Paraspastik
(vgl. Kap. 2.5.1)

Diskrete Spastik wird sich im Sitz nicht auszeichnen. Bei ausgeprägtem pathologisch erhöhtem Extensionstonus aber kann sich bereits der Kontakt der Fußsohlen mit dem Boden, v.a. der Vorfußkontakt, tonussteigernd auswirken. Der Vorfuß beginnt sich gegen den

2.1.2 Auswirkung einer deutlichen Paraspastik im Sitz-Stand-Übergang

Sitz-Stand Übergang im normalen Bewegungsverhalten

Initial beginnt der Bewegungsablauf mit einer Vorneigung des Rumpfes, flexorisch im Hüftgelenk von proximal. Durch die Vorneigung verstärkt sich an der Kontaktstelle Fuß-Boden der Druck, die Beine geraten dabei in Stützfunktion. Hat der Körper den Kontakt mit der Sitzfläche verloren, wird die Unterstützungsfläche nur noch durch die Füße gebildet. Mit Hilfe der Trennebene (Abb. 2.3), die nun durch die Mitte dieser Unterstützungsfläche geht, können in bezug auf den Bewegungsablauf des Aufstehens bremsende bzw. beschleunigende Körpergewichte beurteilt werden. Alle Gewichte vor der Trennebene wirken beschleunigend, diejenigen hinter der Trennebene bremsend.

> Die Trennebene ist eine vertikal stehende Beobachterebene, die durch die Mitte der Unterstützungsfläche verläuft. Sie trennt für den Beobachter den Patienten in einen rechten und einen linken Teil. In bezug auf eine bestimmte Bewegungsrichtung bestimmt sie potentiell beschleunigende und bremsende Gewichte des Patienten.

Durch ein bestimmtes Ausmaß der Vorneigung kann erreicht werden, daß beim Abheben des Gesäßes die körpereigenen Gewichte über den Füßen so verteilt sind, daß weder beschleunigende noch bremsende Gewichte überwiegen (Abb. 2.4a).

> Das Ausmaß der Vorneigung des Rumpfes wird bestimmt durch die Stellung der Füße in bezug auf das Kniegelenk, die Sitzhöhe bzw. die Konstitution des Patienten.

> **Beispiel:** Aus dem relativ tiefen Sitz, Füße stehen unter dem Kniegelenk, wird der Patient mit einem verhältnismäßig kurzen Oberkörper sowie verhältnismäßig langen Oberschenkeln, viel Vorneigung benötigen, um beim Abheben des Gesäßes die Gewichte über den Füßen auszugleichen (Abb. 2.4b).

Selbstverständlich ist das Ausgleichen der bremsenden bzw. beschleunigenden Gewichte im Bewegungsverhalten der Norm nicht zwingend. Ein Zuviel an bremsenden Gewichten beim Aufstehen, durch verminderte Vorneigung des Rumpfes, kann primär durch dorsalextensorische Muskelaktivität im oberen Sprunggelenk kompensiert werden. Gleichzeitig kann auch der Armschwung nach vorneoben als beschleunigendes Gewicht unterstützend wirken.

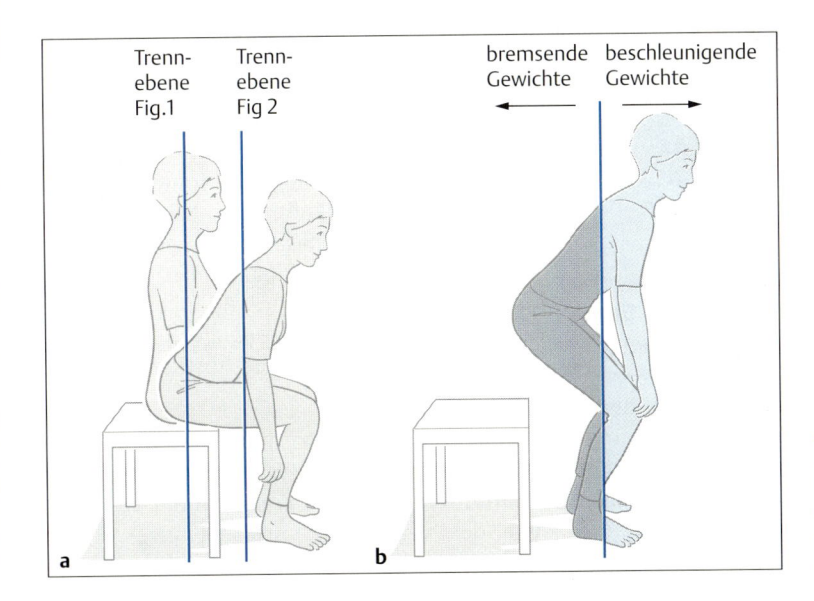

Abb. 2.3 Die Trennebene geht durch die Mitte der Unterstützungsfläche und trennt potentiell beschleunigende und bremsende Gewichte.

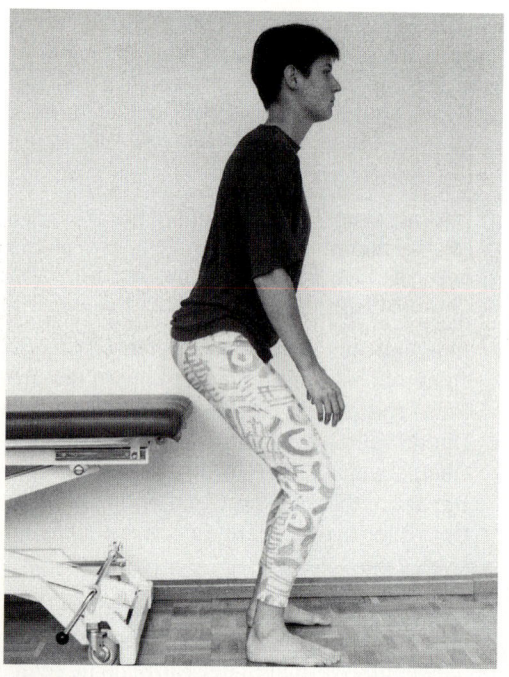

Abb. 2.4 a u. b
a Die körpereigenen Gewichte über den Füßen während des Sitz-Stand-Überganges sind ausgeglichen. Der Druck innerhalb der Fußsohle bezüglich Vorfuß und Rückfuß ist gleichmäßig verteilt.

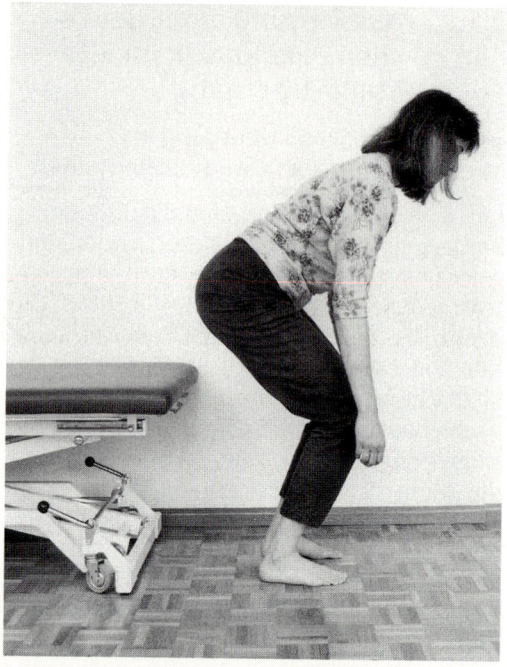

b Mit verhältnismäßig kurzem Oberkörper sowie langen Oberschenkeln ist eine deutliche Vorneigung des Oberkörpers notwendig, um während des Sitz-Stand-Überganges die Druckverteilung innerhalb der Fußsohle ausgeglichen zu halten.

Bei intakter Wahrnehmung, guter Koordination und Kraft sowie ausreichenden Bewegungstoleranzen zeichnet sich der spontane Sitz-Stand-Übergang durch angepaßte Vorneigung der Körperlängsachse, selektive muskuläre Verankerungen sowie einen angepaßten Einsatz der Arme aus.

▬ Schwierigkeiten beim Sitz-Stand-Übergang, bedingt durch deutliche Paraspastik
(vgl. Kap. 2.5.1)

Beim Patienten kann eine ungenügende oder gar fehlende Vorneigung des Beckens, flexorisch in den Hüftgelenken beobachtet werden. Dies erklärt sich primär durch die Schwierigkeit der Patienten mit pathologischen Tonusveränderungen, eine Druckzunahme innerhalb der Füße, v.a. innerhalb des Vorfußes kontrollieren zu können. Bei unkontrollierter Druckzunahme kommt es zur Dominanz des pathologisch erhöhten Extensionstonus, die sich durch ein Wegdrücken manifestiert. Der Druck, ausgehend vom Vorfuß, wirkt sich nach hinten aus und verhindert dadurch beim Aufstehen die zwingende Vorneigung des Beckens, flexorisch in den Hüftgelenken. Das Becken wird vielmehr in eine Extensionsstellung in den Hüftgelenken gedrückt (Abb. 2.**5 a–c**).

Unkontrollierte pathologische Tonuserhöhung zeigt sich zudem häufig gleichzeitig in einer Abweichung der Kniegelenke nach medial, bedingt durch die Dominanz eines zusätzlich pathologisch erhöhten Adduktorentonus. Gleichzeitig bietet der mediale Kontakt der Kniegelenke aber auch eine Abstützung (Abb. 2.**6 a–c**).

Kompensatorisch versucht der Patient nun mit Hilfe der verstärkten BWS-Kyphosierung, der Ventraltranslation des Kopfes in der HWS sowie des vermehrten Armschwunges, beim Aufstehen genügend Gewicht nach vorne zu

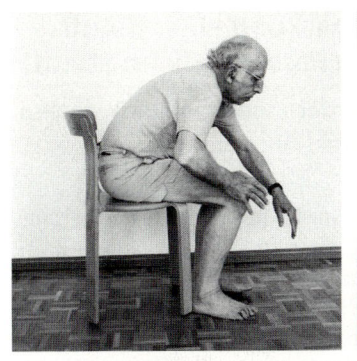

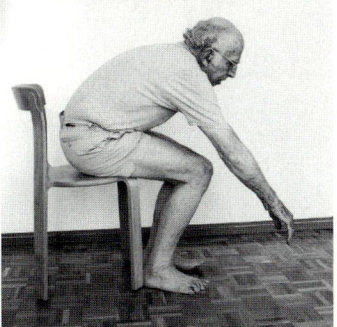

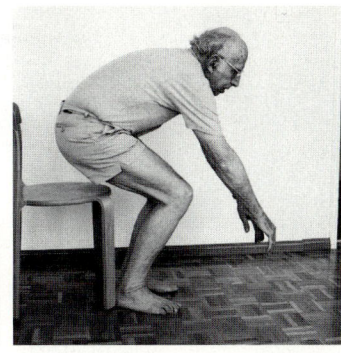

Abb. 2.5 a–c Erschwerter Sitz-Stand-Übergang (von der Seite betrachtet) bei unkontrolliertem pathologisch erhöhtem Extensionstonus: die pathologische Tonuserhöhung bewirkt einen Druck, ausgehend vom Vorfuß nach hinten, und verhindert dadurch eine adäquate Vorneigung des Beckens in den Hüftgelenken. Der Patient kompensiert mit einer verstärkten BWS-Kyphosierung und Ventraltranslation des Kopfes sowie einem verstärkten Einsatz der Arme.

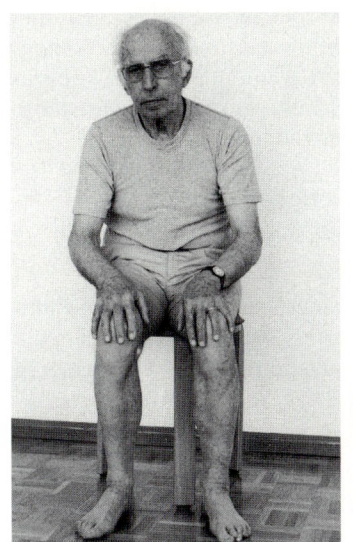

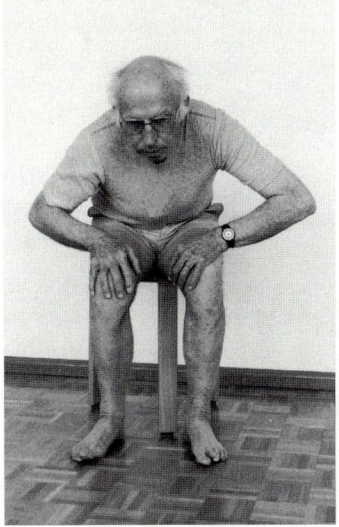

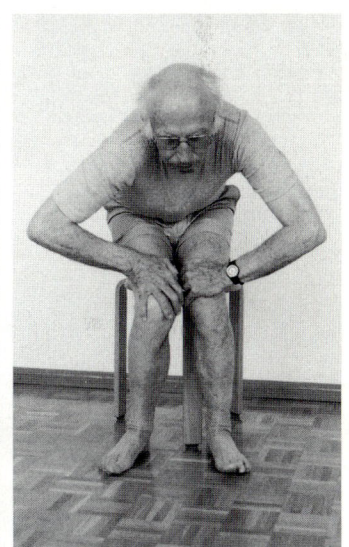

Abb. 2.6 a–c Erschwerter Sitz-Stand-Übergang (von vorne betrachtet) bei unkontrolliertem pathologisch erhöhtem Extensionstonus: die pathologische Tonuserhöhung läßt die Kniegelenke nach medial abweichen. Kompensatorisch versucht sich der Patient über einen verstärkten Armeinsatz hochzudrücken.

bringen. Genügen diese Kompensationen nicht, so wird der Patient mit Hilfe der Arme versuchen, über ein Hochdrücken oder ein Hochziehen aufzustehen.

Bei einseitig ausgeprägter pathologischer Tonusveränderung wird der Patient versuchen das Gewicht über das nicht bzw. weniger betroffene Bein zu bringen, um so der Auswirkung der unkontrollierten Druckzunahme ausweichen zu können. Spontan wird er deshalb das bevorzugte Bein etwas zurück- und zur Mitte, in die Symmetrieebene, stellen und die Vorneigung des Oberkörpers zur bevorzugten Seite leiten.

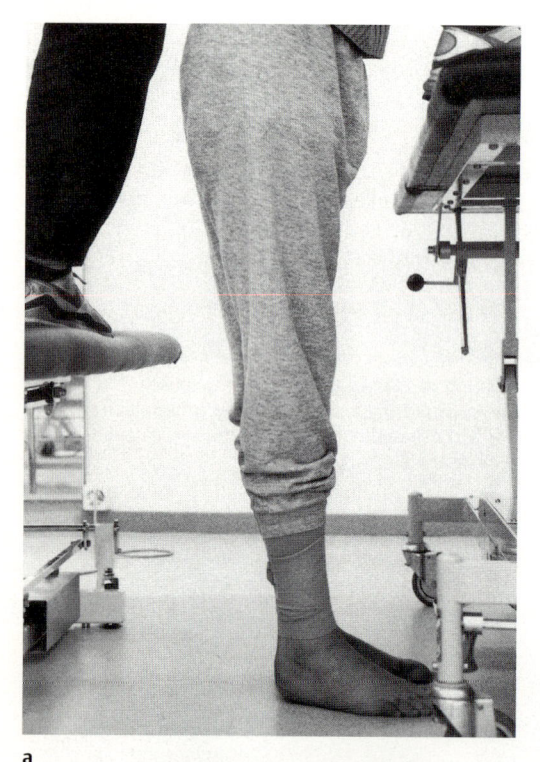

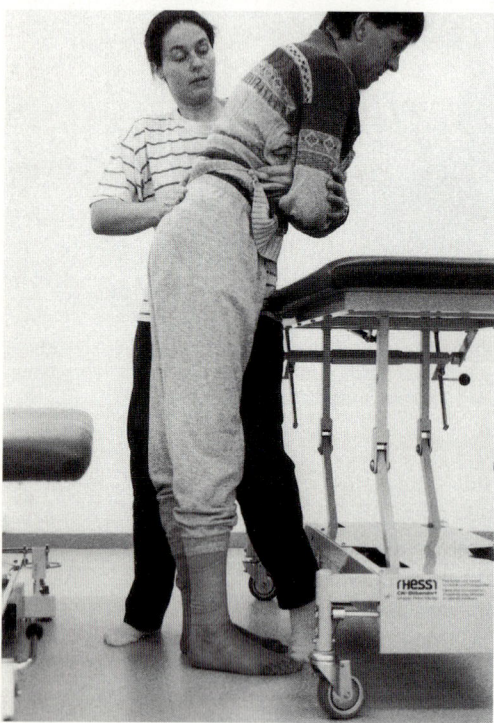

2.1.3 Auswirkung einer deutlichen Paraspastik im Stand

Anforderungen der Norm an den freien Stand

Im aufrechten Zweibeinstand sind die Beine in Stützfunktion. Der Boden bildet die Unterlage, und der Druck wirkt in Richtung Schwerkraft. Fallverhindernd aktiviert sind die Zehen extensorisch-abduktorisch, das obere Sprunggelenk plantarflexorisch, das Kniegelenk extensorisch, das Hüftgelenk abduktorisch. Die außenrotatorische Aktivität im Hüftgelenk, die eine Medialrotation des Kniegelenkes verhindert, muß im Vorfuß pronatorisch aktiv widerlagert werden.

Becken, Brustkorb und Kopf sollen in die vertikal stehende Körperlängsachse eingeordnet werden. Fallverhindernd muß die BWS extensorisch stabilisiert werden. Bei guter Kongruenz liegt der Schultergürtel dem Brustkorb auf, die Arme hängen frei.

Schwierigkeiten im Stand, bedingt durch deutliche Paraspastik (vgl. Kap. 2.5.1)

Durch unkontrollierten, pathologisch erhöhten Extensionstonus kann das Gewicht nicht oder nur ungenügend über den Fuß gebracht werden. Der Fuß drückt den Körper nach hinten weg.

Dadurch entstehen folgende Gelenkstellungen (Abb. 2.7 a u. b):

- Plantarflexion in den oberen Sprunggelenken von proximal,
- (Hyper-)Extension in den Kniegelenken durch Drehpunktverschiebung,
- Flexion in den Hüftgelenken durch Drehpunktverschiebung,

Abb. 2.7 a u. b
a Die Auswirkung eines deutlich erhöhten pathologischen Extensionstonus im Stand: der Druck nach hinten, ausgehend vom Vorfuß, führt im oberen Sprunggelenk zu einer Plantarflexion von proximal.
b Durch den starken Druck nach hinten neigt sich der Oberkörper kompensatorisch nach vorne.

- vermehrte Lordosierung der LWS, um die kompensatorische Vorneigung des Oberkörpers auszugleichen.

Eine einseitig ausgeprägte pathologische Tonuserhöhung bringt zusätzliche Abweichungen in der transversalen bzw. frontalen Bewegungsebene mit sich. Der Druck wirkt sich nun nicht mehr nur nach hinten, sondern auch zur Seite aus. Das Becken wird von einer Drehung erfaßt. Im Rumpf werden die Gewichte rotatorisch bzw. lateralflexorisch wieder ausgeglichen.

Dominierende Paraspastik schließlich kann zu folgendem Bild führen:

- Fersenablösung durch den verstärkten Abdruck des Fußes vom Boden. Die Unterstützungsfläche hat sich dadurch deutlich verkleinert. (Sie entspricht nun der Fläche, die die Kontaktstellen der Vorfüße mit dem Boden umschließt.)
- Flexionsstellung der Kniegelenke mit medialem Kontakt als Gleichgewichtsreaktion
  a) auf den enormen Druck ausgehend vom Vorfuß
  b) auf die labile Gleichgewichtslage durch die kleine Unterstützungsfläche,
- Vermehrte Flexionsstellung in den Hüftgelenken sowie vermehrte Lordosierung der LWS.
- Deutliche Vorneigung des Oberkörpers.
- Die Arme suchen eine ventrale Abstützung (Stock, Böckli etc.) (Abb. 2.**8**).

Dominante Paraspastik kann sowohl in den Kniegelenken als auch in den Hüftgelenken eine Flexionsstellung hervorrufen. Trotzdem darf nicht fälschlicherweise von Flexionstonus oder Flexionsmuster gesprochen werden.

Die Gelenkstellungen bei pathologisch erhöhtem Extensionstonus sind abhängig von den Kontaktstellen des Körpers mit der Umwelt bzw. den notwendigen Kompensationsmechanismen. Der Begriff Extensionsmuster ist irreführend. Die Zuordnung von Gelenkskomponenten darf nicht verallgemeinert werden.

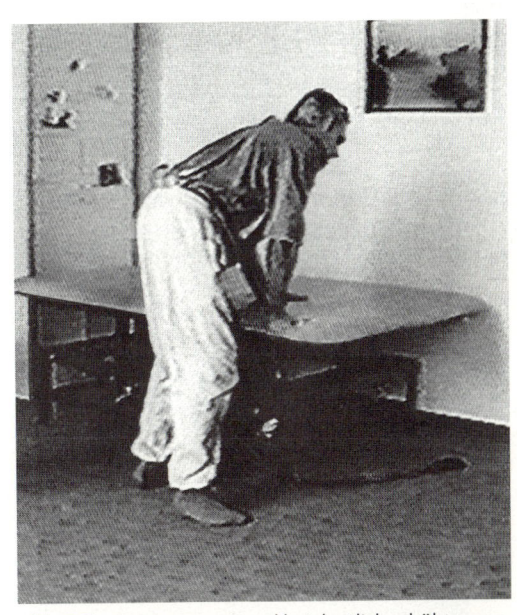

Abb. 2.**8** Erschwerter Stand bei deutlich erhöhtem pathologischen Extensionstonus. Obwohl Hüft- und Kniegelenk in Flexionsstellung sind, darf nicht fälschlicherweise von einem Flexionsmuster gesprochen werden.

2.2 Spastikkontrolle

Pathologische Tonuserhöhung, als Ausdruck zentraler Enthemmung, bedeutet primär Kontrollverlust über das Bewegungsverhalten der Norm. Spastizität als Ausdruck pathologischer Tonuserhöhung aber kann beeinflußt werden. Dies hat die Praxis verschiedener neurophysiologischer Therapiekonzepte gezeigt. Zu berücksichtigen ist dabei immer, daß Höhe und Ausmaß der Läsion, die eine Spastizität hervorruft, die Möglichkeiten der Beeinflussung wesentlich mitbestimmen.

Neurophysiologische Untersuchungen und Auswertungen der letzten Jahre konnten zudem aufzeichnen, daß die Möglichkeit der Umorganisation zentraler Erregbarkeitsleitungen einer zentralen Enthemmung entgegenwirkt. So können nach einem primären Kontrollverlust, bedingt durch zentrale Enthemmung, wieder neue Bewegungsmuster erlernt werden. Eine neue Kontrolle über das Bewegungsverhalten kann aufgebaut werden.

Folgende Wirkungsmechanismen zur Beeinflussung pathologischer Tonuserhöhungen können in der Physiotherapie genutzt werden:

- Änderung der Gelenkstellungen,
- rhythmisches Bewegen,
- Druckwahrnehmung,
- reziproke Innervation.

> Die günstige Beeinflussung pathologischer Tonuserhöhungen im Sinne einer Tonusregulation zur verbesserten Kontrolle des Bewegungsverhaltens wird im folgenden therapeutisch als „Spastikkontrolle" bezeichnet.

2.2.1 Spastikkontrolle über Änderung der Gelenkstellungen

Jede Änderung einer Gelenkstellung hat eine Tonusanpassung zur Folge. Diese Kontrolle wird sowohl über die absteigenden Leitungen der Basalganglien, über Thalamus und Hirnstamm zum Rückenmark, als auch über die faserreicheren aufsteigenden Bahnen, über den Thalamus zum Frontalkortex, wahrgenommen. Die Änderung einer bestimmten Gelenkstellung kann deshalb auch bei zentraler Enthemmung tonusregulierend wirken. Bei spinaler Spastik jedoch, wie sie bei MS häufig vorkommt, können höher liegende Zentren ihrer Aufgabe der Tonusregulation nur noch, durch Umorganisation zentraler Erregbarkeitsleitungen gerecht werden. Deshalb bringt eine Änderung der Gelenkstellungen bei spinaler Spastik oft nicht den erwünschten spastikkontrollierenden Erfolg.

2.2.2 Spastikkontrolle durch rhythmisches Bewegen
(Abb. 2.9)

Bewegung stimuliert die gelenknahen Mechanorezeptoren, die für die Tonusregulation mit verantwortlich sind. Vor allem bei spinaler Spastik kann durch rhythmische Bewegung deutlich Einfluß auf die Tonuskontrolle ausgeübt werden. Ausschlaggebend für eine erfolgreiche Tonusregelung sind aber Rhythmik der Bewegung sowie, bezogen auf die untere Extremität, die notwendige Dissoziation der Bewegung.

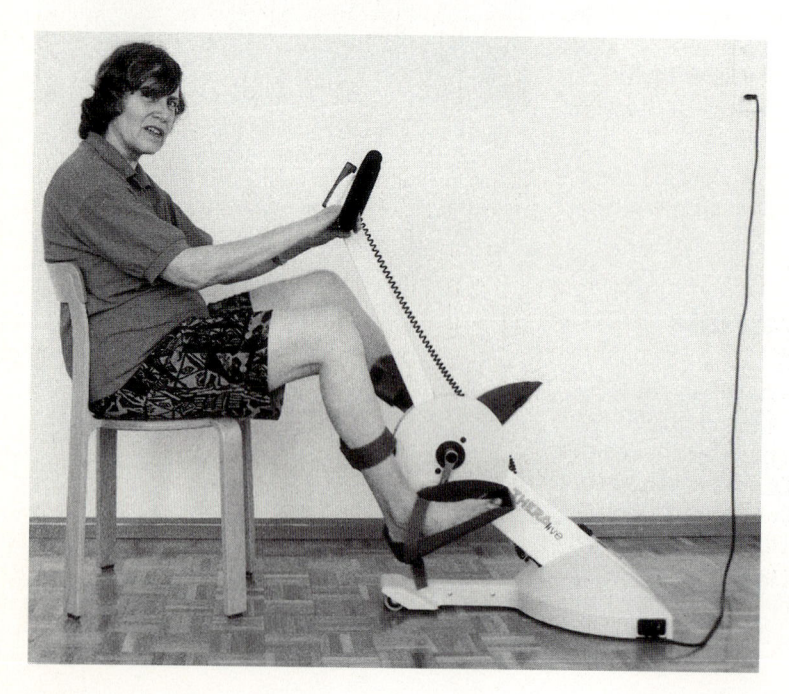

Abb. 2.9 Mit Hilfe eines Motors werden die Beine passiv bewegt. Die Bewegung in den Hüftgelenken erfolgt rhythmisch und dissoziiert, es werden keine Gelenksendstellungen angestrebt.

2.2.3 Spastikkontrolle durch Druckwahrnehmung

Im Bereich der Fersen sowie der Handballen liegt eine deutliche Häufung der Schwerkraftrezeptoren (Golgirezeptoren), die für die Kontrolle des Grundtonus der Norm mit verantwortlich sind. Wird das Gewicht im Stand primär auf die Fersen übertragen, so werden die dort befindlichen Golgirezeptoren aktiviert und helfen dadurch mit, eine Tonuskontrolle zu erreichen.

Die notwendige Stimulation der Golgirezeptoren kann aber auch im Sitz über ein betontes „Fersenstampfen" erreicht werden. Dabei wird die Ferse, eventuell mit Hilfe der Therapeutin, bewußt und mit betontem Druck wiederholt zum Boden gebracht (Abb. 2.**10a** u. **b**).

Entsprechend der Fersenbelastung im Stand hilft bei der Tonuskontrolle der oberen Extremität die betonte Druckwahrnehmung bzw. die Gewichtübernahme auf den Handballen.

2.2.4 Spastikkontrolle durch reziproke Innervation

Dies stellt die höchste Stufe der Spastikkontrolle dar. Bei diskreter Tonuserhöhung können in günstiger, reflexhemmender Ausgangsstellung Antagonisten der spastischen Muskulatur innerviert werden. Über reziproke Innervation kommt es dadurch zur Hemmung der primär spastischen Muskulatur.

- **Beispiel:** Der aufrechte Stand kann kontrolliert, in selektiver Stützaktivität, eingenommen werden. Bei einer Gewichtsverschiebung nach dorsal kommt es als normale Gleichgewichtsreaktion zur Aktivierung der Dorsalextensoren. Bei diskret erhöhtem pathologischem Extensionstonus kann dadurch ein latent pathologisch erhöhter Muskeltonus der Plantarflexoren inhibiert werden. Gleichzeitig findet selbstverständlich auch eine Spastikkontrolle über die Aktivierung der Golgirezeptoren statt (Abb. 2.**11**).

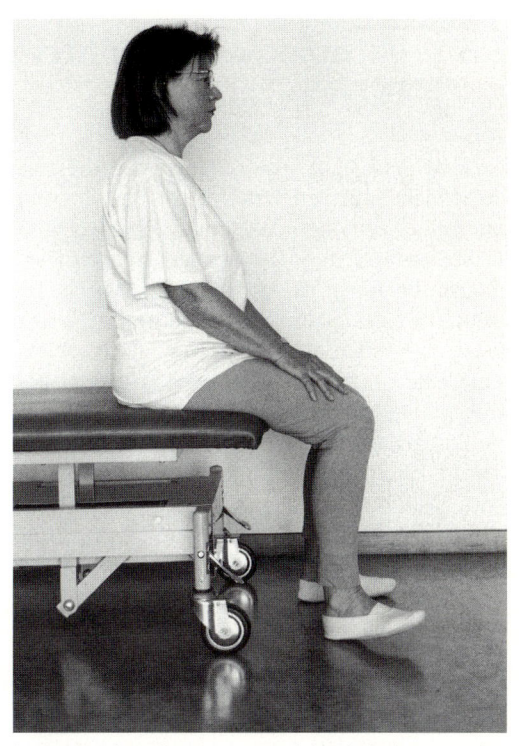

Abb. 2.**10a** u. **b** Spastikkontrolle im Sitz über betonte Druckwahrnehmung: Die Ferse des rechten Beines wird bewußt und mit betontem Druck wiederholt zum Boden gebracht.

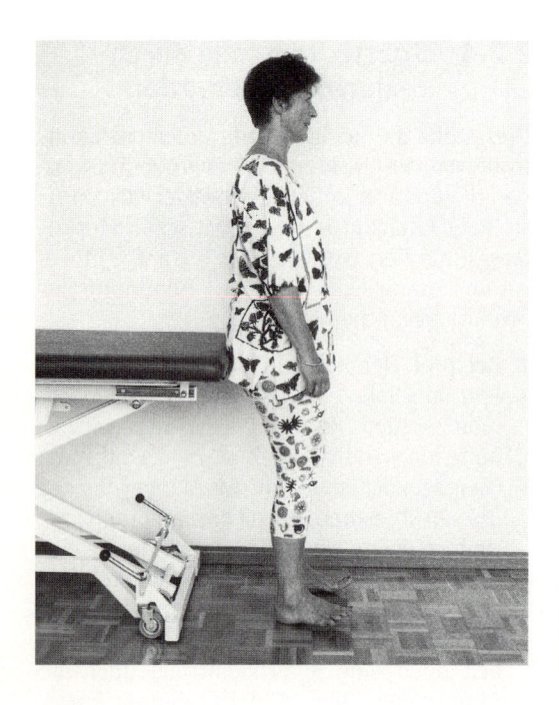

Abb. 2.11 Spastikkontrolle über reziproke Innervation und Aktivierung der Golgirezeptoren: Gewichtsverschiebung zum Fersenstand mit reaktiver Aktivierung der Dorsalextensoren.

2.3 Pathologisch erhöhter Flexionstonus der unteren Extremität

Es ist bekannt, daß Spastizität primär diejenigen Muskelgruppen betrifft, die, ausgehend von einer vertikalen Ausgangsstellung, gegen die Schwerkraft aktiviert werden müssen. Dies erklärt die Ausprägung des pathologisch erhöhten Extensionstonus der unteren Extremität. Das Auftreten eines pathologisch erhöhten Flexionstonus der unteren Extremität bei Multipler Sklerose steht fast immer im Zusammenhang mit zunehmender Behinderung. Es betrifft Patienten, die zunehmend bettlägerig sind. Werden in liegender Ausgangsstellung Muskelgruppen in bezug auf die Schwerkraft geortet, so ist erkennbar, daß in Rückenlage die Flexorengruppe gegen die Schwerkraft aktiviert werden muß. Bei pathologischer Tonuserhöhung hat deshalb lange Bettlägerigkeit oft die Entwicklung eines pathologischen Flexionstonus zur Folge.

Ein pathologisch erhöhter Flexionstonus zeichnet sich durch ein „Wegziehen" der Extremität aus. Sobald der Fuß Kontakt mit einer Unterlage bekommt, wird die Extremität, entsprechend dem Fluchtreflex, in Hüft- und Kniegelenk flektiert. Im Hüftgelenk kommt es zudem begleitend zur Außenrotation und Abduktion, im oberen Sprunggelenk zur Dorsalextension.

Dieses „Wegziehen" bedeutet, daß von der betroffenen Extremität kein Gewicht mehr übernommen werden kann. Ist pathologisch erhöhter Flexionstonus der unteren Extremität beidseitig ausgeprägt, wird das Stehen völlig unmöglich.

Doch auch der Sitz wird zunehmend erschwert. Bei steigendem Ausprägungsgrad kann schließlich jede Berührung des Fußes eine einschießende Flexionsspastizität auslösen. Dadurch wird auch der freie Sitz unmöglich, wobei die Gefahr besteht, daß sich die Haltungsmuster des pathologischen Flexionstonus zu Kontrakturen fixieren. Es entwickeln sich Dekubitalgeschwüre, die ihrerseits, bedingt durch die damit verbundenen Schmerzen, wiederum den pathologischen Flexionstonus unterhalten und fördern.

> Ein pathologisch erhöhter Flexionstonus bei vorbestehendem pathologisch erhöhtem Extensionstonus wird meist ausgelöst durch:

- lange Bettlägrigkeit,
- Druckstellen,
- Schmerz.

> Um diesen Teufelskreis zu unterbrechen, muß in der Therapie mit allen Mitteln der Wahl versucht werden, die Dominanz des Extensionstonus zu fördern (vgl. Kap. 2.5.4, Abb. 2.**34 a–c**).

2.4 Spezifische Punkte der physiotherapeutischen Untersuchung zur Beurteilung des Bewegungsverhaltens

2.4.1 Tonusprüfung
(vgl. Kap. 1.3.2)

Spastik kann definiert werden als eine von der Geschwindigkeit der passiven Bewegung abhängige Widerstandserhöhung (Kesselring 1993). Bei pathologisch erhöhtem Extensionstonus also wird ein Widerstand auftreten, wenn versucht wird, Hüft- und Kniegelenk passiv zu flektieren. Dieser Widerstand wird aus der Rückenlage, bedingt durch die Stimulation der Extensoren durch den großen dorsalen Kontakt, am deutlichsten erkennbar sein. Die pathologische Tonuserhöhung kann aber auch weitere Muskelgruppen betreffen. Deshalb lehrt das Bobath-Konzept zur Erkennung pathologischer Tonuserhöhungen, gezielte passive Bewegungen in allen Bewegungskomponenten durchzuführen.

> Die aktuelle Gelenkstellung darf nicht zur Beurteilung der Spastizität genutzt werden.

Als Beispiel sei kurz in Erinnerung gerufen, daß ein deutlich erhöhter pathologischer Extensionstonus der unteren Extremität im Stand eine Flexionsstellung der Hüftgelenke bewirkt (vgl. Kap. 2.1.3).

Es ist nun aber auch möglich, daß ein latent erhöhter pathologischer Tonus bei der beschriebenen Prüfung durch passive Bewegung noch keinen Widerstand erkennen läßt. Im frühen Verlauf der MS ist diese latente, diskrete pathologische Tonuserhöhung sehr häufig anzutreffen. Für die Therapie ist deshalb das Erkennen sehr wichtig, denn ein latent erhöhter pathologischer Tonus wird bei steigender Schwierigkeit im Bewegungsverhalten oder bei zunehmender Ermüdung genutzt und dadurch verstärkt.

U: Klonusprüfung

Die latent pathologische Tonuserhöhung kann über die *Klonusprüfung* erkannt werden. Bei der Prüfung der unteren Extremität wird über eine ruckartige forcierte Dorsalextension im oberen Sprunggelenk eine rasche Dehnung der Achillessehne provoziert. Bei vorhandenem pathologisch erhöhtem Extensionstonus wird dadurch ein Klonus hervorgerufen. Bei der Ausführung der Prüfung muß beachtet werden, daß die weiterlaufende Bewegung der Knie- und Hüftgelenkflexion nicht zugelassen wird. Dadurch würde das Ausmaß der Dorsalflexion kleiner und der Dehnreiz zur Klonusauslösung eventuell zu klein (Abb. 2.**12**).

Das Erkennen eines pathologisch erhöhten Flexionstonus der unteren Extremität ist meist einfacher. Die Flexoren reagieren auf jeden schmerzhaften Reiz am Fuß oder am Bein mit einem Zurückziehen. Ein pathologischer Flexionstonus der unteren Extremität ist beim Krankheitsbild der Multiplen Sklerose immer Ausdruck einer Verschlechterung. Einem pathologischen Flexionstonus liegt immer auch ein pathologischer Extensionstonus zugrunde. Bei der Prüfung zur Erkennung pathologischer Tonuserhöhung der unteren Extremität ist deshalb die Prüfung über die Provokation des Klonus ausreichend.

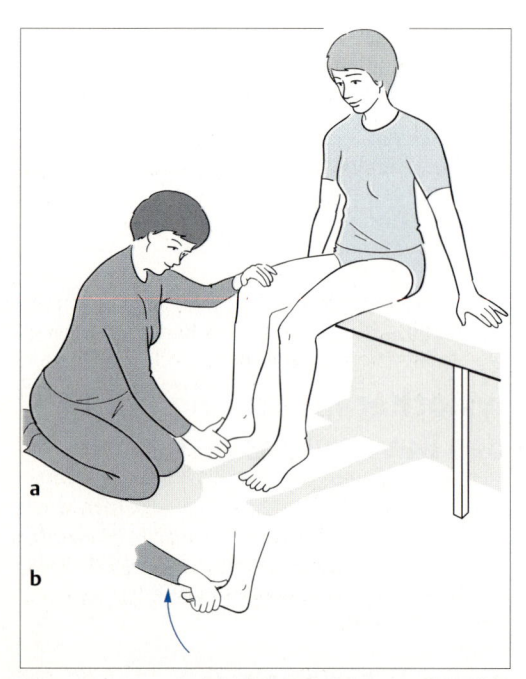

Abb. 2.12 Klonusprüfung im Sitz: ruckartig forcierte Dorsalextension im oberen Sprunggelenk zur raschen Dehnung der Achillessehne. Bei pathologisch erhöhtem Extensionstonus wird dadurch ein Klonus hervorgerufen.

Einen Klonus der oberen Extremität über rasche Dehnung hervorzurufen ist viel schwieriger. Eine pathologische Tonuserhöhung der oberen Extremität wird deshalb in der Praxis primär durch passive Bewegung mit zunehmender Geschwindigkeit geprüft und erkannt.

2.4.2 Prüfung der passiven Gelenksbeweglichkeit
(vgl. Kap. 3.3.1)

Eine unkontrollierte pathologische Tonuserhöhung zwingt Patienten zu kompensatorischer Haltung bzw. Bewegung. Bei zunehmender Tonuserhöhung sinkt zudem die Mobilität der Patienten. Kompensatorisches Bewegungsverhalten sowie steigende Immobilität aber führen langfristig unweigerlich zur Einschränkung spezifischer Gelenksbeweglichkeit.

Folgenden Gelenken bzw. Bewegungskomponenten muß bei der Prüfung besondere Beachtung geschenkt werden:

- oberes Sprunggelenk: Dorsalextension,
- Kniegelenke: Extension,
- Hüftgelenke: Extension/Abduktion/Rotation,
- LWS: Extension/Flexion .

U: Prüfungsdurchführung

Die Prüfung auf Einschränkung der Gelenksbeweglichkeit und Dehnbarkeit der Muskulatur erfolgt immer passiv. Die Ausgangsstellung muß demzufolge dem Patienten eine optimale Gewichtsabgabe gewährleisten. Weder die zu prüfenden noch weitere Körperabschnitte sollen im Moment der Prüfung durch fallverhindernde Muskelaktivitäten kontrolliert werden müssen. Der Patient muß die Bewegung passiv zulassen können.

Die Bewertung der Bewegungstoleranz soll ohne Bremsung durch pathologischen Tonus erfolgen. In der praktischen Durchführung müssen deshalb folgende Anpassungen gemacht werden:

- Die Ausgangsstellung ist primär reflexhemmend. Ist trotzdem ein pathologisch erhöhter Tonus spürbar, so muß vor der Prüfung versucht werden, die Tonuserhöhung durch rhythmisches Bewegen zu reduzieren. Kann ein bremsender pathologischer Tonus für die Prüfung nicht ausgeschaltet werden, so muß dies zwingend bei der Notation vermerkt werden.
- Die Griffassung soll weich, aber bestimmt sein. Sie darf keine Tonuserhöhung auslösen.
- Der Patient soll über die geplante Bewegungsausführung gut informiert werden. Nur dadurch kann er die Bewegung auch optimal zulassen und eine unerwünschte Tonuserhöhung, ausgelöst durch Unsicherheit, verhindern.

2.4.3 Prüfung der selektiven Kraft (vgl. Kap. 3.3.2)

Der MS-Patient mit dem leitenden Symptombild der Spastizität zeigt meist auch deutliche motorische Ausfälle. Diese können auf reziproke Hemmung der Muskulatur oder auf echte zentral motorische Schwächen zurückgeführt werden. In der Beobachtung des Bewegungsverhaltens der Patienten sind zentrale Schwächen und Paresen, die aufgrund reziproker Hemmung auftreten, oft nicht zu unterscheiden. Für die Festsetzung der Therapieziele ist deshalb eine *Prüfung der Muskulatur auf selektive Kraft* hilfreich.

▎ Selektive Kraft kann nur bewertet werden, wenn bei der Prüfung eine pathologische Tonuserhöhung im Sinne der Spastizität ausgeschaltet werden konnte. Kann dies – beispielsweise bei dominierender Spastik – nicht erreicht werden, muß auf die selektive Bewertung der Muskelkraft verzichtet werden. Vgl. Kriterien der Muskelfunktionsprüfung bei zentralen Schwächen und zusätzlicher pathologischer Tonuserhöhung (Kap. 3.3.2).

2.4.4 Prüfung des Bewegungsverhaltens

Da bei der MS vorwiegend die Beine von einer pathologischen Tonuserhöhung betroffen sind, wird im folgenden für die spezifische Befundaufnahme das Bewegungsverhalten beim Symptombild der Spastizität primär die Spiel- und Stützfunktion der unteren Extremität geprüft.

▎ Prüfung und Beurteilung der Rumpfaktivitäten vgl. Kap. 4.5.1.

Prüfung der unteren Extremitäten in Spielfunktion

Die FBL Klein-Vogelbach definiert die Spielfunktion als einen Aktivitätszustand, der besteht, wenn eine Extremität proximal am Körper aufgehängt ist und sich distal frei bewegen kann.

Bei der Prüfung der Spielfunktion wird die Fähigkeit, Gewichte an proximalen Körperteilen zu verankern, geprüft. Entsprechend der Einwirkung der Schwerkraft werden die Gewichte oder Teilgewichte der Extremität flexorisch-extensorisch, ab-adduktorisch bzw. rotatorisch verankert. Eine gute Stabilisation des proximalen Hebels ist dafür Voraussetzung. Eventuell muß deshalb bei der Prüfungsdurchführung ein proximaler Körperabschnitt manuell fixiert werden.

▎ Wichtiges Kriterium bei der Beurteilung der Spielfunktion einer Extremität ist die Selektivität. Kann das Gewicht in einem bestimmten Drehpunkt, um eine bestimmte Achse isoliert gehalten bzw. bewegt werden? Kommt es zu nicht gewollten Synergien bzw. Totalbewegungen im Sinne weiterlaufender Bewegungen über mehrere Drehpunkte?

▎ Wichtige Voraussetzung für eine gute Extremitätenfunktion ist immer die vorhandene Stabilisationsfähigkeit des Rumpfes. Fehlt die Stabilisation des Rumpfes, sind die Extremitäten in ihrer Funktion wesentlich beeinträchtigt.

U: Ventrale Verankerungsfähigkeit im Hüftgelenk mit Abnahme eines Teilgewichtes bis zur vollen Gewichtsübernahme des Beines, in reflexhemmender Ausgangsstellung

Prüfungsdurchführung (Abb. 2.13 a–c): Ausgangsstellung ist die Rückenlage. Das nicht zu prüfende Bein wird in Hüft- und Kniegelenk soweit flektiert, daß kein pathologisch erhöhter Tonus spürbar ist. Arme und Kopf sind gut unterlagert, fallverhindernde Aktivitäten sind ausgeschaltet.

Die Therapeutin übernimmt das Gewicht des zu prüfenden Beines und stellt den Oberschenkel im Hüftgelenk flexorisch, wenig abduktorisch bzw. außenrotatorisch ein. Die Oberschenkellängsachse befindet sich dabei ungefähr in einer Mittelstellung zwischen horizontal und vertikal. Das Kniegelenk ist ebenfalls in einer Mittelstellung flektiert. Der Patient wird nun aufgefordert, die Stellung des Beines selbständig zu halten. Dabei überläßt die Therapeutin das Beingewicht sukzessive dem Patienten. Der Patient wird also zuerst die Stellung mit Übernahme eines Teilgewichtes halten, erst zum Schluß versucht er das ganze Beingewicht in der vorgeschriebenen Stellung zu übernehmen.

Beurteilungskriterien: Kann der Patient das Gewicht bzw. Teilgewichte des Beines ohne Änderung der betroffenen Gelenkstellungen und *ohne Nutzung* von pathologischem Tonus übernehmen?

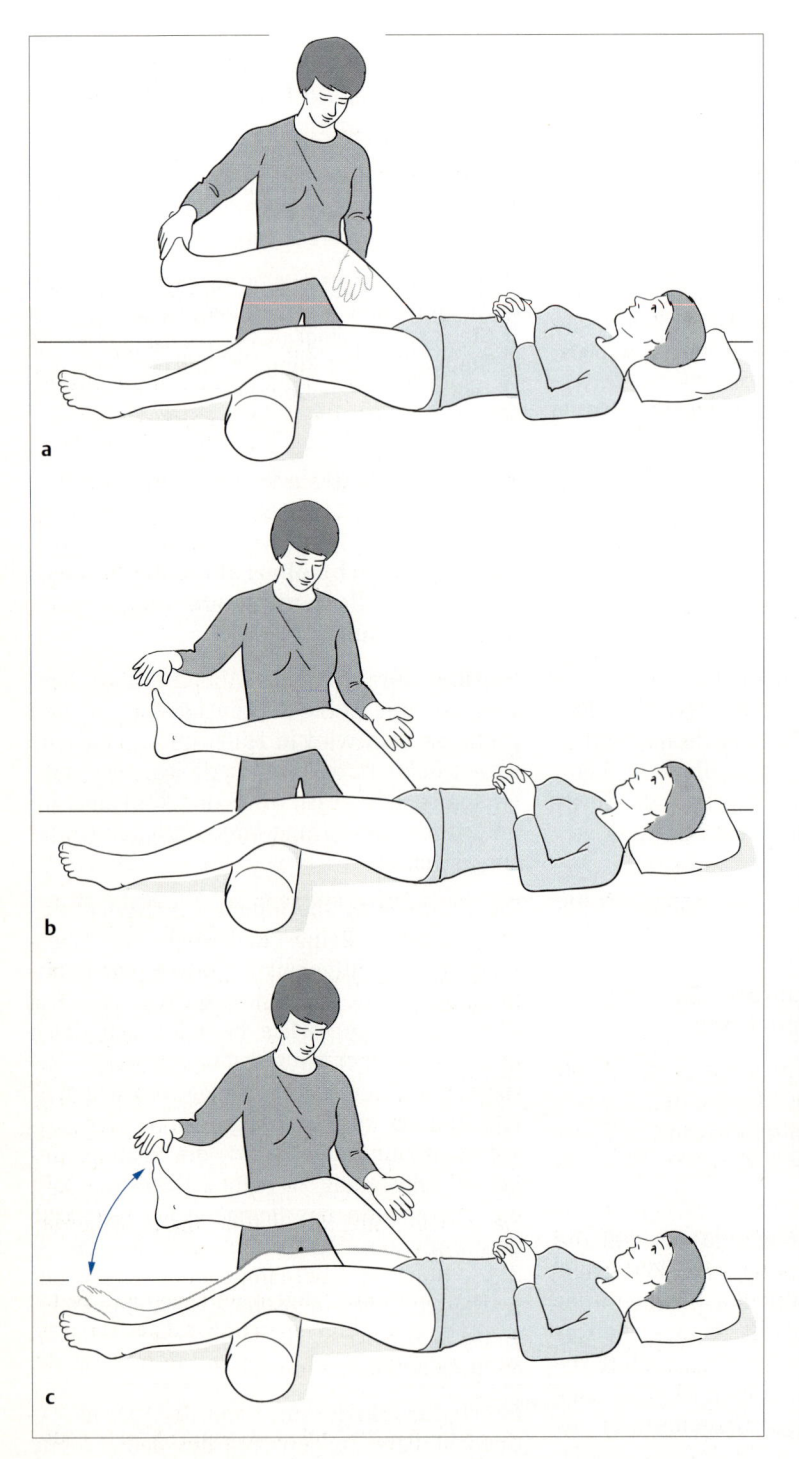

Abb. 2.13 a–c
a Ausgangsstellung zur Prüfung der ventralen Verankerungsfähigkeit im rechten Hüftgelenk mit Abnahme eines Teilgewichtes bis zur vollen Gewichtsübernahme des rechten Beines, in reflexhemmender Ausgangsstellung.
b Der Therapeut überläßt langsam und sukzessive das Beingewicht dem Patienten, bis der Patient zum Schluß versucht, das ganze Gewicht in der vorgeschriebenen Stellung zu übernehmen.
c Der Patient wird aufgefordert, das rechte Knie selbständig gradlinig Richtung rechte Schulter zu bringen und wieder zurück zur Ausgangsstellung in Rückenlage.

Erschwerung: Hüft- und Kniegelenk werden bezüglich Reflexhemmung in zunehmend schwierigere Ausgangsstellung gebracht.

U: Selektivität in Spielfunktion im Kniegelenk, in reflexhemmender Ausgangsstellung

Prüfungsdurchführung (Abb. 2.**14a** u. **b**): Ausgangsstellung ist der aufrechte Sitz am Bettrand. Die Arme sind in seitlicher Stützaktivität auf Höhe der Trochanterpunkte. Die Unterschenkel sind frei hängend, die Füße haben keinen Bodenkontakt.

Der Patient wird aufgefordert, beim zu prüfenden Bein den Unterschenkel im Kniegelenk gleichmäßig vor- und zurückpendeln zu lassen.

Beurteilungskriterien: Kann der Patient bei gleichbleibendem Druck unter dem Oberschenkel die Bewegung des Unterschenkels extensorisch bzw. flexorisch im Kniegelenk selektiv ausführen, oder sind unerwünschte Synergien sichtbar? Ist die Bewegung gleichmäßig oder deutet eine Betonung der extensorischen Bewegungskomponente auf eine pathologische Tonuserhöhung hin?

U: Ventrale Verankerungsfähigkeit in Hüftgelenk und oberem Sprunggelenk in reflexhemmender Ausgangsstellung

Prüfungsdurchführung (Abb. 2.**15a** u. **b**): Ausgangsstellung ist der aufrechte Sitz am Bettrand. Die Arme hängen locker oder sind in seitlicher Stützaktivität auf Höhe der Trochanterpunkte. Die Füße haben Bodenkontakt.

Der Patient wird aufgefordert, das zu prüfende Bein knapp vom Boden abzuheben und mit der Ferse am Boden wenig nach vorne und wieder nach hinten zu tippen.

Beurteilungskriterien: Kann die Verankerung flexorisch im Hüftgelenk bzw. dorsalextensorisch im oberen Sprunggelenk bei aufrechtbleibendem Sitz und **ohne Nutzung** von pathologischem Tonus erfolgen, während der Bewegungsauftrag im Kniegelenk rhythmisch und selektiv, ohne Nutzung von unerwünschten Synergien erfolgt?

U: Ventrale Verankerungsfähigkeit im Hüftgelenk im Stand

Prüfungsdurchführung (Abb. 2.**16a** u. **b**): Ausgangsstellung ist der aufrechte Stand. Das nicht zu prüfende Bein übernimmt das Hauptgewicht. Das zu prüfende Bein hat mit seiner Fußsohle noch Bodenkontakt, übernimmt aber nicht mehr als sein Eigengewicht. Die Körperlängsachse steht vertikal, die Arme hängen frei. Bei Unsicherheiten des Standbeines kann der Patient durch Kontakt mit der gleichseitigen Hand seitlich auf einer Behandlungsbank oder einer Stuhllehne mehr Sicherheit gewinnen.

Der Patient wird aufgefordert, das Kniegelenk des zu prüfenden Beines soweit nach vorne oben zu führen, bis der Fuß den Bodenkontakt verliert. Diese Stellung soll für einen kurzen Moment gehalten werden.

Beurteilungskriterien: Kann die Verankerung flexorisch im Hüftgelenk **ohne Nutzung** von pathologischem Tonus und ohne Kompensationsmechanismen im Rumpf erfolgen?

U: Ventrale Verankerungsfähigkeit im Hüftgelenk im Stand bei gleichzeitiger Selektivität in Spielfunktion im Kniegelenk

Prüfungsdurchführung (Abb. 2.**17a** u. **b**): Ausgangsstellung ist der aufrechte Stand. Im zu prüfenden Bein ist der Oberschenkel im Hüftgelenk wenig flektiert, der Fuß steht auf einem Schemel. Die Arme hängen frei. Bei Unsicherheit im gegenüberliegenden Standbein kann der Patient durch Kontakt mit der gleichseitigen Hand seitlich auf einer Behandlungsbank oder einer Stuhllehne mehr Sicherheit gewinnen.

Der Patient wird aufgefordert, den Fuß wenig vom Schemel abzuheben und mit der Ferse auf dem Schemel etwas nach vorne und wieder nach hinten zu tippen.

Beurteilungskriterien: Kann die Verankerung flexorisch im Hüftgelenk bzw. dorsalextensorisch im oberen Sprunggelenk **ohne Nutzung** von pathologischem Tonus und ohne Kompensationsmechanismen im Rumpf erfolgen,

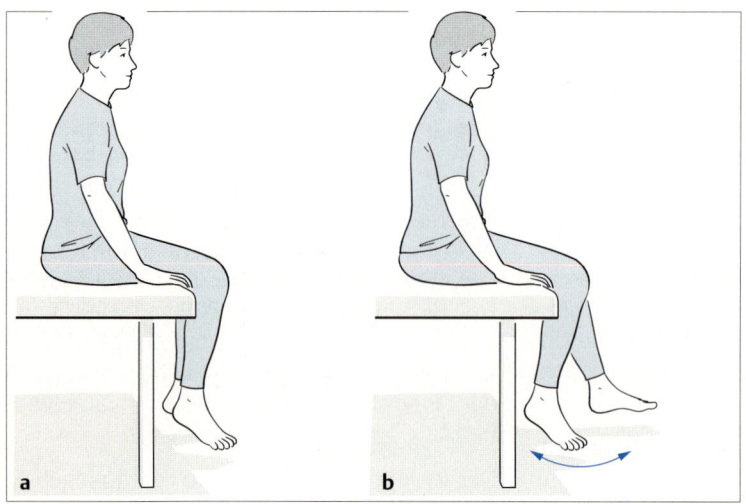

Abb. 2.14 a u. b
a Ausgangsstellung zur Prüfung der Selektivität in Spielfunktion im Kniegelenk, in reflexhemmender Ausgangsstellung.
b Der Patient wird aufgefordert, den Unterschenkel im Kniegelenk gleichmäßig vor- und zurückpendeln zu lassen.

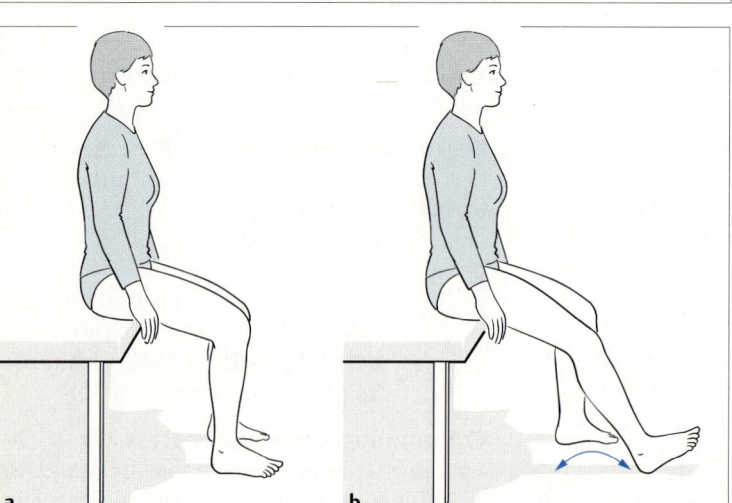

Abb. 2.15 a u. b
a Ausgangsstellung zur Prüfung der ventralen Verankerungsfähigkeit im rechten Hüftgelenk und im rechten oberen Sprunggelenk und der Selektivität in Spielfunktion im rechten Kniegelenk, in reflexhemmender Ausgangsstellung.
b Der Patient wird aufgefordert, das rechte Bein knapp vom Boden abzuheben und mit der rechten Ferse wenig nach vorne und wieder nach hinten zu tippen.

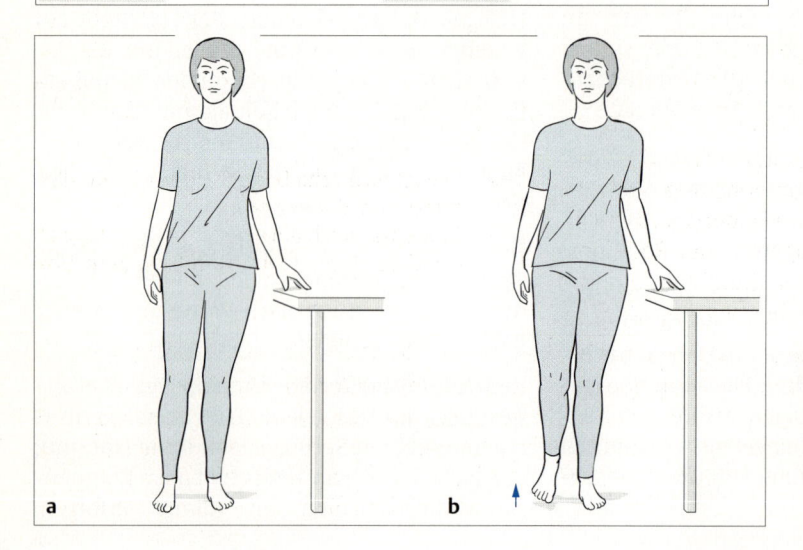

Abb. 2.16 a u. b
a Ausgangsstellung zur Prüfung der ventralen Verankerungsfähigkeit im rechten Hüftgelenk im Stand.
b Der Patient wird aufgefordert, das rechte Knie soweit nach vorne oben zu führen, bis der rechte Fuß den Bodenkontakt verliert. Diese Stellung soll für einen kurzen Moment gehalten werden.

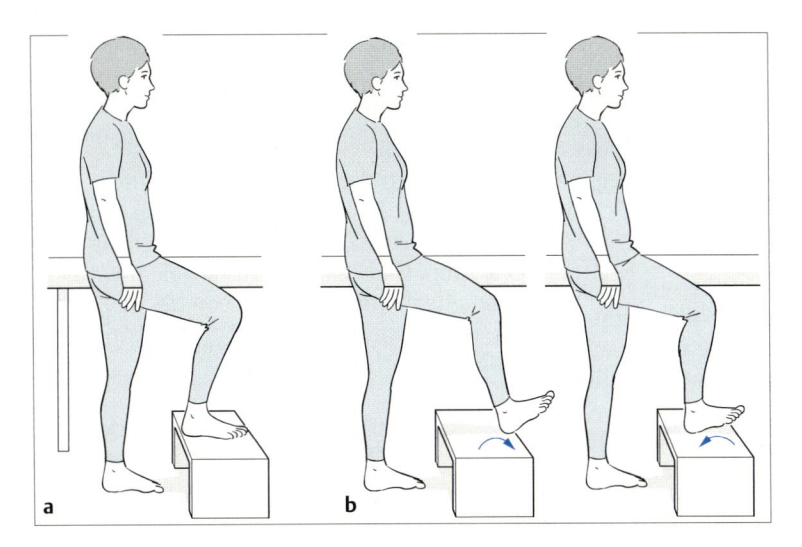

Abb. 2.17 a u. b
a Ausgangsstellung zur Prüfung der ventralen Verankerungsfähigkeit im rechten Hüftgelenk im Stand bei gleichzeitiger Selektivität in Spielfunktion im rechten Kniegelenk.
b Der Patient wird aufgefordert, den rechten Fuß wenig vom Schemel abzuheben und mit der Ferse auf dem Schemel etwas nach vorne und wieder nach hinten zu tippen.

während der Bewegungsauftrag im Kniegelenk rhythmisch und selektiv, ohne unerwünschte Synergien erfolgt?

Bei der Prüfung des Spielbeines im Stand spielt die Fähigkeit der Kontrolle im gegenüberliegenden Standbein eine wesentliche Rolle. Eine schlechte Standbeinkontrolle links erschwert eine gute Kontrolle des Spielbeines rechts und kann sie sogar unmöglich machen.

Prüfung der unteren Extremität in Stützfunktion

Die FBL Klein-Vogelbach definiert die Stützfunktion als einen Aktivitätszustand, der besteht, wenn ein Extremitätenabschnitt mit einer Unterlage Kontakt hat und auf diese mehr Druck ausübt als seinem Eigengewicht entspricht. Die betroffenen Gelenke der Extremität werden gegen die Richtung des Druckes aktiviert. Die in den beteiligten Gelenken vorhandenen Rotationskomponenten wirken durch gegensinnige aktive Widerlagerung. Ohne diese aktive Widerlagerung der Rotationskomponenten würde der Stützfunktion das „sichernde Gewinde" fehlen (vgl. Kap. 2.1.3).

Zur Beurteilung einer guten Stützfunktion der Beine zählen folgende Orientierungsparameter:

- Die Flexions-Extensions-Achsen von Hüfte, Knie und Fuß sind parallel übereinander eingeordnet und rechtwinklig zur funktionellen Fußlängsachse.
- Bei schmaler Spurbreite stehen die Flexions-Extensions-Achsen annähernd frontotransversal. Mit zunehmender Vergrößerung der Spurbreite kommt es zur Divergenz der funktionellen Fußlängsachsen und dadurch zur Lateralrotation der Flexions-Extensions-Achsen.
- Der Druck innerhalb der Fußsohle liegt unter der Großzehenballe und der lateralen Ferse.
- Die funktionellen Längsachsen von Oberschenkel und Unterschenkel stehen vertikal (Deblockierung des Kniegelenkes) bzw. in zunehmender Flexionsstellung im Kniegelenk.

Zur Prüfung der Stützfunktion der Beine gehört die Beurteilung von:
- Sitz-Stand-Übergang,
- Gewichtsverschiebungen vom Parallelstand zum Einbeinstand,
- Gewichtsverschiebungen vom Parallelstand zur Fersenbelastung bzw. zum Vorfußstand.

Beurteilung und Prüfung des Sitz-Stand-Überganges

Bewegungsverhalten der Norm vgl. Kap. 2.1.2.

Schwierigkeiten beim Sitz-Stand-Übergang, bedingt durch Paraspastik vgl. Kap. 2.1.2.

U: Prüfung des Überganges vom Sitz zum Halbstand (Abb. 2.**18a** u. **b**)

Nach der Beobachtung des spontanen Bewegungsverhaltens im Sitz-Stand-Übergang werden dem Patienten zur Prüfung die Bedingungen für den kontrollierten Übergang zum Halbstand erklärt:

- Die Bewegung wird primär über eine Flexion des Beckens in den Hüftgelenken eingeleitet. Beide Spinae iliaca anterior superior nähern sich gleichmäßig den Oberschenkeln an.
- Die Körperlängsachse bleibt während ihrer Vorneigung stabilisiert. Die Abstände zwischen Symphyse – Bauchnabel und Bauchnabel – Incisura jugularis verändern sich nicht.
- Die Druckzunahme innerhalb der Füße erfolgt gleichmäßig.
- Der Abstand zwischen rechtem und linkem Kniegelenk bleibt unverändert.
- Die Kniegelenke bleiben räumliche Fixpunkte. Bei deutlicher Erschwerung durch Paresen dürfen sie wenig nach vorne unten bewegt werden. Es darf aber niemals zu einer Verschiebung der Kniegelenke nach hinten kommen.
- Der Abstand zwischen Schulter und Ohr bleibt beidseitig unverändert, die Arme hängen frei.

Beurteilungskriterien: Kann der Patient die Auswirkung einer pathologischen Tonuserhöhung im Sitz-Stand-Übergang bei vermehrter Konzentration noch bewußt kontrollieren?

Ist die Kontrolle durch den Patienten nicht möglich, muß abgeklärt werden, ob eine Anpassung der Sitzhöhe eine Verbesserung bringen kann. Gleichzeitig wird abgeklärt, welche manuellen Hilfestellungen von der Therapeutin für einen kontrollierten Übergang zum Halbstand notwendig sind.

Beurteilung und Prüfung der Gewichtsverschiebung im Stand

Beurteilung der Gewichtsverschiebung vom Parallelstand zum Einbeinstand

Bewegungsverhalten der Norm

Die kontrollierte Gewichtsverschiebung zum Einbeinstand wird eingeleitet durch eine Horizontalverschiebung des Beckens. Für den Einbeinstand rechts bewegen sich der rechte und linke Trochanterpunkt gradlinig nach rechts lateral, abduktorisch im linken Hüftgelenk, adduktorisch im rechten Hüftgelenk durch Drehpunktverschiebung. Gleichzeitig bewegt sich auch die vertikal stehende Körperlängsachse nach rechts. Das linke Bein kommt in Spielfunktion, es dient im Sinne einer Gleichge-

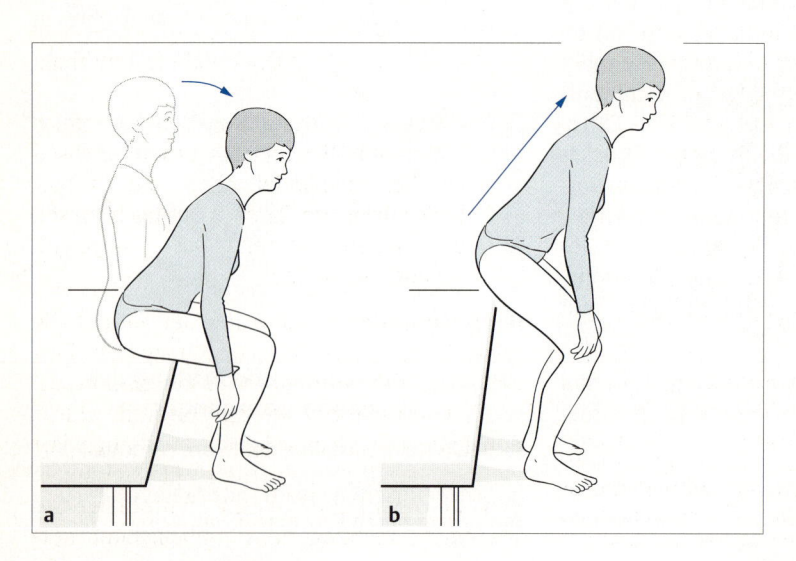

Abb. 2.**18a** u. **b** Kontrollierter Übergang vom Sitz zum Halbstand.

wichtsreaktion als Gegengewicht. Dabei hängt sich weiterlaufend der linke Unterschenkel flexorisch im Kniegelenk an den linken Oberschenkel, dieser im linken Hüftgelenk flexorisch an das Becken, dieses im rechten Hüftgelenk abduktorisch an den rechten Oberschenkel und lateralflexorisch linkskonkav an den Brustkorb.

▌ Die Konstitution des Patienten bestimmt das Bewegungsausmaß der Lateralverschiebung.

Schwierigkeiten, bedingt durch pathologischen Extensionstonus der unteren Extremität (Abb. 2.**19**)

Bedingt durch die Schwierigkeit der kontrollierten Druckzunahme innerhalb der Füße kann eine deutliche Fixation im Niveau Hüftgelenk beobachtet werden. Der Patient versucht die der Norm entsprechende Drehpunktverschiebung ab-/adduktorisch in den Hüftgelenken zu unterdrücken und antwortet kompensatorisch mit einem lateralflexorischen Bewegungsausschlag der BWS.

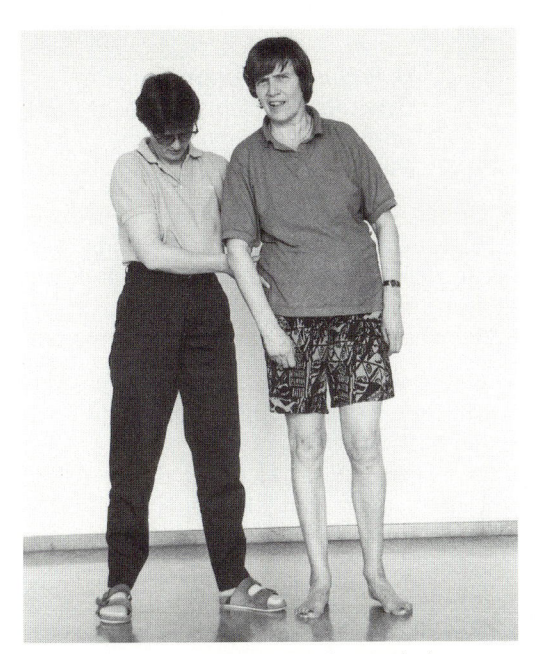

Abb. 2.**19** Unkontrollierte Gewichtsverschiebung zum Einbeinstand rechts: Die Patientin unterdrückt die Drehpunktverschiebung ab-/adduktorisch in den Hüftgelenken und antwortet kompensatorisch mit lateralflexorischem Bewegungsausschlag der BWS rechts-konkav.

Durch unkontrollierte Druckzunahme innerhalb des Fußes beginnt ein Wegdrücken, der Fuß drückt den Körper nach hinten. Beim zu belastenden Bein des Patienten kann ein deutlicher Druck von Knie- und Hüftgelenk nach hinten gespürt und eventuell beobachtet werden. Kompensatorisch beginnt der Patient, den Oberkörper auch nach vorne zu neigen.

U: *Prüfung der kontrollierten Gewichtsverschiebung vom Parallelstand zum Einbeinstand* (Abb. 2.**20a** u. **b**)

Ausgangsstellung ist wiederum der aufrechte Zweibeinstand mit deblockierten Kniegelenken. Die Fußsohlen haben in hüftgelenkbreitem Abstand Bodenkontakt. Becken, Brustkorb und Kopf sind in die vertikal stehende Körperlängsachse eingeordnet. Die Arme befinden sich in Nullstellung

Nach der Beobachtung des spontanen Bewegungsverhaltens wird versucht, dem Patienten für die Prüfung die Bedingungen für die kontrollierte Gewichtsverschiebung zum Einbeinstand zu erklären:

- Bewegung wird eingeleitet durch eine Horizontalverschiebung des Beckens. Brustkorb und Kopf werden gleichzeitig mit transportiert. Die Verbindungslinie beider Spinae iliaca anterior superior bleibt horizontal.
- Körperlängsachse bleibt vertikal.
- Für das zu belastende Bein gilt:
  - Gleichmäßige Druckzunahme innerhalb der Fußsohle
  - Knie- und Hüftgelenk bleiben übereinander, ihre Flexions-Extensions-Achsen parallel zueinander. Knie- und Hüftgelenk dürfen im Raum nicht nach hinten verschoben werden. Das Kniegelenk schaut nach vorne.

Beurteilungskriterien: Kann der Patient die kontrollierte Gewichtsverschiebung zum Einbeinstand bei vermehrter Konzentration bewußt kontrollieren? Ist die Kontrolle durch den Patienten nicht möglich, muß abgeklärt werden, welche manuellen Hilfestellungen von der Therapeutin für eine kontrollierte Gewichtsverschiebung zum Einbeinstand notwendig sind.

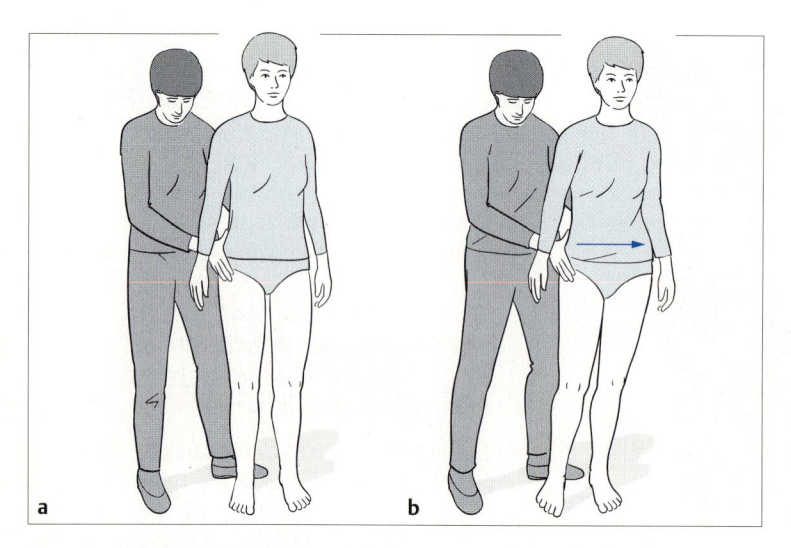

Abb. 2.20 a u. b Prüfung der kontrollierten Gewichtsverschiebung vom Parallelstand zum Einbeinstand links.

Beurteilung und Prüfung der Gewichtsverschiebung nach hinten zur Fersenbelastung

Bewegungsverhalten der Norm

Eine kontrollierte Gewichtsverschiebung zur Fersenbelastung wird eingeleitet durch eine geradlinige Bewegung vom rechten/linken Trochanterpunkt nach hinten, flexorisch in den Hüftgelenken durch Drehpunktverschiebung. Gleichzeitig bewegt sich auch die vertikal stehend Körperlängsachse nach hinten. Bei zunehmender Fersenbelastung verliert der Vorfuß den Bodenkontakt und wird im oberen Sprunggelenk dorsalextensorisch verankert, die Unterstützungsfläche verkleinert sich deutlich.

Schwierigkeiten, bedingt durch pathologischen Extensionstonus der unteren Extremität (Abb. 2.**21a** u. **b**)

Eine Gewichtsverschiebung nach hinten bedeutet betonte Druckwahrnehmung der Ferse und dadurch Tonuskontrolle. Gleichzeitig aber bedeutet der Fersenstand bei vertikal stehender Körperlängsachse auch vermehrte Verankerung dorsalextensorisch im oberen Sprunggelenk sowie flexorisch im Hüftgelenk. Bei unkontrolliertem pathologisch erhöhtem Extensionstonus verhindert die reziproke Hemmung die geforderte Verankerungsfähigkeit.

Der Patient kann die geforderte Gewichtsverschiebung spontan nicht ausführen. Bei manueller Führung spürt die Therapeutin primär eine deutliche Hemmung des Patienten, Gewichte nach hinten zu verlagern, sowie die Tendenz der kompensatorischen Vorneigung des Oberkörpers.

U: *Prüfung der kontrollierten Gewichtsverschiebung im Stand zur vermehrten Fersenbelastung* (Abb. 2.**22a** u. **b**)

Nach der Beobachtung des spontanen Bewegungsverhaltens wird für die Prüfung versucht, den Patienten hinsichtlich der Bedingungen für die kontrollierte Gewichtsverschiebung zur Fersenbelastung zu instruieren:

- Bewegung wird eingeleitet durch eine Verschiebung beider Trochanterpunkte nach hinten.
- Druckzunahme in Richtung der Ferse bei gleichzeitiger und beidseitig symmetrischer Druckabnahme innerhalb des Vorfußes.
- Kniegelenke bleiben deblockiert.
- Becken und Oberkörper behalten ihre vertikale Stellung im Raum.

Beurteilungskriterien: Kann der Patient die kontrollierte Gewichtsverschiebung zur Fersenbelastung bei vermehrter Konzentration be-

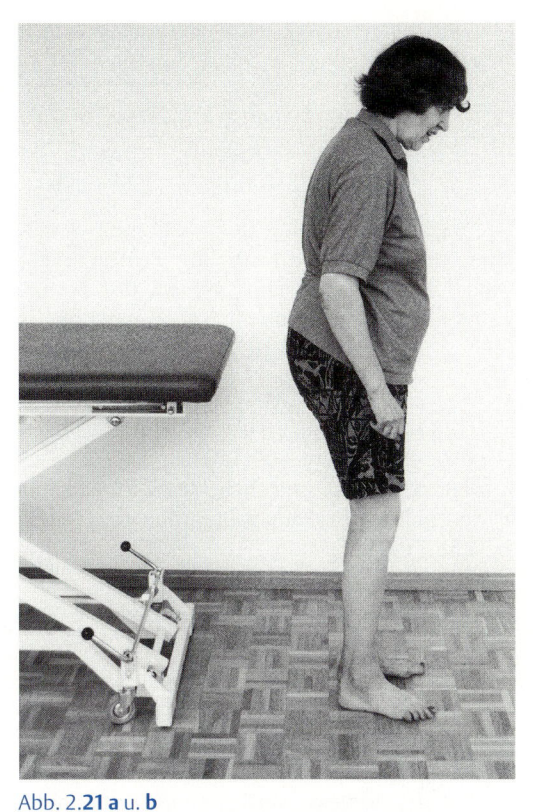

Spezifische Punkte der physiotherapeutischen Untersuchung zur Beurteilung des Bewegungsverhaltens

Abb. 2.21 a u. b
a Beim Versuch der zunehmenden Fersenbelastung kompensiert die Patientin die fehlende ventrale muskuläre Verankerung mit Vorneigung des Oberkörpers.

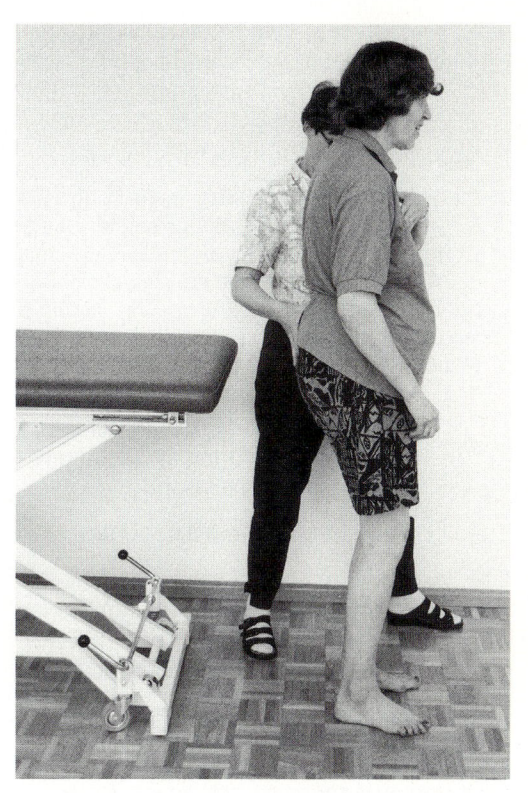

b Mit manipulativer Hilfestellung versucht die Therapeutin bei vertikal stehender Körperlängsachse eine vermehrte Druckbelastung unter den Fersen zu erreichen.

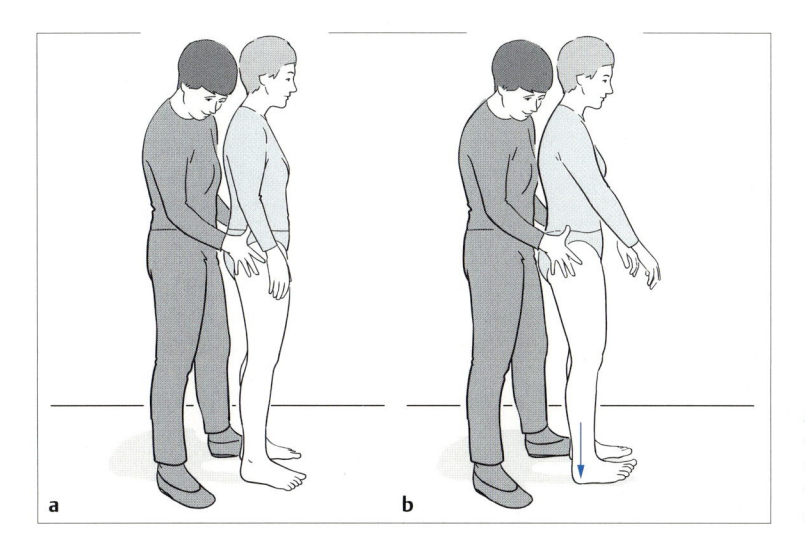

Abb. 2.22 a u. b Prüfung der kontrollierten Gewichtsverschiebung im Stand zur vermehrten Fersenbelastung.

wußt kontrollieren? Ist die Kontrolle durch den Patienten nicht möglich, wird abgeklärt, welche manuellen Hilfestellungen von der Therapeutin für eine kontrollierte Gewichtsverschiebung zur Fersenbelastung notwendig sind.

> Die Prüfung der Gewichtsverschiebung zum Fersenstand kann mit doppelseitiger Belastung oder mit einseitig betonter Gewichtsübertragung erfolgen. Die Prüfung des einseitig betonten Fersenstandes setzt allerdings eine kontrollierte Gewichtsverschiebung zum Einbeinstand voraus.

Beurteilung und Prüfung der Gewichtsverschiebung im Stand nach vorne zum Vorfußstand

Bewegungsverhalten der Norm

Eine kontrollierte Gewichtsverschiebung zur Vorfußbelastung wird eingeleitet durch eine geradlinige Bewegung vom rechten/linken Trochanterpunkt nach vorne/wenig oben, extensorisch in den Hüftgelenken durch Drehpunktverschiebung. Gleichzeitig bewegt sich auch die vertikal stehende Körperlängsachse nach vorne und wenig nach oben, die Fersen verlieren den Bodenkontakt, die Unterstützungsfläche verkleinert sich deutlich. Bei guter pronatorischer Verschraubung im Vorfuß nimmt der Druck unter dem Großzehengrundgelenk deutlich zu.

Schwierigkeiten, bedingt durch pathologischen Extensionstonus der unteren Extremität (Abb. 2.**23** a u. **b**)

Jede Druckzunahme innerhalb des Vorfußes bedeutet eine Gefahr der pathologischen Tonuserhöhung. Beim Patienten ist primär wiederum eine deutliche Hemmung, Gewichte nach vorne zu bringen, spürbar. Beim Versuch der Vorfußbelastung zeigt sich eine unkontrollierte pathologische Tonuserhöhung in folgenden Ausweichmechanismen:

- Knie- und Hüftgelenke schieben nach dorsal, extensorisch in den Kniegelenken, flexorisch in den Hüftgelenken durch Drehpunktverschiebung.
- Kniegelenke weichen nach medial, adduktorisch und innenrotatorisch in den Hüftgelenken ab.
- Oberkörper neigt sich kompensatorisch nach vorne.

U: *Prüfung der kontrollierten Gewichtsverschiebung im Stand zum Vorfußstand* (Abb. 2.**24** a u. **b**)

Nach der Beobachtung des spontanen Bewegungsverhaltens wird für die Prüfung versucht, den Patienten hinsichtlich der Bedingungen für die kontrollierte Gewichtsverschiebung zum Vorfußstand zu instruieren:

- Bewegung wird eingeleitet durch eine Verschiebung beider Trochanterpunkte nach vorne und wenig nach oben.
- Druckzunahme innerhalb des Vorfußes mit deutlicher Druckzunahme unter den Großzehenballen.
- Kniegelenke gehen gleichzeitig nach vorne und wenig nach oben und bleiben deblockiert.
- Becken und Oberkörper behalten ihre vertikale Stellung im Raum.

> Bei zunehmender Neigung der Beinlängsachsen wird zunehmend fallverhindernde Aktivität der dorsalen Muskelgruppen gefordert. Dies bedeutet, daß es bei einer Gewichtsverschiebung nach vorne unweigerlich auch zu einer vermehrten Aktivität der Zehenflexoren, im Sinne der Fallverhinderung, kommen muß. Druckzunahme unterhalb der Zehen darf deshalb nicht primär als Zeichen pathologischer Tonuserhöhung gewertet werden!

Beurteilungskriterien: Kann der Patient die kontrollierte Gewichtsverschiebung zum Vorfußstand bei vermehrter Konzentration bewußt kontrollieren? Ist die Kontrolle durch den Patienten nicht möglich, wird abgeklärt, welche manuellen Hilfestellungen von der Therapeutin für eine kontrollierte Gewichtsverschiebung zum Vorfußstand notwendig sind.

> Die Prüfung der Gewichtsverschiebung zum Vorfußstand kann mit doppelseitiger Belastung oder mit einseitig betonter Gewichtsübertragung erfolgen. Die Prüfung des einseitig betonten Vorfußstandes setzt allerdings eine kontrollierte Gewichtsverschiebung zum Einbeinstand voraus.

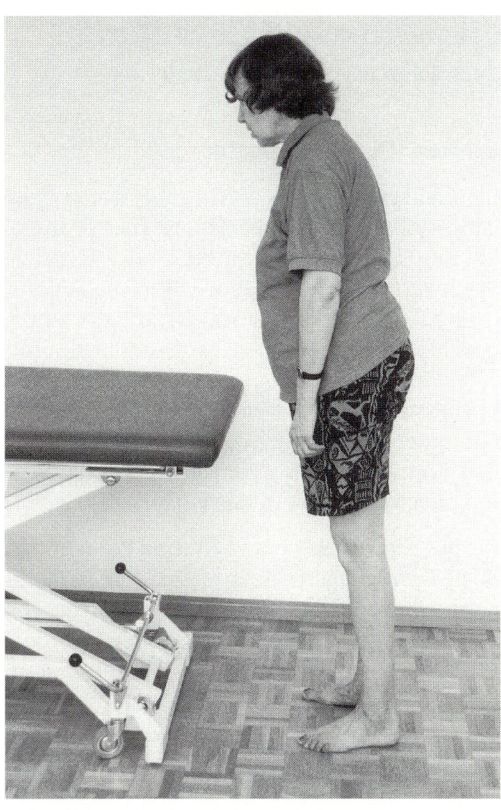

Spezifische Punkte der physiotherapeutischen Untersuchung zur Beurteilung des Bewegungsverhaltens

Abb. 2.23 a u. b

a Beim Versuch der Vorfußbelastung zeigt die Patientin deutliche Schwierigkeiten. Die Kniegelenke werden überstreckt, die Hüftgelenke durch Verschiebung der Trochanterpunkte nach hinten und kompensatorische Vorneigung des Oberkörpers flektiert.

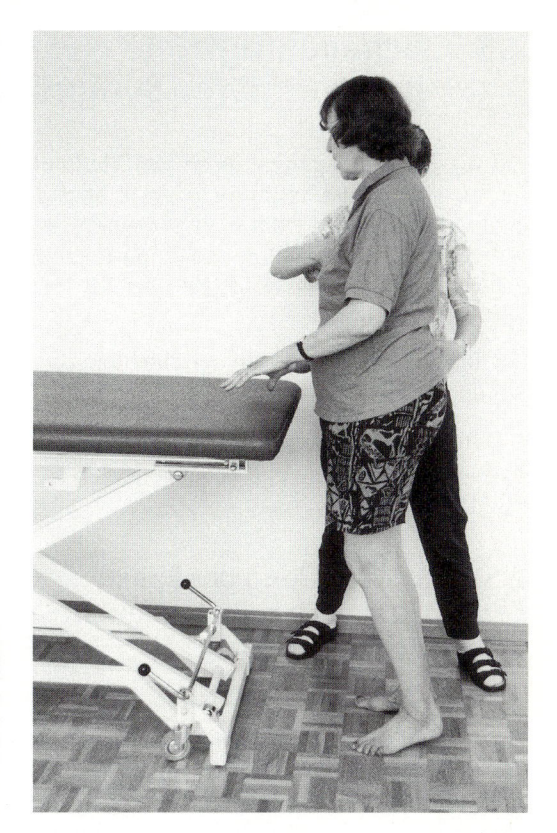

b Mit Hilfe der Therapeutin kann die Patientin in den kontrollierten Vorfußstand kommen. Die Kniegelenke bleiben deblockiert, die Körperlängsachse steht vertikal.

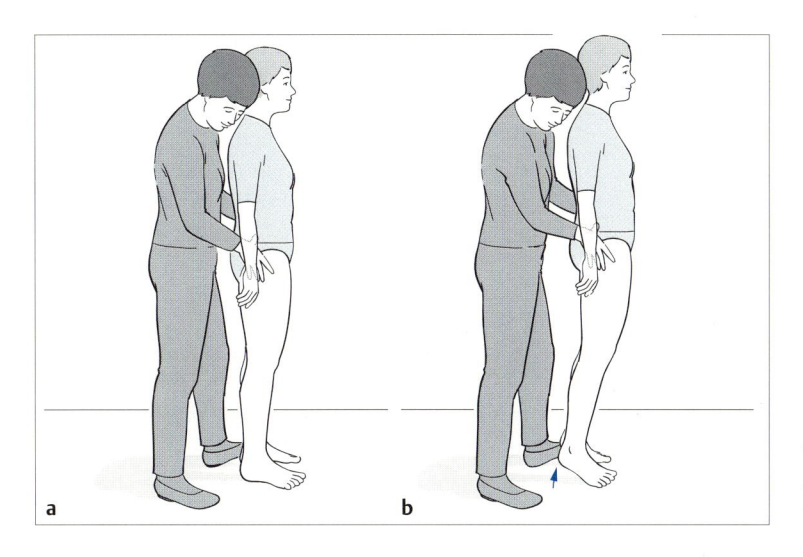

Abb. 2.24 a u. b Prüfung der kontrollierten Gewichtsverschiebung im Stand zum Vorfußstand.

2.5 Behandlungsziele und therapeutische Maßnahmen beim primären Symptombild der Paraspastik

Um die Behandlungsziele individuell definieren zu können, ist es unumgänglich, Spastizität entsprechend der Ausprägung des Schweregrades einzuteilen und zu definieren. Als Maßstab dient die Kontrolle über das Bewegungsverhalten.

Im folgenden wird pathologische Tonuserhöhung deshalb unterteilt und bezeichnet als:

- dominante Spastik,
- deutliche Spastik,
- diskrete Spastik.

2.5.1 Unterteilung der Spastizität nach verschiedenen Schweregraden

Dominante Spastik

Bei **dominanter Spastik** ist die Kontrolle über die pathologische Tonuserhöhung sowohl in ruhenden Stellungen als auch bei Bewegung verlorengegangen. Der pathologische Tonus ist in jeder beliebigen Stellung spürbar. Über eine Veränderung der Gelenkstellungen (z.B. vermehrte Flexionsstellung der Oberschenkel in den Hüftgelenken in liegender Ausgangsstellung) kann der Tonus nicht oder nur sehr geringfügig beeinflußt werden. Eine selektive Bewegung ist nicht möglich. Es werden pathologische Bewegungssynergien genutzt. Eine differenzierte Bewegung kann nicht ausgeführt werden.

Deutliche Spastik

Bei **deutlicher Spastik** können tonuskontrollierende Stellungen gefunden und eingenommen werden. Die Kontrolle über die pathologische Tonuserhöhung in Belastung (Stand) ist aber nicht mehr möglich. Wie bei der dominanten Spastik können auch bei der deutlichen Spastik keine selektiven Bewegungen ausgeführt werden.

Diskrete Spastik

Bei **diskreter Spastik** ist in unbelasteter Ausgangsstellung keine pathologische Tonuserhöhung spürbar. In Belastung ist die Kontrolle erschwert, es können jedoch einfache Stellungen (z.B. der Parallelstand) kontrolliert eingenommen werden. Bei Ausgangsstellungen mit erhöhter Selektivität in Stützfunktion (z.B. Vorfußstand) ist die Gefahr groß, die Kontrolle zu verlieren. Eventuell kann über eine kurze Zeit und unter großer Konzentration die Stellung noch kontrolliert werden.

Bei guter proximaler Stabilisation können einfache Bewegungen selektiv, d.h. ohne pathologische Tonuserhöhung und ohne Nutzen von pathologischen Synergien, ausgeführt werden. Je größer aber auch hier die Anforderung an die Selektivität der Bewegung (z.B. Kontrolle über mehrere Gelenke), desto größer die Gefahr des Verlustes der Spastikkontrolle.

2.5.2 Funktions- oder Kompensationstraining?

Abhängig vom Schweregrad der Behinderung variieren die Behandlungsziele. Spastik bedeutet rohe Kraft, die keine Selektivität zulassen kann und deshalb einen Kontrollverlust über das Norm-Bewegungsverhalten zur Folge hat. Die Möglichkeit der Umorganisation zentraler Erregbarkeitsleitungen ermöglicht aber das Erlernen neuer Bewegungsmuster und dadurch eine verbesserte Kontrolle über ein selektives Bewegungsverhalten (vgl. Kap. 2.2).

> Funktionstraining bei Spastik heißt
> - Spastikkontrolle,
> - Training eines kontrollierten Bewegungsverhaltens,
> - Training der Selektivität.
>
> Dies ist dank der möglichen Umorganisation zentraler Erregbarkeitsleitungen bedingt möglich.

Je ausgeprägter die pathologische Tonuserhöhung, desto schwieriger das Wieder-Erlernen und -Erhalten einer bestimmten Selektivität. Die Möglichkeiten der Kontrolle über ein selektives Bewegungsverhalten nehmen mit zunehmendem Ausmaß der pathologischen Tonuserhöhung ab. Bei dominanter und deutlicher Spastik ist die Auswirkung der reziproken Hemmung der antagonistischen Muskulatur schließlich so groß, daß die rohe Kraft der Spastik z.T. genutzt werden muß, um eine bedingte Stehfähigkeit und damit verbundene Transfermöglichkeiten noch zu erhalten. Gleichzeitig kann damit auch einer unerwünschten Entwicklung eines pathologischen Flexionstonus entgegengewirkt werden (vgl. Kap. 2.3). Nur so kann die größtmögliche Selbständigkeit des Patienten bewahrt werden. Hier beginnt das Kompensationstraining.

> Kompensationstraining bei Spastik heißt:
> - bewußtes Zulassen und Nutzen pathologischer Tonusveränderungen und pathologischer Bewegungssynergien, um die Selbständigkeit des Patienten zu erhalten,
> - Entlastung und Lockerung sekundär überlasteter Muskulatur und passiver Strukturen,
> - Training wichtiger Kompensationsmuskulatur, wie beispielsweise das Erhalten, Verbessern und Anpassen von Rumpfaktivitäten,
> - Abklärung und Anpassung notwendiger Hilfsmittel.

2.5.3 Spastikdisziplin

Bei der Behandlung von MS-Patienten soll auf das Erlernen des Umganges mit pathologischen Tonusveränderungen großen Wert gelegt werden. Bedingt durch eine zentrale Läsion hat der Patient die Kontrolle über die Norm-Motorik verloren. Pathologische Tonuserhöhung bestimmter Muskelgruppen dient der Stütz- und Zielmotorik, läßt aber keine Selektivität zu.

> Spastik ist Kraft, die keine Selektivität zuläßt. Massenbewegungen werden dominant, die Kontrolle über ein differenziertes Bewegungsverhalten erschwert sich zunehmend oder wird ganz unmöglich.

An oberster Stelle in der therapeutischen Zielsetzung steht sicher immer die Selbständigkeit des Patienten. Vielleicht ist der Stand nur noch mit Hilfe einer dominanten Spastik möglich. Dadurch können aber eventuell wichtige Transfers für den Patienten und damit ein Teil seiner Selbständigkeit noch erhalten bleiben. Spastik wird hier sinnvoll genutzt.

Anders aber bei diskreter Spastik. Jeder latent erhöhte pathologische Tonus, auch wenn er noch so diskret ist, bedeutet die Gefahr, daß er im normalen Bewegungsverhalten genutzt wird. Dadurch aber geht selektive Kraft, die potentiell vorhanden wäre, verloren. Nur ein sehr diszipliniertes Verhalten der Patienten ermöglicht es zu verhindern, daß die noch vorhandene Kontrolle über selektive Kraft nicht verlorengeht, sondern auch weiterhin genutzt werden kann.

> Der Patient muß lernen, mit der Spastik, entsprechend dem Ausmaß seiner Behinderung, adäquat umzugehen. Er lernt die „Spastikdisziplin".

Zur Spastikdisziplin zählen folgende Punkte:
- Akzeptanz und Umgang mit der Behinderung,
- Anzeichen pathologischer Tonuserhöhung wahrnehmen,
- Spastikkontrolle zum Erhalten vorhandener Selektivität,
- Entspannung der guten, sekundär überlasteten Muskulatur,
- angepaßtes, dosierbares Selbsttraining.

Z: Akzeptanz und Umgang mit der Behinderung

Wohl die schwierigste, aber gleichzeitig auch wichtigste Aufgabe für den Patienten ist es zu lernen, seine Krankheit und die damit verbundenen Behinderungen zu akzeptieren. Er soll nicht *gegen*, sondern *mit* der Krankheit kämpfen. So muß der Patient lernen, seine Kräfte einzuteilen. Er verhindert damit durch zu starke Ermüdung noch mehr an selektiver Kraft zu verlieren. Das Einteilen der Kräfte heißt aber auch sich selbst einzugestehen, daß vielleicht vieles nicht mehr so schnell, nicht mehr so lange wie früher getan werden kann. Auch seine Umgebung muß ihm dabei behilflich sein. Die oft gut gemeinte Aufmunterung: „Mach's noch einmal", „Es geht schon noch"; „Probier's doch noch einmal!" ist oft kontraproduktiv, ja sogar gefährlich. Der Patient strengt sich übermäßig an und hilft sich mit einem pathologisch erhöhten Tonus. Dadurch wird die antagonistische Muskulatur reziprok gehemmt, der Patient verliert an selektiver Kraft.

> Das Nutzen von pathologischem Tonus hemmt reziprok antagonistische Muskulatur – der Patient verliert wertvolle, selektive Kraft.

Wiederholt sich dies oft, so beginnt der pathologisch erhöhte Tonus immer mehr zu dominieren. Die selektive Kraft geht mehr und mehr verloren, was vom Patienten als echte Schwäche wahrgenommen wird. Diesen Teufelskreis zu durchbrechen ist sehr schwierig, nach langer Gewohnheit vielleicht nicht mehr möglich. Es ist deshalb zentrale Aufgabe der Therapie zu analysieren, wann ein pathologisch erhöhter Tonus sinnvoll genutzt werden muß und wo durch bewußte Vermeidung von zu großen Anforderungen das Nutzen von pathologisch erhöhtem Tonus noch vermieden werden kann.

Z: Anzeichen pathologischer Tonuserhöhung wahrnehmen

Damit sich der Patient zunehmend auch selbst kontrollieren kann, ist es wichtig, daß er Anzeichen von pathologischer Tonuserhöhung selbst erkennen kann. Er muß Gelenkstellungen bzw. Bewegungsausschläge kennen, die das Nutzen von pathologischem Tonus anzeigen.

So lernt der Patient im Sitz beispielsweise folgende kritische Beobachtungspunkte:

- Verlieren die Fersen den Bodenkontakt?
- Nimmt der Druck unter den Vorfüßen zu?
- Beginnt der Fuß nach vorne zu rutschen?
- Beginnen die Knie zusammenzudrücken?
- Neigt sich das Becken nach hinten?

Jedes einzelne Beobachtungskriterium warnt den Patienten vor einem pathologisch erhöhten Extensionstonus.

Z: Spastikkontrolle zum Erhalten vorhandener Selektivität

Das Erkennen pathologischer Tonuserhöhungen alleine genügt nicht. Der Patient muß lernen, die Ausprägung der Spastizität so oft wie möglich zu verhindern. Nicht nur die Therapeutin, sondern auch der Patient selbst kann pathologischen Tonus wie folgt günstig beeinflussen (vgl. Kap. 2.2 Spastikkontrolle):

- Einnehmen reflexhemmender Stellungen,
- betonte Druckwahrnehmung der Fersen/Handballen,
- Ausführen kleiner rhythmischer Bewegungen,
- reziproke Innervation.

> Der Patient verhindert das Auftreten und Nutzen von unerwünschtem pathologisch erhöhtem Tonus auch wesentlich durch gute und konsequente Einteilung seiner Kräfte.

Z: Entspannung der guten, sekundär überlasteten Muskulatur

Spastikkontrolle ist wichtig. Sie ermöglicht dem Patienten, noch vorhandene Kraft zu nutzen und potentiell vorhandene selektive Bewegungen zu erhalten. Trotzdem wird ein Patient mit pathologischen Tonusveränderungen nie wieder ein absolut ökonomisches Bewegungsverhalten der Norm zurückgewinnen können. Sein Bewegungsverhalten ist geprägt von Kompensationsmechanismen, die je nach Ausmaß des Schweregrades der Spastizität unterschiedlich stark ausgeprägt sind. Diese Kompensationsmechanismen führen zur Überlastung der dafür verantwortlichen Muskulatur. Sie muß deshalb regelmäßig entspannt und gelockert werden (vgl. Kap. 2.5.4).

> Nur wiederholte und bewußte Entspannung der Kompensationsmuskulatur verhindert ein zu starkes Ermüden und dadurch ein verstärktes Nutzen eines pathologisch erhöhten Tonus.

Z: Angepaßtes, dosierbares Selbsttraining

Jedem Patienten sollte ein Heimprogramm vertraut sein. Es beinhaltet Übungen zur Lockerung, zur Beweglichkeitserhaltung, zur

Spastikkontrolle sowie zur Erhaltung selektiver Kraft und Koordination. Die Übungen müssen in bezug auf Ausgangsstellungen, Zielsetzungen und Intensität der Durchführung individuell an die aktuellen Schwierigkeiten des Patienten angepaßt sein. Gute Dosierbarkeit der einzelnen Übungen hilft dem Patienten zudem auch, auf seine „Tagesform" eingehen zu können. Jeder Patient kennt also *sein individuelles* Heimprogramm (vgl. Kap. 6).

> So unterschiedlich der Verlauf der MS bei jedem Patienten ist, so unterschiedlich müssen auch die Heimprogramme sein!

2.5.4 Behandlungsziele bei dominanter/deutlicher Paraspastik

Folgende Ziele werden verfolgt:

- Spastikkontrolle,
- Erhalten der Beweglichkeit,
- Erhalten der Stehfähigkeit,
- Erhalten der Rumpfaktivitäten,
- Lockerung sekundärer Überlastungen,
- Anpassung notwendiger Hilfsmittel/Instruktion von Drittpersonen.

Z: Spastikkontrolle

Je deutlicher die pathologische Tonuserhöhung, desto schwieriger die mögliche Kontrolle. Eventuell muß Spastizität auch bewußt für das Stehvermögen bzw. notwendige Transfers genutzt werden, um das höchste Ziel, nämlich die Selbständigkeit des Patienten, so lange wie möglich zu erhalten. In der Therapie müssen deshalb bewußt Entlastungsstellungen für den Patienten gesucht werden, in denen der pathologisch erhöhte Tonus so gering wie möglich gehalten werden kann. Gleichzeitig soll durch rhythmisches Bewegen versucht werden, einen pathologisch erhöhten Tonus vorübergehend zu reduzieren, um sekundären Folgen wie beispielsweise ausgeprägten Beweglichkeitseinschränkungen, die ihrerseits die Selbständigkeit des Patienten beeinträchtigen, entgegenzuwirken.

Spastikkontrolle bei dominanter und deutlicher Paraspastik heißt:
- Instruktion und Kontrolle von Lagerungen im Liegen und Sitzen,
- passives rhythmisches Bewegen beider Beine,
- betonte Druckwahrnehmung der Ferse.

M: Instruktion und Kontrolle von Lagerungen im Liegen und Sitzen

Entlastungsstellungen, in denen pathologische Tonuserhöhungen möglichst niedrig gehalten werden können, müssen für den Patienten individuell gesucht und angepaßt werden. Von der Behandlung nach dem Bobath-Konzept für Patienten mit Hemiplegie sind wichtige Lagerungskriterien bekannt. Primär müssen die betroffenen Gelenke in Stellungen mit entgegengesetzten Bewegungskomponenten zur pathologischen Tonuserhöhung gebracht werden.

> **Beispiel:** Bei deutlich pathologischem Extensionstonus der unteren Extremität bedeutet eine deutliche Hüft- und Kniegelenksflexion Tonusminderung. Je nach Ausprägung der Spastizität kann aber beispielsweise auch zusätzlich zur Flexionskomponente die verstärkte Abduktions- und Außenrotationskomponente im Hüftgelenk tonusregulierend wirken (Abb. 2.**25**).

> Ebenfalls wichtig für eine erfolgreiche Tonuskontrolle ist die Schmerzfreiheit der Lagerung. Schmerzhafte Dehnstellungen oder Druckstellen provozieren pathologische Tonuserhöhung!

Entlastungsstellung heißt optimale Gewichtsabgabe. Es kann deshalb sinnvoll sein, Lagerungskissen zu verwenden. Kissen dürfen aber niemals zum Drücken stimulieren.

> Der Erfolg einer guten Entlastungsstellung liegt bei der Instruktion des Patienten. Ist der Patient mental kooperativ, so muß er die Kriterien der Spastikkontrolle selbst kennen und beginnende Tonuszunahme durch bewußtes Wahrnehmen von unerwünschter Druckzunahme erkennen und als Warnsignal werten (vgl. Kap. 2.5.3).

Liegt primär eine spinale Paraspastik vor, bedingt durch die Hauptzahl der MS-Herde im

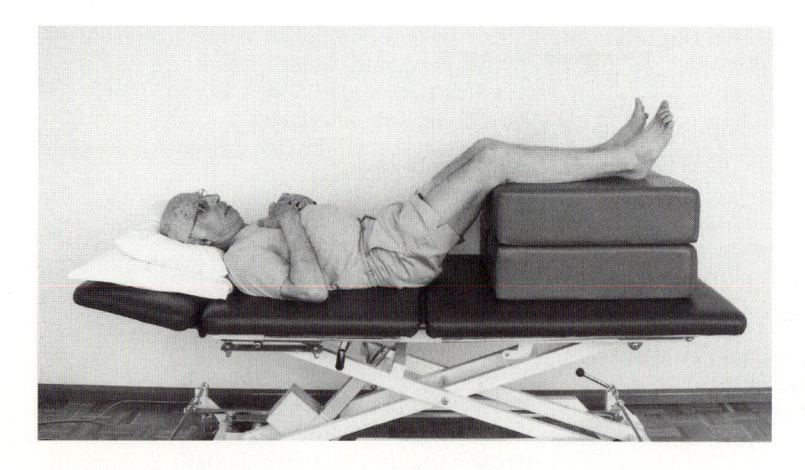

Abb. 2.**25** Blocklagerung in Rückenlage. Hüft- und Kniegelenke sind zur Tonuskontrolle deutlich flektiert. Gleichzeitig wirkt diese Stellung oft entlastend auf die LWS.

Rückenmark, kann eine Tonusanpassung auf Höhe der Basalganglien bei Stellungsänderungen nicht mehr oder nur sehr bedingt verarbeitet werden. Die Änderung der Gelenkstellungen bringt deshalb im Sinne der Tonuskontrolle oft nicht den gewünschten Erfolg.

M: Rhythmisches passives Bewegen

Die Erfahrung zeigt, daß spinale Paraspastik durch rhythmisches, dissoziiertes Bewegen günstig beeinflußt werden kann. Folgende allgemeine Kriterien müssen dabei berücksichtigt werden:

- Die Griffassung muß weich, bestimmt und konstant sein. Der zu harte, aber auch der zu zaghafte Griff kann eine pathologische Tonuserhöhung bewirken.
- Der Kontakt mit der Fußsohle soll möglichst vermieden werden.
- Bewegung proximal beginnen.
- Da die Bewegung der Beine dissoziiert erfolgen sollte, wird das passive Bewegen bei dominanter Spastik idealerweise von zwei Therapeutinnen durchgeführt. Fehlt eine zweite Therapeutin, kann gut auch eine Zweitperson (Pflegepersonal, Angehörige) angelernt werden.

Praktische Durchführung:
Die Hüftgelenke werden zuerst gleichzeitig in eine maximale Flexionsstellung gebracht. Weiterlaufend soll die WS deutlich flektiert werden (Abb. 2.**26a**). Wird bei der weiterlaufenden Bewegung das Niveau LWS übersprungen, bleibt die LWS in Extensionsstellung. Nun kann versucht werden, die Flexion der LWS mit Hilfe der Bremsung durch die Ischiokruralmuskulatur hervorzurufen. Dabei werden die Hüftgelenke in eine maximale schmerzfreie Flexionsstellung gebracht, während die Kniegelenke, aus einer deutlichen Flexionsstellung, von distal (Unterschenkel) gleichzeitig extendiert werden. Bei verkürzter Ischiokruralmuskulatur kommt es durch die distale Dehnung der Ischiokruralmuskulatur zur proximalen Annäherung. Das Becken dreht sich extensorisch im Hüftgelenk und flexorisch in der LWS (Abb. 2.**26b**).

Nach dieser Totalflexion im Rumpf müssen die Beine dissoziiert bewegt werden. Während ein Bein im Hüft- und Kniegelenk flektiert wird, wird das gegenüberliegende Bein vorerst langsam in Richtung Extensionsstellung gebracht. Es findet dabei keine weiterlaufende Bewegung auf die LWS statt. Mit Hilfe einer angepaßten Außenrotation im flektierten Hüftgelenk bzw. Abduktion im extendierten Hüftgelenk wird gleichzeitig versucht, auch rotatorische und lateralflexorische Bewegungsausschläge in der LWS zu vermeiden. Nun beginnt ein rhythmischer Wechsel der Beinbewegungen. Das Tempo darf zügig, die Bewegungen aber nicht ruckartig sein. Dies setzt eine gute, eingespielte Zusammenarbeit der Therapeutinnen bzw. der Therapeutin und ihrer Hilfs-

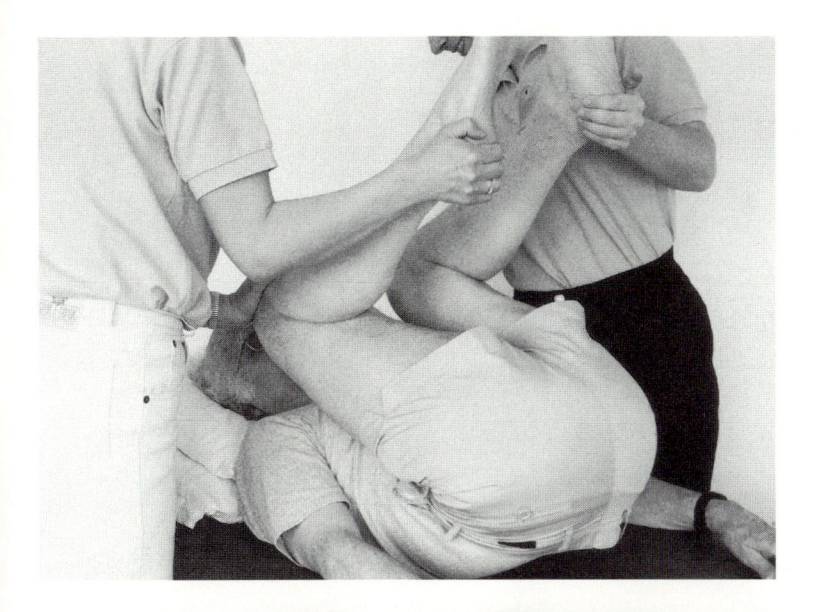

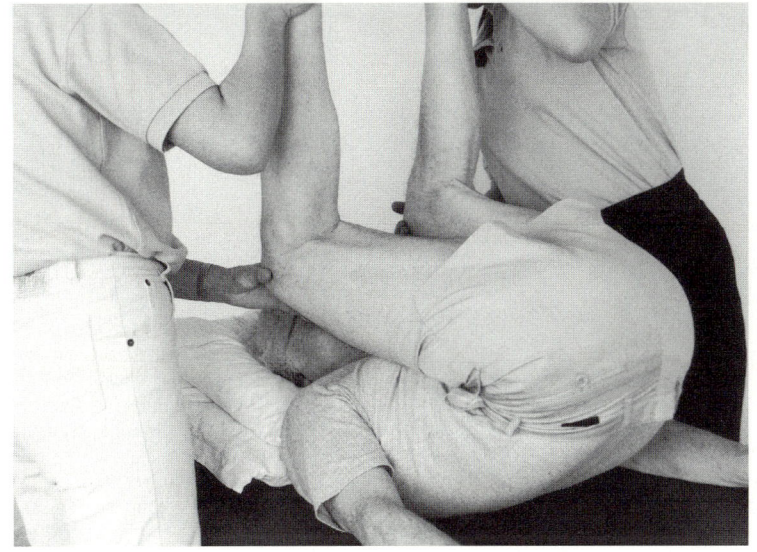

Abb. 2.26 a u. b
a Passives Bewegen bei deutlich erhöhtem pathologischem Extensionstonus. Zu Beginn soll eine gleichzeitige maximale Flexion beider Hüftgelenke angestrebt werden.
b Die weiterlaufende LWS-Flexion kann über die „Ischiokruralbremse" verbessert werden. Die vermehrte Extensionsstellung in den Kniegelenken bedeutet distale Dehnung der verkürzten Ischiokruralmuskulatur, die sich als Folge proximal annähert. Das Becken dreht sich dadurch extensorisch in den Hüftgelenken bzw. flexorisch in der LWS.

person voraus. Langsam wird das Nachlassen des Widerstandes spürbar. Der Bewegungsausschlag in den Hüftgelenken, flexorisch bzw. extensorisch, vergrößert sich (Abb. 2.**27a** u. **b**).

M: Betonte Druckwahrnehmung der Ferse

Bei deutlicher und dominanter Paraspastik kann die Druckwahrnehmung der Ferse im Stand mit Hilfe des Stehtisches oder des Standings betont und im Sinne der Spastikkontrolle genutzt werden. Kann der Patient in sitzender Position verweilen, so wird die betonte Fersenbelastung im Sitz ebenfalls zur Spastikkontrolle beitragen. Der Patient ist primär gut instruiert. Er weiß, daß die Fersen ihren Kontakt mit dem Boden niemals verlieren dürfen. Der Fuß soll so auf dem Boden plaziert werden, daß bei einer Vorneigung des Oberkörpers, flexorisch im Hüftgelenk, sich der Druck unter der Ferse verstärkt. Dies kann durch gleichzeitige Abstützung der Arme auf

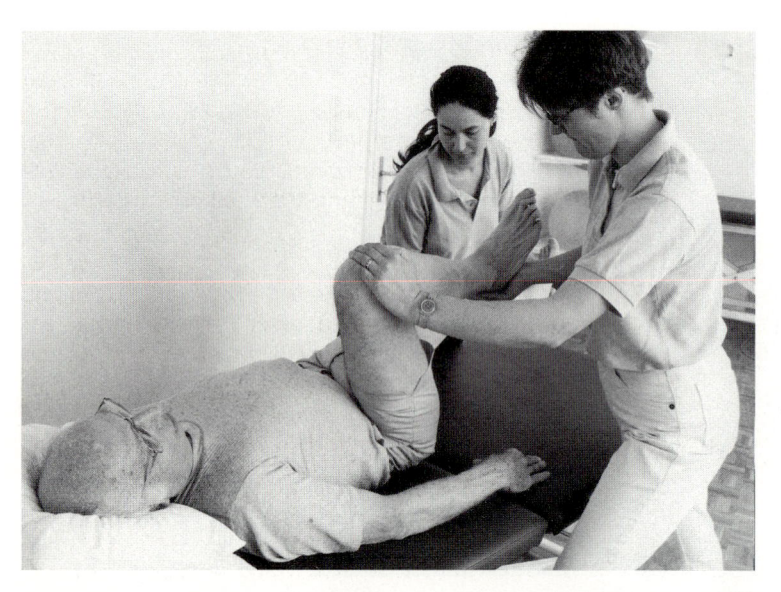

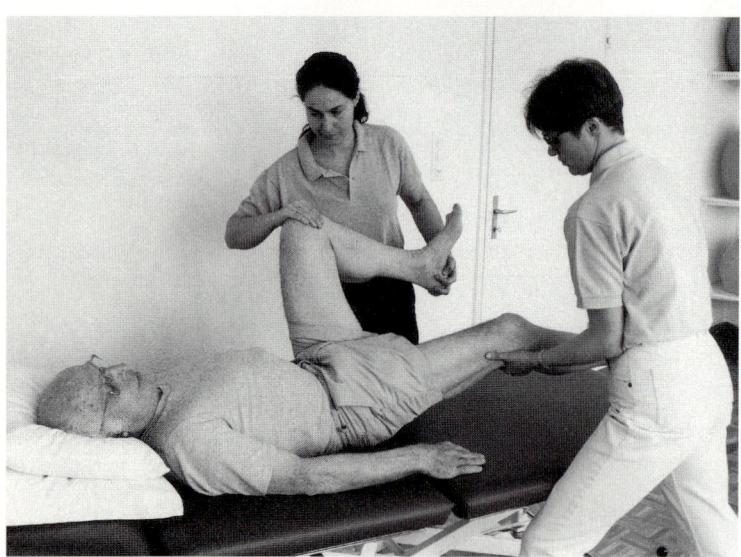

Abb. 2.27 a u. b Dissoziiertes passives Bewegen der Beine mit Hilfe von zwei Therapeutinnen bei deutlich erhöhtem pathologischem Extensionstonus. Der Bewegungsablauf erfolgt rhythmisch und kontrolliert.

den Oberschenkeln, möglichst kniegelenksnahe, gut verstärkt werden. Der Druck innerhalb des Vorfußes darf nicht zunehmen (Abb. 2.28).

Achtung: Steht der Fuß zu weit dorsal, kommt es durch die Vorneigung des Oberkörpers zu einer Druckzunahme innerhalb des Vorfußes. Dies führt unweigerlich zur pathologischen Tonuserhöhung. Es ist deshalb ratsam, die Stellung der Füße in bezug auf die Druckübertragung immer wieder gut zu kontrollieren.

Z: Erhalten der Beweglichkeit

Ausgeprägte Paraspastik verbirgt die Gefahr der zunehmenden Immobilität und der damit verbundenen Beweglichkeitseinschränkungen.

- In der LWS liegen primär Einschränkungen in Richtung Flexion und/oder Extension vor.
- Hüftgelenk und Kniegelenk neigen deutlich zu Flexionskontrakturen.

M: Passives Bewegen

Die Reihenfolge der passiven Bewegungen spielt keine Rolle. Wichtig aber ist, daß alle Bewegungskomponenten berücksichtigt werden. Die eingeschränkten Gelenkskomponenten werden betont. Mit weichem, bestimmtem und konstantem Druck wird versucht, kontinuierlich in die Bewegungsrichtung zu bewegen (Abb. 2.**29a** u. **b**). Im ruhenden Bein soll durch gute Lagerung der Tonus möglichst gering sein. Eine Extensionsstellung in Hüft- und Kniegelenk bei pathologisch erhöhtem Extensionstonus ist immer zu vermeiden.

> Beachte: Zunehmende Flexionsstellung des Oberschenkels im Hüftgelenk führt zu einer weiterlaufenden Bewegung des Beckens, flexorisch in der LWS und extensorisch im gegenüberliegenden Hüftgelenk (Abb. 2.**30**).

Auch Arme und Kopf müssen optimal gelagert werden. Erst eine entlastende Ausgangsstellung ermöglicht es dem Patienten loszulassen. Er läßt dann die Bewegung zu und versucht bewußt mitzudenken. Damit schult er gleichzeitig seine taktil-kinästhetische Wahrnehmung.

M: Dehnstellungen

Verkürzte Muskulatur kann mit Hilfe von spezifischen Dehnstellungen angegangen werden. Diese Stellungen sollte der Patient zu Hause täglich einnehmen können. Dabei muß allerdings – wie bei allen Übungen des Heimprogramms – auf eine gute Instruktion geachtet werden:

- Die zu dehnende Muskulatur darf nicht mit frei hängenden Gewichten belastet werden.
- Es dürfen keine Schubbelastungen hervorgerufen werden.
- Der Druck innerhalb der Kontaktstellen mit der Unterlage darf nicht zunehmen.
- Es dürfen keine Schmerzen und keine Zuckungen auftreten.
- Der Patient soll ein leichtes, aber wohltuendes Ziehen spüren.
- Die Zeitdauer ist individuell und muß für jeden Patienten einzeln angepaßt werden.

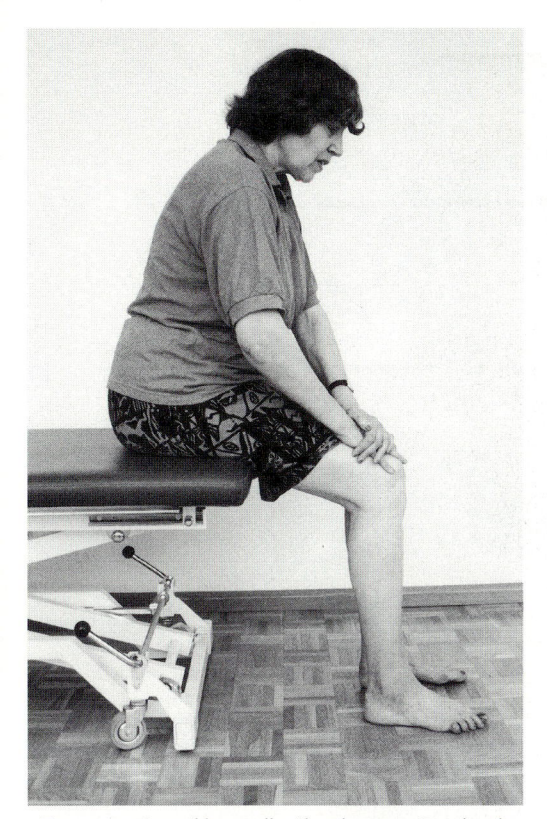

Abb. 2.**28** Spastikkontrolle über betonte Druckwahrnehmung der Ferse: Der rechte Fuß steht etwas vor dem Kniegelenk, so daß die Vorneigung des Oberkörpers, flexorisch im Hüftgelenk, den Druck unter der Ferse verstärkt. Dies wird durch gleichzeitige Abstützung der Arme auf dem Oberschenkel zusätzlich verstärkt. Der Druck innerhalb des Vorfußes darf dabei nicht zunehmen.

- Im oberen Sprunggelenk besteht die große Gefahr des Verlustes der Bewegungstoleranz in Richtung Dorsalextension (Spitzfußstellung!).

Ausgeprägte Kontrakturen führen zum Verlust der Stehfähigkeit und damit zur Gefahr des pathologisch erhöhten Flexionstonus (vgl. Kap. 2.3) – die Immobilität wird größer – der Teufelskreis ist geschlossen. Dies muß vermieden werden! In der Therapie dominanter Spastik wird deshalb – auch im Interesse der Pflege des Patienten – großen Wert auf die Kontrakturprophylaxe gelegt. Passives Bewegen und Dehnlagerungen helfen dieses Ziel zu verfolgen.

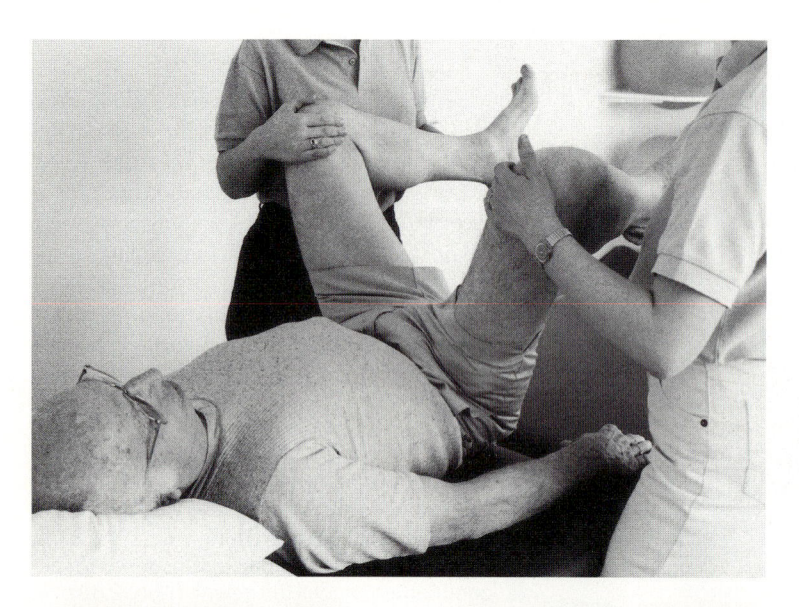

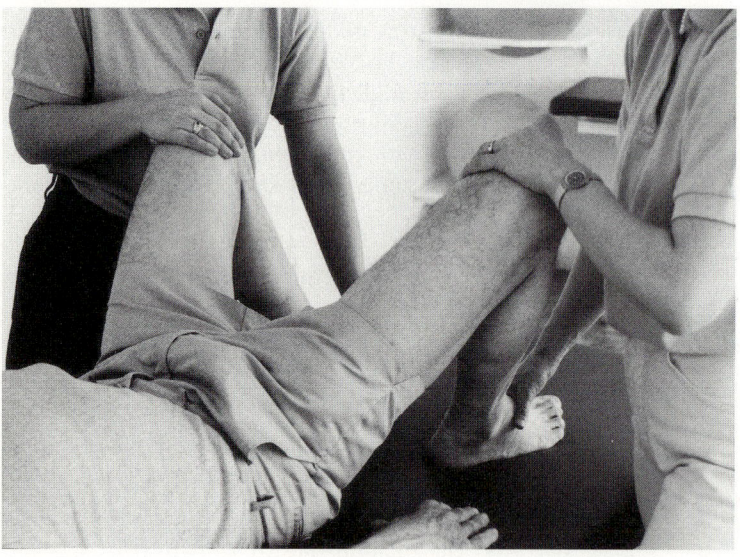

Abb. 2.29 a u. b Durch gleichseitige kontrollierte Dehnung der Hüftgelenkadduktoren wird versucht, die Abduktionstoleranz der Hüftgelenke möglichst optimal zu erhalten. Sind die Füße aufgestellt, muß berücksichtigt werden, daß sich durch die Lateralbewegung der Kniegelenke der mediale Fußrand von der Unterlage lösen muß. Der Fuß darf deshalb durch die Griffassung der Therapeutin nicht fixiert werden!

Übungsbeispiel

„**Reitsitz**" zur Dehnung der Hüftgelenks-Adduktoren nach U. Künzle (Abb. 2.**31a** u. **b**, 2.**32a** u. **b**). Ausgangsstellung ist der Sitz auf einem Stuhl, der Rückenlehne zugewandt. Die Füße stehen senkrecht unter den Knien. Das Gesäß ist gleichmäßig belastet. Becken und Brustkorb stehen vertikal. Die mediale Seite der Oberschenkel berührt die Stuhllehne seitlich. Es darf ein leichtes Ziehen der Adduktoren spürbar sein. Die Arme stützen sich vorne auf der Stuhllehne ab.

Der Patient achtet darauf, daß

- die Fersen den Bodenkontakt behalten und der Druck innerhalb des Vorfußes nicht zunimmt,
- die Füße nicht nach vorne, extensorisch in den Kniegelenken, wegrutschen,
- der Kontakt der Oberschenkel mit der Stuhllehne keinen unangenehmen Druck auslöst,
- das Becken sich nicht nach hinten, extensorisch in den Hüftgelenken, neigt.

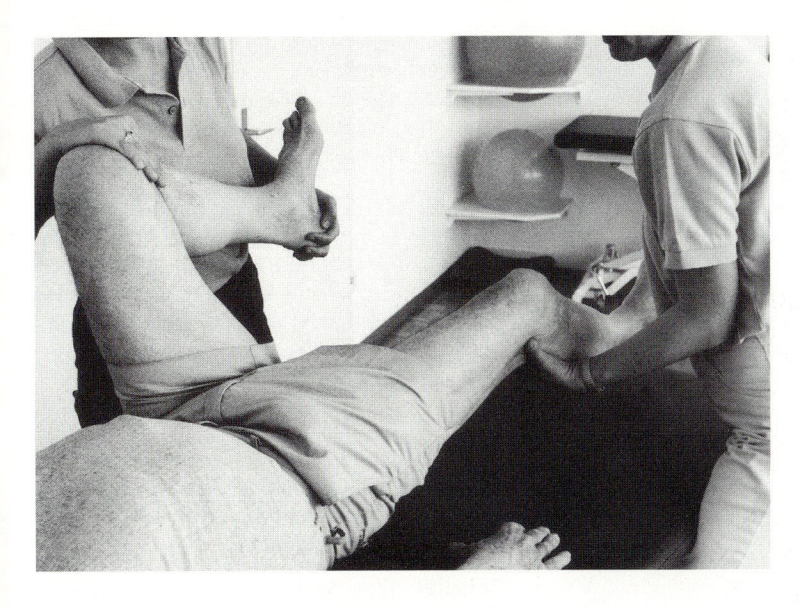

Abb. 2.30 Mobilisation des rechten Hüftgelenkes in Extension von distal und proximal. Während das rechte Bein im Hüftgelenk extendiert wird, bewirkt die gleichzeitige maximale Flexion im linken Hüftgelenk weiterlaufend eine Drehung des Beckens, flexorisch in der LWS und extensorisch im rechten Hüftgelenk von proximal.

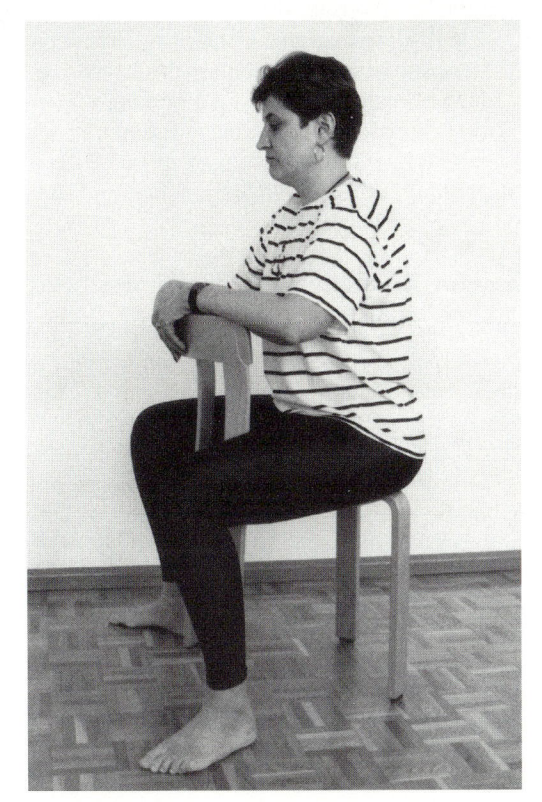

Abb. 2.31 a u. b
a Der Reitsitz zur Dehnung der Hüftgelenkadduktoren. Die Patientin darf nur soweit vorrutschen, als die Rückenlehne keinen unangenehmen Druck auf die Oberschenkel verursacht. Gleichzeitig kontrolliert die Patientin den guten Kontakt beider Fersen mit dem Boden.

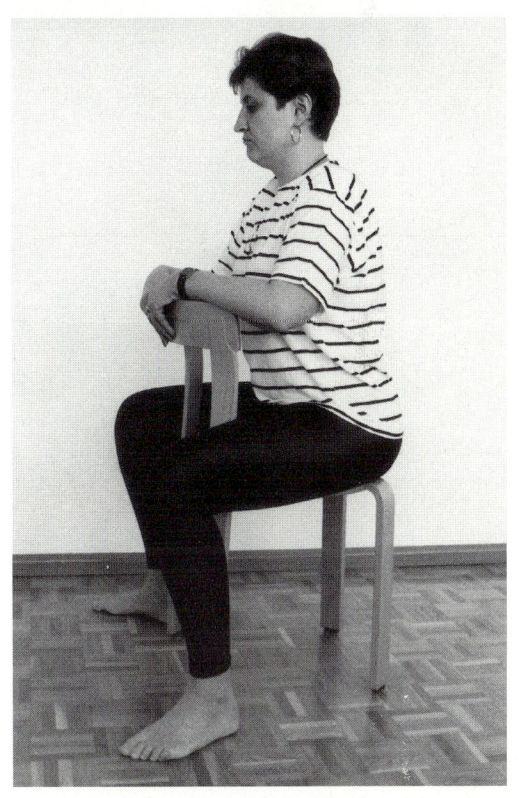

b Als Steigerung kann die Patientin mit den Händen an der Lehne den geraden Rücken vom Becken aus, flexorisch in den Hüftgelenken, nach vorne ziehen. In dieser Stellung kurze Zeit verweilen und wieder nachgeben.

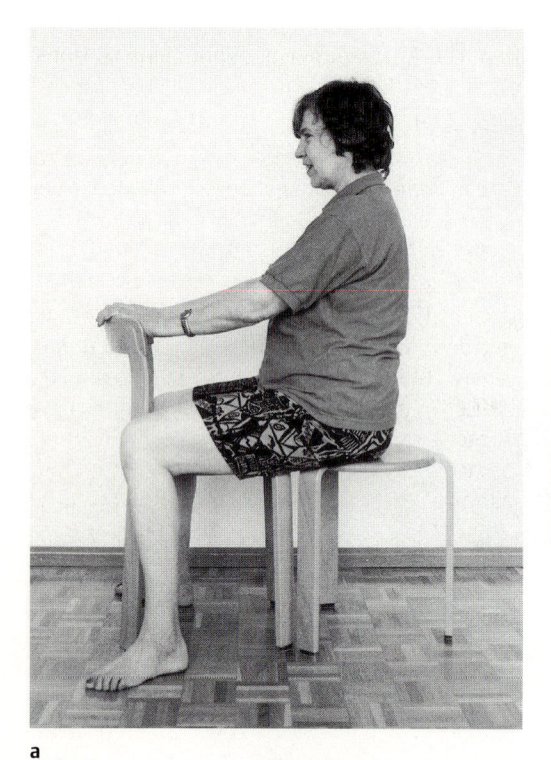

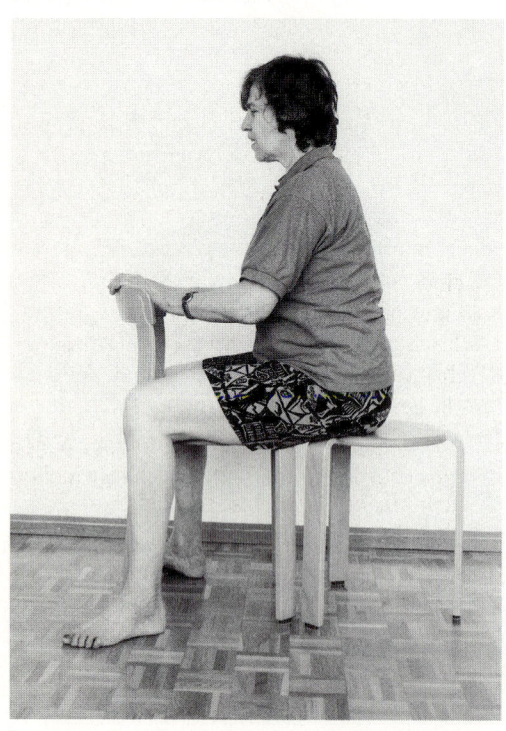

> Zur Steigerung kann der Patient das Becken zusätzlich zeitweise wenig nach vorne neigen, flexorisch in den Hüftgelenken. Er kann dies über einen leichten Zug der Arme an der Stuhllehne einleiten.

Der Patient sollte Dehnstellungen täglich einnehmen. Dabei bewährt es sich, wenn diese fest in den Tagesablauf integriert werden können. Der Patient könnte den Reitsitz beispielsweise immer während des Frühstücks einnehmen. Dadurch besteht eine gewisse Sicherheit, daß die Dehnstellungen regelmäßig eingenommen und nicht vergessen werden.

> Nicht jede verkürzte Muskulatur muß gedehnt werden. Zur Beurteilung der notwendigen Dehnungen ist das Bewegungsverhalten des Patienten ausschlaggebend.

■ **Beispiel:** Eine verkürzte Ischiokruralmuskulatur bei ausgeprägten Paresen der Hüftgelenks-Extensoren verhindert im Stand eine zu starke Flexionsstellung des Beckens in den Hüftgelenken und die damit verbundene Falltendenz nach vorne/unten mit sekundären Schubbelastungen der LWS. Eine Dehnung der Ischiokruralmuskulatur wäre hier nicht indiziert.

Z: Erhalten von Stehfähigkeit und Transfers

Die Stehfähigkeit bestimmt in einem wesentlichen Ausmaß den Grad der Selbständigkeit der Patienten. Stehen bedeutet Gewicht auf den Beinen tragen zu können. Soll dabei die Belastung der Wirbelsäule möglichst gering gehalten werden, so müssen Becken, Brustkorb und Kopf über der Unterstützungsfläche in einer in sich stabilisierten Körperlängsachse eingeordnet werden. Aber auch im Niveau Hüft- und Kniegelenk sollen, bei einer optimalen Gewichtsübertragung, negative Schubbelastungen vermieden werden. Die Beine befin-

Abb. 2.**32 a u. b** Reitsitz zur Dehnung der Hüftgelenkadduktoren. Bei deutlicher Bewegungseinschränkung muß die Sitzfläche eventuell durch das Zustellen eines zweiten Stuhles (mit derselben Höhe) verlängert werden.

den sich in Stützfunktion, charakterisiert durch das sichernde Gewinde der rotatorischen aktiven Widerlagerung: außenrotatorische Aktivität im Hüftgelenk, pronatorische Verschraubung im Vorfuß (vgl. Kap. 2.1.3).

Für die Beurteilung des Standes werden folgende kritische Achsen zu Hilfe genommen:

- die funktionellen Fußlängsachsen stehen horizontal und parallel zueinander,
- die funktionellen Beinlängsachsen und die Körperlängsachse stehen vertikal,
- die Flexions- und Extensionsachsen der WS sowie der Beine in Normspur stehen frontotransversal und horizontal.

Die Auswirkung des Druckes bei deutlich erhöhtem pathologischen Extensionstonus, die damit verbundenen Änderungen der Gelenkstellungen sowie der Kraftverlust, bedingt durch reziproke Hemmung, haben zur Folge, daß der optimale Stand der Norm sicher nicht erreicht werden kann. Beim Erhalten der Stehfähigkeit müssen deshalb Anpassungen gesucht werden.

> Für den Patienten mit Paraspastik ist das Erhalten der Stehfähigkeit, auch wenn einzelne Gelenkstrukturen dabei stark belastet werden, von zentraler Bedeutung. Durch die Stimulation der Gewichtsübertragung kann der Ausbildung eines pathologisch erhöhten Flexionstonus der unteren Extremität wirksam entgegengearbeitet werden. Dies bestimmt in bedeutendem Ausmaß die noch verbleibende Selbständigkeit des Patienten (vgl. Kap. 2.3).

M: Einsatz von Stehtisch und Standing

Stehtisch

Der Stehtisch bietet primär eine große dorsale Kontaktfläche, wodurch Gewichte abgegeben werden können und der Patient eine gute Unterstützung findet. Mit zunehmender Neigung des Tisches aber entsteht eine Rutschtendenz nach vorne unten welche, ohne Fixation, durch fallverhindernde Aktivitäten der Bein- und Rumpfmuskulatur kontrolliert werden muß. Mit Hilfe von Fixationsgurten unterhalb der Kniegelenke, über Becken- und Hüftgelenke bzw. Brustkorb kann diese aktive muskuläre Kontrolle reduziert oder gar aufgehoben werden. Die Auswahl der notwendigen Fixationsgurten wird dabei durch das Ausmaß der bestehenden Schwächen/Paresen bestimmt.

> Eine sichere und gute Ausgangsstellung für den Patienten kann nur erreicht werden, wenn die Füße korrekt plaziert werden. Die Fersen dürfen keinen dorsalen Kontakt mit dem Stehtisch haben.

Haben die Fersen im Stand dorsalen Kontakt mit dem Tisch, so bedeutet dies für den Patienten zuviel vorderes Gewicht. Er spürt die große Falltendenz des ganzen Körpers nach vorne unten und empfindet dies bei zunehmender Vertikalstellung als äußerst unangenehm, ja sogar beängstigend (Abb. 2.**33 a** u. **b**).

Dies kann korrigiert werden, indem die Füße, bereits in liegender Ausgangsstellung, durch Unterlagerung der Unterschenkel etwas nach vorne, in einer Frontalebene durch die Hüftgelenke, gelagert werden. Bei zunehmender Vertikalstellung des Tisches sind die Körpergewichte in bezug auf die Füße dadurch besser ausgeglichen. Der Patient spürt die Sicherheit. Diese Anpassung der Ausgangsstellung muß selbstverständlich bei jedem Patienten durchgeführt werden (Abb. 2.**33 c** u. **d**).

Stehtraining oder Vertikalisierung?

Die Neigung des Tisches und die dadurch entstandene Rutschtendenz bedeutet Gewichtsübertragung auf die Füße. Becken und Brustkorb aber haben dorsalen Kontakt mit dem Tisch, ihr Gewicht kann abgegeben werden. Die kranial liegenden Körpergewichte müssen dadurch nicht über einer Unterstützungsfläche, gebildet durch den Kontakt der Füße am Boden, kontrolliert werden.

> Der „Stand" mit Hilfe des Stehtisches bedeutet Vertikalisierung. Er darf nicht als funktionelles Stehen betrachtet werden.

Durch das Vertikalisieren im Stehtisch kann ein funktionelles Stehtraining vorbereitet werden. Auch verschiedene weitere Therapieziele können im Stehtisch verfolgt werden.: z.B. Kreislauftraining, Prophylaxe zur Osteoporose, psychologischer Effekt.

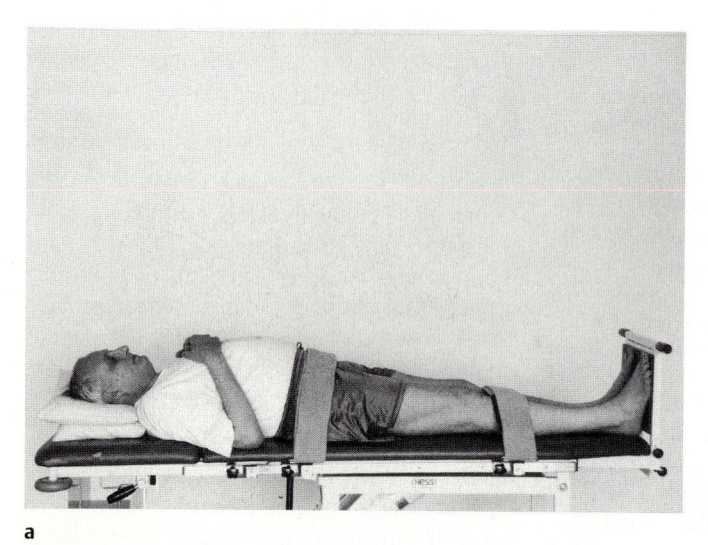

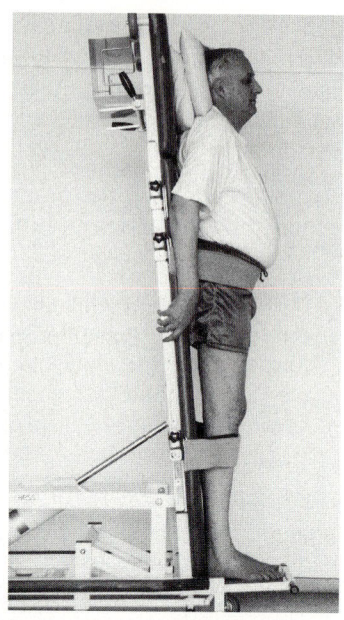

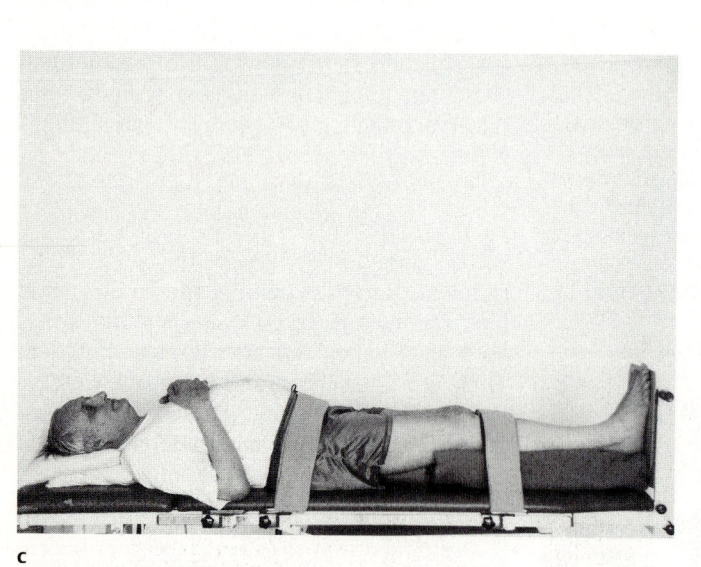

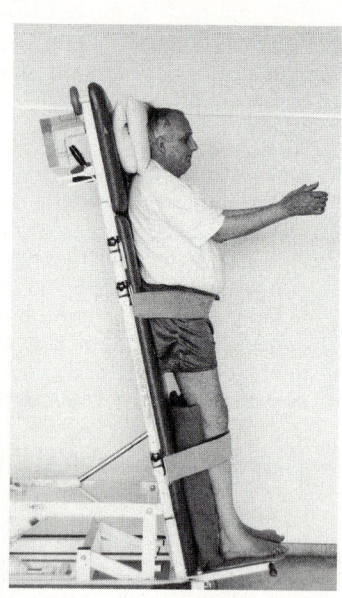

Abb. 2.33 a–d

a Schlechte Ausgangsstellung zur Vertikalisierung. Der Patient liegt in einer unkontrollierten Rückenlage, die Fersen haben Bankkontakt.

b Bei dorsalem Kontakt der Fersen mit der Unterlage spürt der Patient bei zunehmender Vertikalisierung die große Falltendenz nach vorne unten, spontan klammert er sich mit beiden Händen an der Bankseite fest. Der Patient empfindet die Stellung als unangenehm, ja sogar beängstigend.

c Bereits in liegender Ausgangsstellung wird die Stellung der Füße durch adäquate Unterlagerung der Unterschenkel kontrolliert. Bei großen Füßen muß das Stehbrett am Tischende eventuell verlängert werden, damit noch immer die ganze Fußsohle Kontakt finden kann.

d Im Stand sind die Körpergewichte in bezug auf die Füße nun ausgeglichen. Der Patient spürt die Sicherheit und kann sogar problemlos das ventrale Armgewicht halten.

Spezifische Therapieziele zum Training der Extremitäten- und Rumpfaktivitäten

Z: *Vertikalisierung zur Förderung der Extensorendominanz*

Bei schwerstbehinderten Patienten wird mit Hilfe des Vertikalisierens bewußt die Stimulation des Gewichtes auf den Füßen genutzt, um die Extensoren-Dominanz zu erhalten und dadurch einem beginnenden pathologisch erhöhten Flexionstonus vorzubeugen.

Die Stimulation der Extensoren-Dominanz kann zudem mit zusätzlichen Widerständen in Extension verstärkt werden. Diese manuellen Widerstände können an den Extremitäten oder auch am Rumpf gegeben werden (Abb. 2.**34 a–c**).

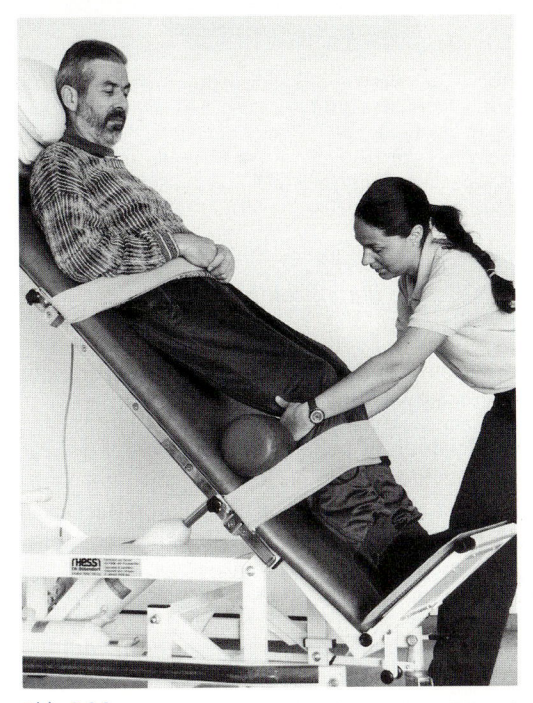

Abb. 2.**34 a–c**

a Zur Stimulation der Extensoren-Dominanz bei pathologisch erhöhtem Flexionstonus gibt die Therapeutin einen Widerstand an beiden Knien. Der Patient wird aufgefordert, beide Knie so gut wie möglich gegen die Hände der Therapeutin zu drücken.

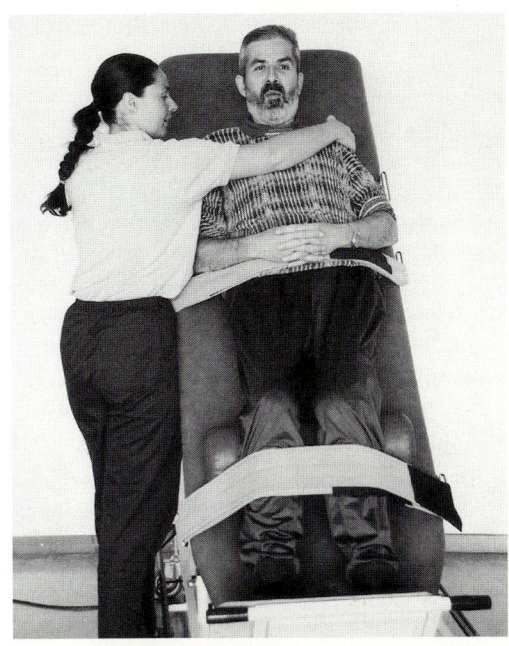

b Die Therapeutin setzt den Widerstand proximal am Rumpf. Der Patient wird aufgefordert, beide Schultern zurückzustoßen. Zunehmender pathologisch erhöhter Extensionstonus der unteren Extremität ist erwünscht.

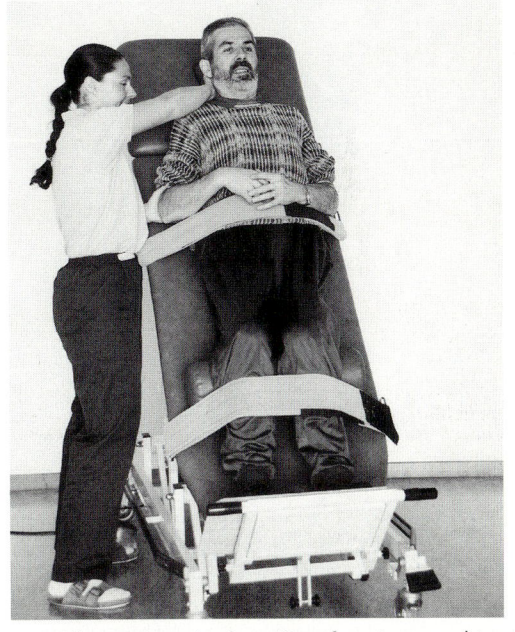

c Widerstand proximal am Rumpf sowie am rechten Arm. Der Patient wird aufgefordert, Kopf und rechten Ellbogen zurückzustoßen. Auch hier ist ein zunehmender pathologisch erhöhter Extensionstonus der unteren Extremität erwünscht.

Z: Kontrollierte Teilbelastung und Spastikkontrolle

Durch angepaßte Neigung des Tisches kann gezielt eine kontrollierte Teilbelastung der Beine hervorgerufen werden, um geschwächte Muskulatur zu trainieren, aber auch zur Spastikkontrolle bei deutlicher oder diskreter Spastik. Je steiler die Neigung, desto mehr Gewicht wird auf die Beine übertragen. Dabei wird mit weniger oder keinen Fixationshilfen gearbeitet und selbstverständlich wieder auf eine korrekte Ausgangsstellung der Füße, die eine optimale Gewichtsübertragung erst gewährleistet, geachtet (Abb. 2.**35** u. 2.**36**).

> Der zunehmende Druck innerhalb der Füße darf kein „Wegdrücken" im Sinne eines pathologisch erhöhten Extensionstonus bewirken. Die Kniegelenke müssen ihre leicht deblockierte Stellung beibehalten und dürfen ihren Abstand zueinander nicht verändern.

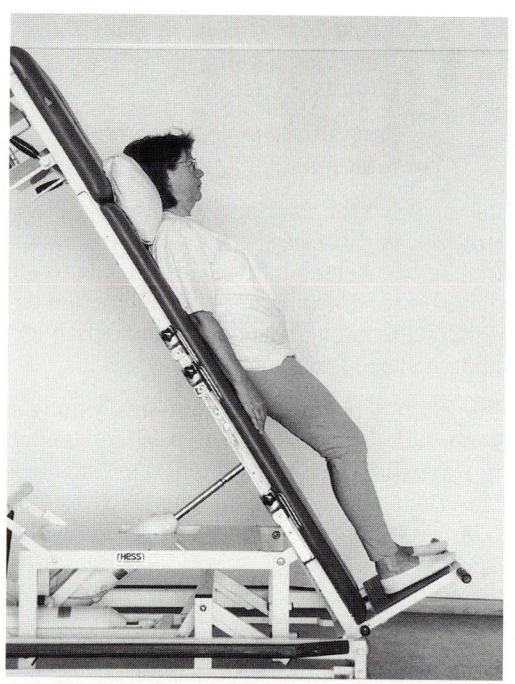

Abb. 2.**36** Bei guter muskulärer Kontrolle kann auf die Fixationshilfen verzichtet werden. Bei zunehmender Neigung des Tisches und dadurch zunehmender Belastung der Beine kontrolliert die Patientin die unveränderte Kniegelenkstellung sowie die gleichmäßige Druckverteilung innerhalb der Füße.

Z: Rumpftraining

Schließlich kann durch angepaßte Neigung auch ein Rumpftraining bei Teilbelastung der Beine aufgebaut werden.

> **Beispiel:** In beliebiger Neigung soll der Patient den dorsalen Kontakt mit dem Stehtisch abbauen und Brustkorb und Becken in die vertikal stehende Körperlängsachse einordnen (Abb. 2.**37 a** u. **b**).

Der Abbau der dorsalen Kontaktfläche und die Vertikalstellung des Rumpfes fordern vom Patienten konzentrische Aktivität der ventralen Rumpf- und Hüftgelenkmuskulatur. Je geringer die Neigung des Stehtisches, desto größer die geforderte Aktivität gegen die Schwerkraft.

Aus der vertikalen Ausgangsstellung des Rumpfes bedeutet nun jede *Rück*neigung der

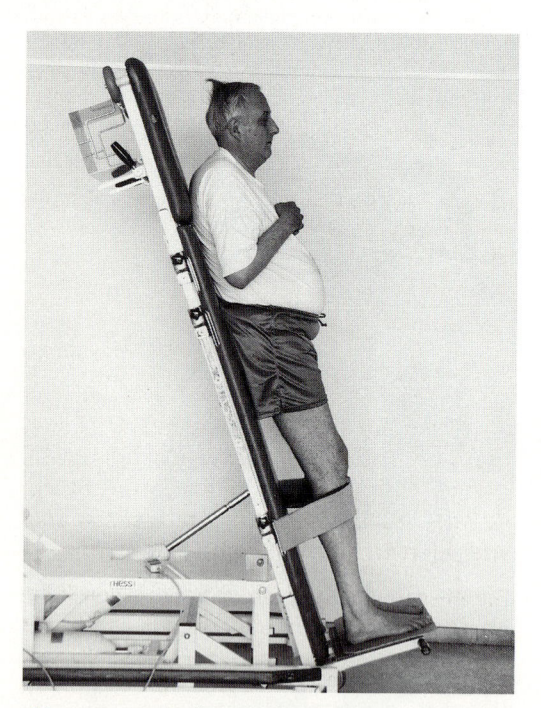

Abb. 2.**35** Kontrollierte Teilbelastung der unteren Extremität bei guter Spastikkontrolle. Ein Fixationsgurt unterhalb der Kniegelenke verhindert ein ungewolltes Zusammensinken der Beine bei fehlender Muskelkraft.

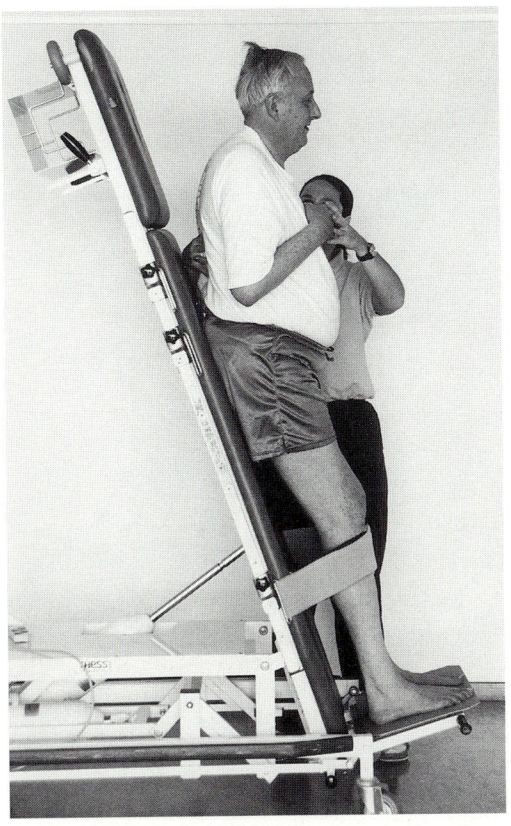

Abb. 2.37 a u. b
a Als zusätzliches Rumpftraining bei kontrollierter Teilbelastung der Beine wird der Patient aufgefordert, Brustkorb und Becken in die Vertikale einzuordnen.

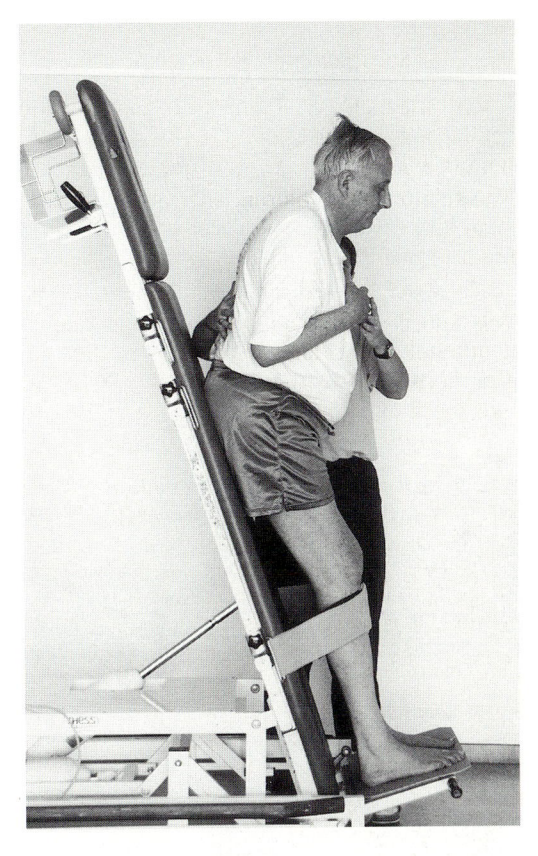

b Exzentrisch fallverhindernde Aktivität der dorsalen Rumpfmuskulatur durch Vorneigung der stabilisierten Körperlängsachse.

in sich stabilisierten Körperlängsachse exzentrische Aktivität der ventralen, jede *Vorneigung* exzentrische Aktivität der dorsalen Rumpf- und Hüftgelenkmuskulatur. Die Anforderung an die Rumpfstabilisation kann zudem durch das zusätzliche Gewicht der Arme bzw. durch Armbewegungen gesteigert werden (Abb. 2.**38 a–d**).

Einsatz bei diskreten Symptombildern

Der Stehtisch wird auch in der Therapie bei diskreteren Symptombildern mit großem Erfolg eingesetzt. Dabei wird selbstverständlich ohne Fixationshilfen gearbeitet. Durch die Möglichkeit der unterschiedlichen Neigung des Tisches kann gezielt die Einwirkung der Schwerkraft auf bestimmte Muskelgruppen bestimmt werden.

Als *Beispiel* dient eine Übung aus der Gangschulung, in der die Kontrolle der Rotation im Hüftgelenk bewußt trainiert wird, die abduktorische und extensorische Stabilisation aber erleichtert werden soll (Abb. 2.**39a–c**).

Die Ausgangsstellung der Übung ist der Stand im Stehtisch, ohne Fixationsgurte, bei einer Neigung des Tisches von ca. 60°. Der Patient wird aufgefordert, das linke Bein vermehrt zu belasten. Becken und Brustkorb werden dadurch nach links verlagert. Das linke Bein kommt in vermehrte Stützaktivität, das rechte Bein darf nur noch mit seinem Eigengewicht Druck auf die Unterlage ausüben. Nun soll das Becken den Kontakt mit dem Tisch verlieren.

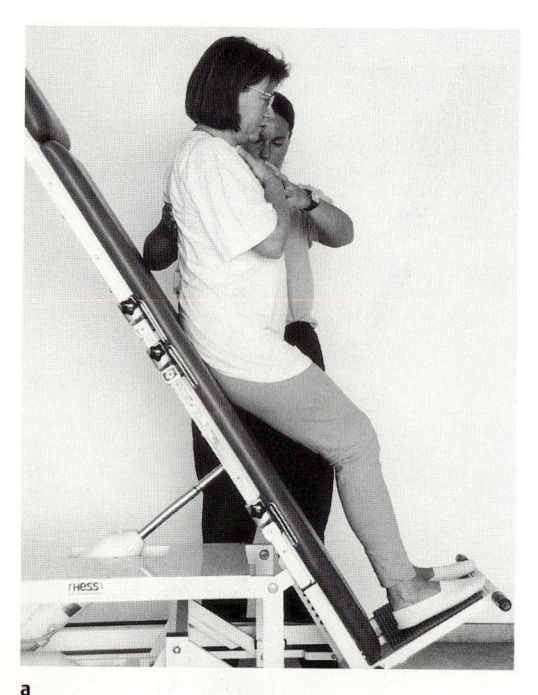

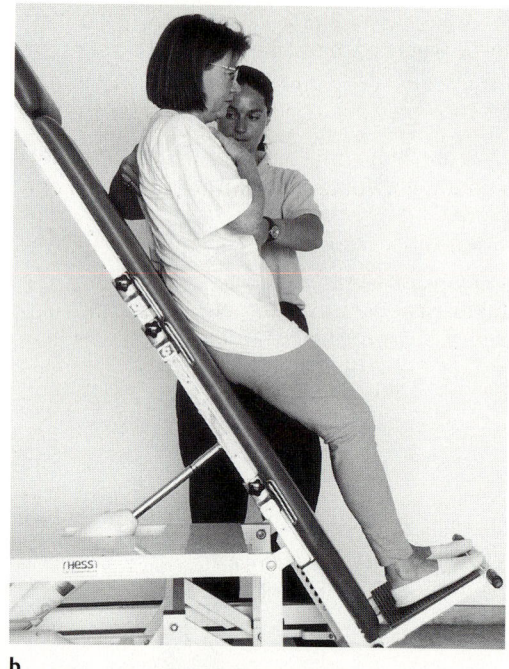

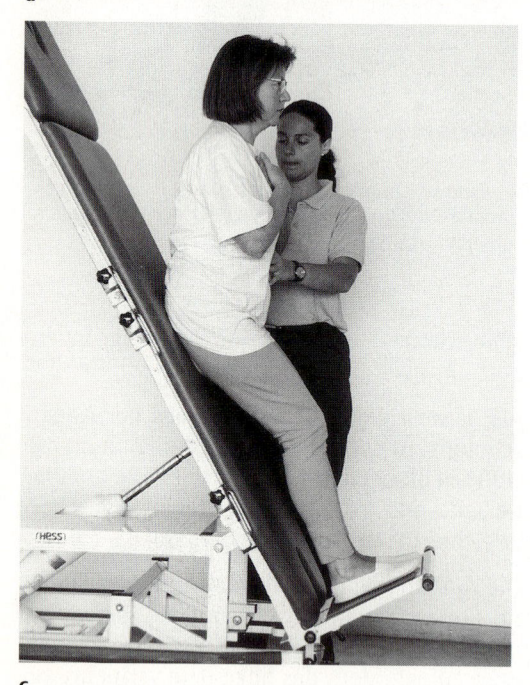

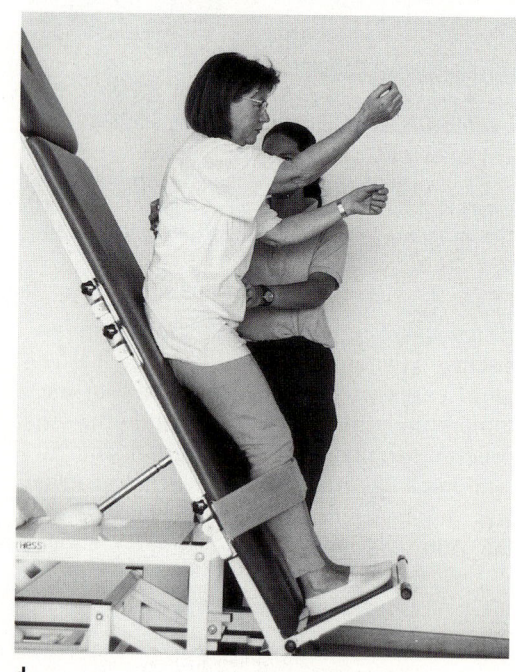

Abb. 2.38 a–d
a Die Patientin wird aufgefordert, Becken und Brustkorb vertikal einzustellen. Die Stellung der Kniegelenke bleibt dabei unverändert.
b u. c Exzentrisch, fallverhindernde Aktivität der ventralen bzw. dorsalen Rumpfmuskulatur durch kontrollierte Rückneigung bzw. Vorneigung der stabilisierten Körperlängsachse. Die Stellung der Kniegelenke bleibt unverändert.
d Über Armbewegungen wird das Rumpftraining gesteigert. Ist die Kontrolle der Kniegelenkstellung erschwert, so kann eine gelockerte Bandage unterhalb der Kniegelenke als Wahrnehmungshilfe dienen.

Rechtes und linkes Hüftgelenk werden nach vorne wenig nach oben gebracht. Achtung: Das Becken darf dabei nicht durch eine vermehrte LWS-Extension nach vorne gebracht werden.

Wird die Bedingung gestellt, daß die Spinaverbindung horizontal und frontotransversal eingestellt bleibt, so muß dies im Standbein-Hüftgelenk extensorisch, abduktorisch und innenrotatorisch kontrolliert werden. Die abduktorische Verankerung wird erleichtert, indem das Gewicht des Brustkorbes abgegeben ist und das Gewicht des Beckens nicht gegen die volle Schwerkrafteinwirkung gehalten werden muß. Die extensorische Stabilisation wird durch die entstandene Brückenaktivität, bedingt durch den dorsalen Kontakt des Brustkorbes mit dem Tisch, ebenfalls deutlich erleichtert. Die innenrotatorische Kontrolle im Hüftgelenk aber wird primär durch die Neigung des Tisches hervorgerufen. Die Innenrotatoren müssen nun gegen die Einwirkung der Schwerkraft arbeiten. Das Ausmaß der Neigung des Tisches bestimmt deshalb primär die Anforderung an die stabilisierende Kraft der Rotatorengruppe.

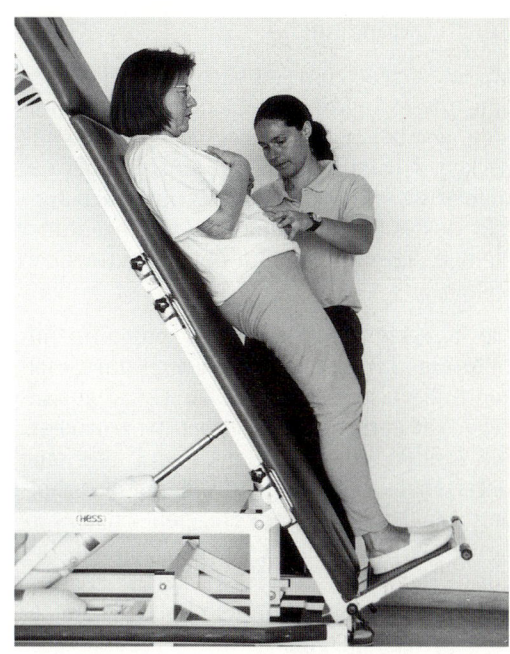

b Die Patientin wird aufgefordert, mit dem Gesäß den Kontakt mit der Unterlage aufzugeben, das Becken gleichmäßig nach vorne oben zu bringen.

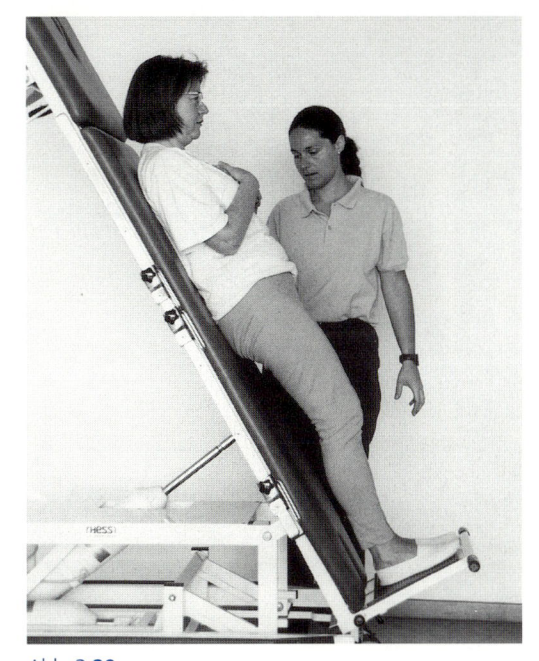

Abb. 2.**39 a–c**
a Ausgangsstellung in kontrollierter Teilbelastung bei vermehrter Stützaktivität rechts.

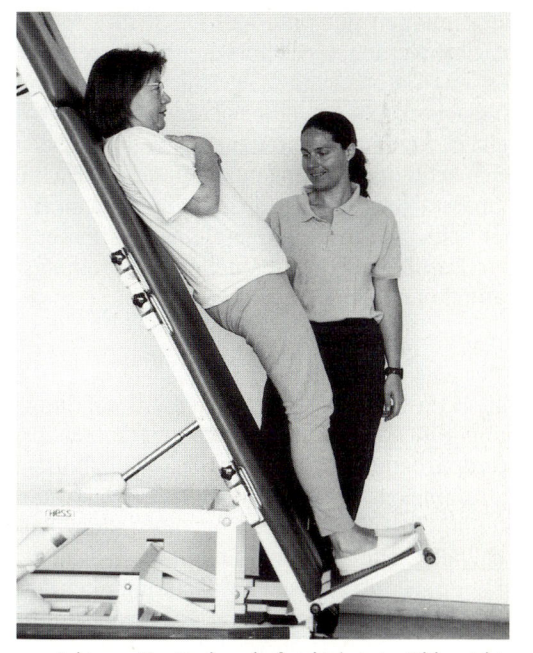

c Achtung: Das Becken darf nicht (wie im Bild ersichtlich) durch vermehrte Extension der LWS nach vorne oben gebracht werden. Auch der Schultergürtel sollte entspannt auf dem Brustkorb liegen bleiben!

Standing

Im Unterschied zum Stehtisch wird beim Standing immer aus einer vertikalen Ausgangsstellung gearbeitet. Der Oberkörper steht frei, Becken, Brustkorb und Kopf müssen über der Unterstützungsfläche, gebildet durch den Kontakt der Füße mit dem Boden, eingeordnet bleiben. Dies entspricht dem funktionellen Stehen.

Die korrekte Stellung des Beckens wird mit Hilfe eines Fixationsgurtes dorsal am Gesäß kontrolliert. Der Gurt muß dem Gesäß gut anliegen, er darf nicht nach oben wegrutschen. Die Stellung der Kniegelenke wird über eine Unterschenkelfixation kontrolliert. Sie verhindert das Abweichen der Kniegelenke nach vorne unten. Dies muß vermieden werden. Der Vorfuß kann über dem Fußrücken fixiert werden, dorsal der Ferse gibt ein festes Fixationsband die Begrenzung.

Die Einstellung der Fixationshilfen muß selbstverständlich auf die individuelle Größe angepaßt werden. So können die Unterschenkelpolster in ihrer Höhe, die Fußfixationen in ihrer Tiefe verschieden angepaßt werden. Die Füße müssen gut unterhalb der Hüftgelenke plaziert werden, die Unterschenkelpolster sollen am Unterschenkel und nicht über dem Kniegelenk fixieren. Eine Fixation über der Patella ist für den Patienten unangenehm und oft auch schmerzhaft. Ungenügende oder falsche Anpassungen der Fixationshilfen führen zu einer schlechten Ausgangsstellung des Patienten. Das Ziel des funktionellen Stehtrainings kann dadurch nicht erreicht werden.

Z: *Funktionelles Stehtraining*

Mit Hilfe des korrekt eingestellten Standings kann ein wertvolles Stehtraining aufgebaut werden. Bedingung dafür ist, daß die Stabilisationsfähigkeit der BWS ausreicht, die vertikale Stellung des Brustkorbes beizubehalten. Bei Schwierigkeiten der BWS-Stabilisation ermöglicht ein ventraler Tisch am Standing über die Abstützung der Arme ein Teilgewicht des Brustkorbgewichts abzugeben und dadurch die Anforderung an die BWS-Stabilisation zu reduzieren (Abb. 2.**40a**). Kann die Stabilisation der BWS aber ohne Schwierigkeiten gehalten werden, so kann wiederum durch den Halteauftrag verschiedener Armstellungen, oder aber durch Armbewegungen, die keine weiterlaufenden Bewegungen auf die BWS zulassen, die Anforderung an die Stabilisation gesteigert werden (Abb. 2.**40b** u. **c**).

Z: *Funktionelles Beinachsentraining*

Selbstverständlich kann auch im Standing mit Gewichtsverschiebungen innerhalb der Unterstützungsfläche gearbeitet werden. Dabei müssen die Fixationshilfen abgebaut bzw. gelockert werden. Über die bewußte Wahrnehmung der Kontaktstellen Körper – Bandagen, bei lockerer Fixation, soll eine kontrollierte Stellung gehalten werden.

■ **Beispiel:** Durch eine frontale Gewichtsverschiebung wird der Einbeinstand erreicht. Entsprechend der mittleren Standbeinpha-

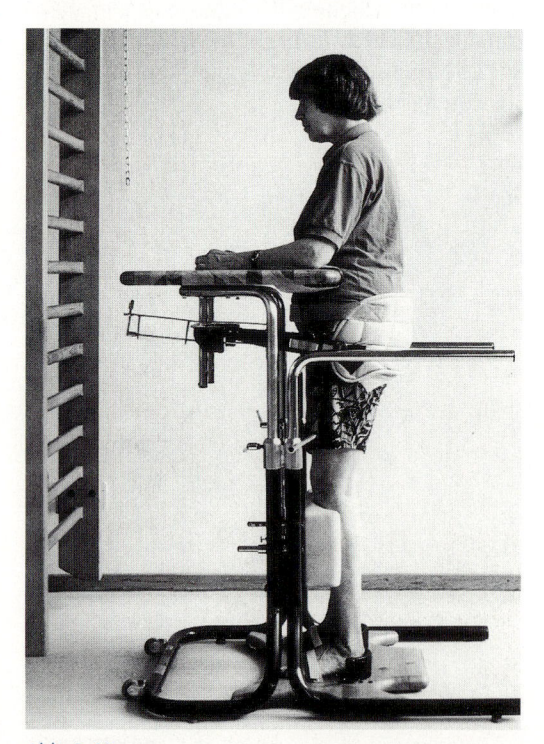

Abb. 2.**40 a–c**
a Stehtraining mit Hilfe des Standings. Über das Abstützen der Arme auf dem Tisch kann ein Teilgewicht des Brustkorbes abgegeben werden. Die BWS-Stabilisation wird dadurch erleichtert.

se soll dabei das Standbein bei ganzem Fußsohlenkontakt kontrolliert werden: Der Druck innerhalb der Fußsohle ist regelmäßig verteilt, das Kniegelenk bleibt deblockiert, das Hüftgelenk steht über dem Kniegelenk (Abb. 2.**41 a**). Eine gelockerte dorsale Bandage auf Gesäßhöhe würde die unerlaubte Bewegung der Hüftgelenke nach hinten unten begrenzt zulassen. Die Bandage dient nun nicht der absoluten Fixation, sondern primär der Wahrnehmungshilfe. Der kontrollierte Stand wird dadurch zunehmend aktiver.

Instruktion an den Patienten: „Sie spüren den Kontakt Ihres Gesäßes mit der Bandage. Diesen Kontakt wollen Sie nicht verlieren, der Druck gegen die Bandage darf aber auch nicht zunehmen" (Abb. 2.**41 b**).

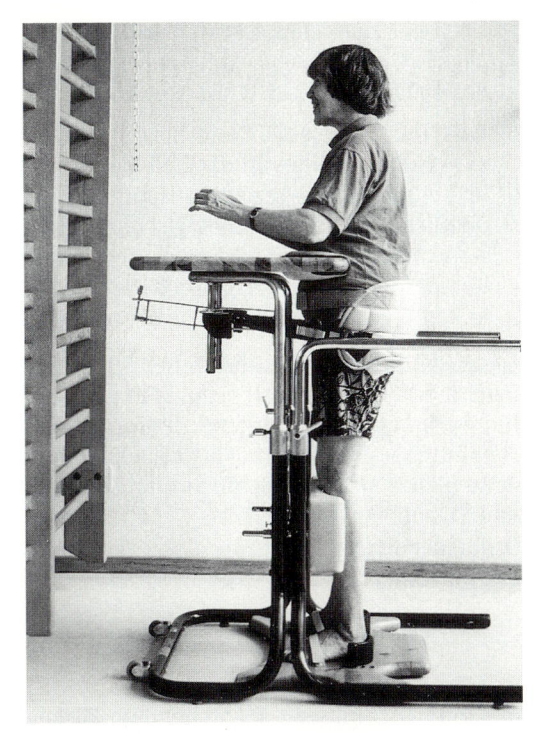

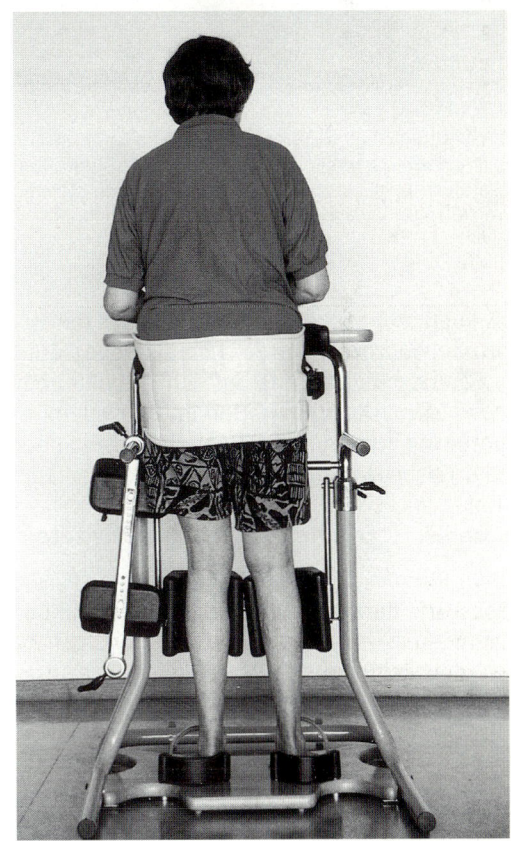

b u. c Bei guter BWS-Stabilisation kann durch das zusätzliche Armgewicht die Anforderung an die BWS-Stabilisation gesteigert werden.

Abb. 2.**41 a u. b**
a Kontrollierte frontale Gewichtsverschiebung im Stand nach links mit Hilfe des Standings.

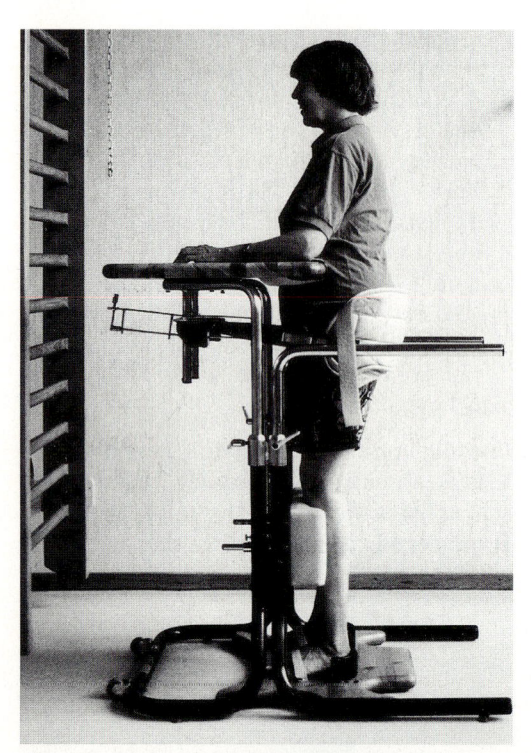

b Bei guter Kontrolle kann die dorsale Bandage am Gesäß gelockert werden. Sie dient nun der bewußten Wahrnehmung einer unerwünschten Flexionsstellung im Hüftgelenk während der Gewichtsverschiebung zur Seite.

Dadurch kontrolliert der Patient über die bewußte Wahrnehmung der Kontaktstelle Gesäß – Bandage die Stellung der Hüftgelenke über den Füßen. Die Stabilisation im Hüftgelenk in bezug auf unerwünschte Abweichungen in der Sagittalebene wird trainiert.

Z: Erhalten der Rumpfaktivitäten

Dem Rumpftraining bei Patienten mit (Para-)Spastik kommt aus mehreren Gründen ein hoher Stellenwert zu:

- Jede distale Extremitätenfunktion in Spiel- oder in Stützfunktion ist immer abhängig von einer guten proximalen Stabilisation.
- **Beispiel:** Der kontrollierte Einbeinstand bedingt die abduktorische Verankerung des Beckens im Standbein-Hüftgelenk bei gleichzeitiger lateralflexorischer Verankerung im Rumpf kontralateral.
- Über eine gute Rumpfaktivität kann oft eine angepaßte Kompensation für fehlende Extremitätenfunktionen gefunden werden.
- **Beispiel:** Eine fehlende ventrale Muskelaktivität des Beines in der Spielbeinphase, bedingt durch die reziproke Hemmung bei deutlich erhöhtem pathologischen Extensionstonus, kann im Sinne einer angepaßten Kompensation über die laterale und ventrale Rumpfmuskulatur kompensiert werden.

Die Auswirkung eines vorherrschenden pathologisch erhöhten Extensionstonus und die damit verbundene Auswirkung der reziproken Hemmung v.a. der ventralen Muskelkette bedeuten aber nicht nur Behinderung der Spiel- und Standbeinaktivitäten. Die Gefahr ist groß, dadurch auch die Kontrolle über den freien Sitz zu verlieren.

Anforderungen an die Kontrolle des freien Sitzes

Der freie Sitz, mit vertikal stehendem Becken und horizontal eingestellten Oberschenkeln, bedingt eine muskuläre Aktivität der ventralen Hüftgelenkmuskulatur. Dies ist notwendig, um das Becken in seiner vertikalen Einordnung halten zu können.

- Fehlt die ventrale Verankerung im Hüftgelenk, so neigt sich das Becken, bedingt durch die Schwerkraft, nach hinten. Es kommt zur Extension in den Hüftgelenken von proximal und weiterlaufend zur Flexion von LWS und BWS. Die Körperlängsachse wird dadurch destabilisiert (Abb. 2.**42**).
- Bei deutlicher (Para-)Spastik bedeutet die Extensions-Stellung des Beckens in den Hüftgelenken eine Zunahme des pathologischen Extensionstonus. Der Druck von distal nimmt zu und verstärkt die Extensions-Stellung in den Hüftgelenken sowohl von proximal als auch von distal. Der freie Sitz wird dadurch zunehmend unmöglich.

Zu Erleichterung der Kontrolle im freien Sitz dient deshalb der Hochsitz. Durch die Neigung der Oberschenkel entsteht eine Zugwirkung nach vorne unten, die das Erhalten der Vertikalstellung des Beckens deutlich erleichtert (Abb. 2.**43**). Allerdings muß darauf geachtet werden, daß es bei zunehmender Sitzhöhe zur

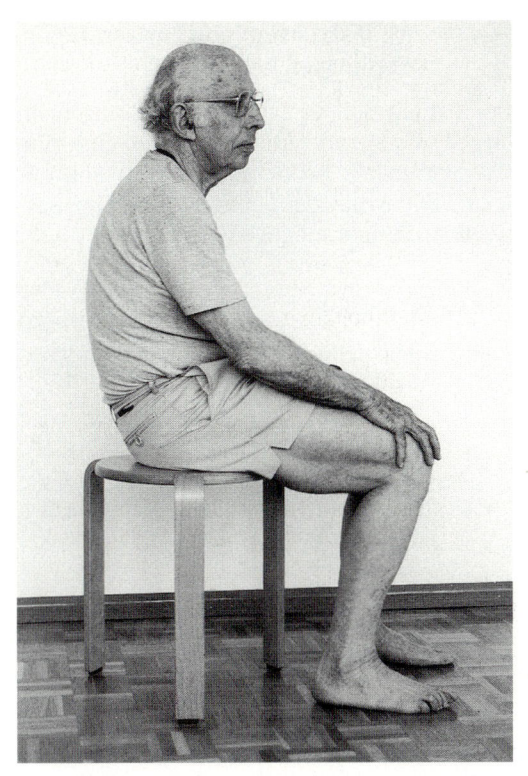

Abb. 2.42 Der freie Sitz mit destabilisierter Körperlängsachse. Kann das Becken die Vertikalstellung nicht einnehmen, so bedeutet die Extensionsstellung des Beckens in den Hüftgelenken immer die Gefahr der unerwünschten Zunahme eines pathologisch erhöhten Extensionstonus.

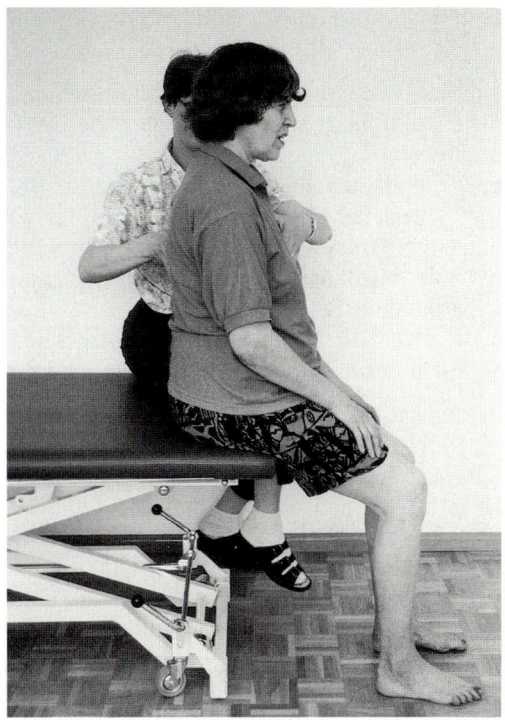

Abb. 2.43 Als Erleichterung der Kontrolle im freien Sitz dient der Hochsitz. Durch die Neigung der Oberschenkel entsteht eine Zugwirkung nach vorne unten, die die korrekte Stellung des Beckens und damit die Einordnung von Becken und Brustkorb in eine vertikal stehende Körperlängsachse deutlich erleichtert.

vermehrten Extensions-Stellung in den Hüftgelenken und im Kniegelenk kommt, und dadurch auch die Gefahr der pathologischen Tonuserhöhung steigt.

Das Rumpftraining hat in der Behandlung von Patienten mit Paraspastik einen zentralen Stellenwert. Die Möglichkeiten des Trainings sind vielfältig. Aus funktioneller Sicht kann das Rumpftraining in die folgenden 4 Stufen eingeteilt werden:

1. Stabilisation der BWS im aufrechten Sitz bei gut eingeordneter Körperlängsachse,
2. Stabilisation der BWS bei distalen Bewegungsimpulsen,
3. Stabilisation der Körperlängsachse im Sinne der kontrollierten Vor- und Rückneigung im Sitz,
4. Training selektiver Bewegungen des Beckens konzentrisch bzw. exzentrisch fallverhindernd, bei stabilisierter BWS.

Die Übungsauswahl bzw. der gewählte Schwierigkeitsgrad der Übungen ist selbstverständlich immer abhängig vom Ausmaß der Behinderung des Patienten bzw. seiner Symptomatik.

▌ Übungsbeispiele zum funktionellen Rumpftraining vgl. Kap. 1.5.2.

Z: Lockerung sekundärer Überlastungen

Patienten mit Paraspastik zeigen primär sekundäre Überlastungen in den lumbalen Abschnitten der Wirbelsäule sowie in der Schultergürtelmuskulatur bzw. in den Armen. Dies erklärt sich sowohl durch die Haltung des Patienten als auch durch die notwendigen Kompensationsmechanismen.

Kann die Auswirkung der Spastizität im Stand nicht kontrolliert werden, so führt die Flexionsstellung des Beckens in den Hüftgelenken und die daraus folgende Hyperlordose der LWS sowie die Vorneigung des Rumpfes zu deutlichen lumbalen Schubbelastungen. Die lumbale Muskulatur muß zudem konstant fallverhindernd aktiviert werden. Es kommt zu deutlichen, oft schmerzhaften muskulären Verspannungen.

Ist der Patient noch gehfähig, so müssen die schweren steifen Beine über vermehrte Rumpfaktivität nach vorne gebracht werden. So kann beispielsweise durch die fehlende ventrale Verankerungsfähigkeit im Hüftgelenk das Spielbein kompensatorisch lateralflexorisch an den Rumpf gehängt werden und über eine verstärkte Flexionsbewegung der oberen LWS nach vorne gebracht werden. Dies führt ebenfalls zu deutlichen lumbalen Überbelastungen.

Bei dominanter Paraspastik mit ausgeprägter reziproker Hemmung und zusätzlichen zentralen Schwächen der ventralen Bein- und Rumpfmuskulatur kann ein ausgeprägter Einsatz der zervikalen Muskulatur beobachtet werden. Bein- und Rumpfgewicht werden in der Spielbeinphase an die zervikale Muskulatur gehängt, die ihrerseits verständlicherweise schnell mit schmerzhaften Verspannungen antwortet.

In der Therapie muß versucht werden, schmerzhaft verspannte Muskulatur zu lockern und Überlastungen passiver Strukturen entgegenzuwirken. Folgende Maßnahmen können dabei behilflich sein:

- Instruktion von Entlastungsstellungen,
- Wärmepackungen,
- Massagetechniken,
- Lockerung im Schlingentisch.

M: Instruktion von Entlastungsstellungen (vgl. Kap. 2.2)

Der Patient soll verschiedene Stellungen im Liegen und Sitzen kennen, in denen eine gute Gewichtsabgabe bei optimaler Spastikkontrolle und Entlastung der überbeanspruchten passiven Strukturen möglich ist.

Übungsbeispiel

Entlastungsstellung im Liegen: die unterstützte Seitlage links (nach Künzle, Abb. 2.**44**)

- Ein kleines, festes Kissen zwischen die Knie schieben. Hüft- und Kniegelenke sind deutlich flektiert.
- Der obere rechte Fuß liegt hinter dem andern auf dem Bett, dadurch kommt das Hüftgelenk spastikkontrollierend in eine leichte Außenrotationsstellung.
- Ein großes festes Kissen liegt vor dem Bauch. Durch eine minimale Drehung nach vorne kann das Bauchgewicht gut auf das Kissen abgegeben werden. Dadurch wird der Rücken gut entlastet. Gleichzeitig unterpolstert das Kissen den ganzen rechten Arm. Er liegt leicht gebeugt und bequem in Schulterhöhe.
- Ein kleines, der Schulterbreite angepaßtes Kissen unterstützt den Kopf. Es darf nicht unter den Schultern liegen.

Entlastungsstellung im Sitz (nach Künzle, Abb. 2.**45**)

- Brustkorb, Kopf und Arme liegen auf einem dicken, festen Kissen auf dem Tisch. Die Schultern und Oberarme sind durch das Kissen gut unterpolstert, die Ellbogen liegen seitlich auf dem Tisch.
- Die Beine sind in den Hüftgelenken transversalabduziert. Wird ein Kissen zwischen die Knie gebracht, um die Stellung zu halten, so muß darauf geachtet werden, daß es nicht zu einer Druckzunahme der Knie gegen das Kissen kommt.
- Die Füße haben mit der ganzen Fußsohle Bodenkontakt, es darf zu keiner Druckzunahme unter dem Vorfuß kommen.

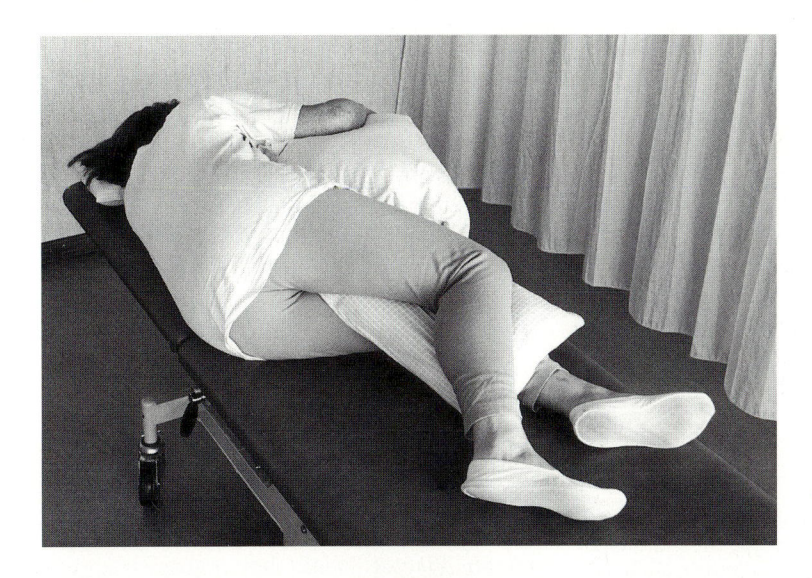

Abb. 2.44 Entlastungsstellung im Liegen: unterstützte Seitlage links.

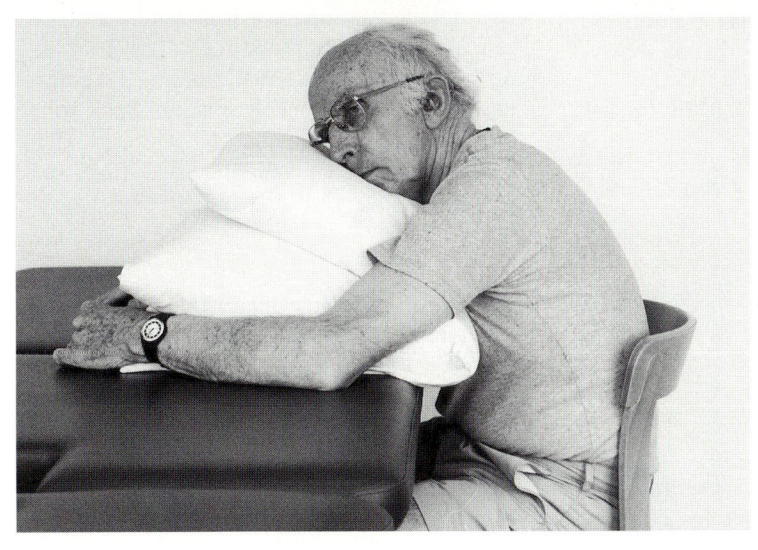

Abb. 2.45 Entlastungsstellung im Sitz. Zur Entlastung der zervikalen- und der Schultergürtelmuskulatur soll der Patient mit Hilfe eines großen Kissens und der ventralen Anlehnung im Sitz am Tisch bzw. am Kissen die Gewichte von Kopf, Armen und Brustkorb optimal abgeben können. Bei Bedarf soll der Patient diese Stellung mehrmals täglich 5–10 Min. einnehmen.

M: Wärmepackungen

Selbstverständlich muß auch hier auf eine optimale Lagerung geachtet werden.

Bei pathologisch erhöhtem Extensionstonus gilt in Rückenlage grundsätzlich folgendes:

- Hüft- und Kniegelenke niemals in Extensionsstellung,
- leichte Abduktionsstellung der Beine in den Hüftgelenken,
- gute Unterpolsterung der Arme und des Schultergürtels,
- gute Unterstützung des Kopfes: ein kleines, festes Kissen unter dem Kopf liegt der Schulter an.

M: Massagetechniken

Sekundäre, muskuläre Verspannungen können mit der Technik der „Mobilisierenden Massage" der FBL Klein-Vogelbach sehr gut gelockert werden. Selbstverständlich können auch klassische Massagetechniken zur Anwendung kommen. Auch hier gilt: spastikkontrollierende Lagerung!

M: Lockerung im Schlingentisch
vgl. Kap. 3.4.4

Z: Anpassung notwendiger Hilfsmittel/Instruktion von Drittpersonen

Durch ausgeprägte pathologische Tonuserhöhung ist der Patient deutlich behindert. Seine Selbständigkeit wird eingeschränkt. Fragen wie: Kann der Patient noch mit Hilfe von Stöcken gehen? Könnte ein Gehwagen die Sicherheit und Selbständigkeit erhöhen? Wäre die Anschaffung eines Rollstuhls angepaßt?, drängen sich auf und müssen individuell abgeklärt werden.

> Ziel der Physiotherapie ist immer, die Selbständigkeit so lange und so gut wie möglich zu erhalten. Dafür steht dem Patienten auch eine Vielzahl von möglichen Hilfsmitteln zur Verfügung.

M: Auswahl der Gehhilfsmittel

Die Abklärung möglicher Gehhilfsmittel hat einen zentralen Stellenwert. Dazu zählen:

- Schuhe,
- Fußschienen,
- Stöcke,
- Gehwagen,
- Rollstuhl.

Schuhe

Die Beschaffenheit von Fußsohle, Absatzhöhe und Schafthöhe kann oft die Gehfähigkeit eines Patienten wesentlich bestimmen. Eine *Ledersohle* hilft dem Patienten, das behinderte Bein in der Spielbeinphase auf dem Boden etwas nachzuziehen. Dies wird durch die *Gummisohle* klar behindert. Dafür aber bietet diese deutlich weniger Rutschgefahr in der Standbeinphase. Ideal ist deshalb die Kombination wie beim „Valenser-Schuh", der mit einer Gummisohle, die Schuhspitze aber mit einer Ledersohle versehen ist (vgl. Abb. 3.35).

Ein *Absatz* erleichtert primär die Abrollung über den Vorfuß bzw. den Fersenbelastungsstand in der ersten Standbeinphase. Beides betrifft jedoch Standbeinphasen, die ein Patient mit ausgeprägtem pathologischen Extensionstonus nicht mehr kontrollieren bzw. einnehmen kann. Die Hilfe des Absatzes wird also bei ausgeprägter (Para-)Spastik nicht zur Verbesserung der Gehfähigkeit eingesetzt werden können. Allerdings kann ein breiter Absatz eventuell den Stand bei einer deutlichen Einschränkung des oberen Sprunggelenkes in Dorsalextension verbessern.

Ein hoher *Schuhschaft* verbessert die Stabilität im Fuß und dadurch die Stabilität im Standbein.

Fußschienen

Ist ein Fuß stark supiniert, so muß das Fußgelenk vor Verletzungen geschützt werden. Gleichzeitig kann die Fußschiene bei ausgeprägter Plantarflexion, hervorgerufen durch reziproke Hemmung, die Nullstellung im oberen Sprunggelenk unterstützen. Die Fußschiene darf aber niemals eine Erhöhung des pathologischen Tonus zur Folge haben. Auch sollte eine notwendige Schiene so leicht und nachgiebig wie möglich sein, ohne daß ihre Stützfunktion dabei verlorengeht (vgl. Kap. 3.4.5).

Stöcke

Der Einsatz von Stöcken kann dem Patienten u.U. eine Erleichterung bringen. Dabei ist die korrekte Anpassung der Stöcke maßgebend. Um sekundäre Überlastungen des Schultergürtels zu vermeiden, muß zudem auch auf eine gute Stabilisation des Schultergürtels auf dem Thorax und damit verbunden auf eine gute proximale Stabilisation der BWS geachtet werden (vgl. Kap. 1.5).

Durch pathologisch erhöhten Extensionstonus der unteren Extremität verliert das Hüftgelenk die potentielle Bewegungsbereitschaft und fixiert sich zunehmend. Die BWS kann dadurch ihre primäre Funktion als „Stabile" nicht mehr wahrnehmen und destabilisiert. Auf einer destabilisierten BWS kann der Schultergürtel nicht oder nur ungenügend stabilisiert werden. Bei einer geforderten Stützaktivität der Arme kommt es damit schnell zur Überlastung der gesamten Schultergürtelmuskulatur.

> Im Moment der Gewichtübernahme durch den Stock darf es im unilateralen Schultergür-

- tel zu keiner Bewegung nach vorne oben, im Sinne einer Elevation/Protraktion kommen (Abb. 2.**46**).
- Stöcke können sowohl als Hilfe für das Standbein als auch als Hilfe für das Spielbein eingesetzt werden.

Als *Hilfe für das Standbein* dient der Stock im Sinne der Gewichtübertragung. Für Patienten mit Geh- und Stehschwierigkeiten, bedingt durch pathologische Tonuserhöhung, wird v.a. der Amerikaner-Stock eingesetzt. Er bietet durch seine Fixation am Unterarm die gewünschte Stabilität.

Der Stock in der rechten Hand soll dem linken Bein zur Entlastung dienen. Dabei muß darauf geachtet werden, daß die Kontaktstelle Stock – Boden unter der Schulter liegt. Liegt die Kontaktstelle zu weit lateral, so neigt sich der Stock in der Belastung nach innen und bekommt dadurch eine Rutschtendenz nach außen. Gleichzeitig neigt sich dabei das zu entlastende Standbein nach innen und bekommt eine Rutschtendenz nach außen. Diese muß fallverhindernd durch adduktorische Aktivität kontrolliert werden und führt unweigerlich zu einer deutlichen pathologischen Tonuserhöhung im Standbein (Abb. 2.**47a** u. **b**).

Als *Hilfe für das Spielbein* wird der Stock auf derselben Seite, im Moment der beginnenden Spielbeinphase, in Abdruckaktivität gebraucht. Der Stock steht dabei etwas hinter der Ferse des gleichseitigen Beines. Das Vorbringen des Spielbeines wird über den Abdruck des Stockes unterstützt (Abb. 2.**48**). Geht der Patient im 4-Punkte-Gang, so kann der Stock abwechselnd als Hilfe für das gegenüberliegende Standbein bzw. das unilaterale Spielbein eingesetzt werden.

Gehwagen

Der Einsatz eines Gehwagens bedeutet für schwerbehinderte Patienten in der Regel eine größere Sicherheit als die Stöcke. Dabei empfiehlt sich ein Modell mit 4 Rädern, um die Vorwärtsbewegung beim Gehen nicht unterbrechen zu müssen (Abb. 2.**49**). Allerdings muß immer sehr gut auf eine möglichst aufrechte Körperhaltung geachtet werden. Eine kontinuierlich zunehmende Vorneigung des Oberkörpers bringt die Gefahr der Vorlastigkeit mit sich. Der Gehwagen erfährt dadurch eine immer größer werdende Stoßkraft und kann schließlich vom Patienten nicht mehr gebremst werden. Die Sturzgefahr ist hoch.

Bei vielen Gehwagen gehören heute zudem ein Tablett und ein Behälter, die am Gehwagen angebracht werden können, zur Standardausrüstung. Dieses Tablett ersetzt die Hände des Patienten und hilft, Gegenstände mittragen zu können.

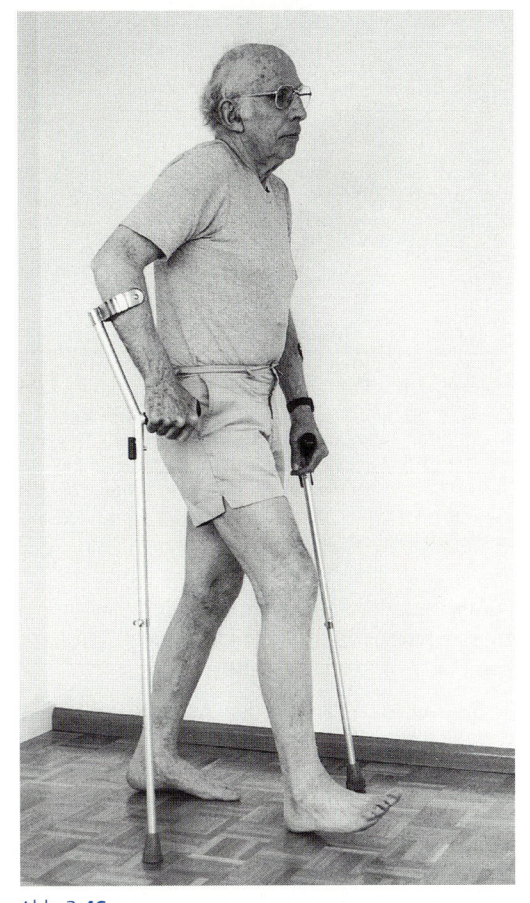

Abb. 2.46
Die etwas zu langen Stöcke schieben den Schultergürtel im Moment der Abstützaktivität nach kranial und machen dadurch im Moment der Gewichtsübernahme die gute Verankerung des Schultergürtels auf dem Brustkorb unmöglich. Die zervikale Muskulatur wird überlastet, der Patient reagiert mit schmerzhaften Verspannungen.

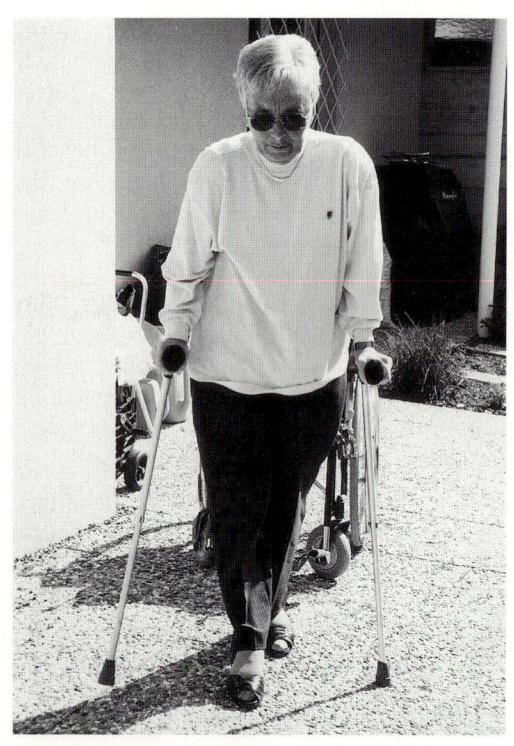

Abb. 2.47 a u. b

a Korrekter Stockeinsatz als Hilfe für das Standbein rechts: Der Stock in der linken Hand dient dem rechten Bein bei der Gewichtsübernahme zur Entlastung. Die Patientin achtet darauf, daß die Kontaktstelle Stock/Boden unter der Schulter liegt und der Schultergürtel auf dem Brustkorb stabilisiert wird.

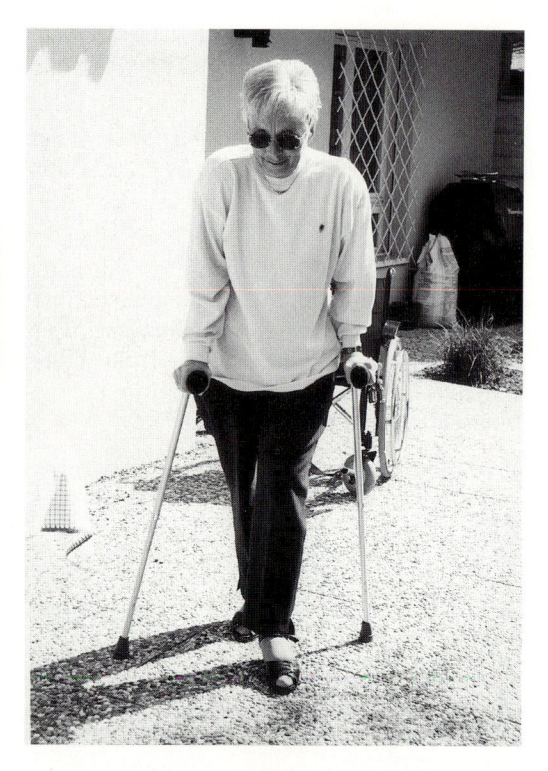

b Mißglückter Stockeinsatz rechts: Die Neigung des Stockes nach innen bewirkt eine Rutschtendenz des Stockes nach außen. Dies muß durch adduktorische Aktivität im Standhüftgelenk links kontrolliert werden. Die Gefahr der unerwünschten pathologischen Tonuserhöhung im linken Bein ist dadurch groß. Gleichzeitig verliert die Patientin die Stabilisation des Schultergürtels auf dem Brustkorb. Die rechte Schulter wird nach vorne/oben gestoßen.

Der Rollstuhl

Die Entscheidung, einen Rollstuhl anzuschaffen, wird von vielen Patienten lange hinausgezögert. Sie sehen in der Akzeptanz eines Rollstuhls das Zugeständnis einer deutlichen Verschlechterung und glauben, sich dagegen wehren zu müssen. Es ist deshalb Aufgabe der Therapeutin, dem Patienten die Vorteile eines Rollstuhls aufzuzeigen. Die Anschaffung eines Rollstuhls heißt noch lange nicht, daß sich der Patient nur noch im Rollstuhl aufhalten soll. Oft hilft aber der Rollstuhl, ausgeprägte Überlastungen und Ermüdungen zu verhindern. Gleichzeitig vergrößert der Rollstuhl das Aktionsfeld des Patienten deutlich. Endlich ist er nicht mehr in seinen vier Wänden eingesperrt, sondern kann wieder einmal einen Stadtbummel machen oder vielleicht einem Fußballspiel beiwohnen (Abb. 2.**50**).

> Stimmt der Patient der Anschaffung eines Rollstuhls zu, so ist die Auswahl und Anpassung eines geeigneten Rollstuhls sehr wichtig. Dem Patienten muß unbedingt verständlich gemacht werden, daß der Sitz im Rollstuhl keine sekundären muskulären Überlastungen mit sich bringen darf (Abb. 2.**51**).

Folgende Kriterien werden an den Rollstuhl gestellt:

- feste in der Tiefe angepaßte Sitzfläche, die Oberschenkel müssen dorsal guten Kontakt mit der Sitzfläche haben,
- hohe und feste Rückenlehne,

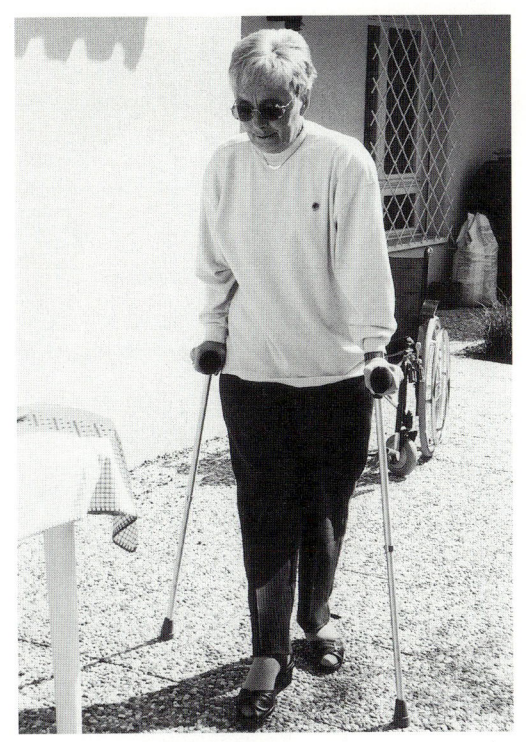

Abb. 2.**48** Einsatz der Stöcke zur Unterstützung der Stand- und Spielbeinaktivität des rechten Beines. Im Moment der beginnenden Spielbeinphase rechts diente der rechte Stock zum Abdruck, um das Bein besser nach vorne bringen zu können. Der linke Stock steht weiter vorne, um die Gewichtsübernahme des beginnenden Standbeines rechts zu reduzieren, das Standbein dadurch zu entlasten.

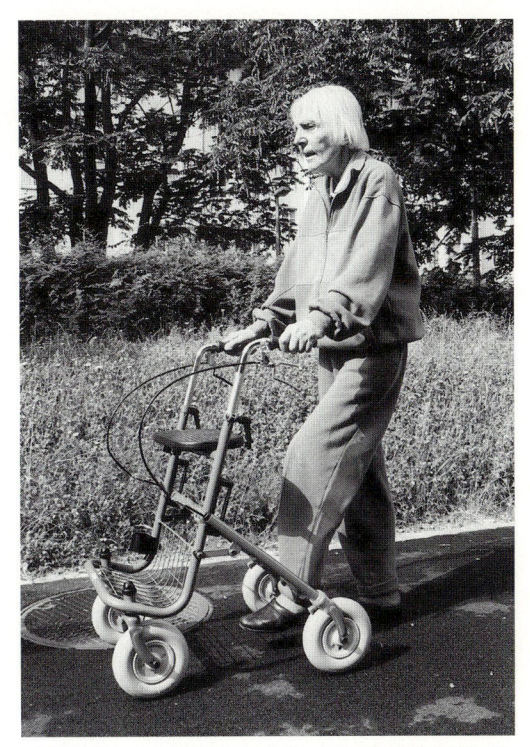

Abb. 2.**49** Die Hilfe eines Gehwagens bedeutet für die Patientin wiedergewonnene Selbständigkeit.

- in der Höhe angepaßte Armlehnen,
- in der Höhe und Länge angepaßte Fußstützen, evtl. mit dorsaler Unterstützung der Unterschenkel.

Oft überzeugen das leichte Gewicht sowie die Farben moderner Aktiv-Rollstühle die Patienten. Es ist aber äußerst wichtig, zusammen mit dem Patienten abzuklären, welchen Anforderungen sein Rollstuhl entsprechen muß. Dabei muß die Therapeutin immer im Auge behalten, daß die Krankheit des Patienten jederzeit fortschreiten kann, sich die Symptome also möglicherweise noch verstärken werden bzw. jederzeit neue dazukommen können.

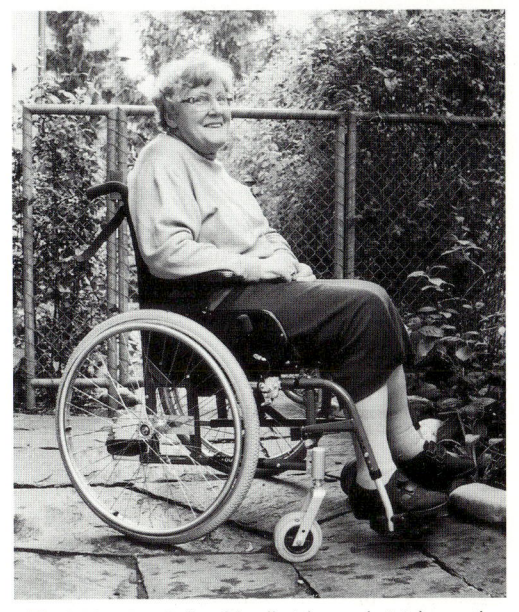

Abb. 2.**50** Der Rollstuhl soll nicht nur bei Schwerstbehinderten eingesetzt werden. Er bietet Patienten mit eingeschränkter Bewegungsfreiheit mehr Mobilität und dadurch ein größeres Aktionsfeld.

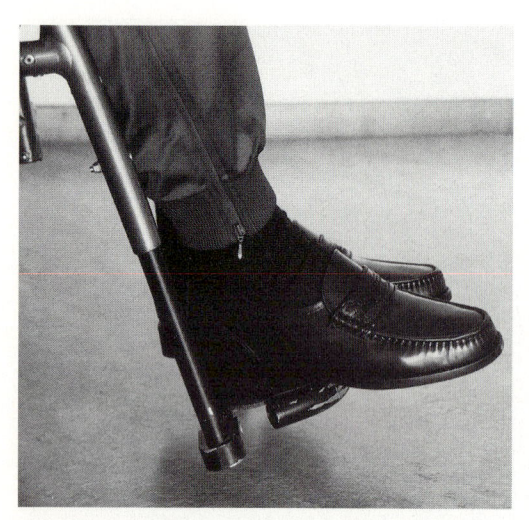

Abb. 2.51 Auch die individuelle Anpassung der Fußstützen ist wichtig. Zu kleine Fußstützen bieten eine schlechte Auflagefläche, die Füße haben die Tendenz nach vorne wegzurutschen.,

M: Hausabklärung

Die Kriterien zur Auswahl der Hilfsmittel sind vielfältig und werden durch die individuellen Bedürfnisse des Patienten bestimmt. Bei schwerbehinderten Patienten, die noch zu Hause wohnen können, ist deshalb eine Abklärung der Wohnsituation unerläßlich. Dies kann von der Ergotherapie oder von der Physiotherapie übernommen werden. Ideal ist, wenn hier eine interdisziplinäre Zusammenarbeit stattfinden kann. Nur an Ort und Stelle und zusammen mit dem Patienten und eventuellen Drittpersonen kann entschieden werden, welche zusätzlichen Haltegriffe oder Sitzgelegenheiten beispielsweise notwendig sind, um wichtige Transfers noch zu erhalten oder zu erleichtern. So kann die Wohnsituation besprochen und bestmöglich angepaßt werden (Abb. 2.52 a u. b, 2.53 a–c).

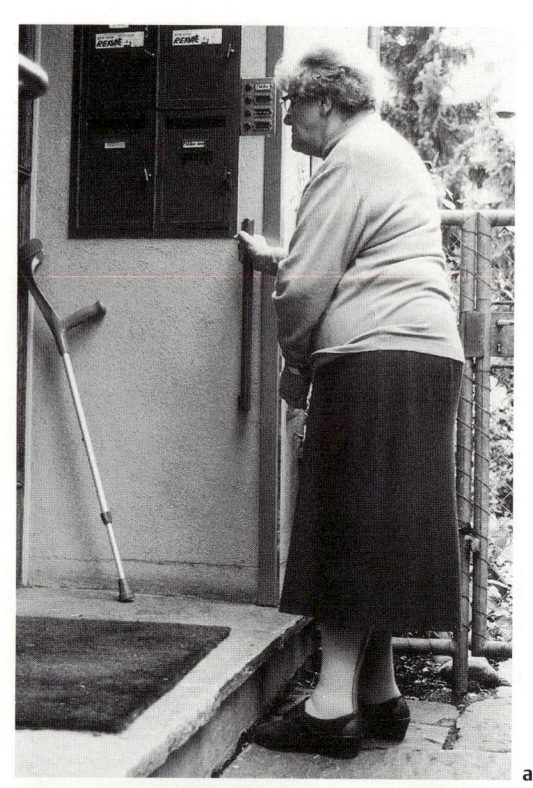

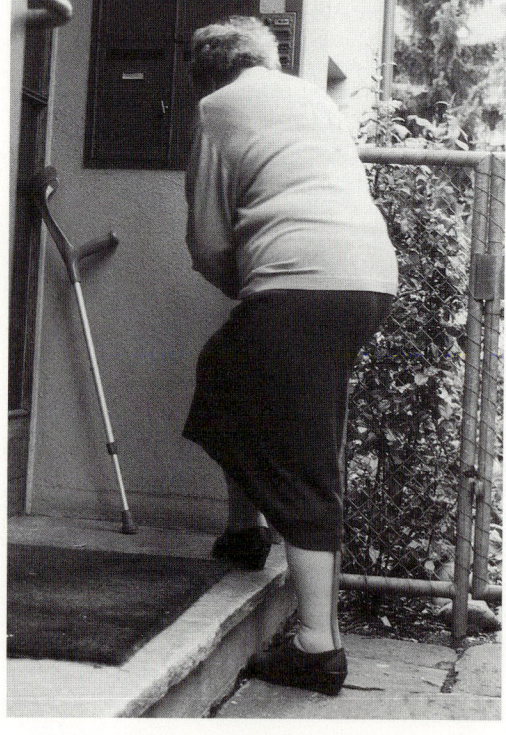

Abb. 2.52 a u. b Ein seitlicher Haltegriff an der Hauswand ermöglicht der Patientin, selbständig die Treppenstufe vor der Haustür zu überwinden.

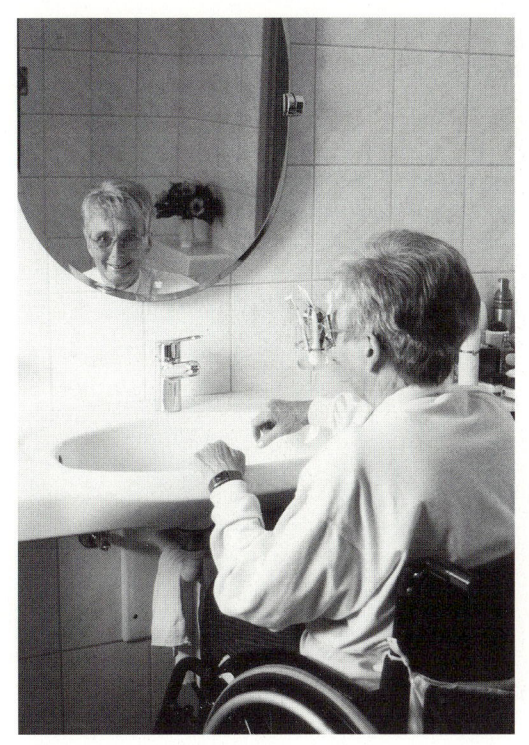

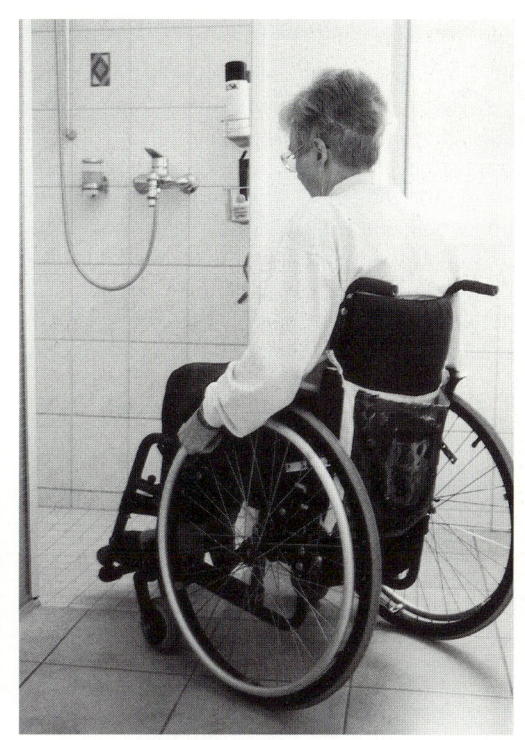

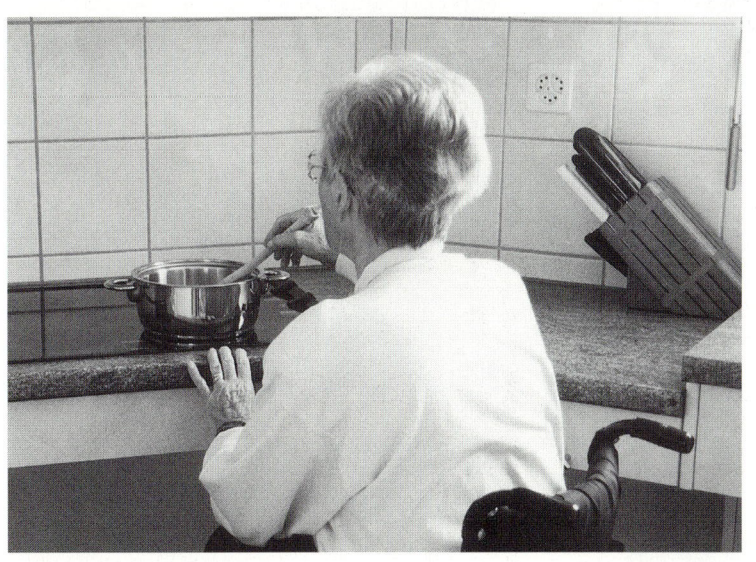

Behandlungsziele und therapeutische Maßnahmen beim primären Symptombild der Paraspastik

Abb. 2.53 a–c
a Ein kippbarer Spiegel über dem Waschbecken ermöglicht der Patientin den Blickkontakt im Spiegel auch aus sitzender Position.
b Ideale Lösung, die allerdings eine bauliche Veränderung erfordert: die Arbeitsfläche in der Küche wurde der Sitzhöhe im Rollstuhl angepaßt.
c Auch hier ein Idealfall: die Patientin kann sitzend im Rollstuhl unter die Dusche fahren.

M: Instruktion von Drittpersonen

Im Umgang mit Schwerstbehinderten hat die Instruktion zuständiger Drittpersonen ebenfalls einen sehr wichtigen Stellenwert. Lagerungsmöglichkeiten müssen instruiert und erklärt, notwendige Transferhilfen besprochen und im Idealfall auch trainiert werden (Abb. 2.**54 a–d**). Vielleicht kann die für die Pflege des Patienten zuständige Drittperson sogar mithelfen, einen Teil der passiven Bewegungstherapie in die tägliche Pflege zu integrieren, um so speziell gefährdeten Gelenkskontrakturen noch besser vorzubeugen oder muskuläre Verspannungen zu verhindern. In den Merkblättern der Schriftenreihe der Schweizerischen Multiple Sklerose Gesellschaft werden wichtige Tips und Anregungen für Helfer zur Pflege und im Umgang mit behinderten MS-Patienten gut illustriert und einfach beschrieben dargestellt (vgl. Literaturverzeichnis).

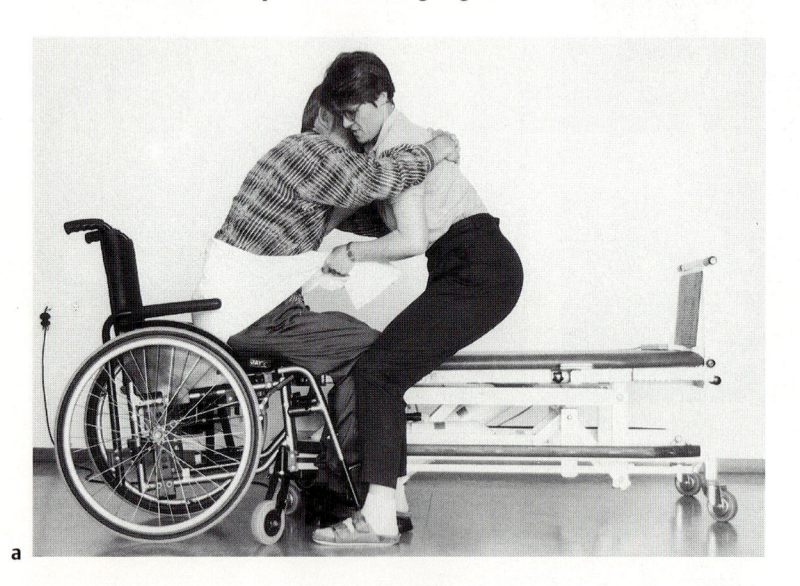

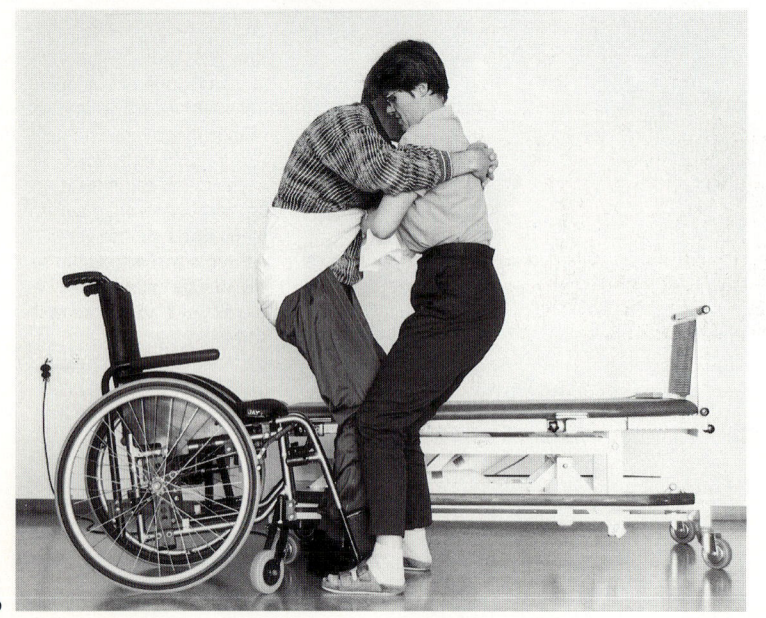

Abb. 2.**54 a–d**
a–c Mit Hilfe eines breiten Tuches um das Gesäß des Patienten kann der Transfer vom Rollstuhl zum Bett leichter erfolgen. Die Therapeutin bzw. die Hilfsperson achtet dabei auf eine gut stabilisierte Körperlängsachse.

Behandlungsziele und therapeutische Maßnahmen beim primären Symptombild der Paraspastik **85**

c

d

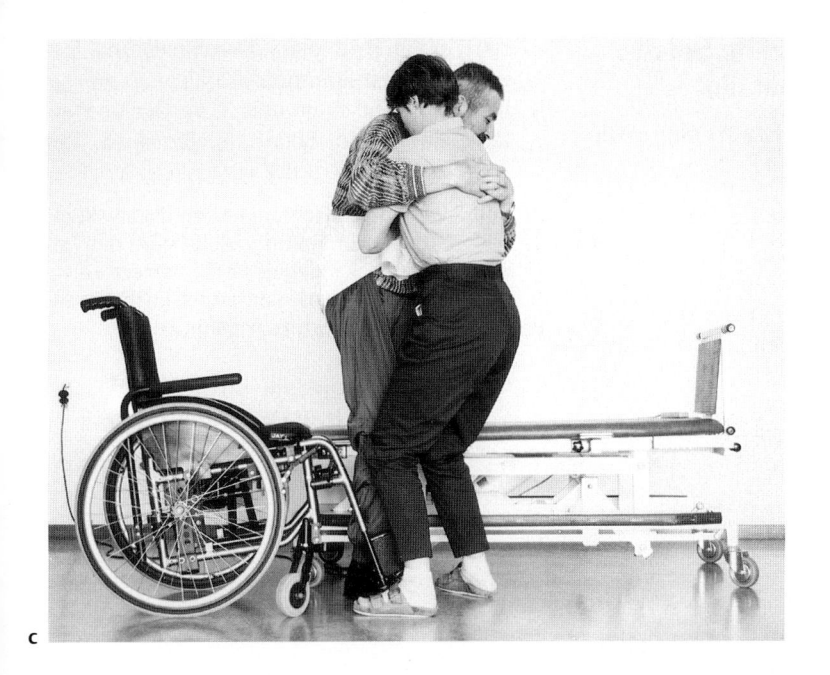

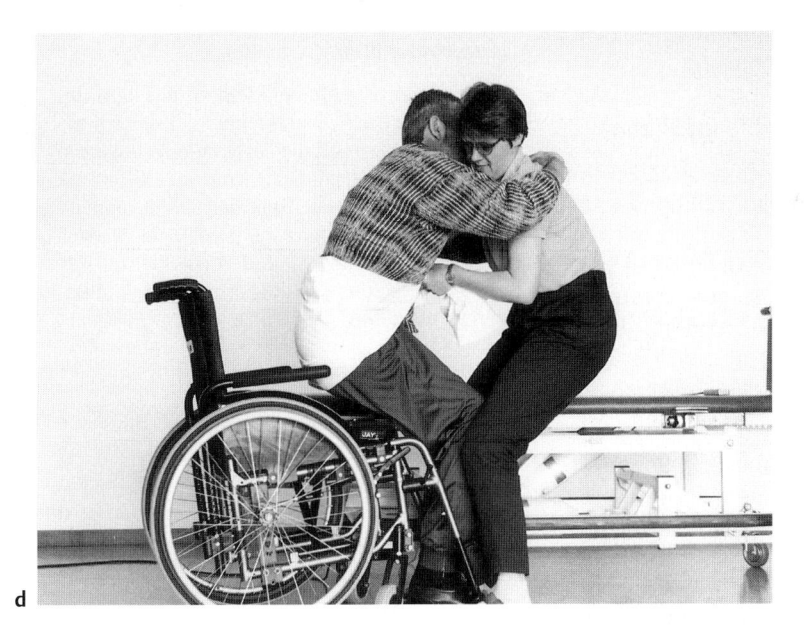

d Der Verlust der extensorischen Stabilisation der LWS der Therapeutin bzw. Hilfsperson führt bei häufiger Wiederholung unweigerlich zu Rückenbeschwerden.

2.5.5 Behandlungsziele bei diskreter Paraspastik

Merkmale der diskreten Spastik

Eine diskrete Spastik liegt vor, wenn in unbelasteter Stellung kein pathologisch erhöhter Tonus erkennbar ist, bei Halte- bzw. Bewegungsaufträgen jedoch, die eine höhere Selektivität erfordern, wie beispielsweise der Vorfußstand, die Kontrolle verlorengeht und ein pathologisch erhöhter Tonus im Sinne einer Spastik erkennbar wird.

Folgende Ziele werden verfolgt:

- Spastikkontrolle,
- Optimierung der Gelenksbeweglichkeit und Lockerung der Muskulatur,
- selektives Krafttraining.

Z: Spastikkontrolle

Ziel der Therapie ist, den latent erhöhten pathologischen Tonus bei zunehmender Belastung kontrollieren zu können.

M: Spastikkontrolle im Sitzen

Die Ausgangsstellung des freien Sitzes mit deutlicher Flexionsstellung in Hüft- und Kniegelenken bedeutet für den Patienten mit diskreter Spastik keine primäre Gefahr. Der kontrollierte Sitz aber ist zwingende Voraussetzung für einen kontrollierten Sitz-Stand-Übergang bzw. einen kontrollierten Stand. Der Patient lernt deshalb als erstes, den korrekten Sitz über folgende Kriterien zu kontrollieren:

- Guter Kontakt der Ferse mit dem Boden.
- Der Druck innerhalb der Fußsohle ist gleichmäßig verteilt, es darf zu keiner Druckzunahme des Vorfußes gegenüber dem Boden kommen.
- Die Oberschenkellängsachsen stehen parallel oder leicht divergierend zueinander. Abweichungen der Kniegelenke nach medial, transversaladduktorisch und innenrotatorisch in den Hüftgelenken dürfen nicht zugelassen werden.
- Das Becken steht vertikal. Besteht Kontakt mit einer dorsalen Lehne, so darf es zu keiner Druckzunahme des Beckens, extensorisch in den Hüftgelenken von proximal, gegen die Lehne kommen.
- Brustkorb und Kopf sind in vertikaler Stellung über dem Boden eingeordnet. Der Schultergürtel liegt dem Brustkorb auf.

> Bei Bewegungseinschränkungen dorsalextensorisch im oberen Sprunggelenk muß der Fuß in bezug auf das Kniegelenk etwas nach vorne plaziert werden, um eine Druckzunahme innerhalb des Vorfußes zu vermeiden.

Spastikkontrolle im Sitz über betonte Druckwahrnehmung

Bereits erste Zeichen einer Druckzunahme im Sinne einer unerwünschten pathologischen Tonuszunahme muß der Patient wahrnehmen und kontrollieren lernen. Eine gute Möglichkeit besteht dabei über die betonte Druckwahrnehmung der Ferse.

Übungsbeispiel

„Fersenstampfen" (nach Künzle)

Für einen kurzen Moment verliert das betroffene Bein den Bodenkontakt, um kurz danach betont nach unten, auf die Ferse fallengelassen zu werden. Ist die flexorische Kraft im Hüftgelenk ausreichend, so wiederholt der Patient dies im Sinne eines Stampfens mehrere Male. Danach achtet der Patient darauf, den Fuß richtig, d.h. mit guter Fersenbelastung, erneut auf dem Boden zu plazieren (Abb. **2.55 a** u. **b**).

Bei deutlichen Paresen im Hüftgelenk, die ein aktives Hochheben des Beines stark erschweren oder unmöglich machen, kann das Hochheben über einen umfassenden Griff der Hände, dorsal am Oberschenkel, erreicht werden.

Übungsbeispiel

Vorneigung des Oberkörpers mit Approximation über dem Kniegelenk (Abb. 2.56)

Durch Vorneigung des Oberkörpers nimmt die Druckverteilung innerhalb des Fußes zu. Wird der Fuß genügend weit nach vorne gestellt, so kann diese Druckzunahme primär auf die Fer-

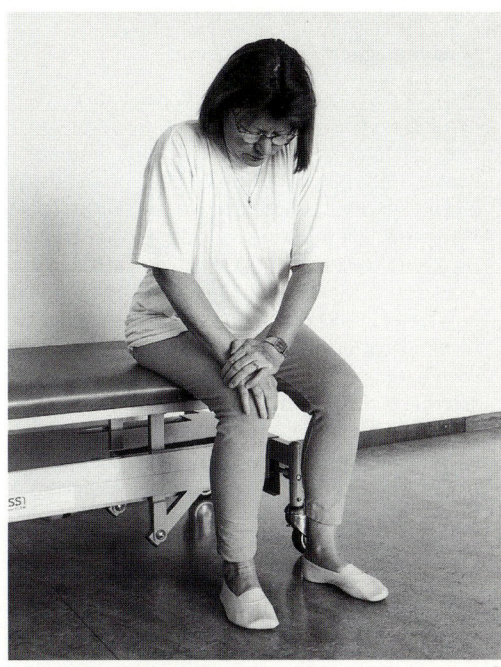

Abb. 2.56 Spastikkontrolle im Sitz über betonte Druckwahrnehmung durch Vorneigung des Oberkörpers und Approximation über dem Kniegelenk. Die Patientin kontrolliert, daß die Druckzunahme primär unter der Ferse stattfindet.

Fortsetzung

sen übertragen werden. Bei einseitiger Betonung muß der gewünschte Fuß gleichzeitig etwas zur Mitte, Richtung Symmetrieebene, gestellt werden. Eine Erhöhung des gewünschten Druckes innerhalb der Ferse kann durch gleichzeitige Approximation über dem Kniegelenk erreicht werden. Der Patient stützt mit beiden Händen über dem linken bzw. rechten Kniegelenk und betont mit gezielter Druckrichtung nach unten die Gewichtsübertragung.

Spastikkontrolle im Sitz über reziproke Innervation

Reziproke Innervation stellt die höchste Stufe der Spastikkontrolle dar. Damit kann der latenten Gefahr einer pathologischen Tonuserhöhung bei diskreten Symptombildern in effizienter Weise vorgebeugt werden. Im Sitz bietet sich dabei die kontrollierte selektive Aktivität der Dorsalextensoren an.

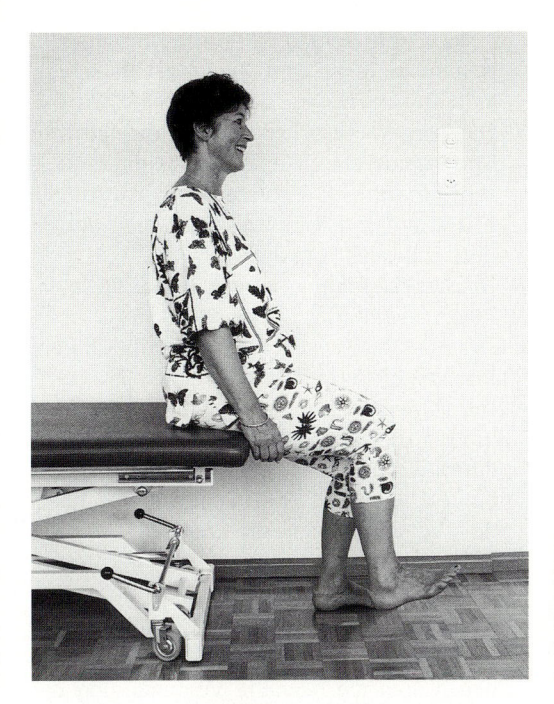

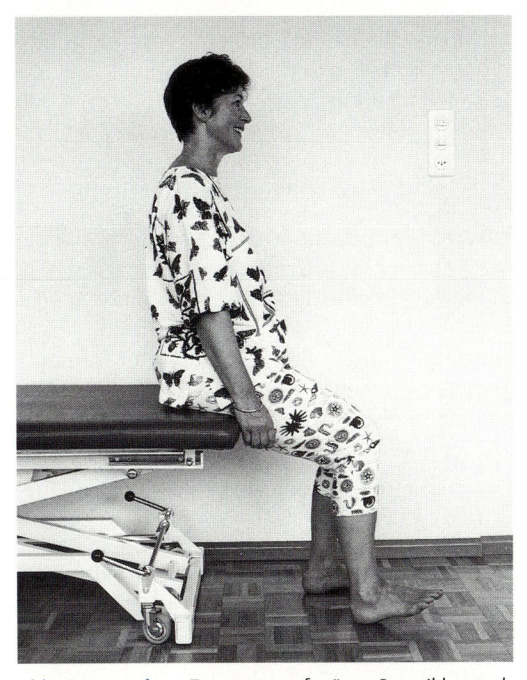

Abb. 2.55 a u. b „Fersenstampfen" zur Spastikkontrolle: Für einen kurzen Moment verliert das betroffene Bein den Bodenkontakt, um es kurz danach betont nach unten, auf die Ferse fallen zu lassen. Die Patientin wiederholt dies im Sinne eines Stampfens mehrere Male. Danach achtet sie darauf, den Fuß richtig, d.h. mit guter Fersenbelastung, auf dem Boden zu plazieren.

Übungsbeispiel

"Bodenmagnet" (nach Künzle)

Bei kontrolliertem Sitz plaziert der Patient einen Fuß so weit nach hinten, bis die Ferse den Bodenkontakt verliert. Der Fuß steht nun auf dem Vorfuß. Dabei darf es aber auf keinen Fall zu einer aktiven Druckzunahme im Sinne eines Stoßens des Vorfußes gegen den Boden kommen. Nun soll die Ferse, wie von einem Magnet angezogen, wieder zum Boden gebracht und dort für einige Sekunden gehalten werden. Dies kann über eine selektive dorsalextensorische Aktivität im Fuß gewährleistet werden. Danach soll die Spannung losgelassen werden. Die Ferse darf sich wieder vom Boden abheben, wiederum aber ohne aktive Druckzunahme innerhalb des Vorfußes im Sinne des Hochdrückens (Abb. 2.**57a–c**).

Versucht der Patient, den Fersenkontakt über ein Stoßen von proximal zu erreichen, kommt es auf der betroffenen Seite zu Entlastung des Gesäßes. Bei der Übungsausführung muß deshalb immer auf eine gleichmäßige Druckverteilung innerhalb des Gesäßes geachtet werden.

Nach zwei- bis dreimaliger Wiederholung plaziert der Patient den Fuß wieder mit guter Fersenbelastung auf dem Boden. Gerade bei längerdauerndem Sitzen soll diese Übung wiederholt angewendet werden. Damit kann der latent erhöhte pathologische Tonus gut kontrolliert und die Voraussetzung für einen kontrollierten Übergang vom Sitz zum Stand gewährleistet werden.

M: Spastikkontrolle im Sitz-Stand-Übergang

Möglichst jeder Sitz-Stand-Übergang sollte vom Patienten kontrolliert und bewußt ausgeführt werden. Damit hat er in seinem Bewegungsalltag immer wieder die Möglichkeit, pathologische Tonuserhöhungen zu kontrollieren.

Der Patient lernt, auf folgende wesentliche Punkte zu achten:

- Die Bewegung wird primär über eine Flexion des Beckens in den Hüftgelenken eingeleitet. Beide Spinae iliaca anterior superior nähern sich gleichmäßig den Oberschenkeln an.
- Die Körperlängsachse bleibt während ihrer Vorneigung stabilisiert. Die Abstände zwischen Symphyse – Bauchnabel, Bauchnabel – Sternum und Sternum – Kinnspitze verändern sich nicht.
- Die Druckzunahme innerhalb der Füße erfolgt gleichmäßig.
- Der Abstand zwischen rechtem und linkem Kniegelenk verändert sich nicht.
- Die Kniegelenke bleiben räumliche Fixpunkte. Bei deutlicher Erschwerung durch Paresen dürfen sie wenig nach vorne unten bewegt werden. Es darf aber niemals zu einer Verschiebung der Kniegelenke nach hinten kommen.

Bei guter ventraler Muskelkraft des Patienten kann über den anpaßten Sitz-Stand-Übergang zusätzlich die Fersenbelastung betont werden. Durch die bewußte Verminderung der Vorneigung des Oberkörpers beim Aufstehen wird eine vermehrte dorsalextensorische Aktivität im Fuß gefordert und dadurch eine erhöhte Druckaktivität unter der Ferse erzielt (Abb. 2.**58a–c**).

M: Spastikkontrolle im Stand

Diskrete Paraspastik wird sich v.a. im Stand bei vermehrter Vorfußbelastung auswirken. Sie kann dabei sofort oder erst nach einer gewissen Belastungszeit auftreten. Dieser Problematik muß in der Therapie besondere Aufmerksamkeit geschenkt werden.

Es ist ein grundlegender Fehler, den Vorfußstand, der die große Gefahr der pathologischen Tonuserhöhung in sich birgt, in der Therapie zu vermeiden. Der kontrollierte Vorfußstand ist Voraussetzung für die Abrollung über den Fuß und die darauffolgende selektive Verankerung des Spielbeines im Hüftgelenk.

Der Normgang ist gekennzeichnet durch eine sagittale Gewichtsübertragung zum Vorfußstand. Bewirkt diese Gewichtsübernahme eine pathologische Tonuserhöhung, so kann keine selektive Abdruckaktivität des Standbeines mehr erfolgen. Die Ablösung des Standbeines erfolgt unkontrolliert, zur Verankerung des

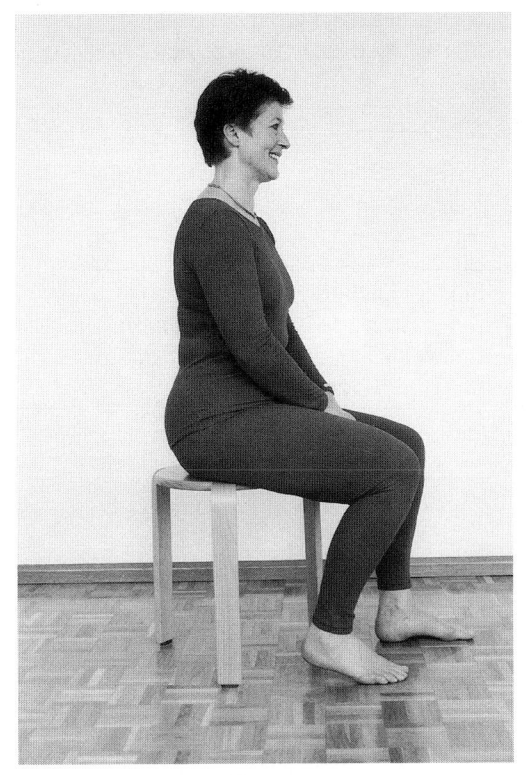

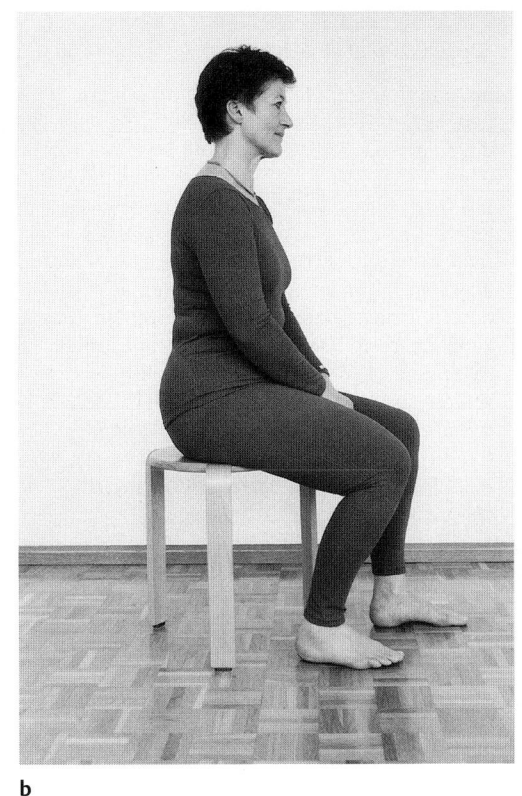

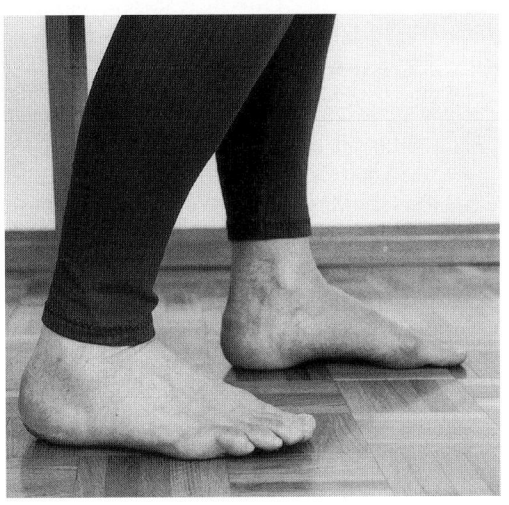

Abb. 2.57 a–c
a Ausgangsstellung zur Übung „Bodenmagnet". Die Patientin achtet darauf, daß es durch die Fersenablösung zu keiner aktiven Druckzunahme unter dem Vorfuß, im Sinne des Hochdrückens, kommt.
b Wie von einem Magnet angezogen wird die Ferse nun, über selektive dorsalextensorische Aktivität im oberen Sprunggelenk, zum Boden gebracht.
c Endstellung der Übung „Bodenmagnet". Durch die gut sichtbare Innervation der Dorsalextensoren und Zehenextensoren wird der pathologisch erhöhte Extensionstonus im Sinne der reziproken Innervation aktiv kontrolliert.

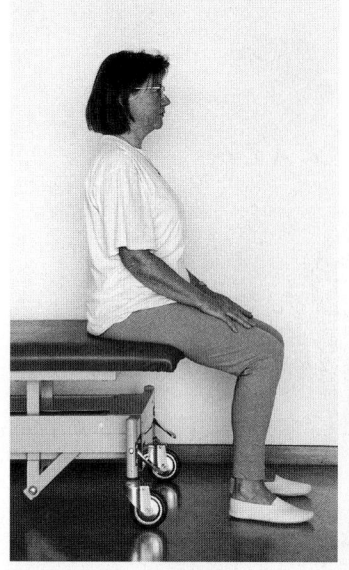

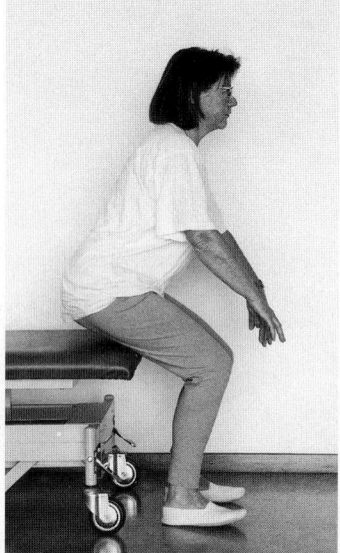

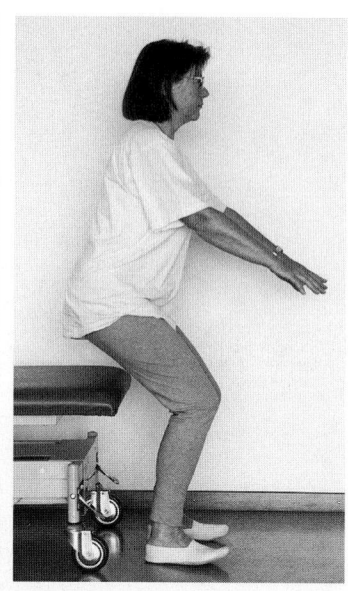

Abb. 2.58 a–c Die Patientin versucht bewußt mit verminderter Vorneigung des Oberkörpers vom Sitz in den Stand zu kommen. Es kommt reaktiv zur dorsalextensorischen Verankerung des Fußes und dadurch zur erhöhten Druckaktivität unter der Ferse.

Spielbeines werden pathologische Synergien genutzt. Dadurch wiederum wird jede kontrollierte Gewichtsübernahme in der darauffolgenden Standbeinphase unmöglich, der Teufelskreis ist geschlossen. Spastikkontrolle im Stand im Sinne der kontrollierten Gewichtsverschiebung nach vorne ist deshalb ein zentrales Therapieziel bei diskreter Spastik.

Kontrollierte Gewichtsverschiebung zum Einbeinstand

Voraussetzung einer kontrollierten Gewichtsverschiebung im Stand ist selbstverständlich immer der korrekte Parallelstand. Folgende wesentliche Punkte lernt der Patient selbst zu beobachten und zu kontrollieren:

- Gleichmäßige Druckverteilung innerhalb der rechten bzw. linken Fußsohle.
- Die Kniegelenke sind leicht deblockiert.
- Unter- und Oberschenkellängsachse stehen vertikal, rechtes/linkes Hüftgelenk steht über der Mitte der Kontaktstelle des Fußes mit dem Boden.
- Die Körperlängsachse steht vertikal.

Bei einer Gewichtsverschiebung zur rechten Seite kommt es zur Druckzunahme innerhalb der rechten Fußsohle. Der Patient lernt, folgende wesentliche Punkte während der Gewichtsverschiebung zur Seite zu kontrollieren (Abb. 2.59 a u. b).

- Gleichmäßige Druckzunahme innerhalb der Fußsohle des zu belastenden Beines.
- Flexions-Extensions-Achsen von Knie- und Hüftgelenk des zu belastenden Beines bleiben übereinander und parallel zueinander eingeordnet. Das Kniegelenk schaut nach vorne. Knie- und Hüftgelenk dürfen im Raum nicht nach hinten verschoben werden.
- Die Körperlängsachse bleibt vertikal.

Kontrollierte Gewichtsverschiebung nach vorne zum Vorfußstand

Mit der Gewichtsverschiebung nach vorne wird der Vorfußstand kontrolliert. Jede Druckzunahme innerhalb des Vorfußes bedeutet aber eine Gefahr der Tonuszunahme. Der Patient lernt deshalb, folgende wesentliche Punkte zu kontrollieren:

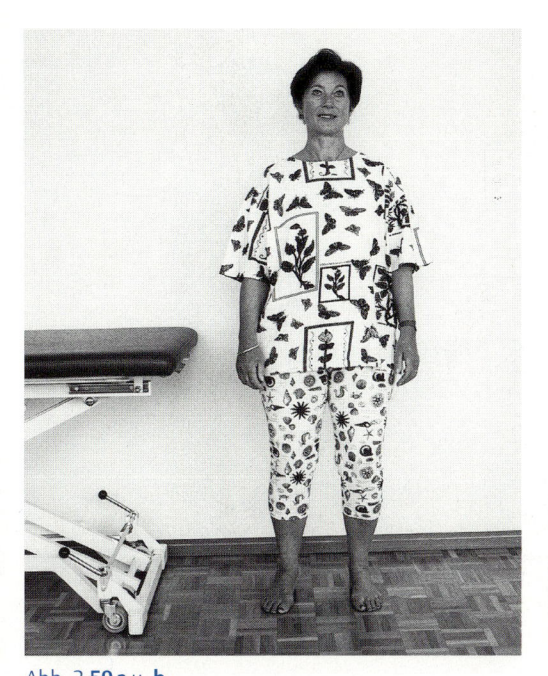

Abb. 2.59 a u. b
a Ausgangsstellung zur kontrollierten Gewichtsverschiebung im Stand.

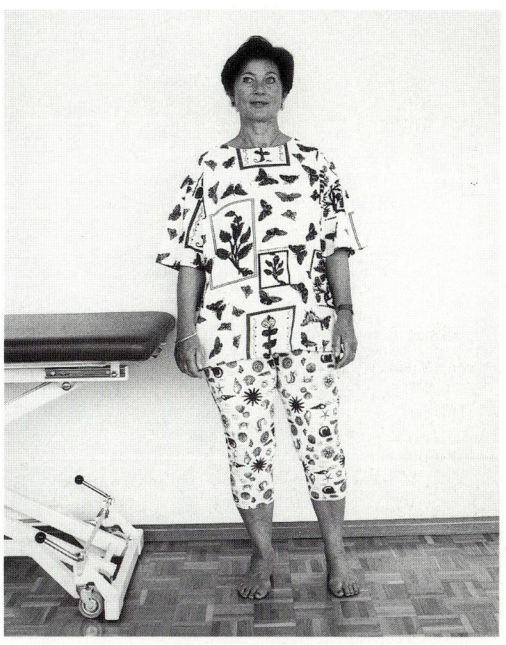

b Kontrollierte Gewichtsverschiebung im Stand zur rechten Seite. Die Patientin kann dies gut selbständig auch zu Hause üben.

- Druckzunahme innerhalb des Vorfußes mit deutlicher Druckzunahme unter dem Großzehenballen.
- Knie- und Hüftgelenke gehen gleichzeitig nach vorne und wenig nach oben. Die Kniegelenke bleiben deblockiert.
- Becken und Oberkörper behalten ihre vertikale Stellung im Raum.

Bei diskreter Spastik soll der Patient, wenn möglich, den kontrollierten Vorfußstand als Übung in sein Heimprogramm aufnehmen. Als Ausgangsstellung wählt er den Parallelstand vor einem Tisch. Der Abstand zum Tisch ist dabei so groß, daß die Oberschenkel, bei erreichtem Vorfußstand, ventralen Kontakt mit dem Tisch finden. Der Kontakt mit dem Tisch dient aber nur zur Begrenzung. Der Patient darf sich keinesfalls passiv gegen den Tisch lehnen, um dabei die Gewichtsübernahme auf den Vorfuß zu umgehen (Abb. 2.**60 a–c**).

▬ Z: Optimierung der Gelenksbeweglichkeit zur funktionellen Gangschulung

Ausgeprägte Spastizität hat, bedingt durch die Immobilität des Patienten, oft deutliche Einschränkungen der Gelenksbeweglichkeit zur Folge. Das Bewegungsverhalten des Patienten wird dadurch wesentlich geprägt. Die diskrete pathologische Tonuserhöhung verbirgt sicher die viel kleinere Gefahr der Beweglichkeitseinschränkung. Die Immobilität entfällt. Der Patient ist gut gehfähig, allerdings mit diskreten Hinkmechanismen, da der latent erhöhte pathologische Tonus die Kontrolle schwieriger Ausgangsstellungen, wie beispielsweise der Vorfußstand, erschwert. Damit nimmt die Gangschulung in der Therapie einen wesentlichen Stellenwert ein. Das Abrollen vom kontrollierten Fersenstand zum Vorfußstand, als Voraussetzung einer selektiven Verankerungsfähigkeit des Spielbeines, wird mit dem Patienten intensiv geübt.

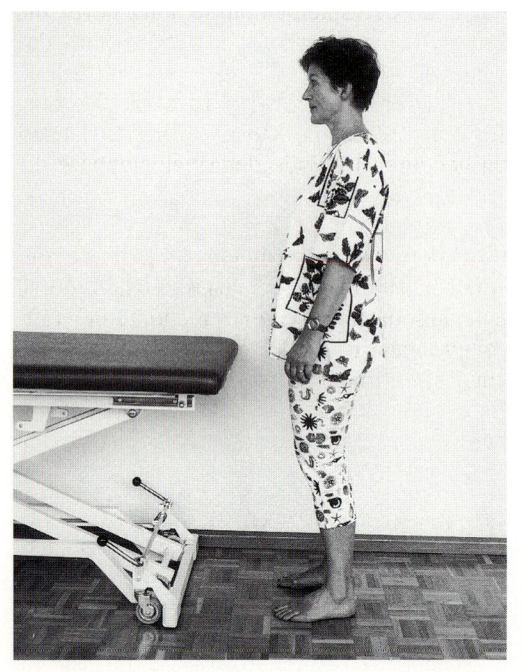

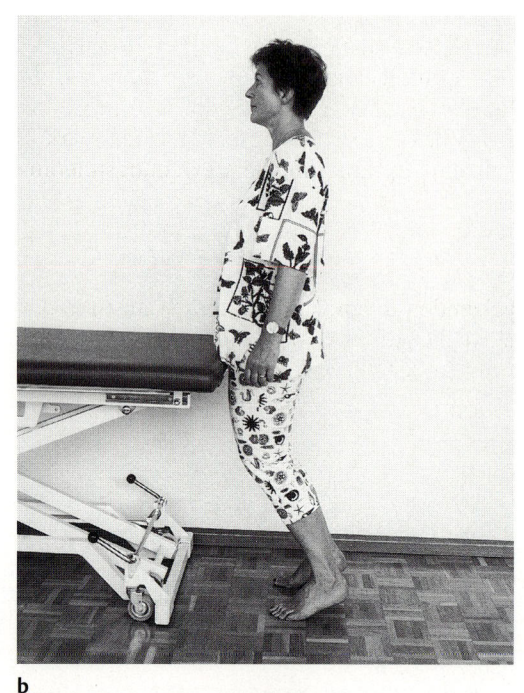

Abb. 2.60 a–c
a Ausgangsstellung vor einem Tisch zur kontrollierten Gewichtsverschiebung zum Vorfußstand.
b Kontrollierte Gewichtsverschiebung zum Vorfußstand. Der Tisch dient nur zur Begrenzung. Die Patientin kann die Übung gut selbständig auch zu Hause üben.
c Überholt der Trochanterpunkt das Kniegelenk, kann die Patientin das beschleunigende Gewicht durch zu starke Vorneigung nicht mehr kontrollieren und gibt das Gewicht in der Endstellung passiv durch Anlehnung am Tisch ab.

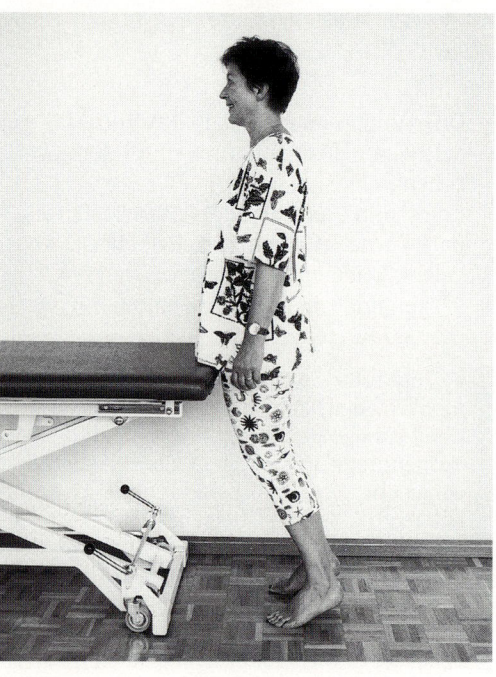

Diskret sichtbare Beweglichkeitsdefizite, wie beispielsweise ein Extensionsdefizit im Großzehengrundgelenk, können die gewünschte Abrollung über den Fuß und dadurch das Gangbild deutlich beeinträchtigen. Ziel ist deshalb eine Optimierung der Bewegungstoleranzen in Zehen-, Fuß-, Knie- und Hüftgelenken sowie der LWS bzw. des thorakolumbalen Überganges.

Folgenden möglichen Einschränkungen in der Beweglichkeit soll für die Gangschulung besondere Beachtung geschenkt werden:

Großzehengrundgelenk: Eine Einschränkung des Großzehengrundgelenkes in Extension verhindert ein Abrollen über die funktionelle Fußlängsachse.

Oberes Sprunggelenk: Eine korrekte Abrollung bzw. die gute Verankerung des Fußes im oberen Sprunggelenk im Moment der ersten Standbeinphase bedingt eine Bewegungstoleranz im oberen Sprunggelenk von mindestens 100°.

Hüftgelenk: Nach den Kriterien der Funktionellen Bewegungslehre Klein-Vogelbach soll beim Gehen die Actio (Ursache) im Standbein liegen. Das Spielbein ist reaktiv. Im Standbein wird das Gewicht durch Drehpunktverschiebung, extensorisch im Hüftgelenk, auf den Vorfuß gebracht werden. Dies bedingt eine freie Extensionstoleranz im Hüftgelenk.

Hüftgelenk und thorakolumbaler Übergang: Das Spielbein bewirkt weiterlaufend eine horizontale Bewegung des Beckens. Dadurch kommt es im Hüftgelenk des Standbeines zur Innenrotation bzw. im thorakolumbalen Übergang zur positiven/negativen Rotation.

Innenrotatorische Bewegungseinschränkungen im Hüftgelenk und/oder positive/negative rotatorische Bewegungseinschränkungen im thorakolumbalen Übergang zwingen zur Verkürzung der Schrittlänge. Während das gegenüberliegende Standbein noch Fußsohlenkontakt hat, findet das Spielbein bereits wieder Bodenkontakt. Im Standbein kommt es dadurch zur verspäteten Fersenablösung. Die Vorfußbelastung fehlt.

Am Ende der Spielbeinphase, kurz bevor die Ferse wieder Bodenkontakt findet, muß das Spielbein den Oberschenkel im Hüftgelenk nach außen drehen. Dies als Widerlagerung zur horizontalen Beckenbewegung. Gleichzeitig bedeutet am Ende der Spielbeinphase die Stellung des Beckens, als proximaler Hebel, ebenfalls eine Außenrotationsstellung im Hüftgelenk des Spielbeines. Das Ende der Spielbeinphase ist also charakterisiert durch eine außenrotatorische Komponente im Hüftgelenk von distal und proximal. Eine Bewegungseinschränkung im Hüftgelenk in Außenrotation verhindert deshalb die gute Spielbeinbewegung und verkürzt wiederum die Schrittlänge.

Beweglichkeitseinschränkungen können in der Therapie durch *mobilisierende Techniken sowie Dehntechniken* verbessert werden. Dabei muß grundsätzlich auf folgende Punkte geachtet werden (vgl. Kap. 2.5.4):

- weiche Griffassungen, damit kein zusätzlicher pathologischer Tonus ausgelöst wird,
- langsam und mit bestimmtem Druck in der Endstellung mobilisieren; ruckartige und zu schnelle Bewegungen können leicht pathologische Tonuserhöhung auslösen,
- vorsichtig in die Dehnung arbeiten. Auch hier kann ein zu schnell auftretender Dehnschmerz den Tonus negativ beeinflussen.

Muß verkürzte Muskulatur gedehnt werden, so ist es sinnvoll, daß der Patient spezifische Dehnungen kennt, die er an therapiefreien Tagen zu Hause selbständig durchführen kann. Dabei muß aber – wie bei allen Übungen des Heimprogramms – auf eine gute Instruktion geachtet werden. Folgende Punkte müssen besonders beachtet werden:

- Die zu dehnende Muskulatur darf nicht mit frei hängenden Gewichten belastet werden.
- Es dürfen keine Schubbelastungen hervorgerufen werden.
- Der Patient soll ein Ziehen spüren, es dürfen aber keine Schmerzen und keine Zuckungen auftreten.

Übungsbeispiel

Dehnung der rechten ventralen Hüftgelenkmuskulatur (Abb. 2.**61** a u. **b**, 2.**62** a–c)

- Der Patient liegt in Rückenlage leicht schräg auf dem Bett, so daß die rechte Gesäßhälfte am rechten Bettrand liegt, Oberkörper und Kopf aber etwas vom Bettrand entfernt liegen. Das linke Bein ist in Hüft- und Kniegelenk gebeugt und wird am Oberschenkel von den Händen des Patienten umgreifend gehalten.
- Die oberen zwei Drittel des rechten Oberschenkels haben dorsal Kontakt mit dem Bett. Der rechte Fuß hat neben dem Bett Bodenkontakt. Ist das Bett zu hoch, kann der Fuß auf einen Fußschemel gestellt werden.
- Langsam beginnt der Patient nun, sein linkes Bein noch mehr auf den Bauch Richtung linke Schulter zu ziehen. Bei zunehmender Flexion im linken Hüftgelenk wird das Becken von der weiterlaufenden Bewegung erfaßt, flexorisch in der LWS und extensorisch im rechten Hüftgelenk von proximal. Bereitet die deutliche Flexionsstellung im linken Hüftgelenk Schwierigkeiten, so kann ein kleines, zusammengerolltes Handtuch in der Leiste Erleichterung bringen.
- Die Bewegung vergrößern, bis ein deutliches Ziehen im rechten Hüftgelenk spürbar ist. In dieser Stellung eine kurze Zeit verharren, dann den Zug wieder nachlassen. Die Dehnung 3–5 mal wiederholen.

Z: Lockerung der Muskulatur

Zur Erhaltung der Gelenksbeweglichkeit gehört auch die wiederholte Lockerung der gelenksnahen Muskulatur. Auch dies soll der Patient zu Hause selbständig durchführen können. Die Übungsauswahl soll verschiedene Ausgangsstellungen berücksichtigen, damit sie der Patient gut in seinen Tagesablauf integrieren kann.

> Den größtmöglichen Erfolg erzielt der Patient mit häufig wiederholten, kleinen Lockerungsübungen, die gut in seinen Alltag integriert sind (vgl. Kap. 6).

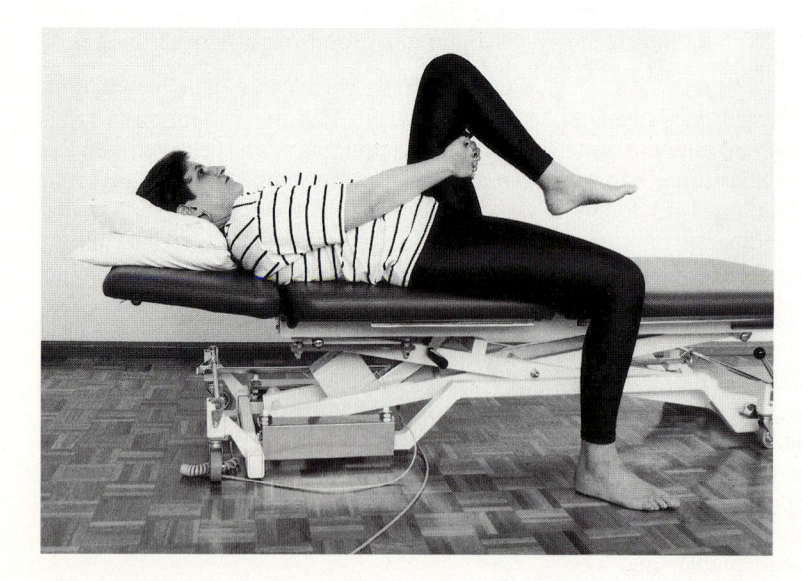

Abb. 2.**61** a u. **b**
a Ausgangsstellung zur Selbstdehnung der rechten ventralen Hüftgelenksmuskulatur. Die ganze rechte Fußsohle, insbesondere die Ferse, hat Bodenkontakt.

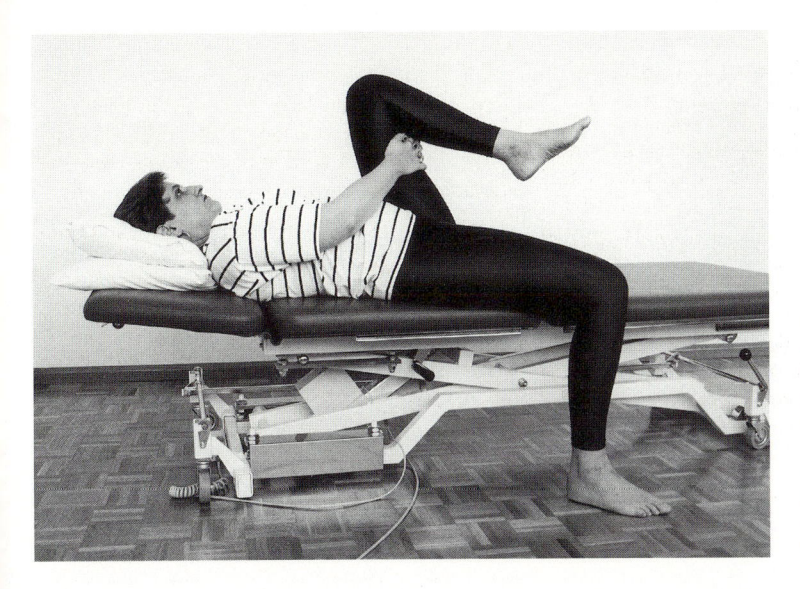

Behandlungsziele und therapeutische Maßnahmen beim primären Symptombild der Paraspastik 95

b Über eine Flexionsbewegung des linken Beines wird im rechten Hüftgelenk von proximal die Extension vergrößert. Die ventrale Hüftgelenksmuskulatur rechts erfährt dabei eine Dehnung. Rechte Fußsohle und Ferse dürfen dabei den Bodenkontakt nicht verlieren.

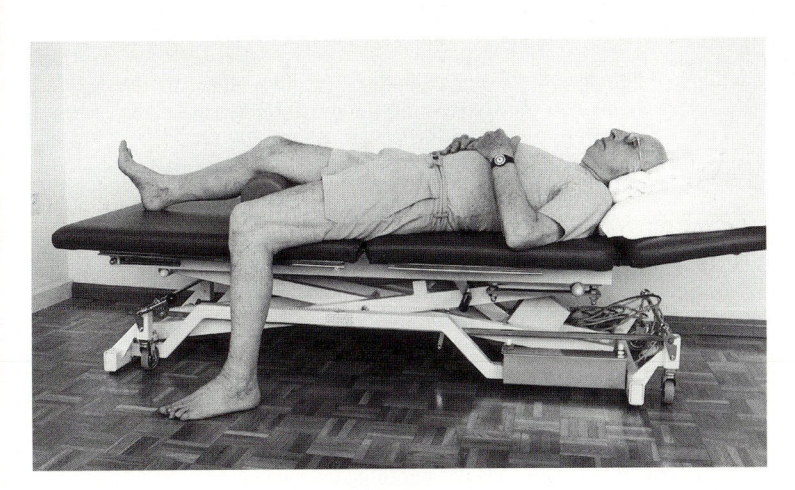

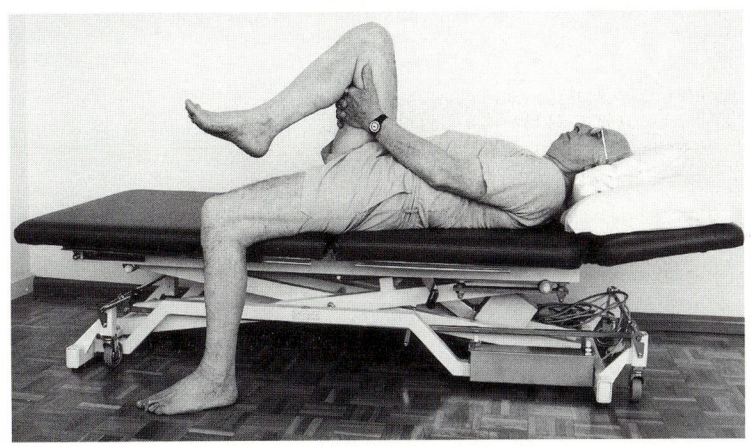

Abb. 2.**62 a–c**
a u. **b** Selbstdehnung der linken ventralen Hüftgelenksmuskulatur über eine Flexionsbewegung des rechten Beines im Hüftgelenk. Das Ausmaß der Flexionsbewegung im rechten Hüftgelenk ist individuell unterschiedlich.

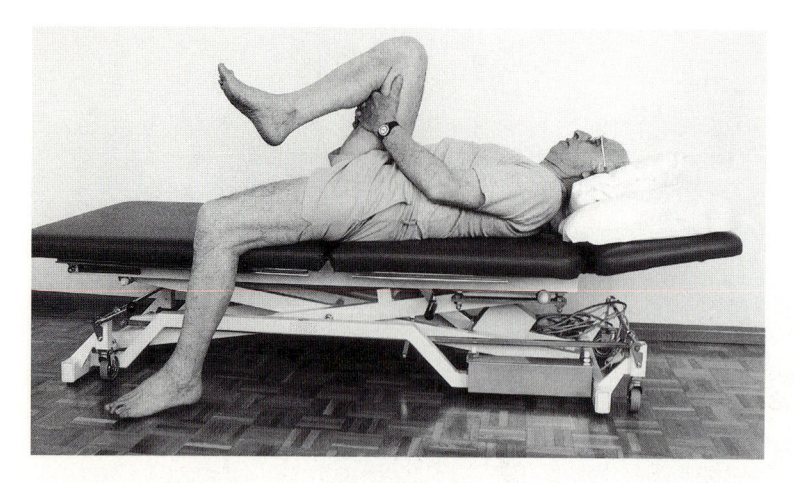

Abb. 2.62c Verliert die linke Ferse bzw. der linke Fuß durch eine zu große Flexionsbewegung rechts den Bodenkontakt, wird die zu dehnende linke Hüftgelenksmuskulatur durch frei hängendes Gewicht unerwünscht belastet. Der dadurch entstehende Stimulus zur Kontraktion verhindert die gute Dehnung.

Übungsbeispiel

Lockerung der Beinmuskulatur im Sitz (nach Künzle, Abb. 2.**63a** u. **b**)

Ausgangsstellung ist der Sitz auf einer Behandlungsbank oder einem Tisch. Die Füße haben keinen Bodenkontakt, die Unterschenkel hängen frei. Das Gewicht unter dem Gesäß ist gleichmäßig verteilt.

Bewegungsauftrag: Der Patient soll beide Unterschenkel gegengleich hin- und herbaumeln lassen. Er konzentriert sich primär auf die Bewegung der Ferse nach hinten. Die Bewegung nach vorne soll ein lockeres Zurückschwingen der Unterschenkel sein. Das Baumeln soll locker, ohne Kraftaufwand, ca. im Gehrhythmus durchgeführt werden.

Der Patient kontrolliert, daß:
- das Pendel beider Beine gleich groß ist. Bei unterschiedlichem Pendel rechts-links ist der geringere Bewegungsausschlag richtungsweisend,
- die Bewegung flüssig bleibt,
- das Becken nicht mit bewegt.

Lockerung der Beinmuskulatur im Liegen (nach Künzle, Abb. 2.**64a** u. **b**)

Ausgangsstellung ist die Rückenlage. Die Beine liegen entspannt, sie sind unter den Knien mit einem dicken Kissen oder einer Rolle unterlagert. Füße und Knie liegen etwas auseinander.

Bewegungsauftrag: Der Patient soll beide Knie gleichzeitig und gleichmäßig, ohne Kraftaufwand, etwas nach außen drehen und wieder zurück in die Ausgangsstellung. Dabei rollt das ganze Bein nach außen und wieder zurück. Ein rhythmisches Hin- und Her, ca. ein Mal pro Sekunde.

Der Patient kontrolliert, daß:
- die Fersen und Knie keinen Druck auf die Unterlage ausüben,
- das Becken ruhig liegenbleibt,
- die Rollbewegung nach außen betont ist,
- die Bewegung flüssig bleibt.

Z: Selektives Krafttraining

Auch diskrete Spastik birgt die Gefahr des Kraftverlustes durch reziproke Hemmung. Das Erhalten der selektiven Kraft im Rumpf (vgl. Kap. 2.5.4) beziehungsweise in bezug auf die muskulären Anforderungen der Spielbein- und Standbeinaktivitäten beim Gehen ist deshalb ein weiteres wichtiges Therapieziel.

■ Funktionelles Rumpftraining vgl. Kap. 1.5.

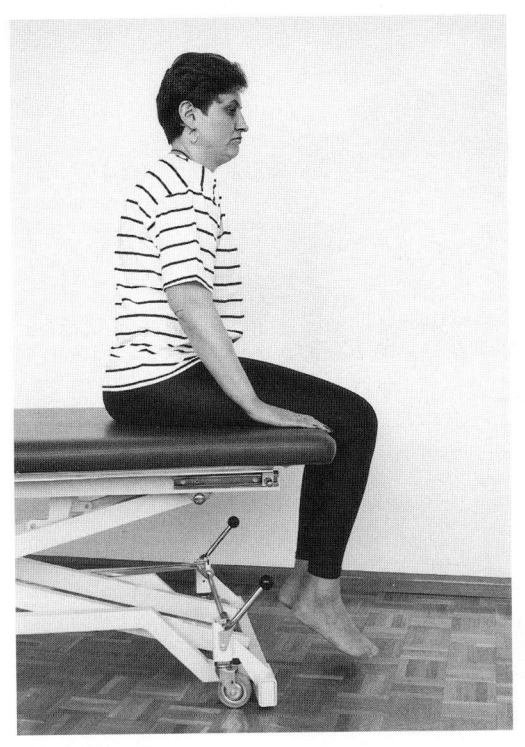

Abb. 2.63 a u. b
a Ausgangsstellung zur Lockerung der Beinmuskulatur im Sitz. Die Unterschenkel sind frei hängend, das Gewicht unter dem Gesäß ist gleichmäßig verteilt.

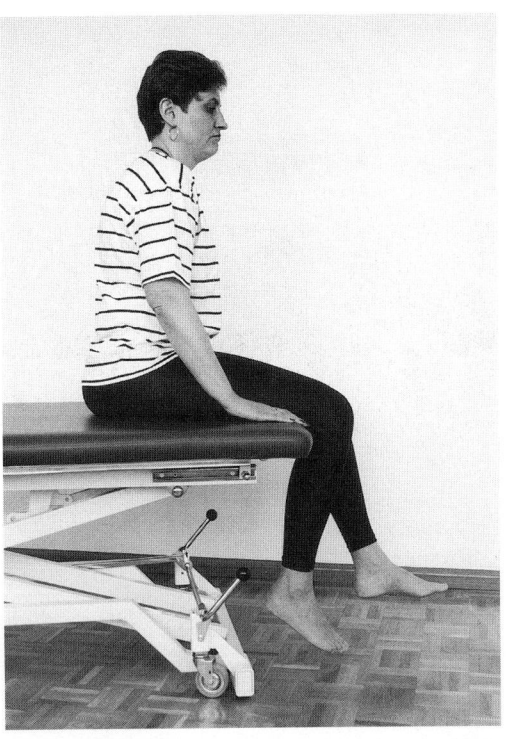

b Die Patientin läßt beide Unterschenkel gegengleich, ohne Kraftaufwand, hin- und herbaumeln. Dabei konzentriert sie sich primär auf die Bewegung der Ferse nach hinten.

Muskuläre Anforderungen der Spiel- und Standbeinaktivitäten beim normalen Gang

Spielbein

Sobald in der beginnenden Spielbeinphase die Zehenablösung stattgefunden hat, hängt das Bein am Becken und wird mit Schwung nach vorne gebracht. Die dafür erforderliche Muskelaktivität betrifft die Adduktoren, Außenrotatoren und Flexoren im Hüftgelenk. Die Extensoren des Hüftgelenkes kontrollieren die Spielbeinbewegung exzentrisch. Im Niveau Kniegelenk wird der Unterschenkel vorerst flexorisch, am Ende der Spielbeinphase extensorisch am Oberschenkel verankert.

Die Extensoren der Zehen, die Dorsalextensoren, Eversoren und Inversoren im Sprunggelenk verhindern ein unkontrolliertes Hängen des Fußes und damit die Stolper- bzw. Sturzgefahr.

Standbein

Mit der Kontaktnahme der Ferse mit dem Boden endet die Spielbeinphase und beginnt die Standbeinphase.

Im oberen Sprunggelenk muß der Fuß durch dorsalextensorische Aktivität verankert werden.

Im Kniegelenk verhindert nun der M. quadriceps die unerwünschte Flexion des Oberschenkels im Kniegelenk. In diesem Moment wird die höchste Intensität der Quadrizepsbelastung während des normalen Ganges erreicht.

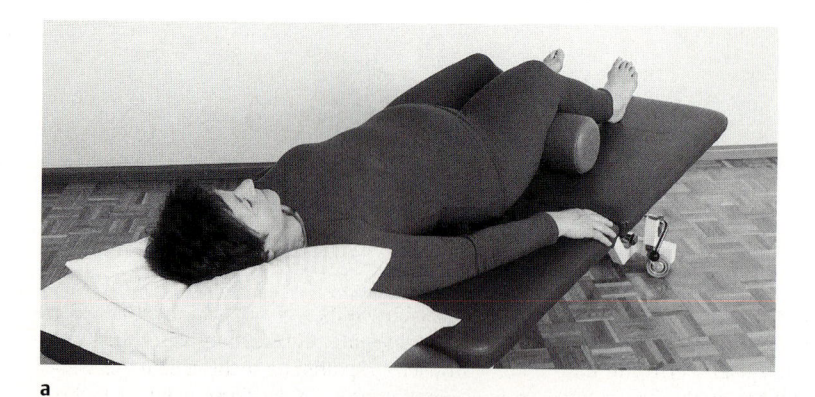

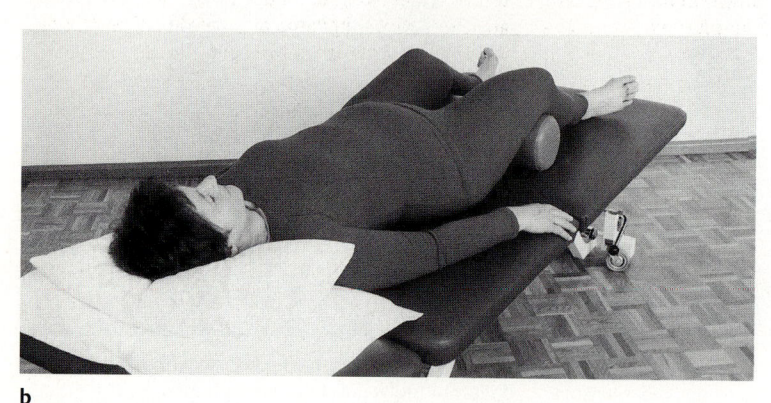

Abb. 2.64 a u. b Lockerung der Beinmuskulatur im Liegen. Die Patientin bewegt beide Knie gleichzeitig und gleichmäßig, ohne Kraftaufwand, etwas nach außen und wieder zurück zur entspannten Ausgangsstellung. Ein rhythmisches Hin und Her, ca. ein Mal pro Sekunde.

Im Hüftgelenk verhindern die Abduktoren das adduktorische Absinken des Beckens im Standhüftgelenk. Die Verankerung des Beckens muß aber gleichzeitig auch durch lateralflexorische Aktivität der kontralateralen Rumpfmuskulatur kontrolliert werden.

Die unerwünschte Flexion des Hüftgelenkes durch eine rückläufige Bewegung der Trochanterpunkte verhindern der M. rectus femoris sowie die Ischiokruralmuskulatur. Die innervierte Ischiokruralmuskulatur sichert zudem auch das Kniegelenk flexorisch und zusammen mit der Quadrizepsinnervation die Kokontraktion der Flexoren und Extensoren im Kniegelenk.

Im Moment der Abrollung sind die dorsalextensorische Verankerung im oberen Sprunggelenk sowie die pronatorische/eversorische Stabilisation von entscheidender Bedeutung. Bei der Vorfußablösung ist als letzter Muskel, der das Becken am Standbein verankert, der M. adductor magnus, mit extensorischer/adduktorischer/innenrotatorischer Komponente verantwortlich.

M: Trainingsbeispiele

Bezugnehmend auf Patienten mit Paraspastik nimmt das Training der ventralen, zur Spastik antagonistischen Muskulatur einen wichtigen Stellenwert ein. Dabei muß auf die verschiedene Anforderung bezüglich Verankerung in der Spielbeinphase bzw. Stützfunktion in der Standbeinphase eingegangen werden.

> Bei der Ausführung der Übungen muß streng darauf geachtet werden, daß kein pathologischer Tonus genutzt wird. Auftretende pathologische Tonuserhöhung macht Selektivität unmöglich, die Übung führt anstelle des selektiven Krafttrainings zum weiteren Kraftverlust durch zunehmende reziproke Hemmung.

Übungsbeispiel

„Spielbein"

Zum Training der selektiven Kraft der Hüftgelenk-Flexoren rechts zur Verankerungsfähigkeit in der vorderen Spielbeinphase (2.65 a–e).

Ausgangsstellung: Rückenlage. Die Beine sind auf einem Block gelagert. Diese Stellung wirkt durch die deutliche Flexion in Hüft- und Kniegelenk tonusregulierend und oft auch entlastend für die Wirbelsäule. Zusätzlich wird durch die Ausgangsstellung mit flektiertem Hüftgelenk erreicht, daß die Muskulatur bei der Übungsdurchführung nur in einem mittleren, günstigeren Bewegungsbereich arbeiten muß. Soll der Patient nun die noch vorhandene Kraft der Hüftgelenk-Flexoren gezielt einsetzen und üben, so muß er dies kontrolliert, d.h. ohne Einsatz von pathologisch erhöhtem Tonus ausführen.

Bewegungsauftrag: Der Patient soll das rechte Knie bauchwärts, Richtung Schulter bewegen. Die Ferse verliert dabei den Kontakt mit der Unterlage. Anschließend soll das Bein langsam, durch exzentrische Aktivität im Hüftgelenk, wieder zur Ausgangsstellung zurückgebracht werden.

Beobachtungskriterien:
- im rechten Bein dürfen keine Anzeichen von pathologisch erhöhtem Tonus erkennbar sein,
- der Druck unter dem linken Knie darf nicht aktiv verstärkt werden, der linke Unterschenkel bleibt auf dem Block liegen, linkes Kniegelenk schaut wenig nach außen,
- die LWS darf ihren Kontakt mit der Unterlage nicht verlieren.

Erleichterungen: Das linke Bein wird angestellt, die linke Fußsohle hat Kontakt mit der Unterlage. eine einleitende Erhöhung des Druckes innerhalb der linken Fußsohle unterstützt synergistisch die Kraft der Hüftgelenk-Flexoren im rechten Bein. Als weitere Erleichterung kann der Fersenkontakt rechts auf dem Block beibehalten werden. Die Übung wird dadurch hubarm durchgeführt. So kann eine kompensierende extensorische Bewegung in der LWS vermieden werden, und der Patient benötigt weniger Kraftaufwand.

Erschwerung: Das linke Bein ist wiederum angestellt, die linke Fußsohle hat Kontakt mit der Unterlage. Während das rechte Bein in der Luft gehalten wird, soll das Becken für einen kurzen Moment den Bankkontakt verlieren. Dies bedeutet im linken Hüftgelenk gleichzeitig eine extensorische und innerotatorische Kontrolle. Dabei muß darauf geachtet werden, daß die Beckenseiten gleichmäßig abgehoben werden. Deshalb zählt folgendes *zusätzliches* Beobachtungskriterium:
- rechte und linke Spinaverbindung bleibt horizontal und frontotransversal eingestellt.

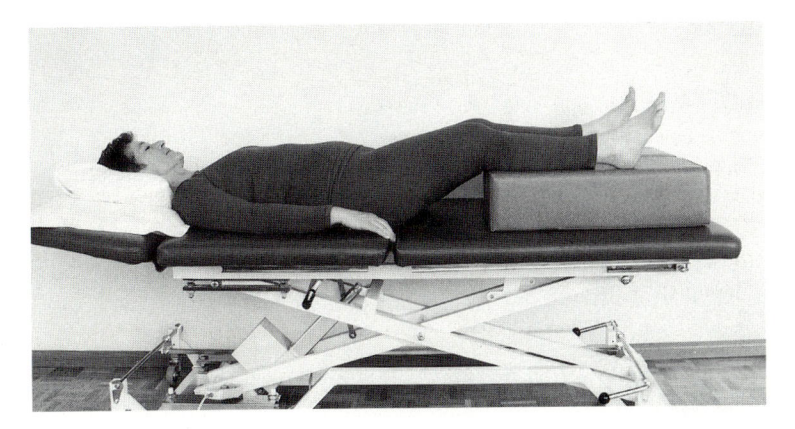

Abb. 2.65 a–e
a Ausgangsstellung zur Übung „Spielbein" zum Training der selektiven Kraft der Hüftgelenkflexoren. Beide Beine sind in einer spastikkontrollierenden Stellung auf einem Block gelagert.

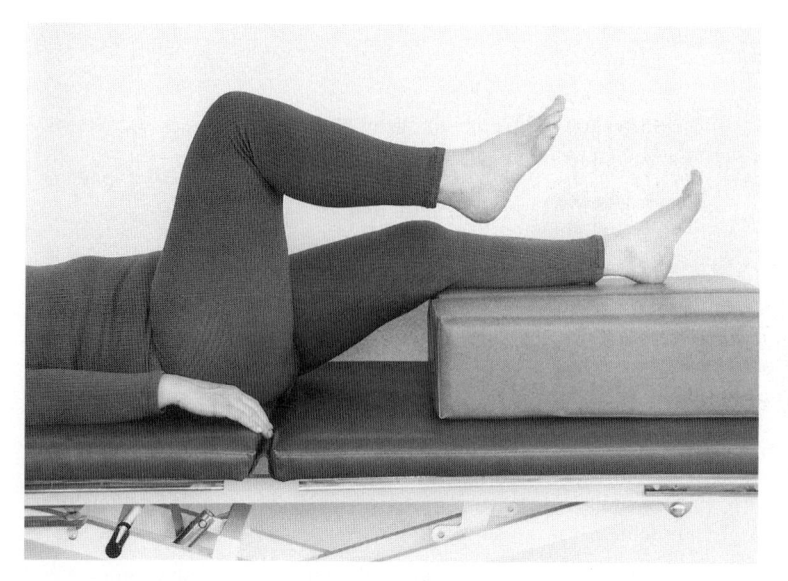

Abb. 2.65 b Die Patientin bewegt das rechte Knie bauchwärts Richtung Schulter. Die Ferse verliert dabei den Kontakt mit der Unterlage. Das linke Bein bleibt locker liegen, unter dem Kniegelenk darf es zu keiner aktiven Druckzunahme kommen.

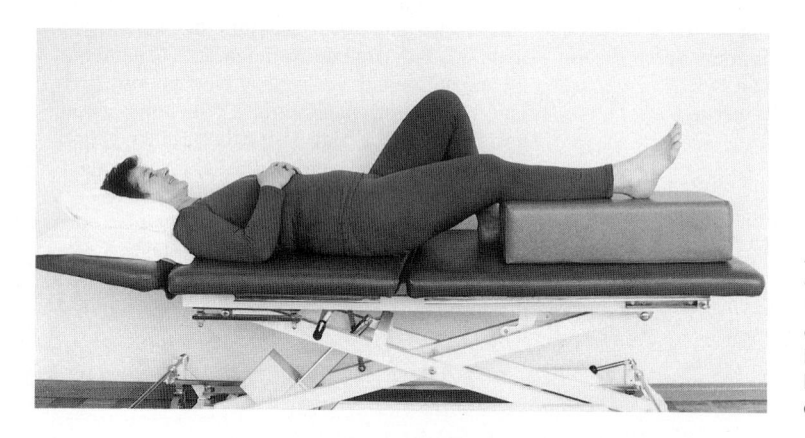

Abb. 2.65 c Anpassung der Ausgangsstellung zur Erleichterung der Übungsdurchführung. Das linke Bein wird angewinkelt, die Fußsohle hat Kontakt mit der Unterlage.

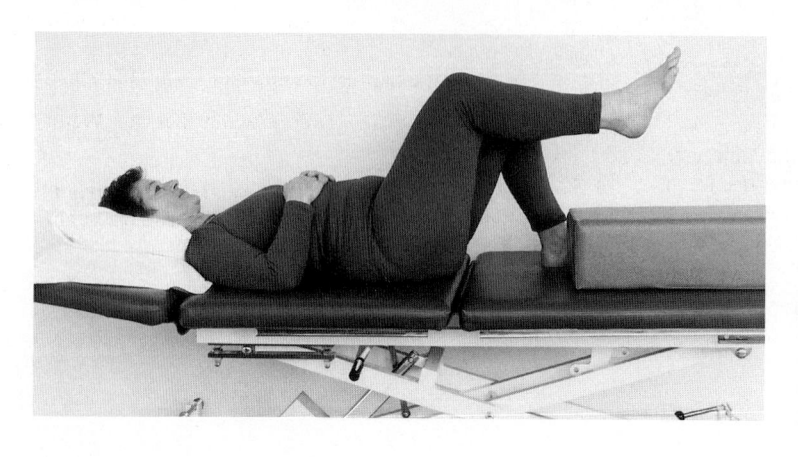

Abb. 2.65 d Durch eine gleichzeitige Druckverstärkung unter dem linken Fuß wird die flexorische Verankerung im rechten Hüftgelenk synergistisch unterstützt und erleichtert.

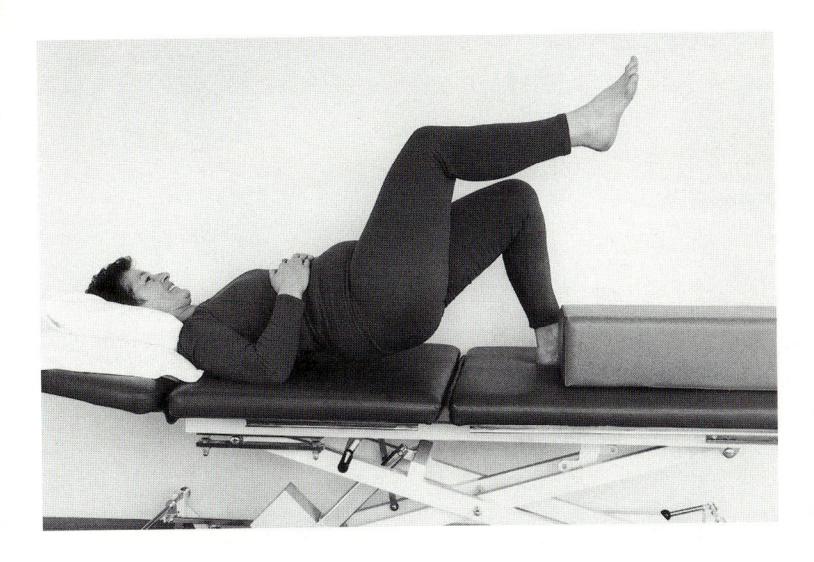

Behandlungsziele und therapeutische Maßnahmen beim primären Symptombild der Paraspastik

Abb. 2.**65 e** Durch kontrolliertes Abheben des Gesäßes wird im linken Hüftgelenk gleichzeitig eine extensorische und innenrotatorische Kontrolle gefordert.

Übungsbeispiel

„Wandsteher"

Zum Training der selektiven Kraft der Hüftgelenk-Flexoren und Dorsalextensoren im oberen Sprunggelenk zur Kontrolle der ersten Standbeinphase (Abb. 2.**66 a–c**, 2.**67 a–c**).

Wenn die Ferse beim normalen Gang Bodenkontakt findet, ist die ganze Beinlängsachse nach hinten geneigt, das Hüftgelenk steht bezüglich Fuß hinten oben. Das hintere Bein ist in diesem Moment bereits teilentlastet. Um nun, bei vertikal stehendem Oberkörper, über den Fuß nach vorne abrollen zu können, muß das Hüftgelenk flexorisch, der Fuß im oberen Sprunggelenk dorsalextensorisch verankert werden.

Ausgangsstellung: Stand an einer Wand. Die Füße stehen eine knappe Fußlänge von der Wand entfernt. Brustkorb und Gesäß haben dorsalen Kontakt mit der Wand. Die Arme hängen frei.

Bewegungsauftrag: Der Patient soll möglichst senkrecht zum freien Stand kommen. Initial muß der Patient den Druck unter der Ferse verstärken. Der Druck unter dem Vorfuß wird kleiner werden, die Zehen werden entlastet. Danach sollen Becken, Brustkorb und Kopf gleichzeitig nach vorne kommen. Folgende wichtige Kriterien müssen dabei eingehalten werden:
- Die Kniegelenke behalten ihre deblockierte Stellung, sie dürfen nicht nach hinten verschoben werden.
- Gleichbleibende Abstände zwischen:
  – Bauchnabel und Sternum,
  – Sternum und Incisura jugularis,
  – Incisura jugularis und Kinnspitze.
- Die frontotransversalen Verbindungslinien von Becken, Brustkorb und Kopf bleiben horizontal und frontotransversal sowie übereinander eingeordnet.
- Der Schultergürtel bleibt auf dem Brustkorb liegen, der Abstand zwischen Akromioklavikulargelenk und gleichseitigem Ohr verkleinert sich nicht.
- Die Arme hängen frei und bleiben am Körper.

Erleichterung: Die Füße etwas näher zur Wand stellen.

Erschwerung: Den Bewegungsauftrag auch im Einbeinstand ausführen. Der entlastete Fuß bleibt am Boden, es darf dabei zu keiner Druckzunahme kommen.

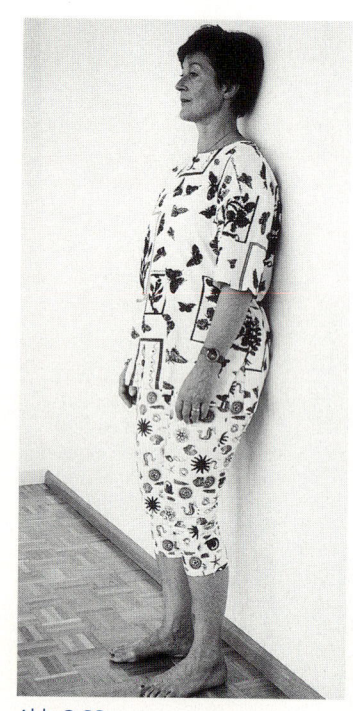

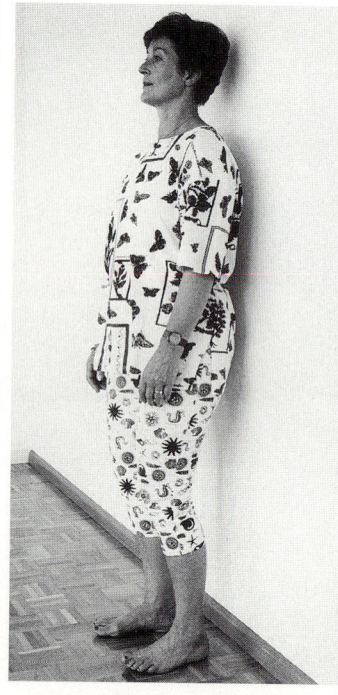

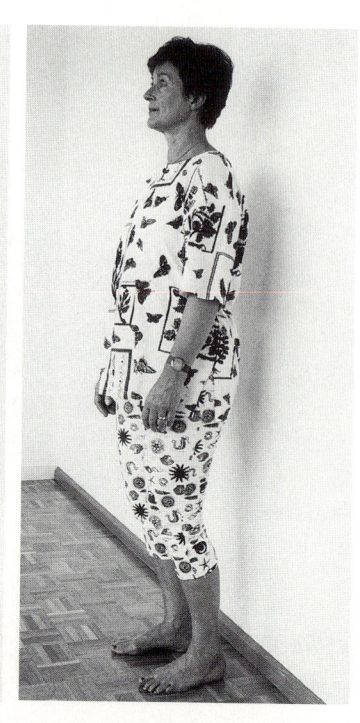

Abb. 2.66 a–c
a Ausgangsstellung zur Übung „Wandsteher". Brustkorb und Gesäß haben dorsalen Kontakt mit der Wand.
b Die Patientin versucht den Wandkontakt von Becken, Brustkorb und Kopf gleichzeitig aufzugeben, um nach vorne in den freien Stand zu kommen. Reaktiv kommt es zur deutlichen Aktivierung der Dorsalextensoren im Fuß sowie zur ventralen Verankerung im Hüftgelenk und ventralen Stabilisation im Rumpf.
c Endstellung: Die Patientin hat den freien aufrechten Stand erreicht.

Funktionelles Zusammenspiel von Standbein und Spielbein

Nach den Kriterien der Funktionellen Bewegungslehre Klein-Vogelbach liegt beim Gehen der Norm die Actio (Ursache) im Standbein. Das Spielbein ist reaktiv. In der Vorwärtsbewegung wird das Gewicht über das Standbein nach vorne, über den Vorfuß gebracht. Im Moment der Vorfußbelastung überwiegt das ventrale Gewicht. Das gegenüberliegende Bein in Spielfunktion wird bei Fersenkontakt mit dem Boden die Unterstützungsfläche nach vorne wieder vergrößern. Im Moment dieser Kontaktaufnahme wird das Spielbein erneut zum Standbein. Das gegenüberliegende Standbein ist bereits wieder teilentlastet und wird mit der Zehenablösung zum neuen Spielbein.

Ist bei diskreter Spastik der Vorfußstand nicht kontrolliert möglich, so betrifft dies nicht nur die Standbeinaktivität. Der unkontrollierte pathologische Tonus verhindert durch reziproke Hemmung auch die selektive Verankerungsfähigkeit im werdenden Spielbein.

> Nur ein kontrollierter Vorfußstand und ein kontrollierter Innervationswechsel von Stützaktivität (Standbein) in Hängeaktivität (Spielbein) ermöglichen eine selektive Verankerung im Spielbein.

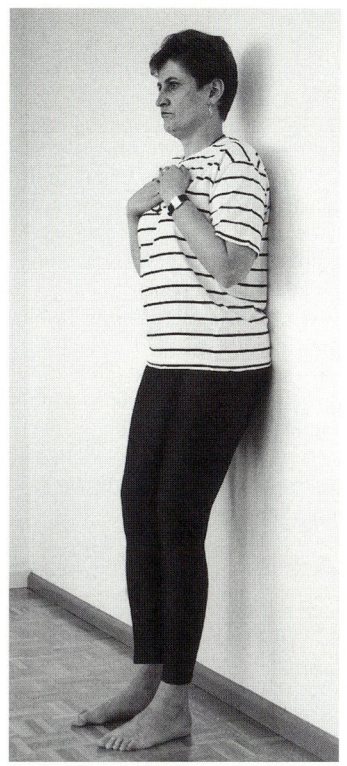

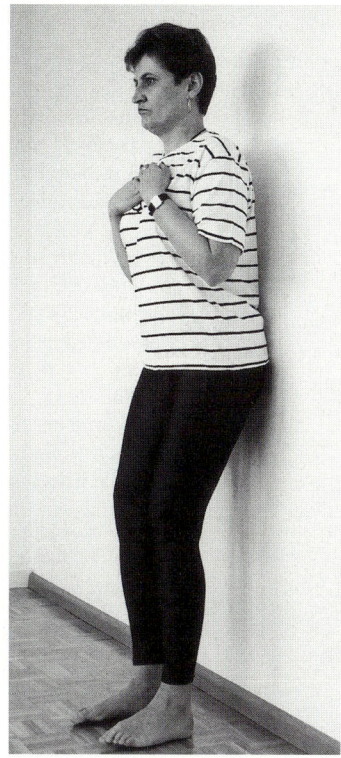

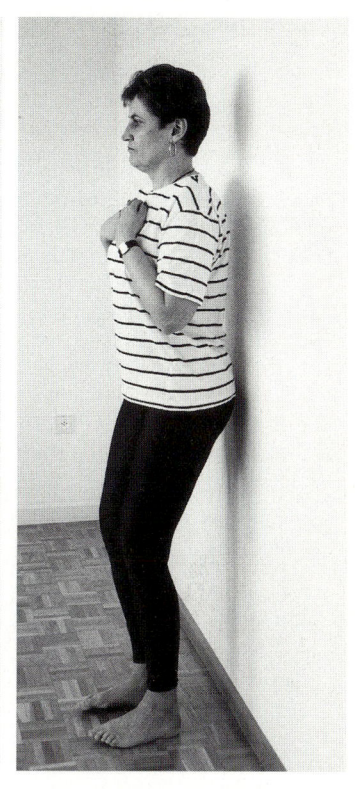

Abb. 2.67 a–c
a Ausgangsstellung zur Übung „Wandsteher".
b Die Patientin hat Mühe, Brustkorb und Gesäß gleichzeitig nach vorne zu bringen. Sie versucht den freien Stand mit einer Vorneigung des Oberkörpers zu erreichen.
c Um die gewünschte Aktivität der Dorsalextensoren und Hüftgelenkflexoren zu erreichen, muß die Bedingung des Aufrechtbleibens eingehalten werden. Der freie, vertikale Stand aber muß nicht zwingend erreicht werden. Eine kurze und gleichzeitige Kontaktaufgabe von Brustkorb und Gesäß mit der Wand zeigt bereits eine gut sichtbare und für die Patientin eine gut spürbare Innervation der Dorsalextensoren im oberen Sprunggelenk.

Übungsbeispiel

„Marionette"

Zum Innervationswechsel von Stützfunktion zur Spielfunktion und umgekehrt (Abb. 2.**68a–d**).

Ausgangsstellung: Aufrechter Sitz am Rand einer leicht erhöhten Behandlungsbank. Becken, Brustkorb und Kopf sind in die vertikal stehende Körperlängsachse eingeordnet. Die Oberschenkel sind im Hüftgelenk < als 90° flektiert und etwas abduziert. Das Gewicht ist bezüglich rechts/links gleichmäßig verteilt. Die Füße stehen etwas hinter den Knien und haben mit der ganzen Fußsohle Bodenkontakt. Oberschenkellängsachse und funktionelle Fußlängsachse haben dieselbe Ausrichtung. Der Schultergürtel liegt auf dem Brustkorb, die Arme hängen frei.

Bewegungsauftrag:
Phase 1: Der Patient beginnt mit einer Vorneigung der stabilisierten Körperlängsachse, flexorisch im Hüftgelenk von proximal, bis er eine deutliche Druckzunahme unter der ganzen Fußsohle spürt. Das Gesäß verliert den Bankkontakt noch nicht.

Phase 2: Bei der anschließenden Rückneigung bis zur Vertikalstellung der Körperlängsachse wird die Flexionsstellung im Hüftgelenk wieder kleiner, die Druckzunahme unter den Füßen nimmt wieder deutlich ab. Nach dem Erreichen der Vertikalstellung der Körperlängsachse geht die Rückneigung ohne Unterbrechung weiter, der Patient versucht aber nun, den Winkel in den Hüftgelenken nicht

Fortsetzung

mehr zu verändern. Mit der weiterführenden Rückneigung müssen nun die Beine im Hüftgelenk flexorisch verankert werden, der Fuß-Boden-Kontakt geht verloren.

Phase 3: Es folgt die erneute Vorneigung, immer noch bei unveränderter Stellung im Hüftgelenk. Sobald die Füße Bodenkontakt haben, verliert das Gesäß den Kontakt mit der Behandlungsbank. Der Patient kommt in einen Halbstand mit ganzem Fußsohlen-Boden-Kontakt. Nun wechselt der Patient rhythmisch zwischen Vor- und Rückneigung bzw. zwischen Halbstand und Sitz mit beiden Beinen in Spielfunktion. Der Winkel in den Hüftgelenken bleibt dabei, wie bei einer Marionette, unverändert.

Nachfolgende Kriterien müssen bei der Übungsausführung gut beachtet werden:

- Folgende Abstände bleiben immer unverändert:
  - Bauchnabel – Incisura jugularis,
  - Incisura – Kinnspitze,
  - rechtes – linkes Kniegelenk,
  - linkes/rechtes Akromioklavikulargelenk – linkes/rechtes Ohrläppchen
- Die Verbindungslinie rechte/linke Spina iliaca anterior superior und der frontotransversale Brustkorbdurchmesser bleiben horizontal und frontotransversal eingestellt.
- Der Winkel im rechten Hüftgelenk entspricht demjenigen des linken Hüftgelenkes und verändert sich in der Phase 3 nicht mehr.
- Im Halbstand ist der Druck innerhalb der Fußsohle gleichmäßig verteilt.
- Im Moment des Fuß-Boden-Kontaktes im Halbstand bleiben rechtes und linkes Knie räumlicher Fixpunkt. Die Knie dürfen weder nach hinten, noch nach vorne, noch extensorisch bzw. flexorisch im Kniegelenk durch Drehpunktverschiebung, bewegt werden.
- Die Arme bleiben frei hängen, der Schultergürtel darf nicht als Stabilisationshilfe eingesetzt werden.

Erschwerung der Durchführung: Die Marionette kann auch mit kontrolliertem Fersen- bzw. Vor-

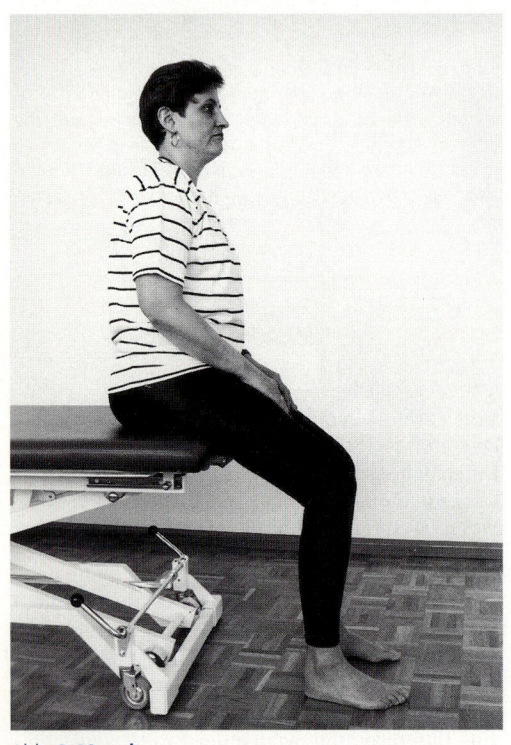

Abb. 2.68 a–d
a Ausgangsstellung zur Übung „Marionette".

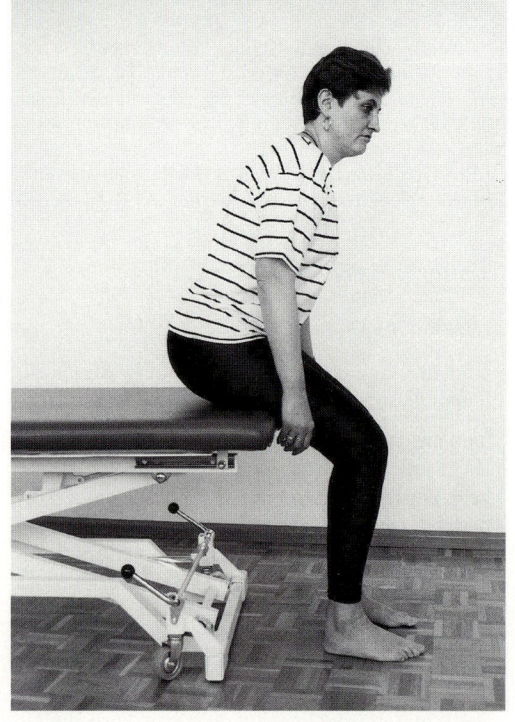

b Phase 1: Vorneigung der stabilisierten Körperlängsachse mit deutlicher Druckzunahme unter den Füßen.

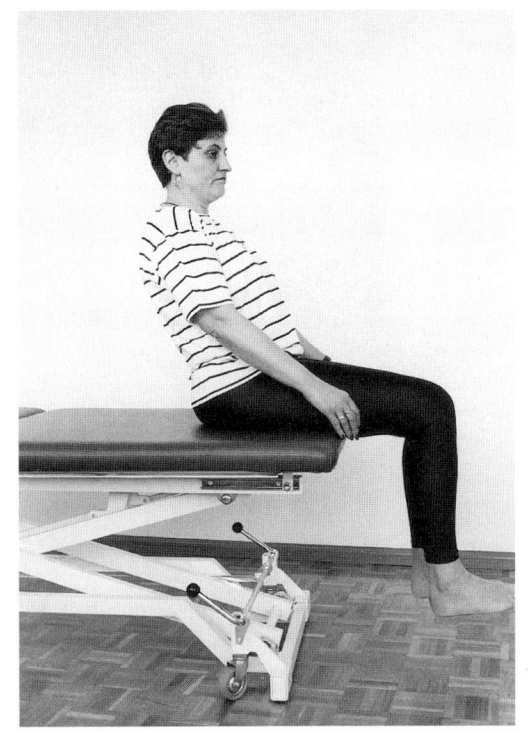

c Phase 2: Rückneigung der Körperlängsachse. Die bei vertikal stehender Körperlängsachse erreichte Flexionsstellung im Hüftgelenk bleibt erhalten. Die Füße verlieren den Bodenkontakt.

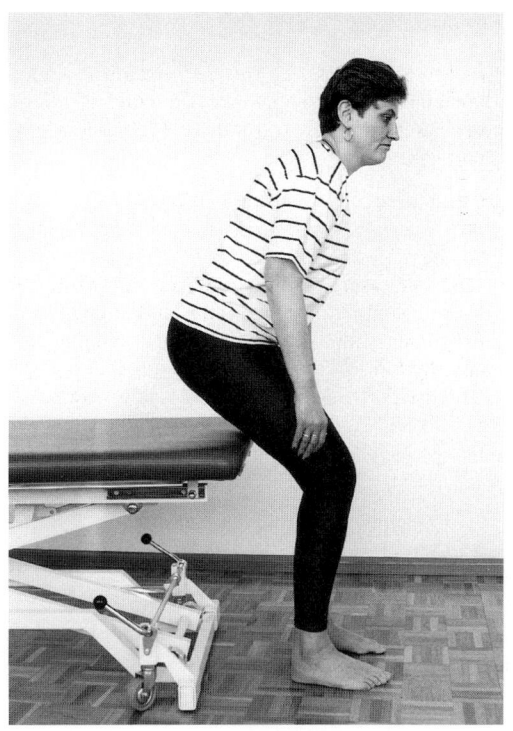

d Phase 3: Erneut Vorneigung bis zum Halbstand mit ganzem Fußsohlenkontakt. Die Flexionsstellung im Hüftgelenk bleibt annähernd unverändert.

Fortsetzung

fußstand durchgeführt werden. Dabei wird der Innervationswechsel von Stützaktivität im Vorfußstand und Spielbeinaktivität (entsprechend dem Übergang von Standbein zu Spielbein) bzw. der Innervationswechsel von Spielbeinaktivität und Stützaktivität im Fersenstand (entsprechend dem Übergang vom Spielbein zum Standbein) trainiert. Die Durchführungskriterien, mit Ausnahme der Veränderung der Kontaktstelle Fuß-Boden, bleiben gleich (Abb. 2.**69 a–c**, 2.**70 a–c**).

Innervationswechsel mit Hilfe des Trampolins

Ausgangsstellung 1: Aufrechter Stand vor dem Trampolin. Das rechte Bein übernimmt die Hauptbelastung. Das linke Bein wird nur wenig lateral der Symmetrieebene, mit Fersenkontakt auf dem Trampolin plaziert. Becken, Brustkorb und Kopf sind in die vertikal stehende Körperlängsachse eingeordnet. Das rechte Kniegelenk ist leicht deblockiert, die funktionellen Fußlängsachsen schauen nach vorne. Die Arme hängen frei (Abb. 2.**71 a**).

Bewegungsauftrag:
Phase 1:
Der Patient soll den Druck unter der linken Ferse kontinuierlich verstärken. Dabei darf die Körperlängsachse nicht nach vorne geneigt werden, sie behält ihre vertikale Ausrichtung. Durch die Druckverstärkung unter der linken Ferse bei vertikal stehender Körperlängsachse erfährt der Patient eine Gewichtsverschiebung nach vorne, wodurch es im rechten Vorfuß zu einer Druckzunahme kommt. Kann diese Druckzunahme kontrolliert werden, so soll der Patient die Fersenablösung rechts bewußt zulassen und dadurch in den rechten Vorfußstand kommen (Abb. 2.**71b**).

Phase 2:
Das Gewicht wird nun zunehmend auf den linken Fuß übertragen, der dabei mit der ganzen Fußsoh-

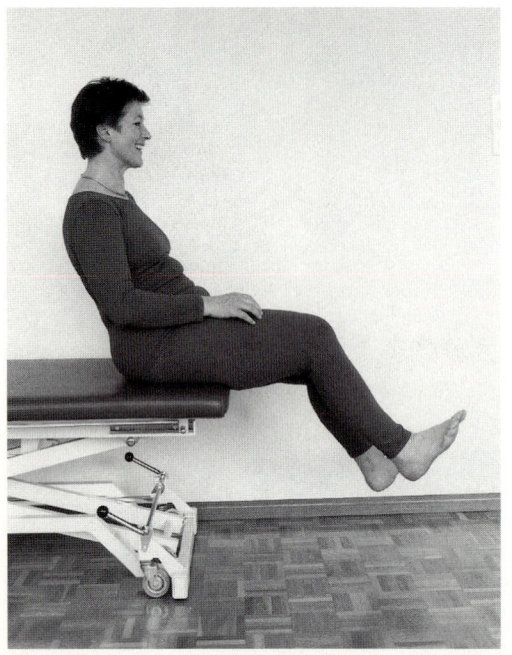

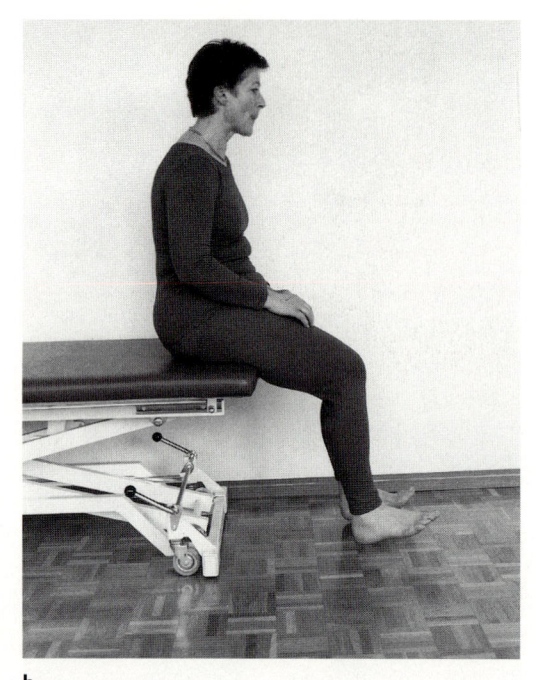

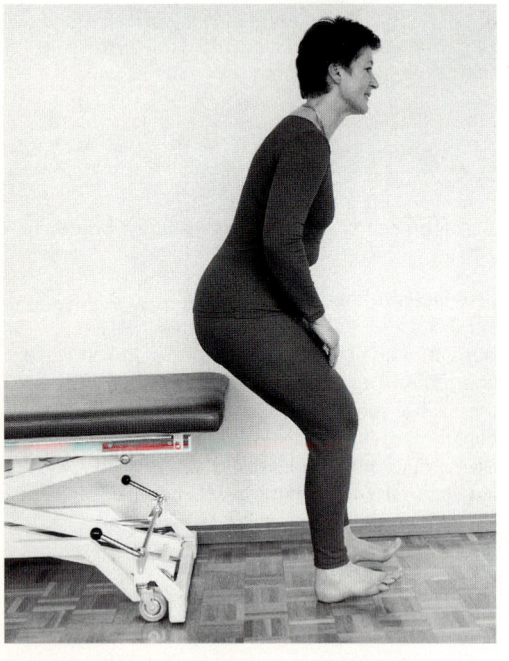

Abb. 2.69 a–c „Marionette" zum Fersenstand.
Die Patientin versucht die erschwerte ventrale Verankerung im Hüftgelenk beim Übergang zum Fersenstand mit einer Ventraltranslation des Kopfes in der HWS zu kompensieren. Dies muß – um zervikale Überlastungen bedingt durch die Übung zu vermeiden – korrigiert werden.

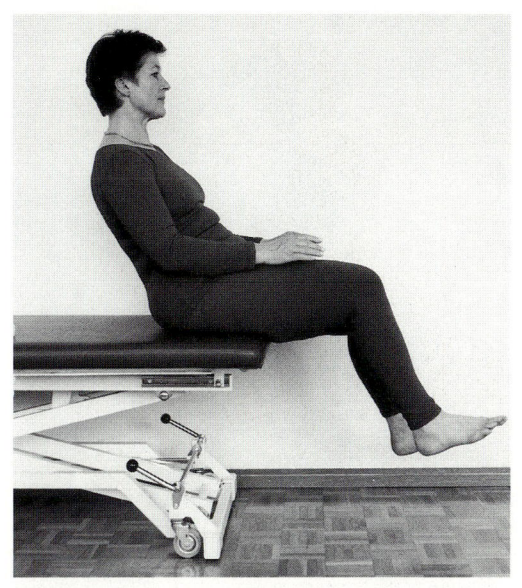

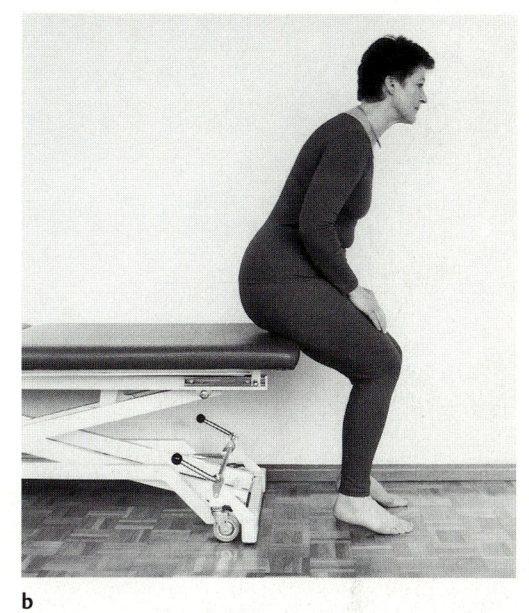

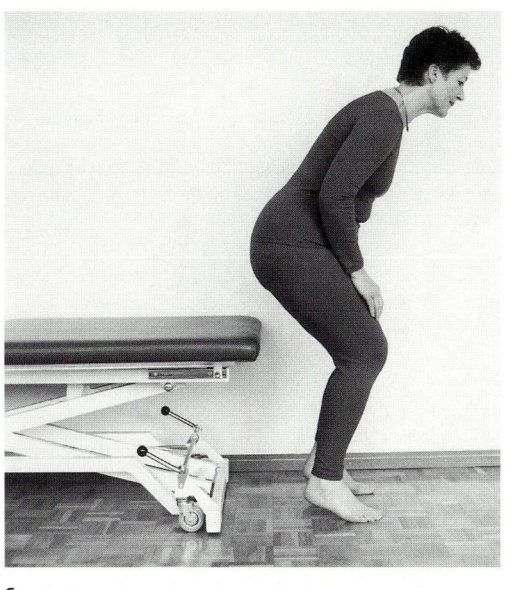

Abb. 2.**70 a–c** „Marionette" zum Vorfußstand. Der Vorfußstand ist kontrolliert, die Einordnung des Kopfes in die Körperlängsachse aber noch ungenügend.

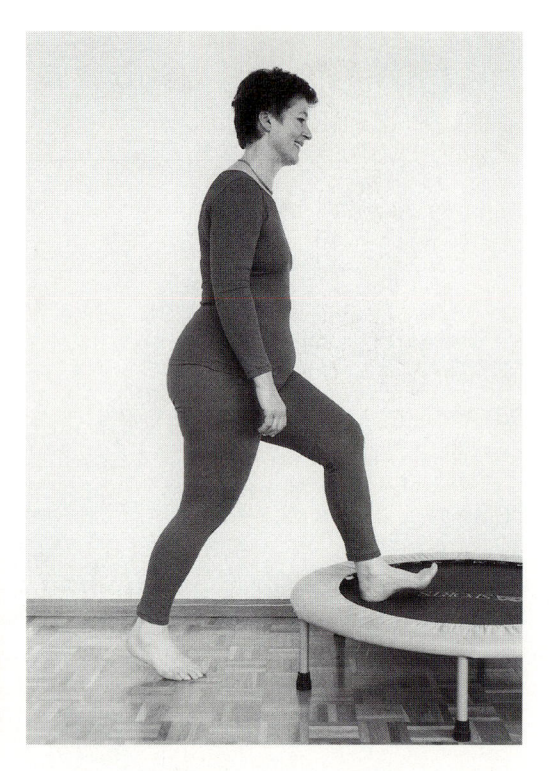

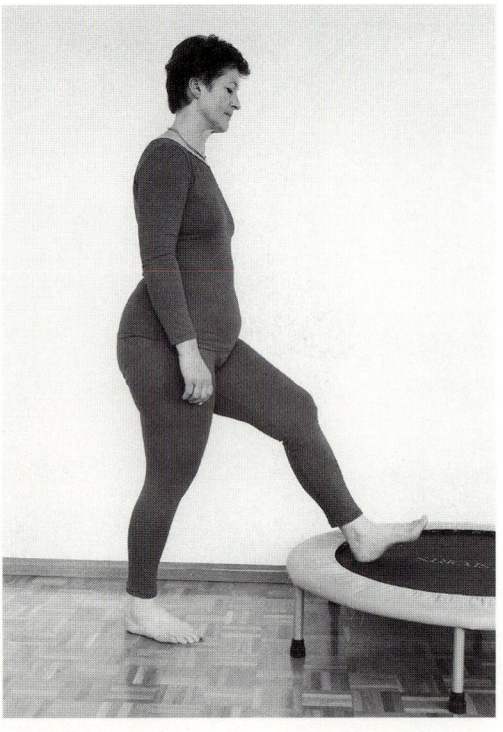

Abb. 2.71 a u. b
a Aufrechter Stand vor dem Trampolin. Das rechte Bein übernimmt die Hauptbelastung. Das linke Bein hat wenig lateral der Symmetrieebene Fersenkontakt mit dem Trampolin.
b Durch eine kontinuierliche Druckzunahme unter der linken Ferse, bei unverändert vertikal stehender Körperlängsachse, kommt es zu einer Gewichtsverschiebung nach vorne. Bei gut kontrollierter Druckzunahme innerhalb des rechten Vorfußes soll die Patientin die Fersenablösung rechts zulassen und dadurch in einen kontrollierten Vorfußstand rechts kommen.

> **Fortsetzung**
>
> le Kontakt auf dem Trampolin findet. Das rechte Bein verliert den Bodenkontakt und kommt nach kontrollierter Vorfußbelastung in Spielfunktion (Endstellung 1). Durch eine anschließende Gewichtsverschiebung nach hinten übernimmt der rechte Vorfuß wieder Gewicht (Endstellung 2). Über eine erneute Gewichtsverlagerung nach vorne kommt das rechte Bein wiederum in Spielfunktion. Dieser Wechsel von Stützfunktion in Spielfunktion und umgekehrt soll einige Male wiederholt werden (Abb. 2.**72a–d**, 2.**73a** u. **b**).
>
> *Beobachtungskriterien der Phase 1:*
> - Die Körperlängsachse bleibt vertikal.
> - Die Verbindungslinie rechte/linke Spina iliaca anterior superior und der frontotransversale Brustkorbdurchmesser bleiben horizontal und frontotransversal eingestellt.
>
> - Der Druck unter dem Großzehengrundgelenk rechts nimmt deutlich und kontinuierlich zu. Die Druckzunahme unter dem rechten Vorfuß darf keinen pathologischen Tonus hervorrufen.
> - Der Abstand zwischen rechtem Trochanterpunkt und Malleolus lateralis rechts bleibt unverändert. Das rechte Kniegelenk bleibt in deblockierter Stellung und schaut nach vorne.
> - Der Abstand zwischen linkem Trochanterpunkt und Malleolus lateralis links bleibt unverändert. Das linke Kniegelenk bleibt räumlicher Fixpunkt und schaut unverändert nach vorne.
>
> Durch die Elastizität des Trampolins wirkt sich die Druckzunahme der linken Ferse nach vorne unten nicht, wie auf harter Unterlage, nach hinten oben aus. Die Gewichtsverlagerung auf den rechten Vorfuß kommt dadurch reaktiv und

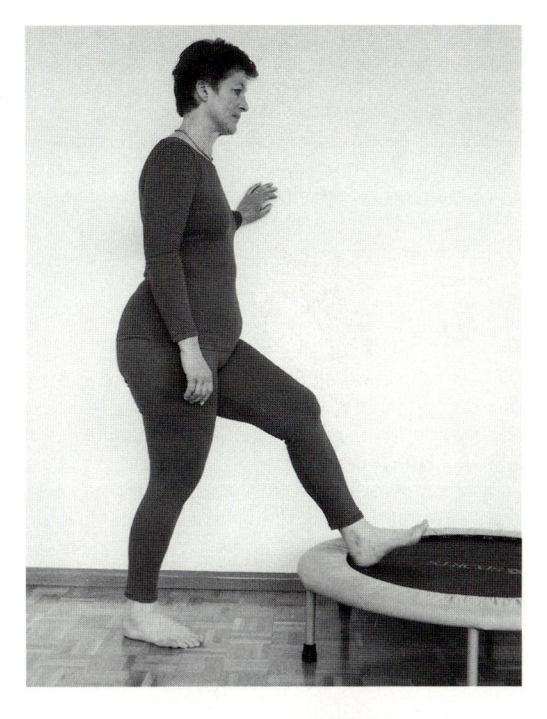

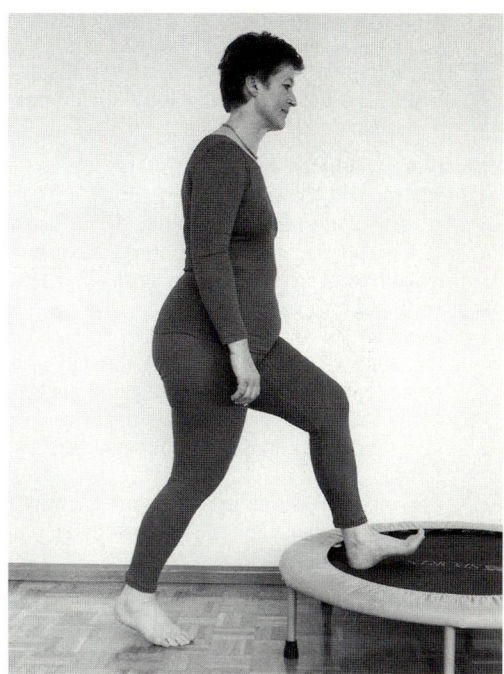

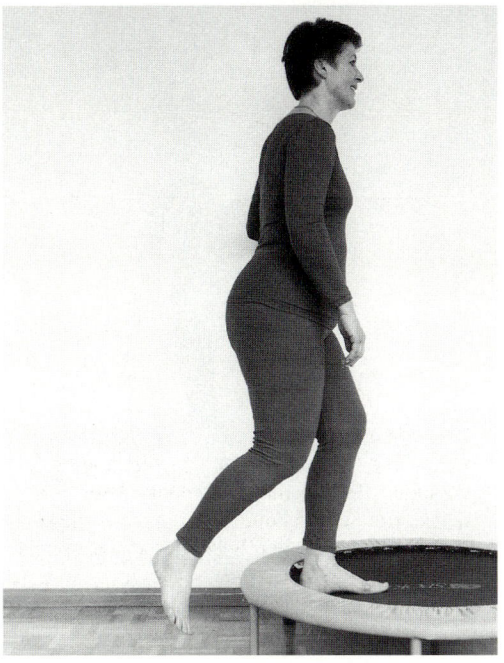

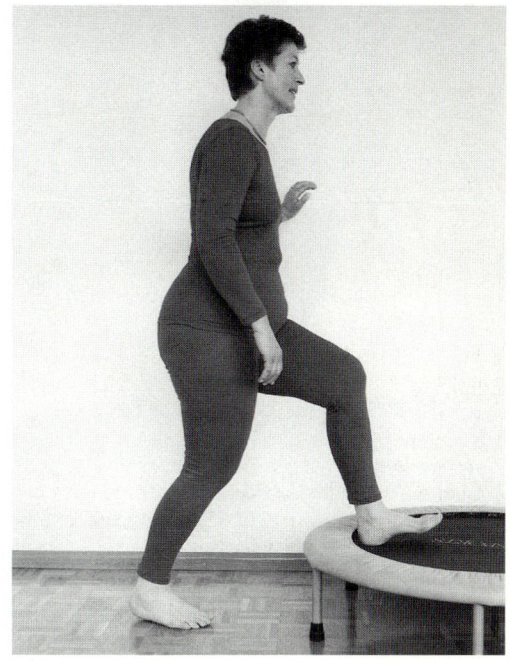

Abb. 2.72 a–d

a Aufrechter Stand vor dem Trampolin. Das rechte Bein übernimmt die Hauptbelastung. Das linke Bein hat wenig lateral der Symmetrieebene Fersenkontakt mit dem Trampolin. Bei Bedarf soll sich die Patientin seitlich an der Wand leicht abstützen.
b Kontinuierliche Druckzunahme unter der linken Ferse bis zum kontrollierten Vorfußstand rechts.
c Durch kontinuierliche Druckzunahme links übernimmt das linke Bein bei nun ganzem Fußsohlenkontakt die volle Belastung. Der rechte Vorfuß hat den Bodenkontakt verloren, das rechte Bein ist in Spielfunktion.
d Durch Gewichtsverschiebung nach hinten findet der rechte Fuß wieder Bodenkontakt, bis das rechte Bein wiederum die Hauptbelastung übernehmen kann.

2 Primäres Symptombild der Paraspastik

> **Fortsetzung**
>
> kann im Sinne des kontrollierten Vorfußstandes als Basis für eine kontrollierte Spielfunktion ausgenutzt werden.
>
> *Beobachtungskriterien der Phase 2:*
> - Die Körperlängsachse bleibt vertikal.
> - Die Verbindungslinie rechte/linke Spina iliaca anterior superior und der frontotransversale Brustkorbdurchmesser bleiben horizontal und frontotransversal eingestellt.
> - Endstellung 1:
>   – Das linke Kniegelenk ist wenig flektiert und schaut unverändert nach vorne, der linke Fuß hat mit der lateralen Ferse und dem Großzehengrundgelenk guten Kontakt mit der Unterlage
>   – Der rechte Fuß verliert den Bodenkontakt. Das Bein erfährt eine freie Hängeaktivität.
>
> - Endstellung 2:
>   – Der linke Vorfuß hat den Kontakt mit der Unterlage verloren. Die Flexions-Extensions-Achsen des oberen Sprunggelenks und des Großzehengrundgelenks stehen parallel zueinander,
>   – das linke Kniegelenk schaut unverändert nach vorne,
>   – das rechte Kniegelenk ist in deblockierter Stellung.
>
> Die Gewichtsübernahme rechts erfolgt langsam. Die Kontaktnahme des Großzehengrundgelenkes mit dem Boden erfolgt vor der Kontaktnahme des lateralen Fußrandes.
>   – Der rechte Vorfuß hat, mit deutlichem Druck unter dem Großzehengrundgelenk, erneut Bodenkontakt gefunden.

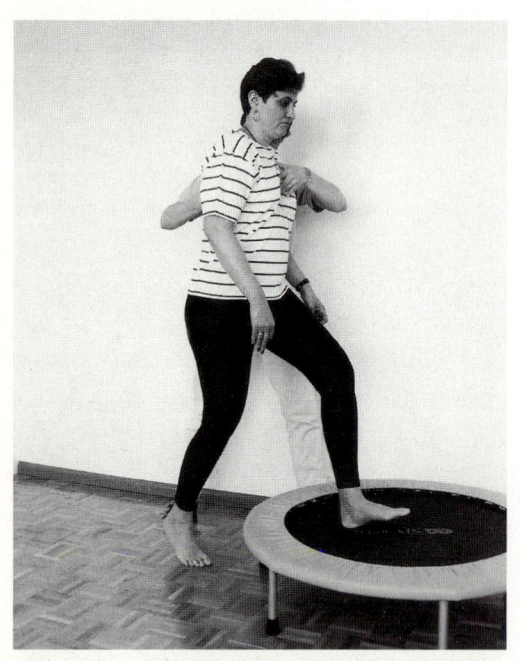

Abb. 2.73 a u. b Innervationswechsel von der Stützfunktion zur Spielfunktion des rechten Beines: Zur Hilfe kann die Therapeutin den Brustkorb der Patientin führen. Dies erleichtert das Einhalten der Vertikalstellung der Körperlängsachse und bedeutet für die Patientin erhöhte Sicherheit.

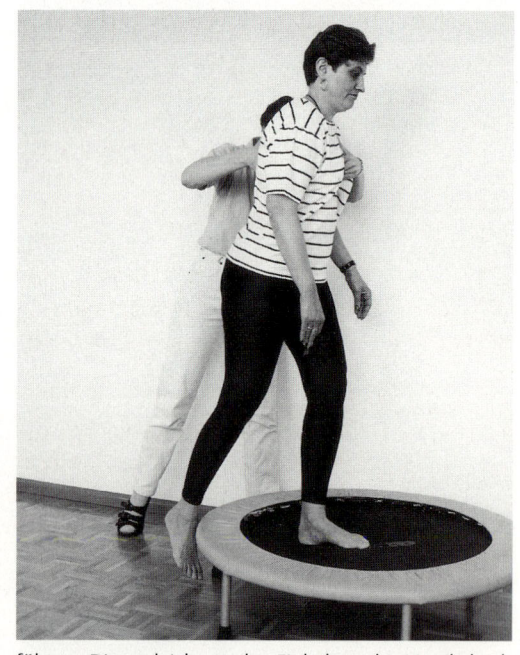

3 Primäres Symptombild der zentralen Schwächen

3.1 Spastizität – Paresen: ein Teufelskreis

3.1.1 Zentrale Schwächen

Das Krankheitsbild der MS ist oft geprägt durch das Auftreten zentral-motorischer Schwächen. Am häufigsten betroffen sind beide Beine, jedoch von unterschiedlichem Ausprägungsgrad. Der nächst häufigste Verteilungstyp nach der Paraparese ist die Monoparese eines Beines. Danach folgt die Hemiparese. Ein Arm ist selten von einer zentralen Schwäche betroffen (Kesselring 1993).

> Der Beginn zentraler Schwächen verläuft sehr unterschiedlich. Häufig klagen die Patienten über eine Müdigkeit in den Beinen oder im Kreuz, die sich verständlicherweise nach Anstrengung und häufig auch bei Hitzeexpositionen verstärkt. Die notwendige Erholungszeit für die Patienten ist auffallend kurz.

Zentrale Schwächen dürfen nicht mit dem Begriff der spastischen Lähmungen bzw. der reziproken Hemmung bei Spastizität gleichgesetzt werden. Zentrale Schwächen treten unabhängig von Spastik auf, ihre Ursache ist noch unklar. Neuere Erkenntnisse deuten allerdings darauf hin, daß das Auftreten zentraler Schwächen im engen Zusammenhang steht mit dem Entstehen von Plaques im Frontalhirn.

Bei selektiver Prüfung der Muskulatur wird ersichtlich, daß zentrale Schwächen in bestimmten Muskelgruppen auftreten. Dazu zählen primär:

- Fuß: Dorsalextensoren und Eversoren
- Knie: Flexoren
- Hüfte:
  - Flexoren
  - Abduktoren
  - Außenrotatoren (in Nullstellung des Hüftgelenkes)
  - Innenrotatoren/Adduktoren (in Flexionsstellung des Hüftgelenkes)
- Rumpf: Bauchmuskulatur

Für die Therapie wird es wichtig sein, diese Schwächen zu erkennen und ihre Auswirkung auf das Bewegungsverhalten beurteilen zu können. Anders als bei Paresen, bedingt durch eine partielle Läsion peripherer Nerven, können zentrale Schwächen bei MS durch ein Krafttraining nicht wieder verbessert werden. Die motorischen Ausfälle sind, mit Ausnahme der auftretenden Schwächen im Zusammenhang mit einem akuten Schub, nicht reversibel (vgl. Kap. 5).

3.1.2 Gegenseitige Beeinflussung von Spastizität und zentralen Schwächen

Zentrale Schwächen treten unabhängig von Spastizität auf. Spastizität, im Sinne einer pathologischen Tonuserhöhung, und zentrale Schwächen beeinflussen sich aber gegenseitig.

Bei deutlichem Kraftverlust durch zentrale Schwächen ist die Kontrolle der selektiven Bewegung, aber auch der Haltungsbewahrung, erschwert bis unmöglich. Der Patient nutzt die ihm zur Verfügung stehende Kraft durch pathologische Tonuserhöhung. Dadurch wird antagonistische Muskulatur reziprok gehemmt. Es kommt zum weiteren potentiellen Kraftverlust. Die Folge ist zunehmende pathologische Tonuserhöhung und dadurch weitere reziproke Hemmung mit potentiellem Verlust von selektiver Kraft. Der Teufelskreis ist geschlossen (Abb. 3.**1**).

3 Primäres Symptombild der zentralen Schwächen

Zentrale Schwächen

Potentieller Verlust von selektiver Kraft ↔ Verlust an Selektivität im Bewegungsverhalten

⇧ ⇩

Reziproke Hemmung von antagonistischer Muskulatur — Nutzen von Totalmustern mit pathologischer Tonuserhöhung

Spastizität

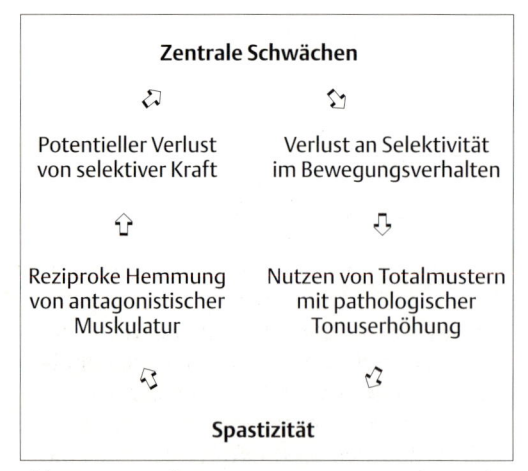

Abb. 3.1 Beeinflussung von Spastizität und zentralen Schwächen.

Dieser Teufelskreis muß, wenn immer möglich, durchbrochen werden! Zwei wichtige therapeutische Grundsätze sind dabei Voraussetzung:

▎ Diskrete pathologische Tonuserhöhung im Sinne der Spastizität muß erkannt und darf im Bewegungsverhalten nicht genutzt werden.

▎ Für das Erhalten selektiver Kraft darf kein pathologisch erhöhter Tonus genutzt werden.

Fallbeispiel:

Bei einem noch gehfähigen Patienten zeigt die selektive Prüfung der Muskelkraft zur Erkennung zentraler Schwächen (vgl. Kap. 3.3.2), daß die Hüftgelenk-Abduktoren den Muskelwert 3 (kontrollierte Kraft gegen die Schwerkraft) noch erreichen. Für die Standbeinaktivität würde dies bedeuten, daß die abduktorische Verankerung des Beckens im Standbein-Hüftgelenk im Einbeinstand noch möglich, aber deutlich erschwert sein wird. Da der Patient aber eine Unsicherheit spürt, kompensiert er bei der Gewichtsübernahme im Standbein beim Gehen spontan mit Hilfe des pathologisch erhöhten Extensionstonus. Dadurch werden die Hüftgelenk-Abduktoren ihrerseits reziprok gehemmt und verlieren ihre potentielle Kraft, der momentane Wert sinkt unter 3. Die abduktorische Verankerung im Hüftgelenk kann nun nicht mehr wahrgenommen werden, die Gewichtsübernahme des Standbeines wird zunehmend erschwert. Dadurch steigt die Unsicherheit, und die pathologische Tonuserhöhung verstärkt sich. Der Teufelskreis ist geschlossen (Abb. 3.2).

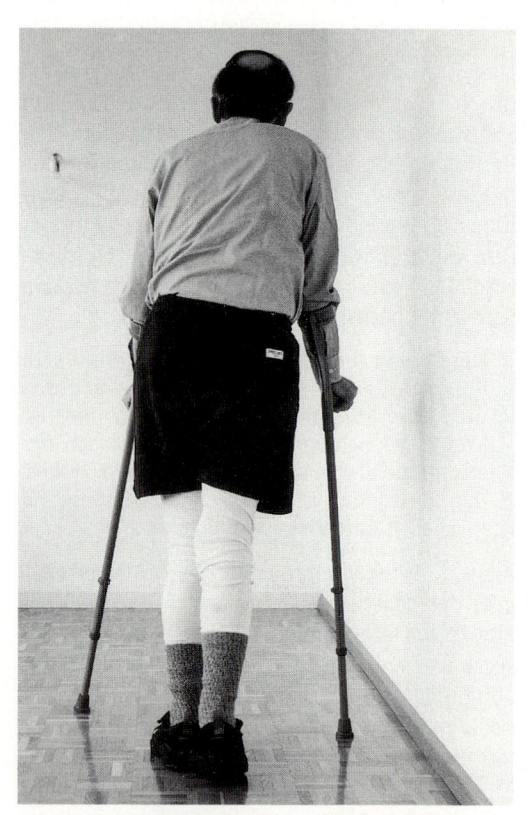

Abb. 3.2 Fehlende abduktorische Verankerung des Beckens im linken Hüftgelenk, im Moment der beginnenden Spielbeinphase rechts. Die Spinaverbindung verliert ihre horizontale Lage und neigt sich nach rechts unten.

3.2 Notwendigkeit adäquater Kompensationsmechanismen

Zentrale Schwächen, mit Ausnahme derjenigen im Zusammenhang mit einem akuten Schub, sind nicht reversibel. Kein Krafttraining, auch wenn es noch so gut durchgeführt wird, vermag die verlorene Kraft wieder zu verbessern. Kraftverlust aber, bedingt durch reziproke Hemmung bei latent erhöhtem pathologischem Tonus, kann durch die Instruktion und Durchführung einer guten Spastikkontrolle (vgl. Kap. 2.2) vermindert werden.

Fallbeispiel:

Beobachtung des Gangbildes:
Ein Patient hat beim Gehen große Schwierigkeiten, sein rechtes Bein nach vorne zu bringen. Die flexorische Verankerung des Beines im Hüftgelenk ist deutlich erschwert. Im Fuß fehlt zudem die notwendige dorsalextensorische Verankerung, so daß beim Vorbringen des Beines die Fußspitze den Boden streift. Es besteht eine deutliche Sturzgefahr (Abb. 3.**3 a** u. **b**).

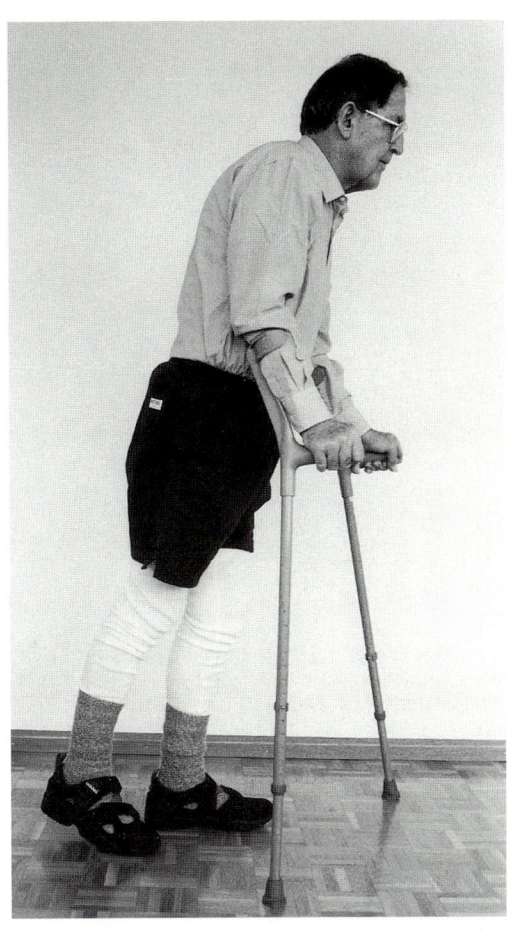

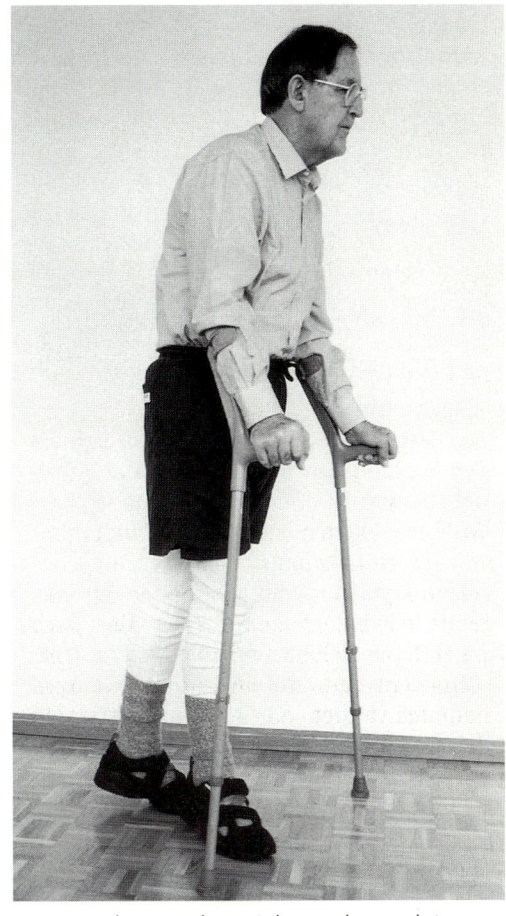

Abb. 3.**3 a** u. **b**   Nur mit großer Schwierigkeit kann der Patient sein rechtes Bein beim Gehen nach vorne bringen.

Auszug aus der spezifischen Befundaufnahme:
Bei der Prüfung der selektiven Muskelkraft der Hüftgelenk-Flexoren (vgl. Kap. 3.3.2) kann der Muskelwert 3 (kontrollierte Kraft gegen die Schwerkraft) erreicht werden. Der Wert der selektiven Kraft der Dorsalextensoren erreicht knapp eine 2. Bei der Prüfung des Bewegungsverhaltens kann die Gewichtsverschiebung zum Vorfußstand nicht kontrolliert werden. Der Patient antwortet mit pathologisch erhöhtem Extensionstonus.

Analytische Problemformulierung:
Die Muskelprüfung zeigt deutlich, daß die fehlende flexorische Verankerung des Beines im Hüftgelenk in der vorderen Spielbeinphase nicht auf zentrale Schwächen der Flexoren im Hüftgelenk zurückzuführen ist. Sie ist vielmehr Ausdruck der reziproken Hemmung, bedingt durch unkontrollierte Vorfußbelastung in der vorangehenden Standbeinaktivität. Diese wird mit pathologisch erhöhtem Extensionstonus beantwortet. Die Fußheberschwäche jedoch ist sowohl auf reziproke Hemmung als auch auf zentrale Schwäche (die Muskelkraft erreicht knapp den Wert 2) zurückzuführen.

Mögliche Therapieansätze:
Die Standbeinaktivität rechts soll verbessert werden (im Bild mit Kniestabilisationsschiene). Dadurch wird das unerwünschte Nutzen von pathologisch erhöhtem Extensionstonus vermieden, und das rechte Bein kann anschließend in der vorderen Spielbeinphase verbessert flexorisch im Hüftgelenk verankert werden. Mit Hilfe einer zusätzlichen Fußheberschiene wird der noch bestehende Fallfuß unterstützt. So kann die Sturzgefahr des Patienten, aber auch seine Ermüdung wesentlich vermindert werden (Abb. 3.**4a** u. **b**).

> Es ist Aufgabe der Physiotherapie, die Ursache des Kraftverlustes zu analysieren. Sind es irreversible zentrale Schwächen, oder ist es die Auswirkung der reziproken Hemmung bei latent erhöhtem pathologischem Tonus?

Deutliche motorische Ausfälle prägen das Bewegungsverhalten eines Patienten und zwingen ihn zu Kompensationsmechanismen. Die Ausprägung echter zentraler Schwächen bestimmt schließlich die notwendigen Kompensationen im Bewegungsverhalten des Patienten. Je deutlicher die irreversiblen motorischen Ausfälle, desto deutlicher die entsprechenden Kompensationsmechanismen (Abb. 3.**5**).

> Aufgabe der Physiotherapie ist es, die vom Patienten spontan gewählten Kompensationen zu analysieren:
> • in bezug auf ihre Notwendigkeit,
> • in bezug auf sekundäre Überlastungen.

Zusammenfassend soll noch einmal betont werden, daß Patienten mit deutlichen zentra-

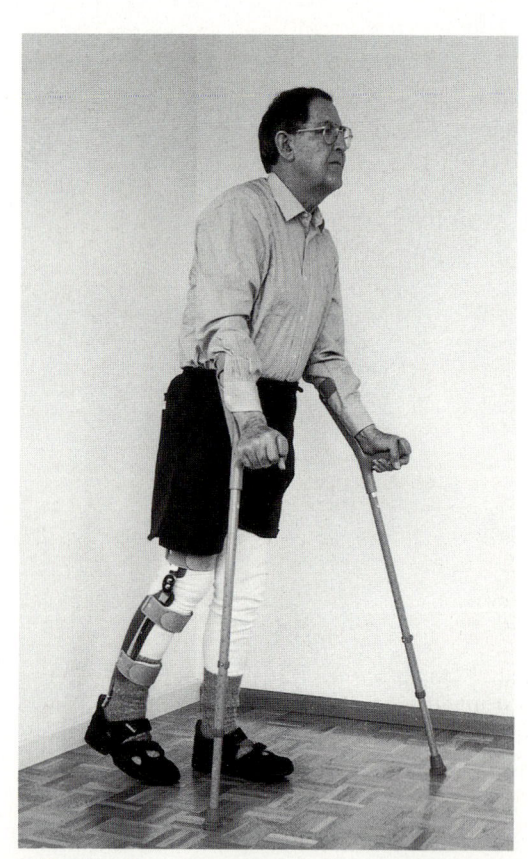

Abb. 3.**4a** u. **b**
a Mit Hilfe einer Kniegelenksstabilisationsschiene kann das rechte Standbein verbessert werden. Die flexorische Verankerung im Hüftgelenk bei der darauffolgenden Spielbeinphase wird dadurch verbessert.

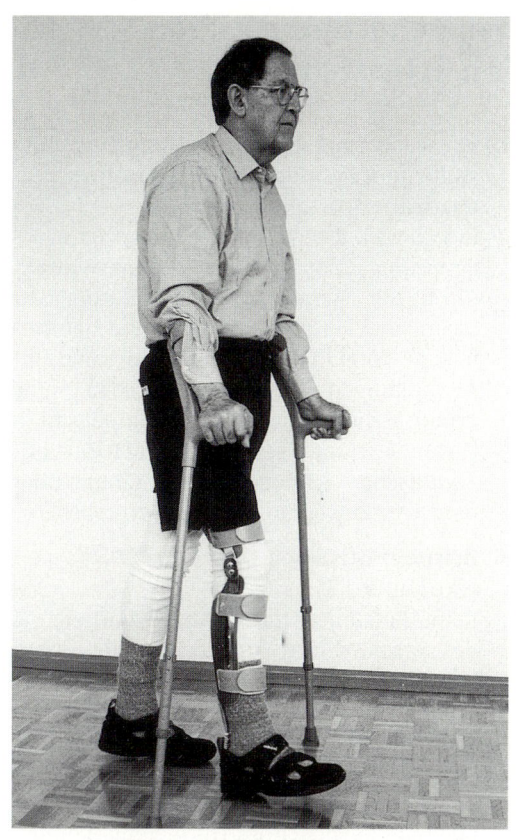

Abb. 3.4b Eine zusätzliche Fußheberschiene unterstützt im Spielbein den paretischen Fallfuß.

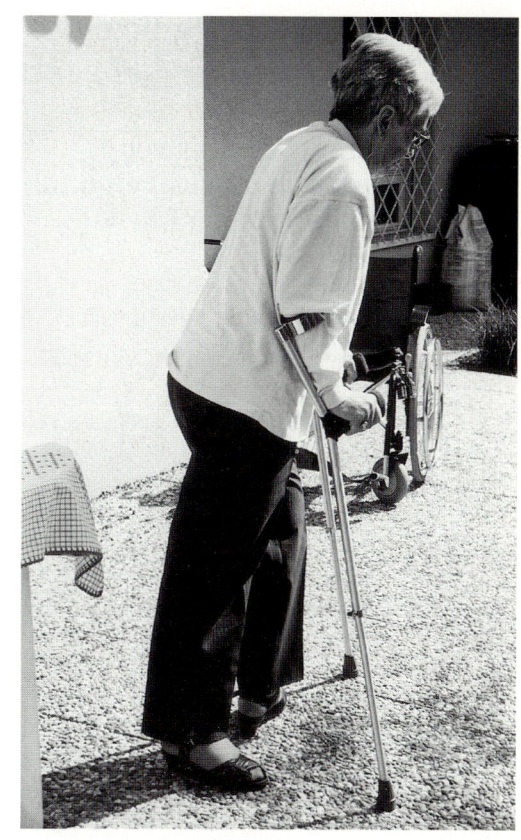

Abb. 3.5 Ausgeprägte Paresen der unteren Extremität sowie der Rumpfmuskulatur erschweren den Stand deutlich. Die Patientin nutzt die passive Arretierung im Kniegelenk rechts in Hyperextension sowie die deutliche Vorneigung des Oberkörpers.

len Schwächen Kompensationen in ihrem Bewegungsverhalten benötigen. Adäquate Kompensationen müssen zugelassen, ja eventuell sogar trainiert werden, um das oberste Ziel der Therapie, die größtmögliche Selbständigkeit des Patienten, zu erreichen.

Jede Kompensation aber hat sekundäre Überlastungen zur Folge. Diese müssen so gering wie möglich gehalten und durch begleitende Therapie immer wieder entlastend behandelt werden (vgl. Kap. 3.4.3).

Notwendige Kompensationen im Bewegungsverhalten, bedingt durch deutliche zentrale Schwächen, sind zwangsläufig verbunden mit einer erklärbaren Ermüdbarkeit des Patienten. Gleichzeitig ist aber bei MS-Patienten eine krankheitsspezifische abnorme Ermüdbarkeit der Muskulatur bekannt. Die subjektiv empfundene Müdigkeit und Abgeschlagenheit kann für Patienten mitunter sogar das am stärksten behindernde Symptom sein. Es kann durch Hitzexposition verstärkt werden, verbessert sich jedoch in kurzer Zeit durch Ruhe.

> Dem Symptom der Ermüdung muß speziell im Zusammenhang mit dem Symptombild der zentralen Schwächen besondere Beachtung geschenkt werden. Der Patient muß lernen, seine Kräfte optimal einzuteilen. Unnötige Kraftanstrengungen müssen vermieden werden. Alltag und Therapie des Patienten müssen durch wiederholte, kurze Pausen gekennzeichnet sein.

3.3 Spezifische Punkte der physiotherapeutischen Untersuchung bei zentralen Schwächen

3.3.1 Prüfung der passiven Gelenksbeweglichkeit und Dehnbarkeit der Muskulatur

Stellenwert der Prüfung

a) **Voraussetzung zur Beurteilung von selektiver Muskelkraft**

Eine vorangehende Prüfung der passiven Gelenksbeweglichkeit ist immer Voraussetzung für eine Auswertung der nachfolgenden Prüfung der Muskulatur in bezug auf selektive Kraft. Deutliche Muskelschwächen gehen ohne therapeutische Korrekturmaßnahmen oft mit Einschränkungen der Gelenksbeweglichkeit einher. Eine deutliche Einschränkung der Bewegungstoleranzen aber läßt die betroffene gelenksüberbrückende Muskulatur nur unter erschwerten Bedingungen arbeiten und verhindert eine optimale Kraftentfaltung. Dies muß bei der nachfolgenden Muskelprüfung mit berücksichtigt werden.

b) **Voraussetzung zur Beurteilung und Auswahl notwendiger Kompensationsmechanismen**

Eine detaillierte Aussage über vorhandene Bewegungstoleranzen ist zudem wichtig, um in der Therapie adäquate Kompensationsmöglichkeiten bestimmen und beurteilen zu können. Deutliche Bewegungseinschränkungen können einerseits eine grundsätzlich naheliegende Kompensation verhindern, andererseits aber auch eine unerwünschte Mehrbelastung eines oder mehrerer Bewegungsniveaus verursachen.

■ **Beispiel:** Sitz-Stand-Übergang
(vgl. Kap. 2.1.2)
Beim Aufstehen mit geringer Vorneigung des Rumpfes liegt im Moment des Abhebens des Gesäßes viel Gewicht hinter der Trennebene. Dieses Gewicht wirkt bremsend auf die geplante Bewegung und muß am Fuß dorsalextensorisch verankert werden (Abb. 3.6). Durch eine vermehrte Vorneigung, flexorisch im Hüftgelenk, können die Gewichte vor bzw. hinter der Trennebe-

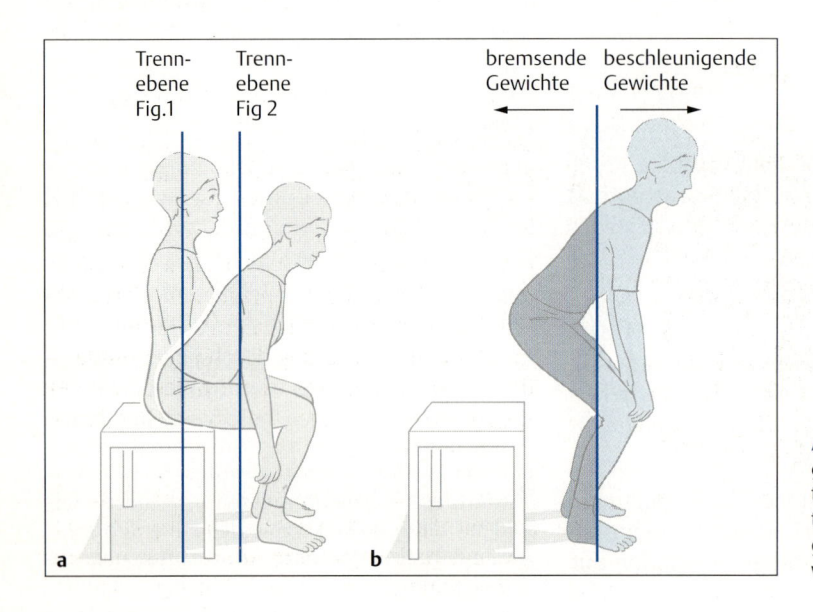

Abb. 3.6 Die Trennebene geht durch die Mitte der Unterstützungsfläche und trennt potentiell beschleunigende und bremsende Gewichte.

ne ausgeglichen werden. Die geforderte dorsalextensorische Verankerung verringert sich mit zunehmender Vorneigung. Dies kann bei Schwächen der Dorsalextensoren als Kompensation im Sitz-Stand-Übergang ausgenutzt werden (Abb. 3.**7**).

Eine Einschränkung der Hüftgelenksbeweglichkeit in Flexion bzw. der Beweglichkeit der LWS in Extension verhindert eine deutliche Vorneigung des Rumpfes bei stabilisierter Körperlängsachse. Der Patient mit Schwächen der Dorsalextensoren im oberen Sprunggelenk versucht nun, durch eine vermehrte Kyphosierung der BWS und eventuell zusätzlichem Armeinsatz Gewichte nach vorne zu bringen. Dies bedeutet extensorisch fallverhindernde Aktivität der Wirbelsäule in destabilisierter Stellung und führt unweigerlich zu deutlichen Schubbelastungen in den lumbalen und lumbo-sakralen Abschnitten der Wirbelsäule. Eine Kompensationsbewegung also, die dringend vermieden werden muß!

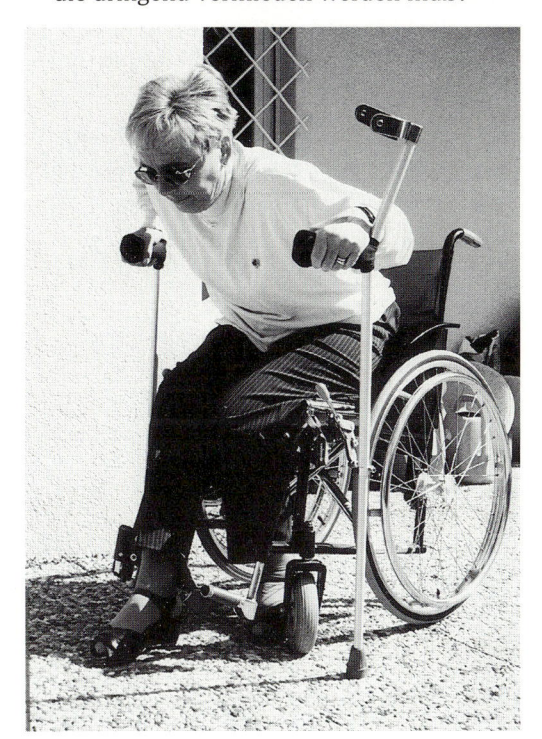

Abb. 3.**7** Der erschwerte Sitz-Stand-Übergang wird durch eine verstärkte Vorneigung des Oberkörpers kompensiert.

Selbstverständlich können deutliche Beweglichkeitseinschränkungen aber auch ihrerseits zu Kompensationsmechanismen zwingen. Bei der Beurteilung des Bewegungsverhaltens des Patienten ist es deshalb wichtig unterscheiden zu können, ob Kompensationsmechanismen auf Muskelschwächen oder Beweglichkeitseinschränkungen zurückzuführen sind.

> Kompensationsmechanismen bedingt durch Beweglichkeitseinschränkungen sind unerwünscht. In der Therapie muß eine Verbesserung der Bewegungstoleranzen angestrebt werden.

> Kompensationsmechanismen bedingt durch deutliche zentrale Schwächen sind zwingend. Sie müssen in der Therapie in bezug auf sekundäre Überlastungen beurteilt und eventuell angepaßt werden.

Die Prüfung der passiven Gelenksbeweglichkeit soll aber nicht nur Beweglichkeitseinschränkungen, sondern ebenso Hypermobilitäten aufzeigen. Hypermobilität bedeutet Instabilität und dadurch Belastung passiver Strukturen.

> Bei bestehenden Hypermobilitäten einzelner Bewegungsniveaus muß im Bewegungsverhalten des Patienten streng darauf geachtet werden, daß diese Hypermobilitäten durch Kompensationsmechanismen nicht zusätzlich betont werden.

U: Praktische Durchführung

Die Prüfung der Gelenksbeweglichkeit in bezug auf Hypo- bzw. Hypermobilität und der Dehnbarkeit der Muskulatur erfolgt passiv. Die Ausgangsstellung muß demzufolge dem Patienten eine optimale Gewichtsabgabe gewährleisten. Weder die zu prüfenden Körperabschnitte noch weitere Körperabschnitte sollen im Moment der Prüfung durch fallverhindernde Muskelaktivitäten kontrolliert werden müssen. Der Patient muß die Bewegung passiv zulassen können.

Da zentrale Schwächen bei MS fast immer in Kombination stehen mit gleichzeitig latent erhöhtem pathologischem Tonus muß dies bei der praktischen Durchführung speziell berücksichtigt werden. Pathologisch erhöhter

Tonus darf das Resultat der Prüfung nicht beeinflussen.

> Die Bewertung der Bewegungstoleranz erfolgt ohne Bremsung durch pathologisch erhöhten Tonus.

In der praktischen Durchführung müssen folgende Anpassungen gemacht werden:

- Die Ausgangsstellung ist primär reflexhemmend. Ist trotzdem pathologisch erhöhter Tonus spürbar, so muß vor der Prüfung versucht werden, den Tonus durch rhythmisches Bewegen zu reduzieren. Kann der pathologische Tonus für die Prüfung nicht ausgeschaltet werden, so muß dies zwingend bei der Notation vermerkt werden.
- Die Griffassung soll weich, aber bestimmt sein. Sie darf keine pathologische Tonuserhöhung auslösen.
- Der Patient soll über die geplante Bewegungsausführung gut informiert werden. Nur dadurch kann er die Bewegung auch optimal zulassen und eine unerwünschte Tonuserhöhung, ausgelöst durch Unsicherheit, verhindern.

Prüfung in bezug auf Hypomobilität

Der Schwerpunkt der zu prüfenden Bewegungsniveaus bzw. spezifischer Muskulatur ist abhängig vom individuellen Symptombild. Die Praxis zeigt aber, daß die in Tab. 3.1 dargestellten Bewegungsniveaus bzw. Bewegungskomponenten am häufigsten von Beweglichkeitseinschränkungen/Muskelverkürzungen betroffen sind und deshalb immer einer guten Untersuchung bedürfen.

Prüfung in bezug auf Hypermobilität

Die Untersuchung auf Hypermobilität betrifft primär die WS, ganz speziell im lumbalen Bereich bzw. im lumbothorakalen Übergang. Doch auch eine Hypermobilität in den Bewegungsniveaus der Extremitätengelenke muß beachtet und demzufolge untersucht werden. Bei deutlichen Paresen werden in Belastung passive Arretierungen der Gelenkstellungen genutzt. Bei Hypermobilität führt dies zu deutlichen Schubbelastungen mit sekundären Überlastungsschmerzen (Abb. 3.**8**).

3.3.2 Prüfung der Muskulatur auf selektive Kraft

In der Behandlung von MS-Patienten ist das Ausmaß zentraler Schwächen richtungsweisend für die Bestimmung der individuellen Therapieziele. In der Beobachtung des Bewegungsverhaltens der Patienten sind zentrale Schwächen und Paresen aufgrund reziproker Hemmung oft aber nicht zu unterscheiden. Es ist deshalb unumgänglich, die Muskulatur selektiv auf Kraft zu prüfen.

Die Praxis zeigt, daß die selektive Kraftprüfung primär bei folgenden Muskelfunktionsgruppen durchgeführt werden sollte.

- Fuß: Dorsalextensoren und Eversoren
- Knie: Flexoren
- Hüfte:
  - Flexoren
  - Abduktoren
  - Außenrotatoren (in Nullstellung des Hüftgelenkes)

Tabelle 3.1 Prüfung in bezug auf Hypomobilität

	Bewegungstoleranz	Muskelverkürzung
Oberes Sprunggelenk	dorsalextensorisch	M. triceps surae
Hüftgelenk	extensorisch, abduktorisch und rotatorisch	M. rectus femoris, M. iliopsoas, Adduktorengruppe, Ischiokruralmuskulatur
Wirbelsäule	von LWS/BWS: extensorisch und lateralflexorisch	Bauchmuskulatur

0: keine Innervation
1: Muskelkontraktion sichtbar
2: Halteauftrag oder Bewegungsausschlag ohne Einwirkung der Schwerkraft
3: Halteauftrag oder Bewegungsausschlag mit Einwirkung der Schwerkraft
4: Halteauftrag oder Bewegungsausschlag mit Einwirkung der Schwerkraft und leichtem Widerstand
5: Halteauftrag oder Bewegungsausschlag mit Einwirkung der Schwerkraft und starkem Widerstand

Bei der Durchführung der Muskelfunktionsprüfung müssen spezifische Anpassungen gemacht werden. Folgende Kriterien haben deshalb eine zentrale Bedeutung:

Kriterien der Muskelfunktionsprüfung bei zentralen Schwächen und zusätzlich latenter pathologischer Tonuserhöhung

- **Bestimmung der Ausgangsstellung in bezug auf:**
  - *Schwerkraft:* Entsprechend der Erwartungen der selektiven Muskelkraft wird eine Ausgangsstellung gewählt, in der der Halte- oder Bewegungsauftrag der Muskulatur mit oder ohne Einwirkung der Schwerkraft erfolgen kann.
  - *Reflexhemmung:* Bedingt durch die latent vorhandene pathologische Tonuserhöhung ist eine gute Reflexhemmung in der Ausgangsstellung von entscheidender Bedeutung.

Beispiel: Für die Prüfung der Abduktoren müssen Hüft- und Kniegelenk in einer leichten Flexionsstellung stehen. Eine Extensionsstellung in Hüft- und Kniegelenk würde bei der Prüfungsdurchführung leicht zu pathologischer Tonuserhöhung führen. Diese Anpassung ist notwendig, auch wenn dadurch die reine Abduktionsbewegung verlorengeht. Bei der Prüfung gegen die Schwerkraft muß deshalb beispielsweise mit zunehmender Flexionsstellung in Hüft- und Kniegelenk die vermehrte Kontrolle der Außenrotatoren im Hüftgelenk mit berücksichtigt werden.

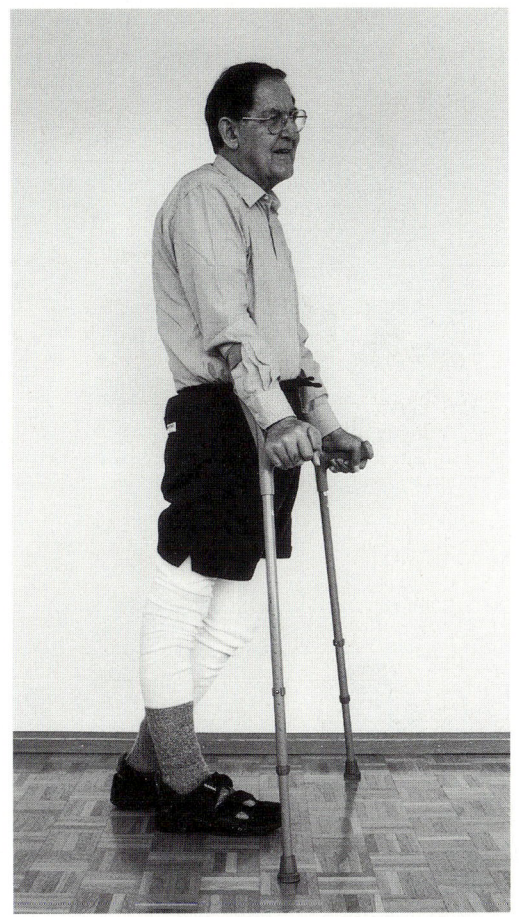

Abb. 3.8 Ausnutzung der passiven Arretierung im Kniegelenk in Hyperextension. Die dadurch entstehenden Schubbelastungen im Kniegelenk führen unweigerlich zu sekundären Überlastungen und Schmerzen.

- Innenrotatoren/Adduktoren (in Flexionsstellung des Hüftgelenkes)
- Rumpf: Bauchmuskulatur

Selbstverständlich können bei Verdacht auf zentrale Schwächen auch weitere Muskelgruppen getestet werden.

> In der Prüfung wird bewußt darauf verzichtet, einzelne Muskeln isoliert zu prüfen. Vielmehr wird die Muskelprüfung nach Funktionsgruppen durchgeführt.

Bei der Bewertung der Muskelkraft kann – entsprechend der Muskelprüfung bei peripheren Läsionen – die allgemein anerkannte Wertskala 1–5 angewendet werden:

Kann keine spastikkontrollierende Ausgangsstellung gefunden werden, kann auch keine selektive Muskelkraft geprüft werden. In diesem Fall überwiegt das primäre Symptombild der Spastizität auch im Bewegungsverhalten. Die klare Abgrenzung von zentralen Schwächen und reziproker Hemmung ist nicht mehr möglich.

- *proximale Stabilität:* Proximale Instabilität beeinflußt die Kraft distal gelegener Muskelfunktionsgruppen. Bei Verdacht auf multiple Schwächen muß für die Durchführung einer Kraftprüfung immer eine Ausgangsstellung gefunden werden, die sicherstellt, daß proximale Körperabschnitte keine stabilisierende Kontrolle übernehmen müssen.

■ **Beispiel:** Bei der Prüfung der Hüftgelenkflexoren darf bei Verdacht auf gleichzeitige Schwächen der Rumpfmuskulatur sowie der übrigen Hüftgelenkmuskulatur nicht der freie Sitz als Ausgangsstellung gewählt werden. Der Patient soll das Gewicht des Rumpfes beispielsweise dorsal an einer Lehne abgeben können (Abb. 3.**9a** u. **b**).

- **Beachtung der Selektivität:**
Bei Halteaufträgen in der gewünschten Endstellung bzw. Bewegungsaufträgen muß sehr gut auf die gewünschte Selektivität der Muskulatur geachtet werden. Kompensationen im Sinne des Nutzens von pathologisch erhöhtem Tonus bzw. von pathologischen Synergien sind nicht erlaubt und deuten, falls es bei Auftreten nicht bewußt korrigiert werden kann, auf zentrale Schwächen (Abb. 3.**10a** u. **b**).

- **Halteauftrag statt Bewegungsausschlag:**
Eine Anpassung für Patienten mit zentralen Schwächen in Kombination mit Koordinationsstörungen ist die Durchführung der Prüfung mit einem Halteauftrag in einer gewünschten Endstellung anstelle des erforderlichen Bewegungsauftrages.
Da mangelnde Bewegungsausführung auch Ausdruck von Koordinationsstörungen sein kann, darf sie nicht zwingend als zentrale Schwäche gewertet werden. Bei Koordinationsstörungen bedeutet die Kontrolle über eine Bewegungsausführung aber eine höhere Anforderung als die Kontrolle über einen Halteauftrag. Ist bei diskreten Koordinationsstörungen die Verankerungsfähigkeit noch erhalten, so kann durch einen Halteauftrag in einer gewünschten Endstellung die selektive Kraft geprüft werden.

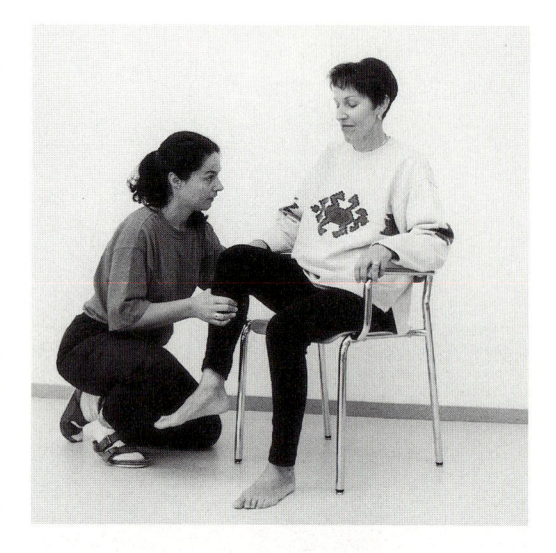

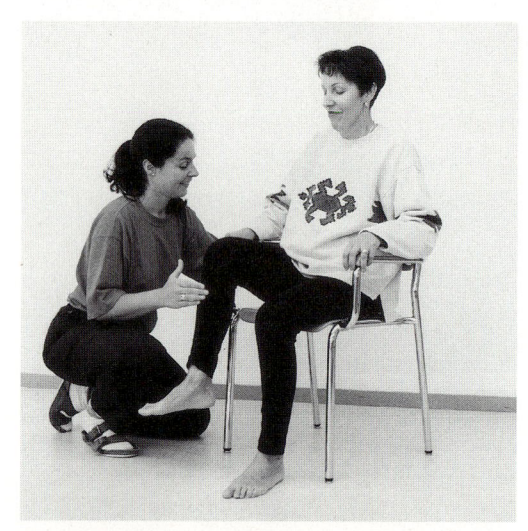

Abb. 3.**9a** u. **b**
a Prüfung der selektiven Kraft der Hüftgelenkflexoren bei guter Gewichtsabgabe des Rumpfes dorsal an der Stuhllehne.
b Die Therapeutin fordert die Patientin auf, das rechte Bein in der vorgeschriebenen Stellung zu halten.

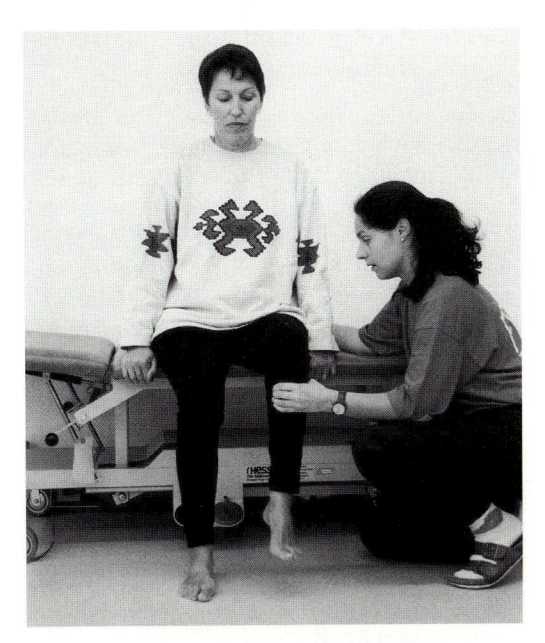

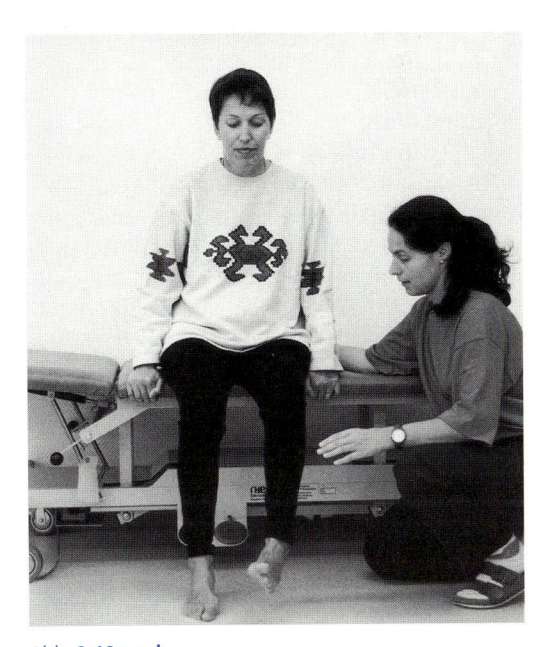

- **Widerstand als potentielle Gefahr oder als Erleichterung?**
  Bei latent erhöhtem pathologischem Extensionstonus bedeutet Widerstand primär die Gefahr, daß die pathologische Tonuserhöhung zunimmt und dadurch Selektivität verlorengeht. Widerstand darf deshalb nur sehr dosiert und unter sehr strenger Beachtung des Erhaltens der Selektivität zur Prüfung genutzt werden.
  Bei Patienten mit zentralen Schwächen in Kombination mit Koordinationsstörungen bedeutet Widerstand immer Erleichterung. Kann der Patient den Halteauftrag mit Widerstand besser erfüllen, so zeigt dies wiederum die Differenzierung zwischen zentralen Schwächen und diskreten Koordinationsstörungen.

- **Berücksichtigung der funktionellen Hauptaufgabe der Muskulatur:**
  Muskelfunktionsprüfungen werden primär in Spielfunktion durchgeführt. Viele funktionelle Muskelgruppen v.a. der unteren Extremitäten finden ihre Hauptaufgabe aber in der Stütz- und nicht in der Spielfunktion. Dieser Tatsache muß in der Auswertung der Muskelfunktionsprüfungen Rechnung getragen werden. Gegebenenfalls sind die nachfolgenden Ergänzungsprüfungen für die Extremitätenmuskulatur notwendig.

Beurteilung der zu prüfenden Extremitätenmuskulatur in bezug auf ihre Hauptfunktion

Dorsalextensoren und Eversoren des Fußes

Im Spielbein verhindern die Dorsalextensoren gemeinsam mit den Zehenextensoren das unkontrollierte Hängen des Fußes am Unterschenkel. Bei einer Schwäche der Dorsalextensoren kommt es zum *Fallfuß*. Neben dieser Aufgabe in Spielfunktion haben die Dorsalextensoren und Eversoren, gemeinsam mit den Inversoren im Sprunggelenk sowie den Zehenextensoren, aber auch eine sehr wichtige stabilisierende Aufgabe im Moment der ersten Standbeinphase, in Stützfunktion also. Wenn

Abb. 3.**10** a u. **b**
a Prüfung der Hüftgelenkflexoren aus dem Hochsitz. Die Therapeutin bringt das linke Bein in eine gewünschte Stellung.
b Der geforderte Halteauftrag für das linke Bein kann nur mit Hilfe von pathologisch erhöhtem Tonus erreicht werden. Dies darf nicht als selektive Kraft gewertet werden.

die Ferse des vorderen Beines beim normalen Gang Bodenkontakt findet, ist die ganze Beinlängsachse nach hinten geneigt, das Hüftgelenk steht bezüglich Fuß hinten oben. Das hintere Bein ist in diesem Moment bereits teilentlastet. Um nun, bei vertikal stehendem Oberkörper, über dem Fuß nach vorne abrollen zu können, müssen Hüft-, Knie- und Fußgelenk fallverhindernd muskulär kontrolliert werden. Für den Fuß bedeutet dies dorsalextensorische/in-/eversorische Verankerung im oberen Sprunggelenk.

Flexoren des Kniegelenkes: Ischiokruralmuskulatur

Bei beginnender Belastung des Standbeines verhindert die fallverhindernd innervierte Ischiokruralmuskulatur die Flexion des Hüftgelenkes durch Drehpunktverschiebung nach hinten unten. Die Ischiokruralmuskulatur sichert zudem, gemeinsam mit der Quadrizepsinnervation, die Stellung des Kniegelenkes in leichter Flexion.

In der ersten Spielbeinphase ist die Ischiokruralmuskulatur verantwortlich für die flexorische Verankerung des Unterschenkels am Oberschenkel.

Flexoren des Hüftgelenkes

Die Hauptfunktion der Hüftgelenksflexoren betrifft ihre Aktivität in der Schwungphase des Spielbeines bzw. die flexorische Verankerung des Oberschenkels am Becken in der vorderen Spielbeinphase. In der ersten Standbeinphase ist der M. rectus femoris als Hüftgelenksflexor zur Sicherung des Hüftgelenkes mit innerviert.

Abduktoren des Hüftgelenkes

Den Hüftgelenkabduktoren ist primär eine Aufgabe in Stützfunktion zugeschrieben. Bei beginnender Belastung verhindert der M. tensor fasciae latae als erster Muskel des Abduktorenfächers das Absinken des Beckens auf der Standbeinseite. Während der Fuß, bei vertikal stehender Körperlängsachse, am Boden abrollt, verschieben sich die fallverhindernden Aktivitäten des Abduktorenfächers auf die Mm. glutaei medius und minimus.

Rotatoren und Adduktoren des Hüftgelenkes

Bei der Vorfußablösung ist als letzter Muskel, der das Becken am Standbein verankert, der M. aductor magnus mit extensorischer/adduktorischer/innenrotatorischer Komponente verantwortlich. Wiederum also eine wichtige Aufgabe in Stützfunktion. Im Moment der Zehenablösung, mit Beginn des Spielbeines, hängt das Bein am Becken. Die muskuläre Aktivität betrifft die Adduktoren/Außenrotatoren und Flexoren des Hüftgelenkes. Im Kniegelenk kontrolliert die Ischiokruralmuskulatur die Verankerung des Unterschenkels am Oberschenkel, gleichzeitig arbeitet sie extensorisch fallverhindernd im Hüftgelenk.

Funktionelle Ergänzungsprüfungen zur Beurteilung der selektiven Kraft

Für die Mehrzahl der primär zu prüfenden Muskelgruppen liegt die Hauptfunktion in der Stützfunktion. Die Muskelfunktionsprüfung in Spielfunktion ermöglicht deshalb den funktionellen Übertrag ins Bewegungsverhalten nicht. In funktionsbezogenen Ausgangsstellungen in Stützfunktion kann die Prüfung der selektiven Kraft noch ergänzt werden. Damit kann auch die gangtypische Koordination der einzelnen Muskelgruppen zueinander beurteilt werden.

U: Prüfung des Einbeinstandes mit ganzem Fußsohlenkontakt

Der korrekte Einbeinstand bei vertikal stehender Körperlängsachse und horizontal stehender Verbindungslinie der Spinae iliaca anterior superior bedingt im Niveau Hüftgelenk eine abduktorische Verankerung des Beckens auf dem Standbein. Gleichzeitig muß das Becken aber auch lateralflexorisch auf der kontralateralen Rumpfseite verankert werden.

Prüfungsdurchführung (Abb. 3.**11 a** u. **b**): Ausgangsstellung ist der aufrechte Parallelstand. Die Füße stehen hüftgelenksbreit auseinander. Nun wird der Patient aufgefordert, eingeleitet durch eine Horizontalverschiebung des Beckens, das Gewicht nach rechts bzw. links

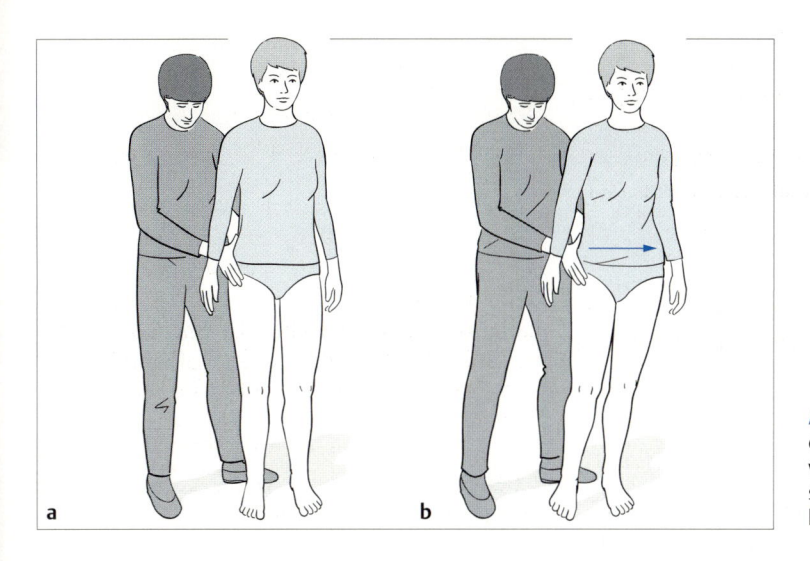

Abb. 3.**11 a** u. **b** Prüfung der kontrollierten Gewichtsverschiebung vom Parallelstand zum Einbeinstand links.

zu verlagern. Brustkorb und Kopf müssen gleichzeitig mit transportiert werden. Das entlastete Bein darf noch Bodenkontakt behalten.

Folgende Beobachtungskriterien werden kontrolliert:

- Die Verbindungslinie beider Spinae iliaca anterior superior bleibt horizontal.
- Die Körperlängsachse bleibt vertikal.
- Gleichmäßige Druckzunahme innerhalb der Fußsohle des belasteten Beines. Der Druck unter dem Großzehengrundgelenk darf nicht nachlassen.
- Knie- und Hüftgelenk des belasteten Beines bleiben übereinander eingeordnet. Ihre Flexions-Extensions-Achsen stehen parallel zueinander. Die Kniegelenke schauen nach vorne. Hüft- und Kniegelenke dürfen im Raum weder nach hinten noch nach vorne verschoben werden.

Der korrekte Einbeinstand bedingt zusätzlich zur Verankerung des Beckens abduktorisch auf dem Standbein und lateralflexorisch im Rumpf ebenfalls eine pronatorische Verschraubung im Vorfuß.

U: Prüfung des Fersenstandes in Schrittstellung bei nach hinten geneigter Beinlängsachse
(Abb. 3.**12 a** u. **b**)

Durch die Schrittstellung kommt es zur Labilisierung der Transversalebene. Dies fordert vermehrte muskuläre Kontrolle der Hüftgelenkrotatoren bzw. -adduktoren. Mit der Belastung des vorderen Beines bei Fersenkontakt und der damit verbundenen Neigung der Beinlängsachse werden zudem die dorsalextensorisch-eversorische Verankerung des Fußes im oberen Sprunggelenk sowie die flexorische und abduktorische Verankerung im Hüftgelenk getestet. Gleichzeitig kontrolliert diese Stellung die Koordination der Kniegelenkflexoren und -extensoren zur Stabilisation des Kniegelenkes in leicht flektierter Stellung.

Prüfungsdurchführung: im Beispiel Fersenstand rechts

Ausgangsstellung ist die Schrittstellung. Das rechte vordere Bein, dessen Längsachse bei deblockiertem Kniegelenk nach hinten geneigt ist, hat mit der Ferse Bodenkontakt. Das hintere linke Bein, dessen Längsachse bei mäßig flektiertem Kniegelenk nach vorne geneigt ist, hat mit dem Vorfuß Bodenkontakt. Eine diskrete seitliche Abstützung des rechten Armes auf Höhe der Trochanterpunkte ist gestattet.

Abb. 3.12a u. b
a Ausgangsstellung zur Prüfung des Fersenstandes des vorderen Beines in Schrittstellung.
b Der Patient wird aufgefordert, mit dem hinteren Bein kurz den Fuß-Boden-Kontakt zu verlieren.

Der Patient wird nun aufgefordert, mit dem hinteren Bein kurz den Fuß-Boden-Kontakt aufzugeben, die Belastung also für einen kurzen Moment vollumfänglich auf dem vorderen rechten Bein zu tragen.

Folgende Beobachtungskriterien werden kontrolliert:

- Die Flexions-Extensions-Achsen von rechtem oberem Sprunggelenk und rechtem Großzehengrundgelenk bleiben parallel zueinander eingestellt.
- Der Winkel im rechten oberen Sprunggelenk bleibt unverändert.
- Gleichbleibender Abstand zwischen rechtem Malleolus lateralis und rechtem Trochanterpunkt. Der Winkel im rechten Kniegelenk bleibt dadurch unverändert.
- Das rechte Kniegelenk bleibt relativ räumlicher Fixpunkt und schaut geradeaus.
- Der rechte Trochanterpunkt bleibt relativ räumlicher Fixpunkt. Es darf zu keiner Drehpunktverschiebung nach hinten unten kommen.
- Die Verbindungslinie beider Spinae iliaca anterior superior bleibt horizontal und frontotransversal eingestellt.
- Die Körperlängsachse bleibt vertikal.

U: Prüfung des Vorfußstandes in Schrittstellung bei nach vorn geneigter Beinlängsachse
(Abb. 3.**13**a u. **b**)

Durch die Belastung des hinteren Beines bei Vorfußkontakt und Neigung der Beinlängsachse kann die Verankerung des Beckens im Standbeinhüftgelenk durch den M. adductor magnus getestet werden. Gleichzeitig bedingt diese Belastungsphase die fallverhindernde Kontrolle der gesamten dorsalen Beinmuskulatur, des M. quadriceps sowie die pronatorische Verschraubung im Vorfuß.

Prüfungsdurchführung: im Beispiel Vorfußstand rechts

Ausgangsstellung ist die Schrittstellung. Das linke vordere Bein, dessen Längsachse bei deblockiertem Kniegelenk nach hinten geneigt ist, hat mit der Ferse Bodenkontakt. Das hintere rechte Bein, dessen Längsachse bei mäßig flektiertem Kniegelenk nach vorne geneigt ist, hat mit dem Vorfuß Bodenkontakt. Eine diskrete seitliche Abstützung des rechten Armes auf Höhe der Trochanterpunkte ist gestattet.

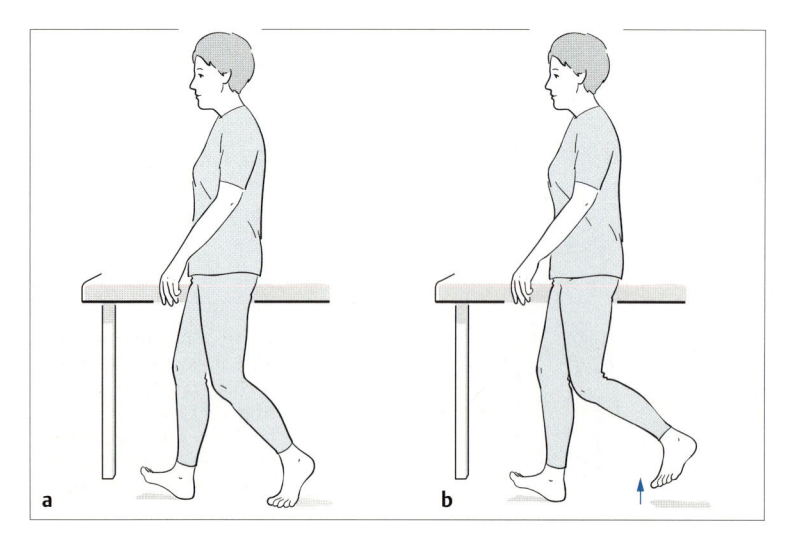

Der Patient wird nun aufgefordert, mit dem vorderen linken Bein kurz den Bodenkontakt aufzugeben, die Belastung also für einen kurzen Moment vollumfänglich auf dem hinteren rechten Bein zu tragen.

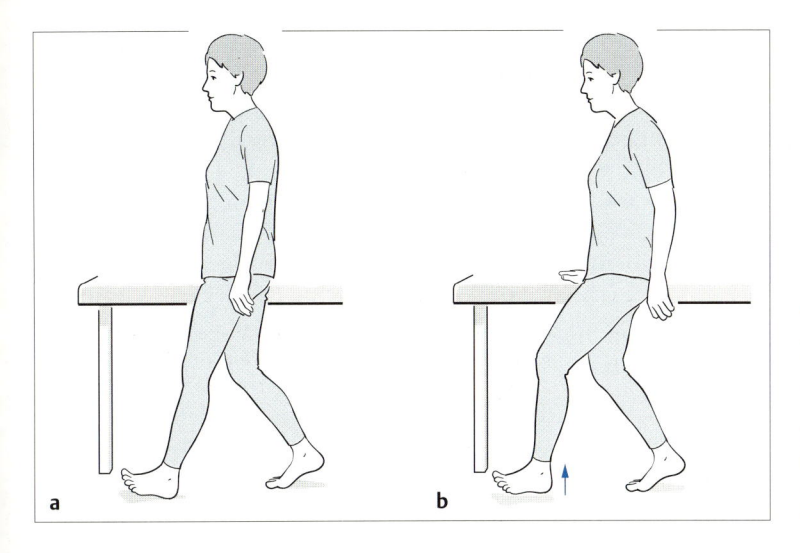

Abb. 3.13 a u. b
a Ausgangsstellung zur Prüfung des Vorfußstandes des hinteren Beines in Schrittstellung.
b Der Patient wird aufgefordert, mit dem vorderen Bein kurz den Fuß-Boden-Kontakt zu verlieren.

Folgende Beobachtungskriterien werden kontrolliert:

- Der Hauptbelastungsdruck bleibt unter dem rechten Großzehengrundgelenk.
- Die Flexions-Extensions-Achsen von rechtem oberem Sprunggelenk und rechtem Großzehengrundgelenk bleiben parallel zueinander eingestellt.
- Gleichbleibender Abstand zwischen rechtem Malleolus lateralis und rechtem Trochanterpunkt. Der Winkel im rechten Kniegelenk bleibt dadurch unverändert.
- Das rechte Kniegelenk bleibt relativer räumlicher Fixpunkt. Die Flexions-Extensions-Achse im Kniegelenk bleibt frontotransversal eingestellt.
- Der rechte Trochanterpunkt bleibt relativer räumlicher Fixpunkt. Es darf zu keiner Drehpunktverschiebung nach hinten unten kommen.
- Die Verbindungslinie beider Spinae iliaca anterior superior bleibt horizontal und frontotransversal eingestellt.
- Die Körperlängsachse bleibt vertikal.

Die Prüfung des Fersenstandes des vorderen Beines in Schrittstellung bzw. des Vorfußstandes des hinteren Beines in Schrittstellung setzt selbstverständlich eine kontrollierte Stabilisationsfähigkeit im Rumpf voraus.

3.3.3 Beurteilung von Kompensationsbewegungen

Bei deutlich ausgeprägten zentralen Schwächen sind Kompensationsbewegungen unerläßlich. Sie helfen dem Patienten, eine größtmögliche Selbständigkeit zu erhalten. Nicht alle Kompensationsmöglichkeiten aber sind geeignet. Oft führen sie zu deutlichen sekundären Überlastungen der betroffenen Muskulatur bzw. passiver Strukturen. Eine Beurteilung in bezug auf die primäre Notwendigkeit, erforderliche Kraft und Bewegungstoleranz, ist deshalb wichtig und bestimmt anschließend auch die Therapieziele.

Bei der Beobachtung des Bewegungsverhaltens müssen Kompensationsbewegungen als Abweichungen von der Norm, erkannt und analysiert werden.

Mögliche Ursachen der vorliegenden Kompenstaionsbewegungen müssen sorgfältig abgeklärt werden (vgl. Kap. 3.2). Die vorangegangenen Untersuchungen geben dabei den notwendigen Aufschluß.

Kompensationsbewegungen können bedingt sein durch:
- Beweglichkeitseinschränkungen,
- deutliche zentrale Schwächen,
- abnorme Ermüdbarkeit der Muskulatur,

- unkontrollierte Kraft bzw. latent erhöhter pathologischer Tonus,
- Sensibilitäts-/Wahrnehmungsstörungen.

Beruht die Kompensationsbewegung auf einer reversiblen Ursache, wie beispielsweise eine zu verbessernde Beweglichkeitseinschränkung, so entfällt die Notwendigkeit der Kompensationsbewegung. Sie muß korrigiert werden.

Eine irreversible Ursache jedoch bestimmt die zwingende Notwendigkeit der Kompensationsbewegung. Sie muß dann beurteilt werden in bezug auf:

- notwendige Kraft kompensatorischer Muskulatur.
- Anpassung notwendiger Bewegungstoleranzen,
- Entlastung durch Unterstützung eines geeigneten Hilfsmittels.

Fallbeispiel:

Beobachtung:
Um das Spielbein rechts nach vorne zu bringen, kommt es zu einer deutlichen extensorischen Bewegung des Beckens im Standbeinhüftgelenk.

Beurteilung der Notwendigkeit der Kompensationsbewegung:
Die selektive Prüfung auf Kraft zeigte deutliche zentrale Schwächen der Hüftgelenkflexoren und Dorsalextensoren rechts, die eine adäquate ventrale Verankerung des Spielbeines am Becken unmöglich machen. Dadurch ist eine Kompensation für das Spielbein gerechtfertigt.

Beurteilung in bezug auf notwendige Anpassungen:
Die forcierte Bewegung des Beckens bedingt:
- gute Bewegungstoleranz extensorisch im Standhüftgelenk sowie flexorisch in der LWS,
- selektives Krafttraining der Hüftgelenkmuskulatur links und der ventralen Rumpfmuskulatur.

Beurteilung möglicher sekundärer Überlastungen:
Überlastungen der Muskulatur und der passiven Strukturen des linken Hüftgelenkes sowie der lumbalen Region könnten als sekundäre Folge auftreten. Sollen speziell sagittale Schubbelastungen vermieden werden, so könnte die bewußte Zirkumduktion – Abduktion des Beckens im Hüftgelenk des Standbeines und Lateralflexion der LWS – anstelle oder zur Verminderung der beschriebenen sagittalen Beckenbewegungen eine Entlastung bringen.

Entlastungsmöglichkeiten durch geeignete Hilfsmittel:
Die Anpassung einer leichtgewichtigen Fußheberschiene könnte das Ausmaß der Kompensation und die dadurch entstehenden sekundären Überlastungen vermindern (vgl. Kap. 3.4.5).

Die Beurteilung der funktionellen Auswirkungen verschiedener Kompensationsmechanismen bedingt analytisches Vorgehen und gute Erfahrungen der Therapeutin. Sie muß nicht zwingend in der ersten Therapiesitzung erfolgen. Oft ist auch der Behandlungsverlauf richtungsweisend.

3.4 Behandlungsziele und therapeutische Maßnahmen beim primären Symptombild der zentralen Schwächen

3.4.1 Funktions- oder Kompensationstraining?

Bedingt durch die Tatsache, daß Kraftverlust durch zentrale Schwächen irreversibel ist, sind bei zunehmenden motorischen Ausfällen Kompensationsbewegungen unumgänglich und notwendig. Es liegt deshalb auf der Hand, daß das Kompensationstraining beim Symptombild der zentralen Schwächen einen wichtigen Stellenwert einnimmt.

*Kompensations*training bei zentralen Schwächen heißt:
- Anpassung der notwendigen Beweglichkeit und Kraft, um einen adäquaten Kompensationsmechanismus mit dem Ziel des Erhaltens einer größtmöglichen Selbständigkeit zuzulassen,
- Abklärung und Anpassung notwendiger Hilfsmittel,
- Entlastung und Lockerung sekundär überlasteter aktiver und passiver Strukturen.

*Funktions*training bei zentralen Schwächen heißt:
- Erhalten noch vorhandener Kraft durch selektives Muskeltraining und Spastikkontrolle bei latenter pathologischer Tonuserhöhung,
- Verhindern nicht notwendiger Kompensationsmechanismen und Training eines angepaßten Norm-Bewegungsverhaltens.

Z: Spastikkontrolle im Bewegungsverhalten
(vgl. Kap. 2.2 u. 3.1)

Bei zentralen Schwächen kann häufig zusätzlich ein latent erhöhter pathologischer Tonus nachgewiesen werden, der aber seinerseits die Ausprägung zentraler Schwächen beeinflußt. Es kann nicht oft genug betont werden, daß selektive Kraft durch das Auftreten von pathologischem Tonus, bedingt durch reziproke Hemmung, nicht mehr genutzt werden kann. Um bei vorhandenen zentralen Schwächen aber die noch vorhandene selektive Kraft zu erhalten und auch zu nutzen, ist eine gute Spastikkontrolle notwendig.

Spastikkontrolle im Bewegungsverhalten heißt Kontrolle der Stütz- und Spielfunktionen. Der Patient muß die entsprechenden Kontrollkriterien lernen und sich gegebenenfalls auch selbst korrigieren können.

Spastikkontrolle in Stützfunktion heißt:
- Kontrolle der Druckveränderungen innerhalb der Unterstützungsfläche,
- Kontrolle der Gelenkstellungen der Norm und Erkennen entsprechender Abweichungen, die auf pathologische Tonuserhöhung hinweisen könnten.

Übungsbeispiele: kontrollierte Gewichtsverschiebungen im Stand zur Seite bzw. nach vorne/hinten (vgl. Kap. 2.4.4).

Spastikkontrolle in Spielfunktion heißt:
- Kontrolle einer guten proximalen Stabilisation als Voraussetzung für eine distale Verankerungsfähigkeit,
- Erkennen und Verhindern von pathologischen Bewegungssynergien im Sinne des Einsetzens von pathologischen Totalmustern.

Übungsbeispiel

„Das asymmetrische Beinspiel" (Abb. 3.**14**)

Ausgangsstellung: Ausgangsstellung ist der freie Sitz auf einer erhöhten Behandlungsbank. Becken, Brustkorb und Kopf sind in die vertikal stehende Körperlängsachse eingeordnet. Die Füße haben Bodenkontakt und stehen unter den Knien hüftgelenksbreit auseinander. Der Schultergürtel liegt entspannt auf dem Brustkorb, die Hände finden Kontakt an der ventralen Seite der Oberschenkel. Bei Unsicherheit stützen die Arme auf Höhe der Trochanterpunkte.

Bewegungsablauf: Der Patient wird aufgefordert, den Druck unter der linken Fußsohle kontinuierlich, gleichmäßig und bestimmt zu erhöhen. Der Druck unter der rechten Fußsohle

Fortsetzung

soll dabei gleichmäßig abnehmen, bis die Fußsohle den Kontakt mit dem Boden aufgeben kann. Das rechte Bein kommt dadurch in Spielfunktion und soll die flexorische Verankerung im Hüftgelenk sowie die dorsalextensorische Verankerung im oberen Sprunggelenk für eine angemessene Zeit beibehalten. Danach zurück zur Ausgangsstellung und erneute Druckzunahme bzw. -entlastung der Gegenseite.

Voraussetzung: Die selektive Kraft der Hüftgelenkflexoren und der Dorsalextensoren im werdenden Spielbein sowie die stabilisierende Rumpfmuskulatur können mit einem Wert von mindestens 3 beurteilt werden.

Bei der Übungsdurchführung mit Druckzunahme links achten Patient und Therapeutin auf folgende Punkte:
- Die Körperlängsachse bleibt vertikal eingeordnet. Gleichbleibende Abstände zwischen:
  - Symphyse und Bauchnabel,
  - Bauchnabel und Incisura jugularis,
  - Incisura jugularis und Kinnspitze.
- Die Spinaverbindung und der frontotransversale Brustkorbdurchmesser bleiben horizontal und frontotransversal eingeordnet.
- Der Druck unter der linken Fußsohle nimmt gleichmäßig zu. Es darf zu keiner vermehrten Druckzunahme innerhalb des Vorfußes kommen.
- Der Druck unter der rechten Fußsohle nimmt gleichmäßig ab.
- Im Moment der beginnenden Spielfunktion des Beines rechts bewegt sich das Knie gradlinig hoch, der rechte Unterschenkel bleibt vertikal.
- Der Abstand zwischen Großzehengrundgelenk rechts und Tuberositas tibia rechts bleibt unverändert.

bei der Übungsdurchführung mit Druckzunahme rechts.

Erleichterungen bei ungenügender selektiver Kraft:
- Durch die Druckzunahme links soll es zu einer gleichmäßigen Druckabnahme rechts innerhalb der Fußsohle kommen, wobei der Kontakt der Fußsohle rechts mit dem Boden beibehalten wird. Das rechte Bein kommt dadurch noch nicht in Spielfunktion, sondern in eine kontrollierte Parkierfunktion als Vorstufe zur Spielfunktion.
- Dorsale Anlehnung der Körperlängsachse bei Rumpfinstabilität.

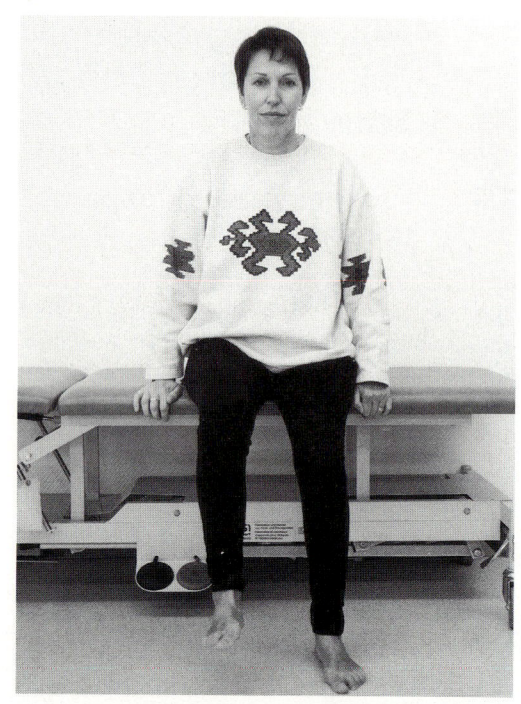

Abb. 3.14 „Asymmetrisches Beinspiel": Der Druck unter der linken Fußsohle wird kontinuierlich und gleichmäßig erhöht. Dadurch nimmt der Druck unter der rechten Fußsohle gleichmäßig ab, bis der rechte Fuß den Kontakt mit dem Boden aufgeben kann und das Bein in kontrollierte Spielfunktion kommt.

Z: Erhalten und Verbessern – spezifischer Gelenksbeweglichkeit

Durch deutliche zentrale Schwächen einzelner Muskelgruppen neigen ihre Antagonisten zu Verkürzungen. Die dadurch betroffenen Gelenke verlieren ihre Bewegungstoleranz in den Endstellungen.

> Je deutlicher die Verkürzungen der gelenksüberbrückenden Muskulatur, desto ausgeprägter die darausfolgenden Einschränkungen der Beweglichkeit.

Deutliche zentrale Schwächen bedeuten auch, daß Endstellungen aktiv oft nicht mehr eingenommen werden können. Gleichzeitig führen ausgeprägte Schwächen aber auch zunehmend zur Immobilität des Patienten. Immobilität bedeutet, daß der Patient häufig über längere Zeit in denselben Positionen verweilt, was zu Einschränkungen der Gelenksbeweglichkeit führen kann. Die betroffenen Gelenke müssen deshalb regelmäßig passiv bis zu ihren Endstellungen mobilisiert werden (vgl. Kap. 2.5.4).

Beim passiven Bewegen:
- muß die Griffassung weich aber bestimmt sein,
- darf es zu keiner pathologischen Tonuserhöhung kommen,
- soll das Bewegen rhythmisch erfolgen.

Erfolgt das passive Bewegen in funktionellen Körperdiagonalen, so dient dies gleichzeitig einer guten Wahrnehmungsschulung. Voraussetzung dafür ist, daß der Patient bei den Bewegungen bewußt mitdenkt. Dabei muß aber berücksichtigt werden, daß beim Bewegen in funktionellen Körperdiagonalen nicht alle Bewegungskomponenten bis zur Endstellung erreicht werden können. Die Kombination mit einem achsengerechten passiven Bewegen ist deshalb eine optimale Ergänzung.

Der Schwerpunkt der zu mobilisierenden Gelenke bzw. ihrer Bewegungskomponenten ist abhängig vom Ausmaß und der Lokalisation der zentralen Schwächen. Die Praxis zeigt, daß folgende Bewegungsniveaus bzw. -komponenten primär zu untersuchen und zu beachten sind:

- Fuß: Dorsalextension,
- Hüfte: Extension/Abduktion,
- LWS: Flexion und Extension,
- BWS: Extension,
- Schulter: Flexion/Abduktion und Rotation.

Zum Erhalten und Verbessern der Gelenksbeweglichkeit soll der Patient auch zu Hause angepaßte Dehnstellungen einnehmen können. Wie bei allen Übungen des Heimprogramms ist die gute Instruktion ausschlaggebend für den Erfolg.

Übungsbeispiel

„Päcklisitz" zur Dehnung der lumbalen Rückenmuskulatur (nach Künzle, Abb. 3.**15**)

Ausgangsstellung: Die ventrale Seite der Unterschenkel sowie der Fußrücken haben Kontakt mit der Unterlage. Die Knie liegen ca. 5 cm auseinander. Bei Bedarf kann ein kleines Kissen oder eine Tuchrolle unter die Fußrücken geschoben werden. Der Bauch und der Brustkorb liegen auf den Oberschenkeln. Das Gesäß hat Kontakt mit den Fersen. Bei Schwierigkeiten kann auch hier ein Kissen zwischen Bauch und Oberschenkel, bzw. zwischen Gesäß und Fersen, gelegt werden. Wichtig ist, daß alle Gewichte gut abgegeben werden können. Die ventrale Seite der Unterarme hat Kontakt mit der Unterlage bzw. einem Kissen. Die Stirn liegt auf den Händen.

Der Patient soll in der beschriebenen Stellung einige Zeit verweilen. Die Dauer ist individuell zu bestimmen. Wichtig ist, daß der Patient keine Schmerzen empfindet. Ein leichtes Ziehen im Rücken ist erwünscht.

Der Patient achtet auf folgende wichtige Kriterien:
- Die Zehen dürfen nicht krallen und nicht gegen die Unterlage drücken.
- Der Druck unter dem lateralen Fußrand darf nicht zunehmen.
- Der Druck des Gesäßes auf die Fersen ist gleichmäßig verteilt.
- Die Gewichte von Brustkorb, Kopf und Gesäß sind abgegeben.

Durch eine vertiefte Einatmung und ein bewußtes „Rund-werden-Lassen" des Rückens kann der Patient die Dehnung noch zusätzlich verstärken.

Z: Anpassung bestimmter Gelenksbeweglichkeit, bedingt durch notwendige Kompensationsbewegungen

Deutliche zentrale Schwächen zwingen zu notwendigen Kompensationsbewegungen. Dies kann eine spezifische Anpassung bestimmter Bewegungstoleranzen erfordern.

- **Beispiel:** Bei deutlichen zentralen Schwächen der ventralen Hüftgelenksmuskulatur rechts wird als Kompensation das Bein in

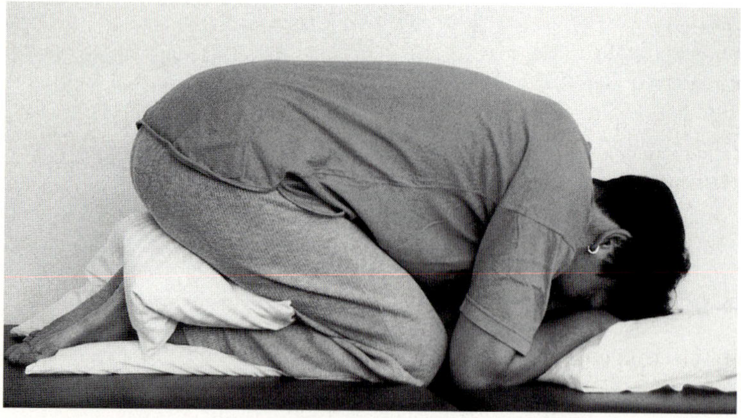

Abb. 3.15 Päcklisitz zur Dehnung der lumbalen Rückenmuskulatur. Die Patientin soll in dieser Stellung einige Zeit verweilen können. Durch vertiefte Einatmung und bewußtes Rundwerden-Lassen des Rückens kann die Dehnung zusätzlich verstärkt werden.

der Spielbeinphase mit Hilfe einer Zirkumduktion nach vorne gebracht. Dies bedingt eine vergrößerte Abduktionstoleranz im linken Hüftgelenk sowie eine gute lateralflexorische Bewegungstoleranz in der LWS.

Der Schwerpunkt des Erhaltens, Verbesserns und Anpassens der Gelenksbeweglichkeit ist abhängig vom Ausmaß und der Lokalisation der zentralen Schwächen sowie von den darausfolgenden Kompensationsbewegungen.

Z: Lockerung und Entlastung

Je größer das Ausmaß der zentralen Schwächen, desto größer auch die Anstrengungen im Bewegungsverhalten für den Patienten. Dies führt verständlicherweise zur raschen Ermüdung. Gleichzeitig ist aber auch eine krankheitsspezifische abnorme Ermüdbarkeit der Muskulatur bekannt. Doch auch die notwendigen Kompensationsbewegungen führen oft zu schmerzhaften Überanstrengungen und Ermüdung der kompensatorischen Muskulatur.

Lockerung und Entlastung überbeanspruchter Muskulatur bzw. passiver Strukturen ist deshalb immer ein wichtiges Therapieziel. Folgende therapeutische Maßnahmen können dabei eine Hilfe sein:

- Instruktion von Entlastungsstellungen,
- aktive Lockerungsübungen,
- passives Bewegen,
- passive Maßnahmen wie Wärmepackungen/Massagen.

M: Instruktion von Entlastungsstellungen
(vgl. Kap. 2.5.4 u. 4.6.2)

Die abnorme Ermüdbarkeit der Muskulatur kann durch häufiges, kurzes Pausieren günstig beeinflußt werden. Diese Pausen sind wichtig, denn Ermüdung führt unweigerlich zum Nutzen von pathologisch erhöhtem Tonus und dadurch zum Verlust an potentiell vorhandener selektiver Kraft. Der Patient muß deshalb möglichst viele Entlastungsstellungen kennen, die er auch gut in seinen Alltag einbauen kann. Gleichzeitig aber ist auch eine gute Selbstdisziplin des Patienten wichtig. Er muß seine Grenzen kennen und versuchen diese Grenzen zu akzeptieren und seine Kräfte optimal einzuteilen.

Übungsbeispiel

Entlastungsstellung im Liegen (Abb. 3.**16**)

Ausgangsstellung: Der Patient liegt in Seitlage links. Die Beine sind in Hüft- und Kniegelenk flektiert, die LWS ist in leichter Flexionsstellung. Zwischen Knien und Oberschenkel liegt ein Spreuerkissen, der obere rechte Fuß liegt hinter dem linken Fuß auf der Unterlage. Dadurch wird der Druck der Knie gegeneinander reduziert. Der Kopf liegt auf einem Kissen, das der Schulterbreite des Patienten angepaßt ist. Das Kopfkissen grenzt an die Schulter. Der linke Arm hat Kontakt mit der Unterlage, die linke Hand liegt wenig vor oder unter dem Kopf. Der rechte Arm liegt ebenfalls bequem auf einem Kissen.

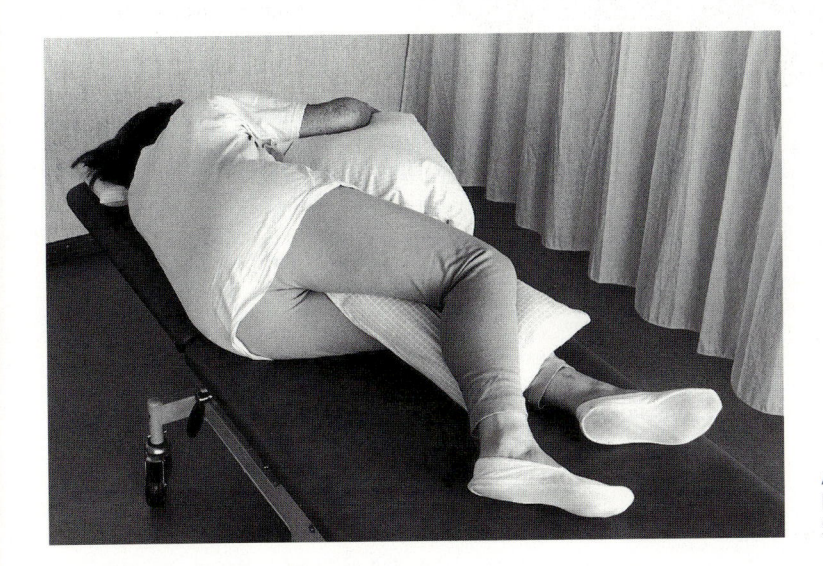

Abb. 3.**16** Entlastungsstellung im Liegen: unterstützte Seitlage links.

Übungsbeispiel

Entlastungsstellung im Sitz (nach Künzle, Abb. 3.**17 a–c**)

Ausgangsstellung: Rücken und Gesäß haben dorsalen Kontakt mit einer leicht nach hinten geneigten Stuhllehne. Hat die Rückenlehne zu wenig Neigung, so kann ein Kissen im Kreuz die Rückneigung unterstützen. Die Rückenlehne sollte zudem bis unter die Schulterblätter reichen. Dies kann bei Bedarf durch ein Spreuerkissen über der Stuhllehne verbessert werden. Die Füße stehen flach auf dem Boden oder bei Bedarf auf einem Fußschemel. Die Oberschenkel liegen bequem auf der Sitzfläche auf und sind in den Hüftgelenken wenig abduziert. Die Arme liegen im Ellbogen leicht flektiert bequem auf einem Kissen oder auf einer in der Höhe passenden Armlehne. Der Patient achtet auf folgende wichtige Kontrollkriterien:

- Der Druck unter dem Gesäß bleibt gleichmäßig verteilt.
- Der Brustkorb darf nicht nach vorne unten sinken.
- Die Schultern liegen entspannt auf dem Brustkorb, sie dürfen weder nach vorne fallen, noch aktiv hochgezogen werden.
- Der Druck unter den Füßen bleibt gleichmäßig verteilt.

Benutzt der Patient einen Rollstuhl, so kann durch fixierte Kippung des Rollstuhles nach hinten eine gute Gewichtsabgabe des Rumpfes gewährleistet und dadurch eine Entlastung der ventral stabilisierenden Rumpf- und Hüftgelenksmuskulatur erreicht werden (Abb. 3.**18 a** u. **b**).

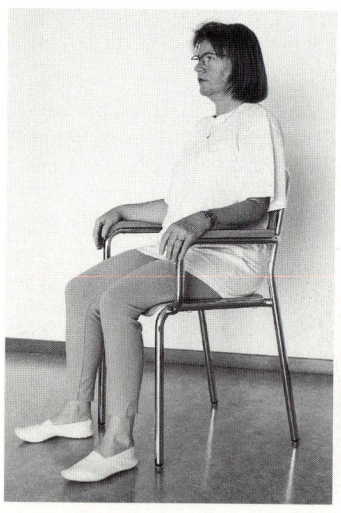

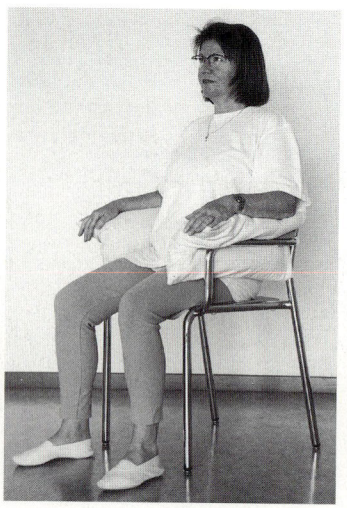

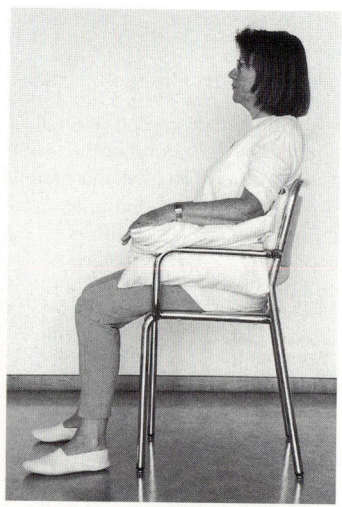

Abb. 3.17 a–c

a Schlechter, unangepaßter Sitz. Das Gewicht der Arme kann nur unvollständig abgegeben werden, da die Patientin für die Höhe der Armlehnen zu kurze Oberarme hat. Die kurzen Beine der Patientin und die verhältnismäßig hohe Sitzfläche lassen die Füße zudem kaum den Bodenkontakt finden. Die Patientin rutscht nach vorne weg.

b Mit Hilfe von kleinen Kissen werden die Armlehnen erhöht, das Gewicht der Arme kann nun entlastend abgegeben werden.

c Um die Füße gut auf dem Boden plazieren zu können, sitzt die Patientin auf dem Stuhl etwas weiter vorne. Ein zusätzliches Kissen auf Höhe der LWS gibt ihr dabei die notwendige lumbale Unterstützung.

M: Aktive Lockerungsübungen

Um die Durchblutung zu verbessern und Muskelverspannungen zu lösen oder vorzubeugen, soll der Patient immer wieder Lockerungsübungen in seinen Alltag einbauen.

Allgemein gelten folgende Kriterien:
- Lockerungsübungen in einer günstigen, entspannten Ausgangsstellung durchführen.
- Die Bewegung erfolgt flüssig, beinahe automatisch.
- Es dürfen keine Gewichte gehoben werden.
- Stockt der Bewegungsablauf, muß unterbrochen werden und nach einer Pause wieder neu in vorerst ruhigerem Tempo begonnen werden.
- Die Bewegung darf nie mit Kraft erzwungen werden.

Übungsbeispiel

Lockerung der Hüftmuskulatur im Liegen (nach Künzle, Abb. 3.19 a–c)

Ausgangsstellung: Der Patient liegt in Rückenlage. Die Füße sind an einem Kissen angelehnt, so daß die Beine ohne Mühe in dieser Stellung gehalten werden können. Knie und Füße stehen etwas mehr als hüftgelenksbreit auseinander.

Bewegungsauftrag: Der Patient soll die Knie gleichzeitig mit kleinem Bewegungsausmaß aus- und zueinander bewegen, wobei sich die Knie nie berühren.

Der Patient kontrolliert daß:
- der Druck der Ferse auf der Unterlage erhalten bleibt, die Füße stehenbleiben und nicht wegrutschen,
- das Becken ruhig liegenbleibt,
- die Bewegung flüssig bleibt.

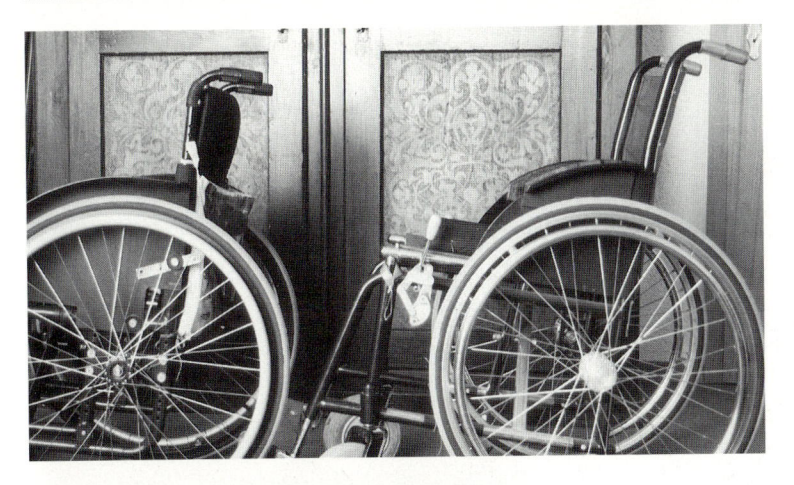

Abb. 3.**18 a u. b**
a Eine leichte Kippung des Rollstuhles nach hinten (im Bild rechts) erleichtert den Sitz bei deutlichen Schwächen der ventralen Rumpfmuskulatur.

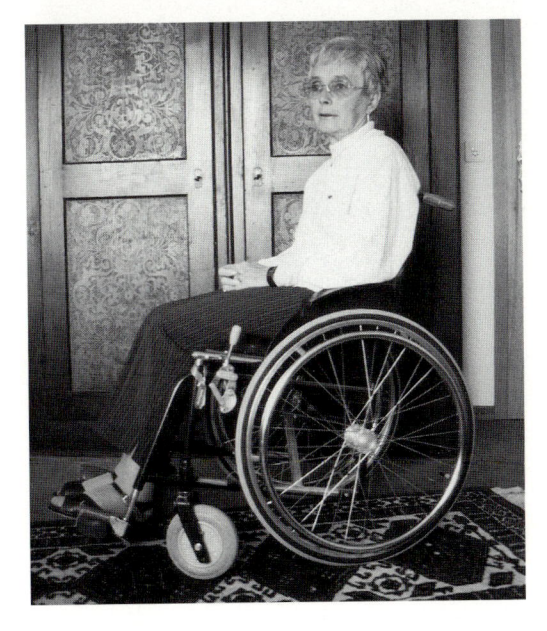

b Die Patientin sitzt entspannt. Das Gewicht des Rumpfes kann durch die Kippung des Rollstuhles sowie die erhöhte Rückenlehne gut abgegeben werden.

Übungsbeispiel

Lockerung der Beinmuskulatur im Sitz (nach Künzle, Abb. 3.**20 a–d**)

Ausgangsstellung: Sitz auf einer Behandlungsbank. Die Füße haben keinen Bodenkontakt, die Unterschenkel hängen frei. Die Arme stützen seitlich, etwas hinter dem Trochanterpunkt. Das Gewicht unter dem Gesäß ist gleichmäßig verteilt.

Bewegungsauftrag: Beide Unterschenkel sollen, beginnend mit den Fersen, miteinander in dieselbe Richtung pendeln. Dabei ziehen die Fersen zuerst nach hinten, um dann die Unterschenkel locker wieder nach vorne schwingen zu lassen.

Der Patient kontrolliert, daß:
- der Bewegungsweg der Fersen gleich groß nach hinten wie nach vorne ist,
- das Becken seine Stellung im Raum nicht verändert,
- die Bewegung rhythmisch bleibt und nicht mit Kraft erzwungen wird.

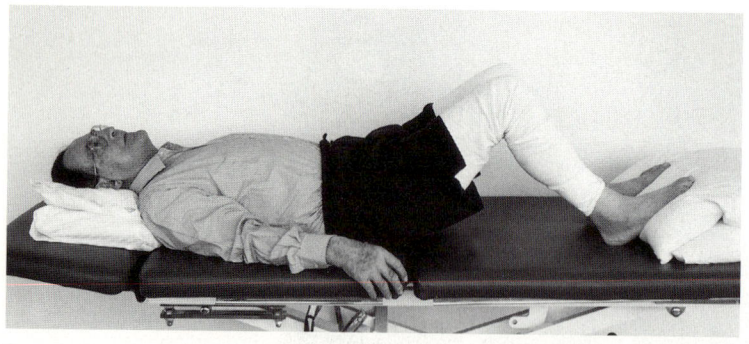

134 3 Primäres Symptombild der zentralen Schwächen

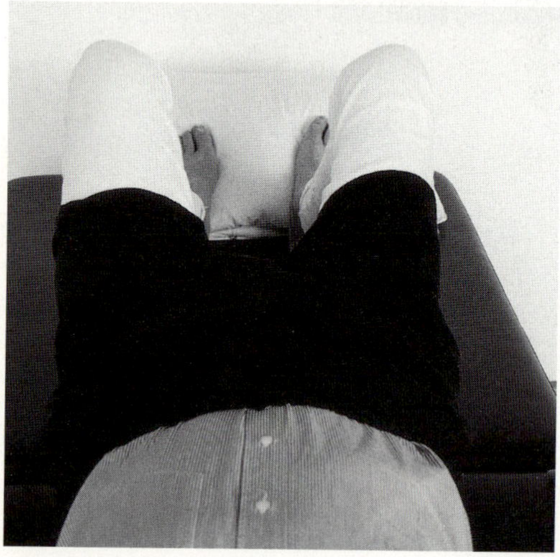

Abb. 3.**19 a–c**
a Ausgangsstellung zur Lockerung der Hüftmuskulatur im Liegen. Ein Spreuerkissen am Fußende hilft dem Patienten, die Beine ohne Mühe in dieser Stellung zu halten.

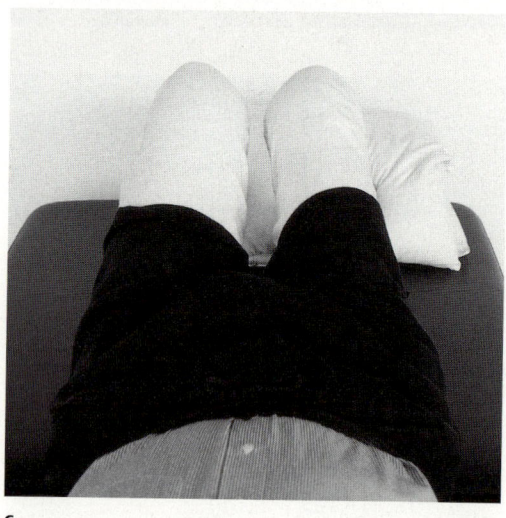

b u. **c** Der Patient wird aufgefordert, beide Knie gleichzeitig mit kleinem Bewegungsausmaß aus- und zueinander zu bewegen. Die Knie dürfen sich nicht berühren.

Abb. 3.**20 a–d**
a Ausgangsstellung zur Lockerung der Beinmuskulatur im Sitz.
b u. **c** Der Patient wird aufgefordert, die Unterschenkel miteinander in dieselbe Richtung pendeln zu lassen. Dabei ziehen die Fersen zuerst nach hinten.
d Bei deutlicher Asymmetrie kann das schwächere Bein durch das kräftigere unterstützt werden.

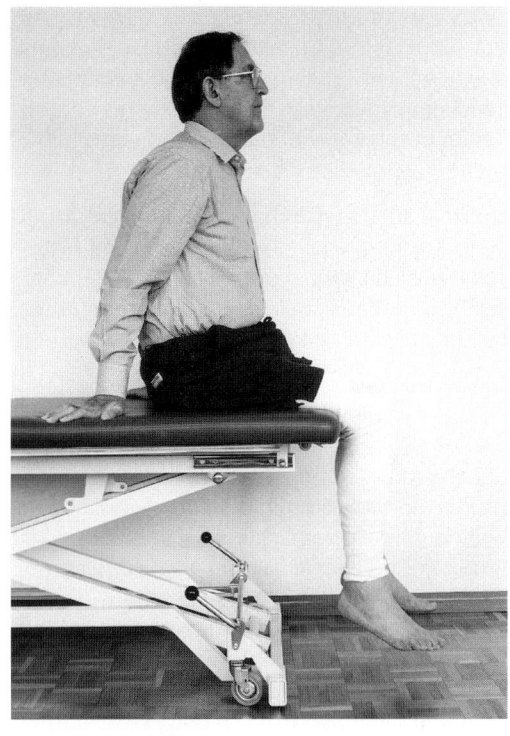

Behandlungsziele und therapeutische Maßnahmen beim primären Symptombild der zentralen Schwächen 135

a

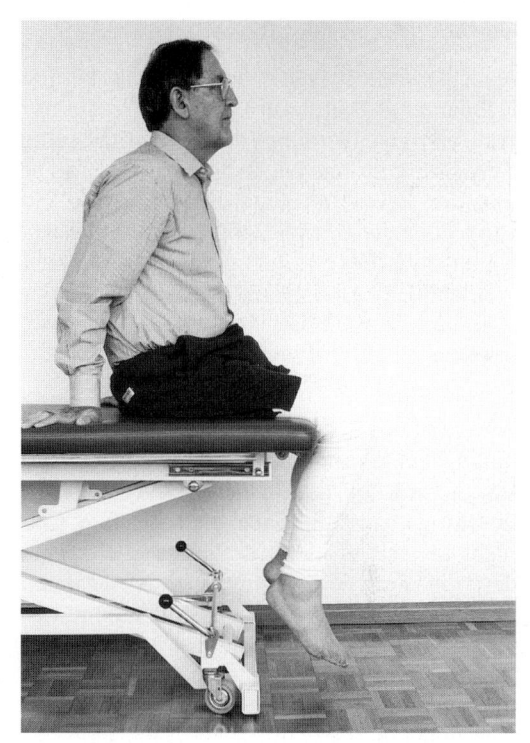

b

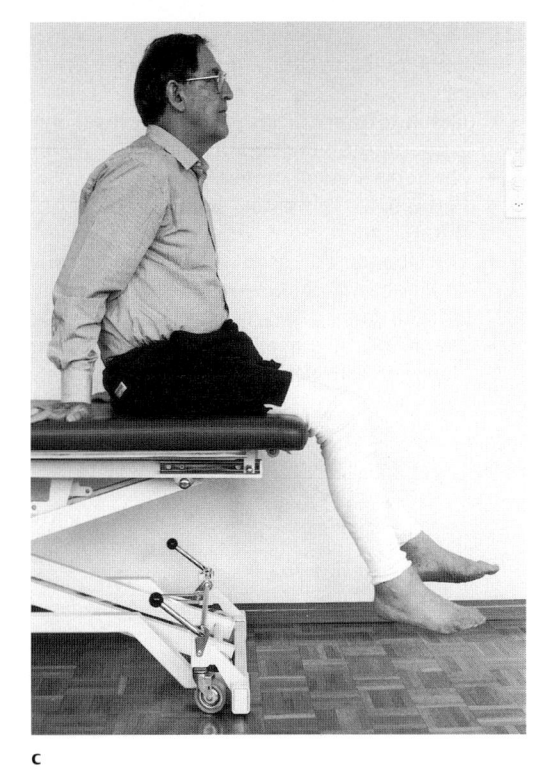

c

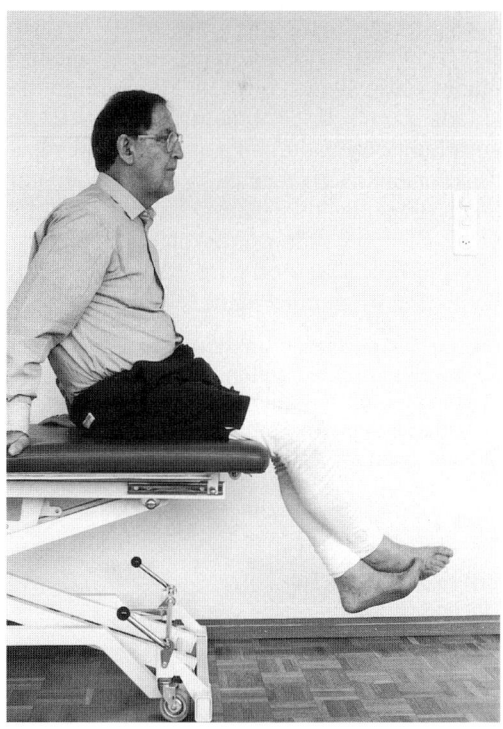

d

M: Passives Bewegen

Auch passives Bewegen kann zur Lockerung verspannter Muskulatur beitragen. Voraussetzung dafür ist allerdings, daß der Patient seine Gewichte gut abgeben kann. Hat der Patient mit der bewußten Entspannung Mühe, so kann über die Gewichtsabgabe mit Hilfe des Schlingentisches oft ein guter Erfolg erzielt werden (vgl. Kap. 3.4.4).

Z: Selektives Krafttraining

In der physiotherapeutischen Untersuchung wird mit der selektiven Kraftprüfung die Muskulatur auf zentrale Schwächen geprüft. Zentrale Schwächen, mit Ausnahme derjenigen im Zusammenhang mit einem akuten Schub, sind nicht reversibel. Es muß aber versucht werden, die noch vorhandene selektive Kraft zu erhalten. Dies um so mehr, als die latente Gefahr besteht, daß durch häufiges Nutzen eines gleichzeitig erhöhten pathologischen Tonus die potentielle selektive Kraft nicht genutzt werden kann und dadurch ebenfalls verlorengeht.

Auch beim Symptombild der zentralen Schwächen steht das Rumpftraining wiederum im Vordergrund (vgl. Kap. 1.5). Rumpfmuskulatur kann selbst von zentralen Schwächen betroffen sein. Dadurch kann der Rumpf seine funktionellen Aufgaben nicht mehr oder nur noch ungenügend wahrnehmen. Zentrale Schwächen der Rumpfmuskulatur beeinflussen aber auch wesentlich die selektive Kraft der Extremitätenmuskulatur.

> Jede Extremitätenfunktion, in Spiel- oder Stützfunktion, ist abhängig von der proximalen Stabilisationsfähigkeit des Rumpfes. In der Behandlung nimmt das Rumpftraining deshalb einen zentralen Stellenwert ein (vgl. Kap. 1.5.2).

Der Schwerpunkt des selektiven Krafttrainings der Extremitätenmuskulatur ist weitgehend abhängig von Lokalisation und Ausmaß der zentralen Schwächen bzw. der damit verbundenen notwendigen Kompensationsmechanismen.

Optimal sind Kraftübungen, bei denen das eigene Körpergewicht funktionsbezogen eingesetzt wird. So kann ein funktionell angepaßtes Training in bezug auf die individuellen Anforderungen des Patienten durchgeführt werden.

Das Einsetzen von Fremdgewichten ist gefährlich und sollte vermieden oder nur mit sehr großer Vorsicht genutzt werden. Die Gefahr der Überanstrengung und der dadurch unkontrollierten weiterlaufenden Bewegungen sowie der pathologischen Tonuserhöhung ist groß. Dadurch aber würde das Krafttraining nicht dem Erhalten selektiver Kraft dienen, sondern vielmehr durch unkontrollierte pathologische Tonuserhöhung den Verlust noch vorhandener selektiver Kraft fördern sowie sekundäre Überlastungen passiver Strukturen durch unkontrollierte weiterlaufende Bewegungen hervorrufen.

> Allgemeingültige Grundregeln beim Krafttraining:
> - Das Krafttraining immer im Wechsel mit Lockerungsübungen durchführen.
> - Nie in die starke Ermüdung üben.
> - Pathologisch erhöhter Tonus darf nicht genutzt werden.
> - Die Übungen langsam ausführen und nur so lange, wie die Bewegungen kontrolliert werden können.
> - Das Krafttraining erst steigern, wenn die Übungen mit weniger Kraftaufwand möglich sind.

Übungsbeispiel

Kräftigung der Bauchmuskulatur (nach Künzle, Abb. 3.**21 a** u. **b**)

Ausgangsstellung: Rückenlage. Die Beine sind in den Hüftgelenken so weit flektiert, daß die LWS guten Kontakt mit der Unterlage hat und das Becken beinahe den Kontakt mit der Unterlage verliert. Die Kniegelenke sind deutlich flektiert, die Füße in der Luft. Brustkorb und Kopf haben dorsalen Kontakt mit der Unterlage. Die Arme liegen neben dem Körper auf der Unterlage oder helfen mit, den Oberschenkel von dorsal umgreifend, das Gewicht der Beine in der Ausgangsstellung zu halten.

Bewegungsauftrag: Die Kniegelenke sollen ihren Abstand zum Bauch langsam vergrößern. Nur soweit aber, als der Druck der LWS auf der Unterlage nicht abnimmt. In dieser erreichten Endstellung kurz verharren, tief durchatmen und anschließend die Knie wieder Richtung Bauch ziehen. Die Arme sollen dabei entspannt neben dem Körper auf der Unterlage liegen.

Der Patient achtet auf folgende wichtige Kontrollkriterien:
- Der minimale Druck des Beckens gegen die Unterlage darf nicht zunehmen.
- Der Druck der LWS gegen die Unterlage bleibt erhalten und darf nicht abnehmen.
- Kopf und Arme bleiben ruhig liegen.
- Der Abstand vom Kinn zum Brustbein verändert sich nicht.
- Während der Bewegungsausführung bleibt der Atem ruhig und regelmäßig.
- Der Druck der Kniegelenke zueinander darf nicht zunehmen, die Beine dürfen nicht steif werden.

Erleichterung: Den Bewegungsauftrag nur mit einem Bein ausführen. Das andere Bein bleibt auf dem Bauch liegen.

Erschwerung: Während sich der Abstand der Kniegelenke zum Bauch vergrößert, bewegen sich die Füße langsam in Richtung Decke. Die Kniegelenke sollen dabei aber nicht maximal extendiert werden.

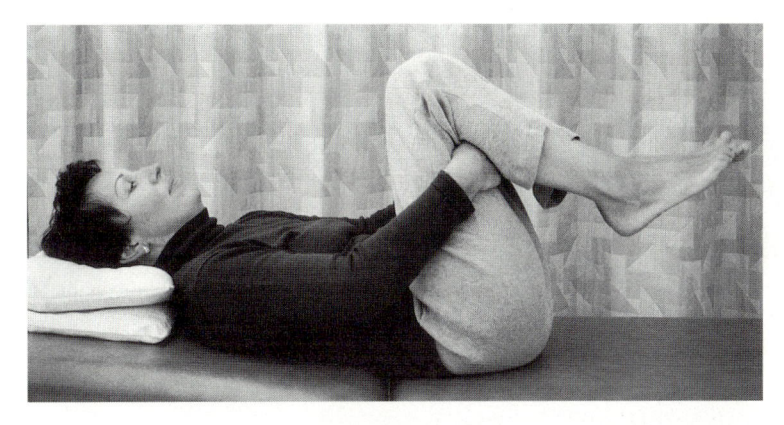

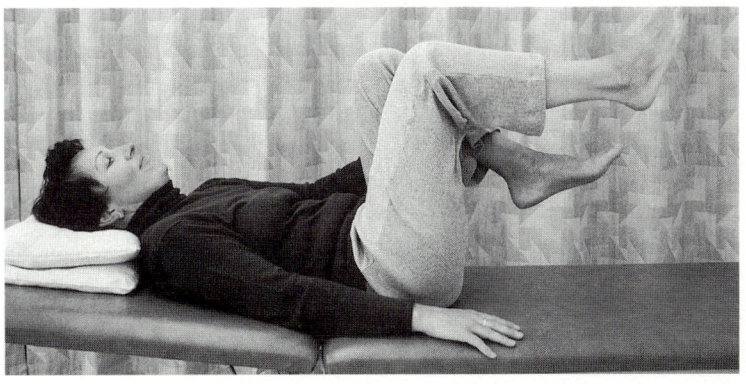

Abb. 3.**21 a** u. **b**
a Ausgangsstellung zur Kräftigung der Bauchmuskulatur im Liegen. Die Beine sind in den Hüftgelenken soweit flektiert, daß die LWS guten Kontakt mit der Unterlage hat und das Becken beinahe den Kontakt mit der Unterlage verliert.
b Die Patientin wird aufgefordert, das rechte Kniegelenk langsam vom Bauchnabel zu entfernen. Das linke Bein bleibt in der Ausgangsstellung, der Druck unter der LWS darf nicht abnehmen.

Eine weitere gute Möglichkeit des Trainings selektiver Muskelkraft, verbunden mit abwechselnder Lockerung, ist der Einsatz des Schlingentisches.

Z: Lockerung und Kräftigung im Wechsel: mit Hilfe des Schlingentisches

Mit Hilfe des Schlingentisches können Gewichte abgenommen werden. Man unterscheidet zwei Arten von Aufhängungen:

- *die Ganzkörperaufhängung:* das gesamte Körpergewicht wird abgenommen,
- *die Teilaufhängung:* das Gewicht einzelner Körperabschnitte wie z.B. ein oder zwei Beine, Becken und Beine, ein oder zwei Arme etc. wird abgenommen.

Die Gewichte können dabei über einen gemeinsamen Aufhängepunkt *(Einpunktaufhängung)* oder über verschiedene Aufhängepunkte *(Mehrpunktaufhängung)* abgenommen werden (Abb. 3.**22a** u. **b**).

> Wird axial über dem Drehpunkt ein gemeinsamer Aufhängepunkt gewählt (axiale Einpunktaufhängung), so ist die Bewegungsebene horizontal, die Bewegung erfolgt hubfrei.

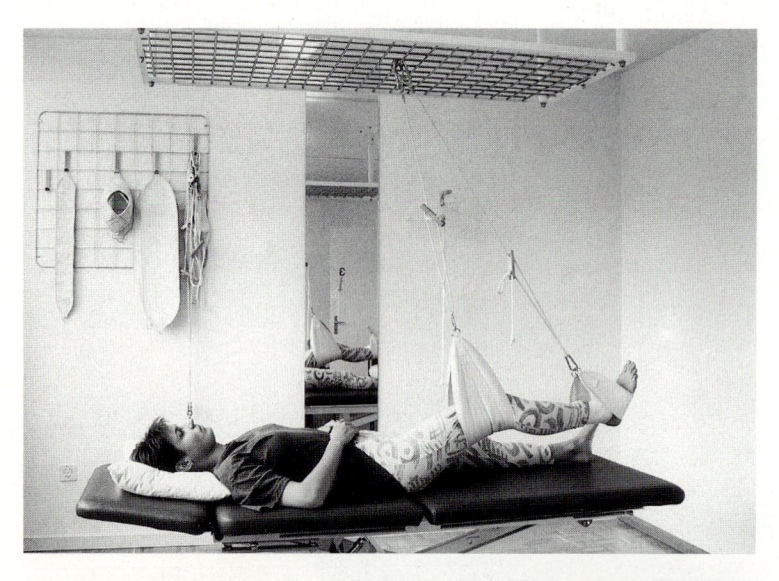

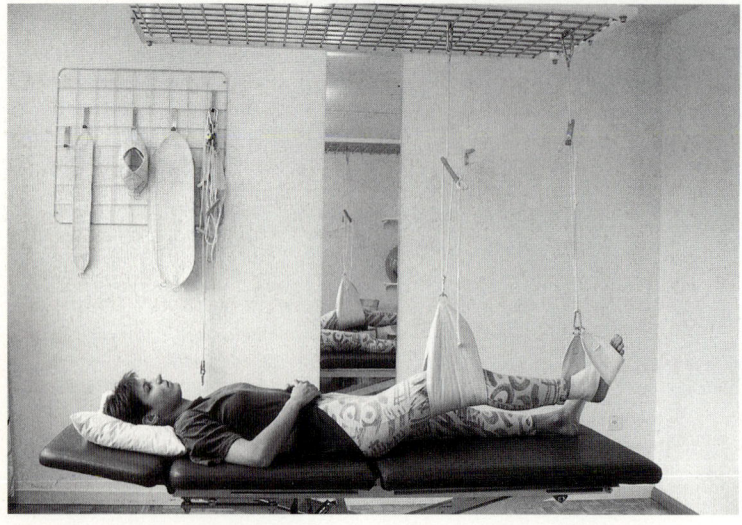

Abb. 3.**22a** u. **b**
a Axiale Einpunktaufhängung: gemeinsamer Aufhängepunkt über einem bestimmten Drehpunkt. Die Bewegungsebene ist horizontal, die Bewegung erfolgt hubfrei.
b Axiale Mehrpunktaufhängung: zwei oder mehr Aufhängepunkte senkrecht über den Schlingen. Die Bewegungsebene ist konkav, es muß nach beiden Seiten gegen die Schwerkraft gearbeitet werden. Das Bewegungsausmaß wird eingeschränkt.

> Bei einer Aufhängung axial über mehreren Drehpunkten (axiale Mehrpunktaufhängung), ist die Bewegungsebene konkav, es muß nach beiden Seiten gegen die Schwerkraft gearbeitet werden. Das Bewegungsausmaß wird eingeschränkt.

Die Möglichkeiten des Schlingentisches sind äußerst vielfältig, die Anwendungsmöglichkeiten entsprechend groß. Bei Patienten mit zentralen Schwächen wird der Schlingentisch primär mit zwei Hauptzielen eingesetzt:

1. Mobilisation und Lockerung,
2. selektives Krafttraining.

M: Mobilisation und Lockerung im Schlingentisch

Entsprechend den gewünschten Bewegungsniveaus bzw. den erforderlichen Bewegungskomponenten ist die Ausgangslage (Rückenlage, Seitlage etc.) unterschiedlich.

Zur Mobilisation und Lockerung wird die axiale Einpunktaufhängung gewählt: Der Aufhängepunkt der Schlingenzüge steht senkrecht über der Drehachse des zu mobilisierenden Bewegungsniveaus. Dadurch ergeben sich folgende wichtige Gesetzmäßigkeiten:

- Die Bewegung findet in einer horizontalen Ebene statt.
- Die Gelenksbewegung in beide Bewegungsrichtungen erfolgt hubfrei.
- Auf das bewegte Gelenk wird ein Druck ausgeübt.

Übungsbeispiel

Mobilisation der LWS in Lateralflexion und Lockerung der lumbalen Muskulatur (Abb. 3.**23a–c**)

Ausgangsstellung: Ausgangslage ist die axiale Becken-Bein-Aufhängung in Rückenlage. Der Aufhängepunkt der Schlingenzüge liegt über dem mittleren Drehpunkt der LWS. Mit Hilfe einer breiten Schlinge wird das Becken aufgehängt. Auch das Gewicht der Beine wird mit Hilfe von je zwei Schlingen (auf Höhe Knie und Fuß) abgenommen. Das Ausmaß der Hüft- und Kniegelenksflexion ist seitengleich und muß individuell eingestellt werden. Der Patient soll die Aufhängung als entlastend und angenehm empfinden. Brustkorb, Kopf und Arme haben Kontakt mit der Unterlage und bilden dadurch den räumlichen Fixpunkt.

Bewegungsausführung (Abb. 3.**24a** u. **b**): Die Therapeutin veranlaßt ein horizontales Schwingen von Becken und Beinen, abwechselnd rechts/links. Dabei beschreiben die Füße einen Radius um den Drehpunkt LWS, es kommt zu einem kreisförmigen Bewegungsausschlag und dadurch zur Lateralflexion der LWS. Das Schwingen soll rhythmisch und gleichmäßig erfolgen. Soll die Druckkomponente auf den lumbalen Wirbelsäulenabschnitt verkleinert werden, so muß die Höhe des Aufhängepunktes vergrößert werden (Abb. 3.**25**).

> Die Arbeit mit dem Schlingentisch wird durch ein mobiles und höhenverstellbares Bett wesentlich erleichtert.

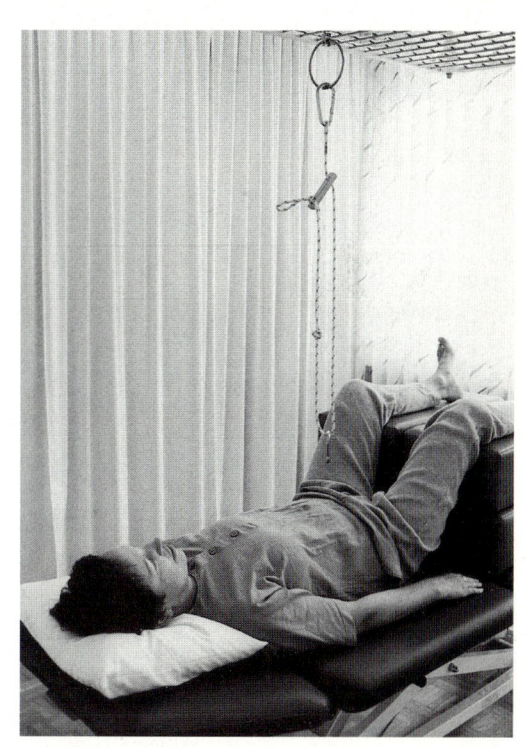

Abb. 3.**23a–c**
a Ausgangslage für die axiale Becken-Bein-Aufhängung in Rückenlage. Der zentrale Aufhängepunkt der Schlingenzüge liegt über dem mittleren Drehpunkt der LWS.

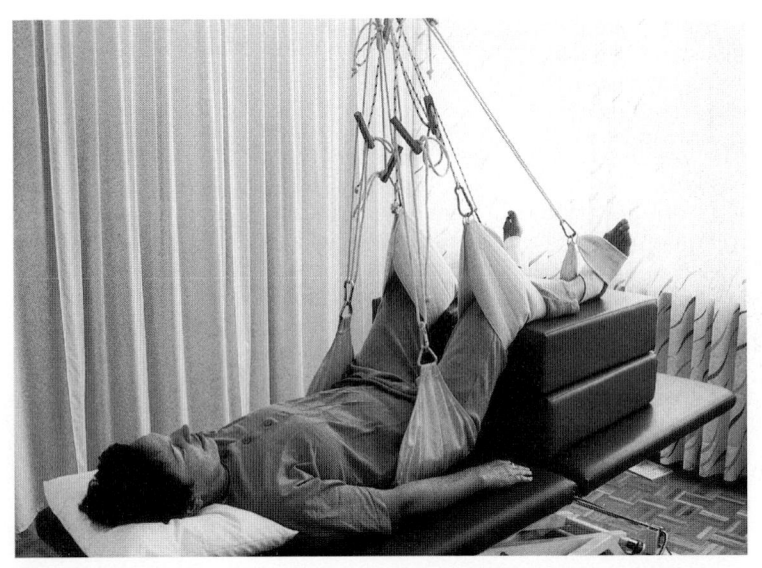

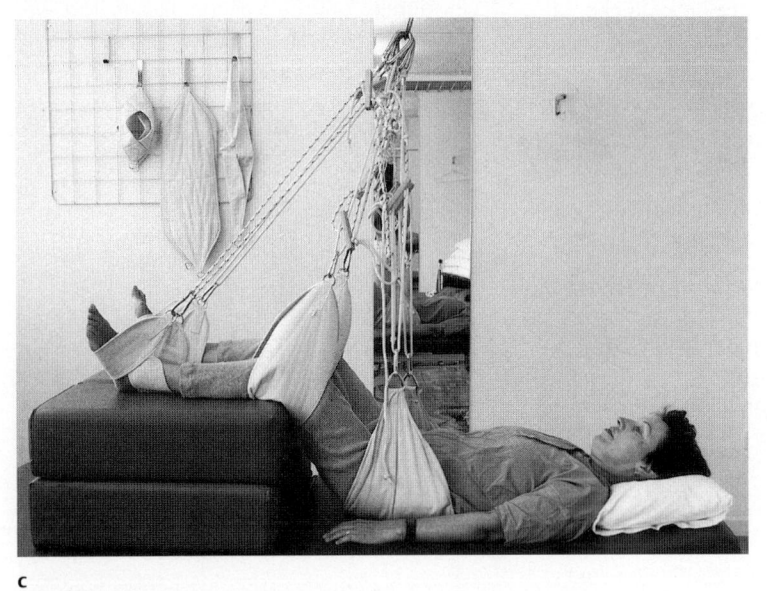

b u. c Zur optimalen Aufhängung wird eine breite Schlinge am Becken sowie je zwei Schlingen auf Höhe der Knie- und Fußgelenke benötigt.

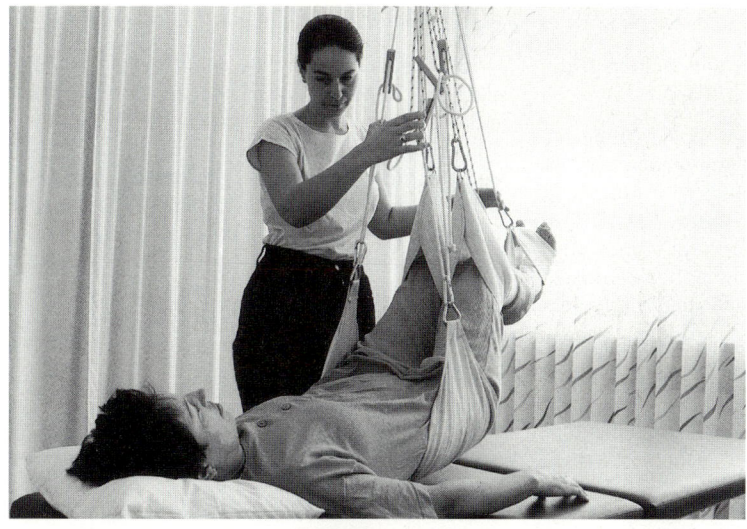

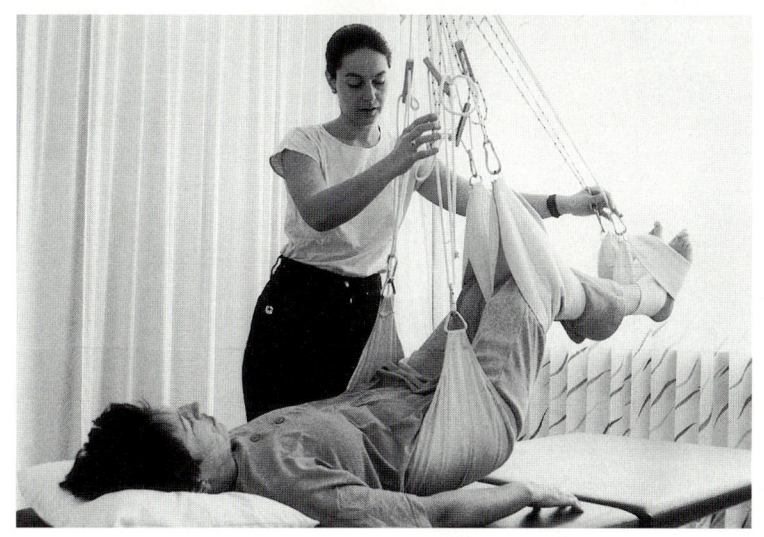

Abb. 3.**24a u. b** Axiale Becken-Bein-Aufhängung in Rückenlage: die Therapeutin veranlaßt ein horizontales Schwingen zur Mobilisation der LWS und Lockerung der lumbalen Muskulatur.

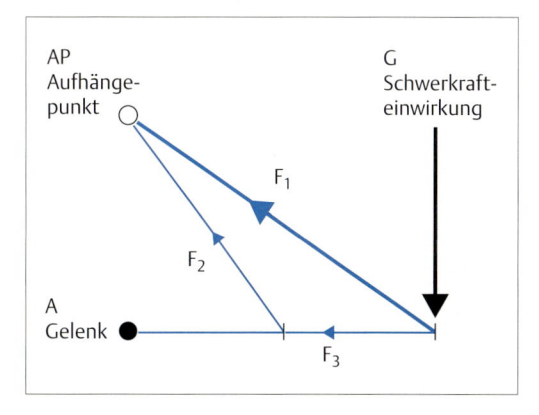

AP Aufhängepunkt

G Schwerkrafteinwirkung

F_1

F_2

A Gelenk

F_3

Abb. 3.**25** Berechnung der Druckkomponente F3 auf das Gelenk A.

Übungsbeispiel

Widerlagernde Mobilisation des rechten Hüftgelenkes in Extension (Abb. 3.26a–c)

Ausgangsstellung: Ausgangslage ist die Seitenlage links. Becken, Brustkorb und Kopf haben Kontakt mit der Unterlage. Das linke Bein ist in Hüft- und Kniegelenk angewinkelt und liegt ebenfalls auf dem Bett. Das Gewicht des rechten Beines wird mit zwei Schlingen abgenommen. Der Aufhängepunkt der Schlingenzüge liegt senkrecht über dem rechten Hüftgelenk.

Bewegungsausführung: Entsprechend der Technik der „hubfreien Mobilisation" der WS bewegt der Patient das Becken alternierend flexorisch/extensorisch in der LWS bzw. den Hüftgelenken. Während der flexorischen Bewegung des Beckens in der LWS verschiebt die Therapeutin das rechte Bein nach hinten, extensorisch im rechten Hüftgelenk von distal. Durch die gleichzeitig widerlagernde Bewegung des Beckens von proximal kann das rechte Hüftgelenk so in seiner extensorischen Endstellung mobilisiert werden. Bei einer Mobilisation zur Vergrößerung der Bewegungstoleranz muß eine kurze Zeit in der Endstellung verweilt werden, um danach wieder etwas in Richtung Flexion nachzugeben. Dies soll 3–5 × wiederholt werden.

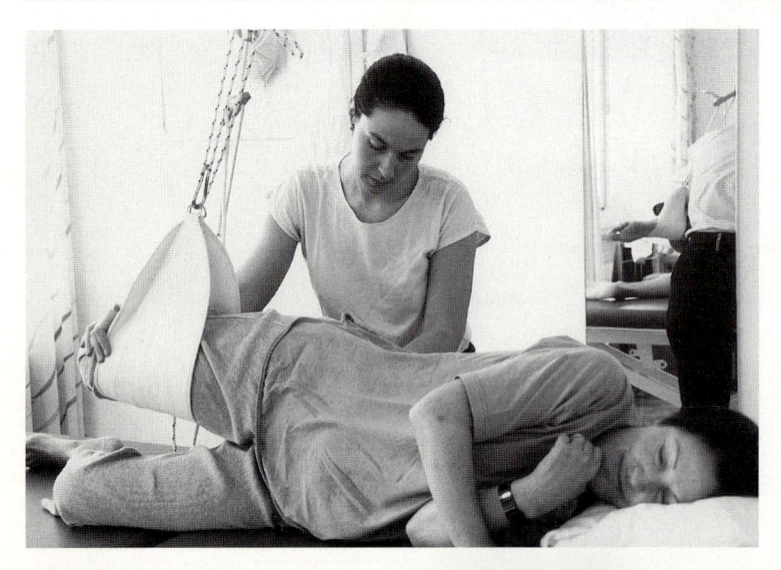

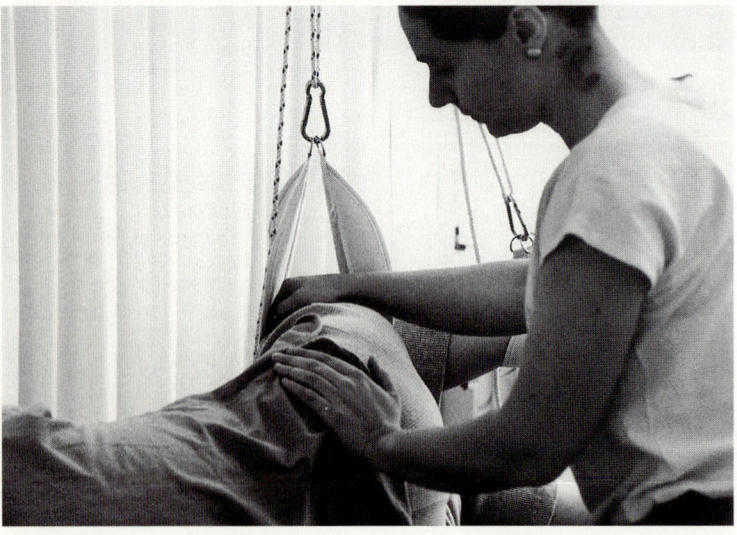

Abb. 3.26 a–c
a u. b Ausgangsstellung im Schlingentisch zur widerlagernden Mobilisation des Hüftgelenkes in Extension. Der Aufhängepunkt der Schlingenzüge liegt axial über dem rechten Hüftgelenk.

Behandlungsziele und therapeutische Maßnahmen beim primären Symptombild der zentralen Schwächen 143

M: Selektive Kräftigung im Schlingentisch

Der Schlingentisch bietet die ideale Möglichkeit, körpereigene Gewichte hubfrei (axiale Aufhängung) oder bei Veränderung des Aufhängepunktes in bezug auf die Drehachse gegen bzw. mit der Schwerkraft einzusetzen (Abb. 3.**27 a** u. **b**).

> Liegt der Aufhängepunkt *distal* der Drehachse des zu bewegenden Bewegungsniveaus, so erfährt die Bewegungsebene eine Konvexität nach unten:
> - Die Bewegung von der Ausgangsstellung in beide Bewegungsrichtungen wird erschwert, sie erfolgt gegen die Schwerkraft.
> - Die Bewegung zurück zur Ausgangsstellung wird erleichtert, sie erfolgt mit der Schwerkraft.

> Liegt der Aufhängepunkt *proximal* der Drehachse des zu bewegenden Bewegungsniveaus, so erfährt die Bewegungsebene eine Konvexität nach oben:
> - Die Bewegung von der Ausgangsstellung in beide Bewegungsrichtungen wird erleichtert, sie erfolgt mit der Schwerkraft.
> - Die Bewegung zurück zur Ausgangsstellung wird erschwert, sie erfolgt gegen die Schwerkraft.

Selbstverständlich muß während der Arbeit mit dem Patienten immer darauf geachtet werden, daß es nicht zum Einsatz von pathologisch erhöhtem Tonus bzw. zu pathologischen Bewegungssynergien kommt.

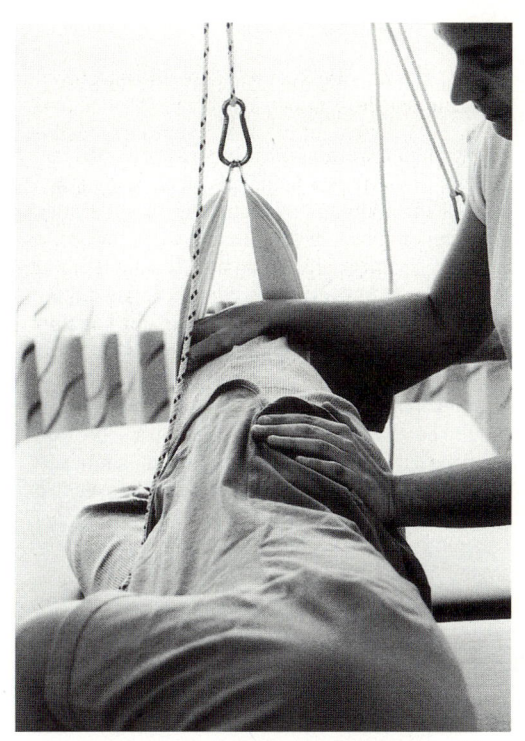

c Die Therapeutin verschiebt das rechte Bein nach hinten, extensorisch im Hüftgelenk von distal. Gleichzeitig unterstützt sie mit der linken Hand die Patientin in ihrer Ausführung der hubfreien Bewegung des Beckens, flexorisch in der LWS und extensorisch im rechten Hüftgelenk von proximal.

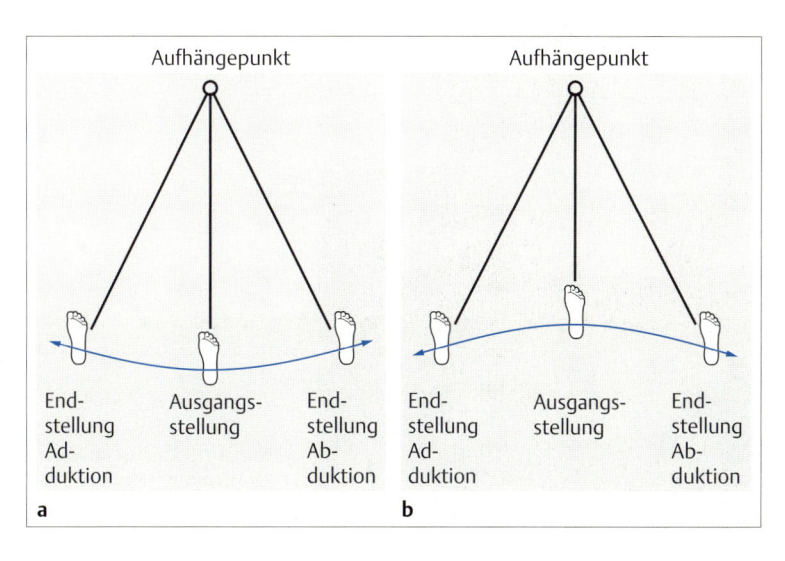

Abb. 3.**27 a** u. **b** (nach Wenk)
a Ab-/Adduktion im Hüftgelenk bei Verlagerung des Aufhängepunktes nach distal, vom Fußende gesehen: Der Fuß beschreibt einen Halbkreis mit der Konvexität nach unten.
b Ab-/Adduktion im Hüftgelenk bei Verlagerung des Aufhängepunktes nach proximal, vom Fußende gesehen: Der Fuß beschreibt einen Halbkreis mit der Konvexität nach oben.

Übungsbeispiel

Training der lateralen Rumpfmuskulatur mit Hilfe einer gezielten Abdruckaktivität (Abb. 3.28 a–c)

Ausgangsstellung: Ausgangslage ist die axiale Einpunkt-Becken-Bein-Aufhängung in Rückenlage. Der Aufhängepunkt der Schlingenzüge liegt senkrecht über dem mittleren Drehpunkt der LWS. Mit Hilfe einer breiten Schlinge wird das Becken aufgehängt. Auch das Gewicht der Beine wird mit Hilfe von je zwei Schlingen (auf Höhe Knie und Fuß) abgenommen. Das Ausmaß der Hüft- und Kniegelenksflexion ist seitengleich und muß individuell eingestellt werden. Der Patient soll die Aufhängung als entlastend und angenehm empfinden. Brustkorb, Kopf und Arme haben Kontakt mit der Unterlage und bilden dadurch den räumlichen Fixpunkt. Über eine angepaßte, gezielte Abdruckaktivität der Arme kann nun eine horizontale Verschiebung eingeleitet werden.

Bewegungsausführung: Die Therapeutin gibt am rechten Oberarm des Patienten einen Widerstand in Richtung Adduktion. Gleichzeitig fordert sie den Patienten auf, sich gegen diesen Widerstand vom Arm her abzudrücken. Durch den Abdruck kommt es zur Horizontalverschiebung der aufgehängten Körperabschnitte Becken und Beine, mit kreisförmigem Bewegungsausschlag, bedingt durch die Einpunktaufhängung. Dies führt in der LWS zur lateralflexorischen Bewegung links-konkav. Die Lateralflexion wird eingeleitet und durch die Abdruckaktivität erleichtert. Der Patient kann nun die Bewegung, die hubfrei stattfindet, zusätzlich bewußt vergrößern und/oder wiederum in der Endstellung, einen angemessenen Moment verweilen.

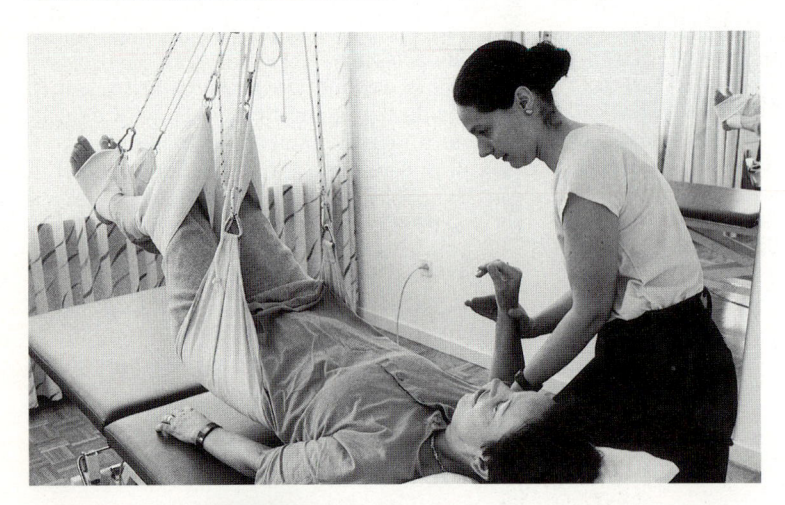

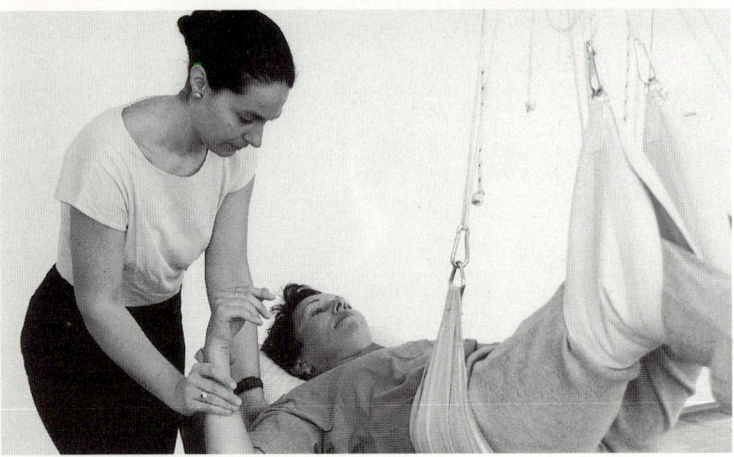

Abb. 3.28 a–c
a u. b Ausgangsstellung zur Kräftigung der lateralen Rumpfmuskulatur im Schlingentisch mit Hilfe einer Abdruckaktivität der oberen Extremität.

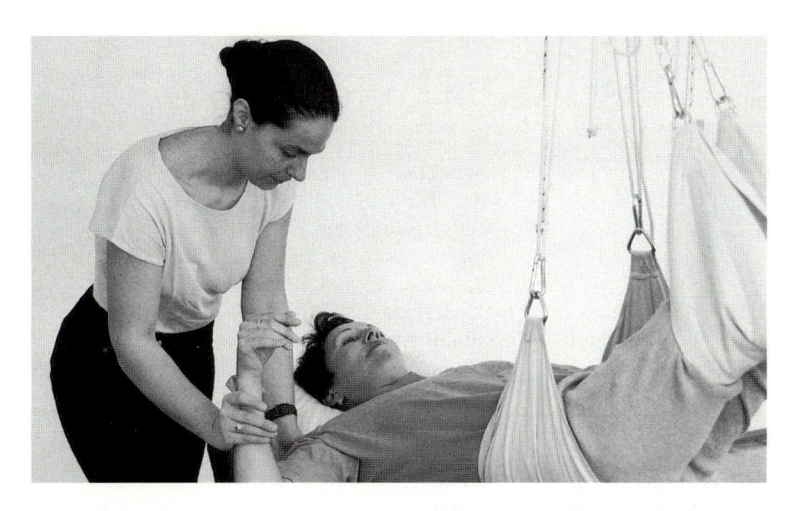

c Durch den Abdruck des rechten Armes der Patientin gegen den Widerstand der Therapeutin am Oberarm der Patientin kommt es zur horizontalen Verschiebung der hängenden Körperabschnitte (Becken und Beine), lateralflexorisch im Rumpf. Die Patientin kann diese einleitende lateralflexorische Bewegung im Rumpf bewußt vergrößern und/oder in der Endstellung einen angemessenen Moment verweilen.

Übungsbeispiel

Training der lateralen Rumpfmuskulatur gegen den Widerstand der Schwerkraft (Abb. 3.**29 a–c**)

Ausgangsstellung: Ausgangslage ist die Rückenlage mit Becken-Bein-Aufhängung. Der Aufhängepunkt liegt distal des mittleren Drehpunktes der LWS. Mit Hilfe einer breiten Schlinge wird das Becken aufgehängt. Das Gewicht der Beine wird mit je zwei Schlingen abgenommen. Das Ausmaß der Hüft- und Kniegelenksflexion ist seitengleich und muß individuell eingestellt werden. Brustkorb, Kopf und Arme haben Kontakt mit der Unterlage und bilden dadurch den räumlichen Fixpunkt.

Bewegungsausführung: Die Therapeutin fordert den Patienten auf, mit den Beinen alternierend nach rechts/links zu bewegen. Bedingt durch den distalen Aufhängepunkt muß die Bewegung zur Seite, lateralflexorisch in der LWS, gegen die Schwerkraft ausgeführt werden. Ein zusätzlicher Halteauftrag in der Endstellung verstärkt die muskuläre Anforderung an die laterale Rumpfmuskulatur. Die Bewegung zurück zur Ausgangsstellung erfolgt mit der Schwerkraft. Durch bewußtes Loslassen nach erfolgtem Halteauftrag in der Endstellung kann sie ganz passiv erfolgen. Wird die Bewegung nicht abgebremst, so entsteht dabei ein leichtes, passives Schwingen. Dadurch kann nach jeder Anstrengung durch die Bewegungsausführung zur Seite eine gute Lockerungsphase eingebaut werden. Halteauftrag und lockerndes Schwingen sollen sich abwechseln.

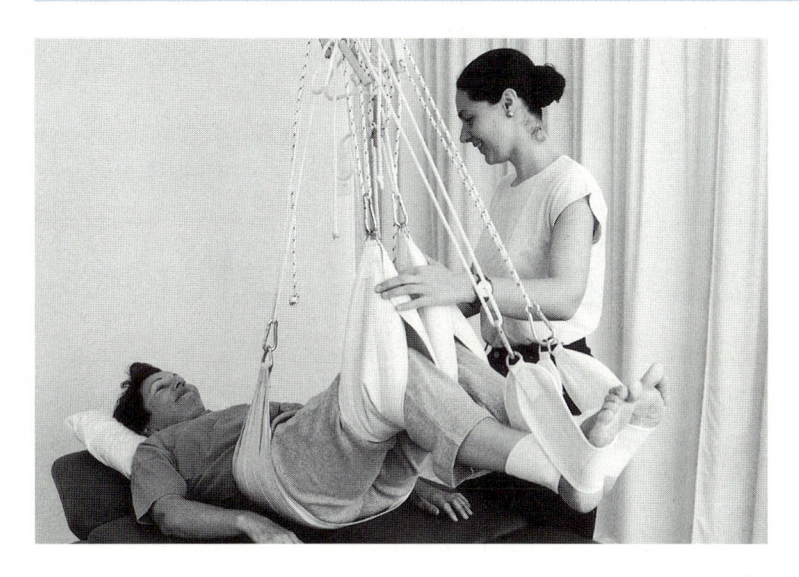

Abb. 3.**29 a–c**
a Becken-Bein-Aufhängung in Rückenlage mit distalem Aufhängepunkt als Ausgangsstellung zur Kräftigung der lateralen Rumpfmuskulatur gegen den Widerstand der Schwerkraft.

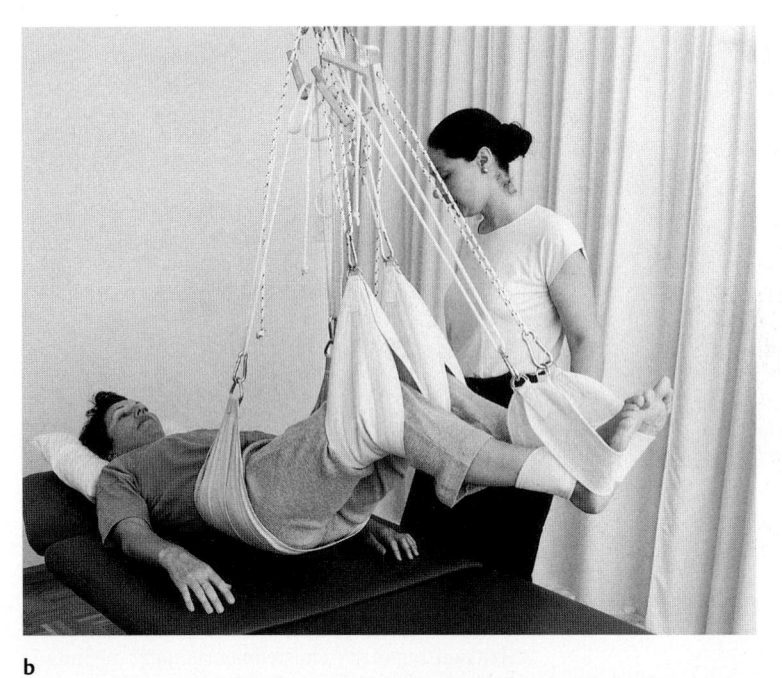

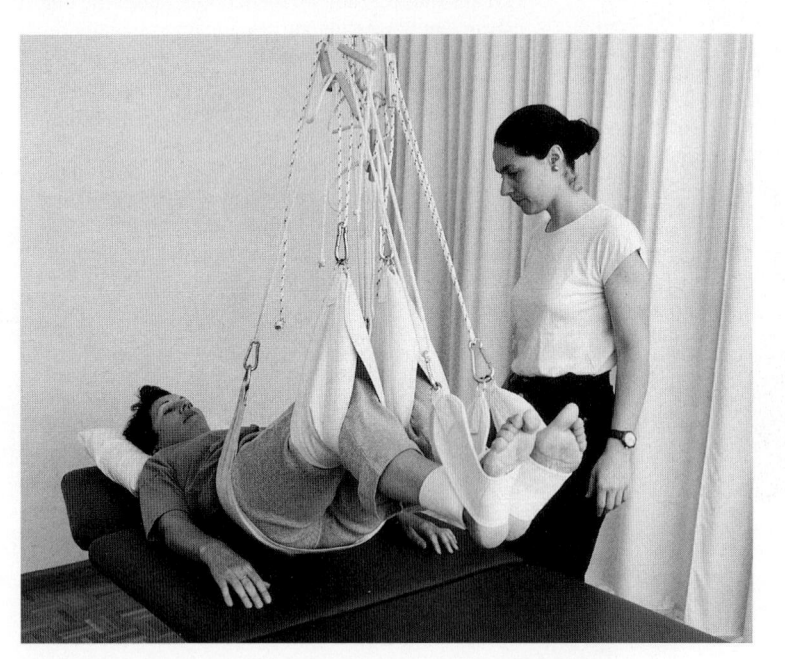

b u. c Die Therapeutin fordert die Patientin auf, die Beine alternierend nach rechts/links zu bewegen. Bedingt durch den distalen Aufhängepunkt muß die Bewegung zur Seite gegen den zunehmenden Widerstand der Schwerkraft ausgeführt werden.

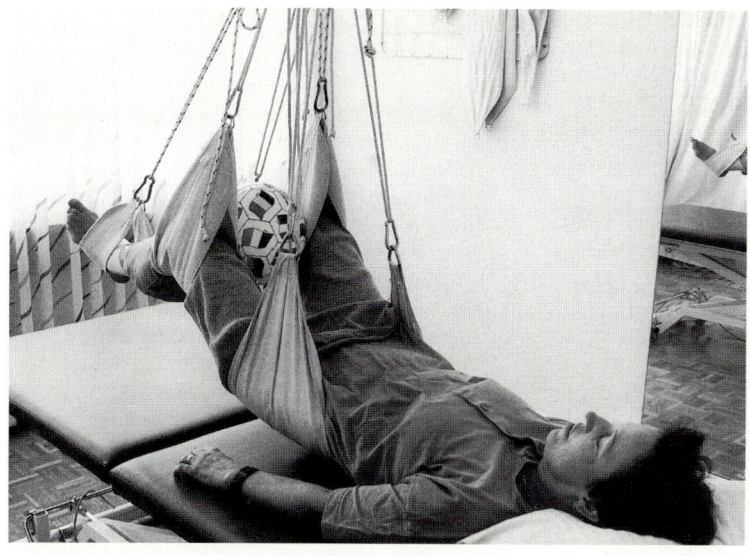

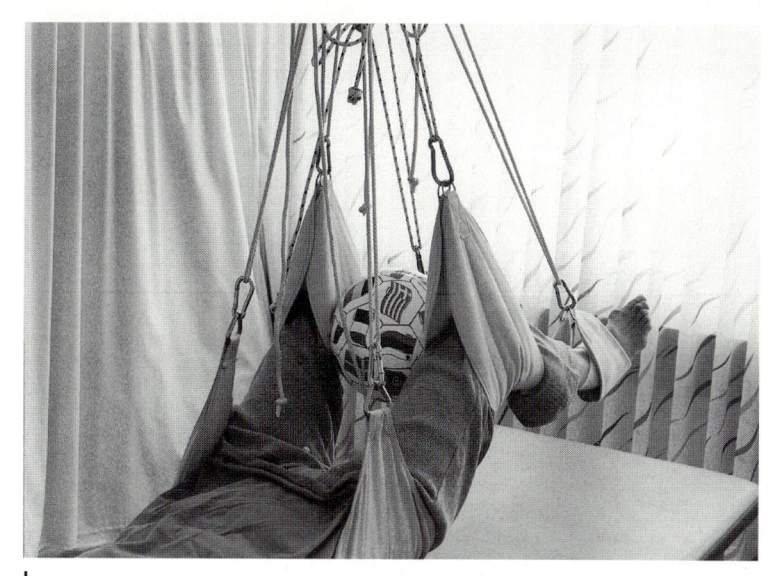

Abb. 3.30 a u. b
a Durch den medialen Kontaktpunkt Ball zwischen den Knien finden die Beine einen zusätzlichen Halt. Bei deutlichen Paresen im Hüftgelenk wird die aktive Bewegungsausführung zur Seite dadurch erleichtert, da beide Beine nun als „Einheit" zur Seite bewegt werden können.
b Der Ball dient der verbesserten Gewichtsabgabe, dort aber nie zur pathologischen Tonuserhöhung, im Sinne der Druckzunahme der Beine in Adduktion/Innenrotation stimulieren.

Mit Hilfe des Schlingentisches können selektives Krafttraining und Lockerung optimal kombiniert werden, was bei der raschen Ermüdbarkeit der Patienten eine große Hilfe ist.

Übungsbeispiel

Training der Hüftgelenkabduktoren über Abdruckaktivität der Gegenseite (Abb. 3.**31a–c**)

Ausgangsstellung: Ausgangslage ist die axiale Einpunkt-Becken-Bein-Aufhängung in Rückenlage. Der Aufhängepunkt liegt senkrecht über der Drehachse des linken Hüftgelenkes. Mit Hilfe einer breiten Schlinge wird das Becken aufgehängt. Das Gewicht der Beine wird mit je zwei Schlingen abgenommen. Das Ausmaß der Hüft- und Kniegelenksflexion ist seitengleich und muß individuell, jedoch mit möglichst geringer Flexionsstellung eingestellt werden.

Brustkorb, Kopf und Arme haben Kontakt mit der Unterlage und bilden dadurch den räumlichen Fixpunkt.

Über eine gezielte Abdruckaktivität rechts kann die Abduktion im linken Hüftgelenk eingeleitet werden (v.v.).

Bewegungsausführung: Die Therapeutin gibt am rechten Oberschenkel des Patienten einen Widerstand in Richtung Adduktion. Gleichzeitig fordert sie den Patienten auf, sich mit dem rechten Bein nach außen abzudrücken. Über diese Abdruckaktivität, abduktorisch im Hüftgelenk, kommt es zu einer Horizontalverschiebung der aufgehängten Körperabschnitte Becken und Beine zur linken Seite, mit kreisförmigem Bewegungsausschlag bedingt durch die axiale Einpunktaufhängung. Im linken Bein wird dadurch weiterlaufend eine Abduktion im Hüftgelenk eingeleitet. Der Patient kann nun die eingeleitete Abduktion links bewußt vergrößern und/oder die erreichte Endstellung für eine angemessene Zeit halten. Selbstverständlich wird dabei gleichzeitig auch die Aktivität der lateralen Rumpfmuskulatur mit angesprochen.

Steigerung: Durch das Versetzen des Aufhängepunktes nach distal kann die abduktorische Aktivität im Hüftgelenk links bzw. die linkskonkave lateralflexorische Aktivität im Rumpf gegen die Schwerkraft gefordert werden. Auch hier soll die Bewegung aber über die Abdruckaktivität der Gegenseite eingeleitet und dadurch erleichtert werden.

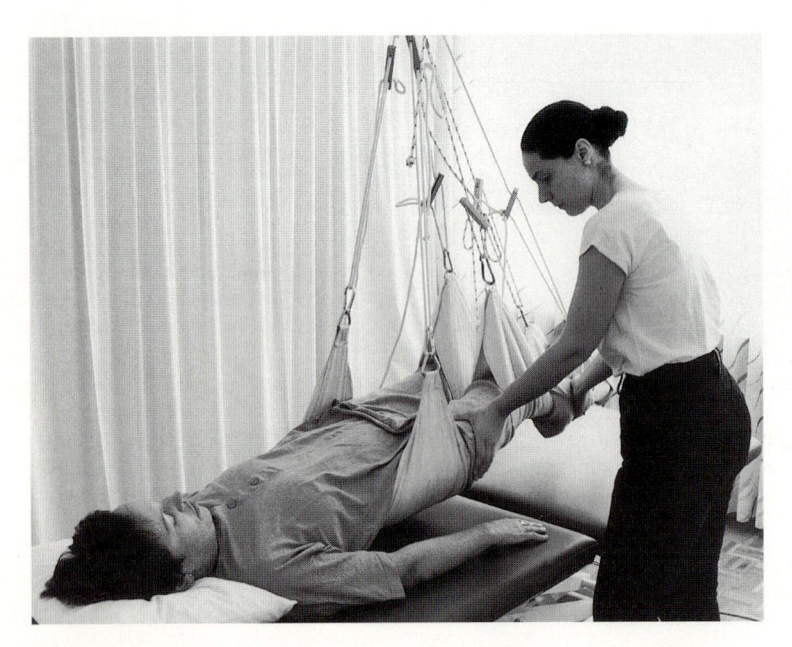

Abb. 3.31 a–c
a Axiale Becken-Bein-Aufhängung in Rückenlage als Ausgangsstellung zur Kräftigung der Hüftgelenkabduktoren links über Abdruckaktivität der Gegenseite.

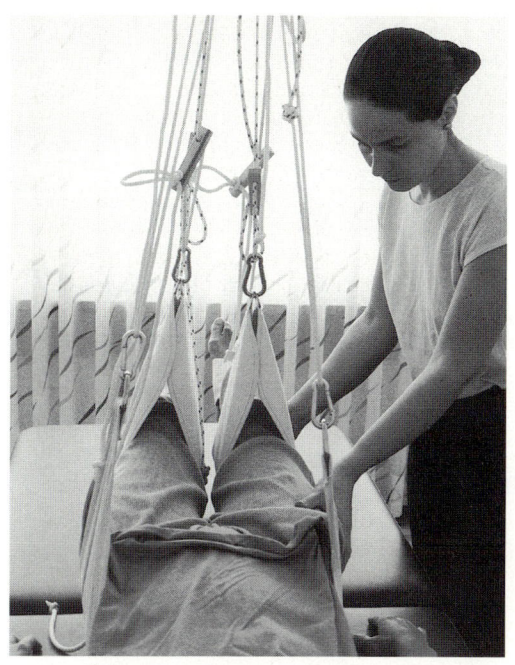

b u. c Über eine Abdruckaktivität des rechten Beines nach außen gegen den Widerstand der Therapeutin am Oberschenkel der Patientin kommt es zur horizontalen Verschiebung der hängenden Körperabschnitte (Becken und Beine) nach links. Im linken Bein wird dadurch weiterlaufend eine Abduktion im Hüftgelenk eingeleitet. Die Patientin kann die Abduktion im linken Hüftgelenk bewußt vergrößern und/oder in der abduktorischen Endstellung eine angemessene Zeit verweilen.

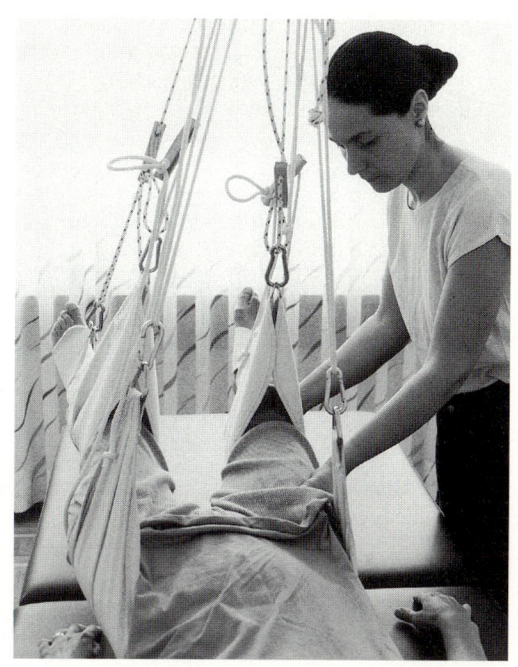

Übungsbeispiel

Dissoziation der Beinbewegung

Das Erhalten der gangtypischen Dissoziation der Beine ist ein wichtiges Therapieziel bei allen noch gehfähigen Patienten.

Ausgangsstellung: Ausgangslage ist die axiale Einpunkt-Becken-Bein-Aufhängung in Seitlage (Abb. 3.**32**). Der Aufhängepunkt liegt senkrecht über dem mittleren Drehpunkt der LWS. Das Becken wird mit Hilfe einer breiten Schlinge aufgehängt. Ebenso wird das Gewicht beider Beine mit je zwei Schlingen abgenommen. Hüft-, Knie- und Fußgelenk beider Beine liegen in je einer Horizontalebene, so daß die Bewegung der Beine in einer Sagittalebene erfolgen kann.

Bewegungsausführung (Abb. 3.**33a** u. **b**): Die Therapeutin gibt am linken Oberschenkel des Patienten von dorsal einen Widerstand in Richtung Flexion. Gleichzeitig fordert sie den Patienten auf, sich mit dem linken Bein nach hinten abzudrücken. Über diese Abdruckaktivität des linken Beines, extensorisch im Hüftgelenk, kommt es zu einer Horizontalverschiebung nach vorne, mit kreisförmigem Bewegungsausschlag bedingt durch die axiale Einpunktaufhängung. Im rechten Bein wird dadurch weiterlaufend eine hubfreie Flexion im Hüftgelenk eingeleitet. Der Patient soll die Flexion bewußt vergrößern und eventuell zusätzlich eine gangtypische Extension des Unterschenkels im Kniegelenk ausführen. Durch ein darauffolgendes bewußtes Loslassen und Entspannen kommen die Beine wiederum passiv in ihre Ausgangsstellung zurück. Die Therapeutin kann nun durch ein rhythmisches sagittales Schwingen eine gute Lockerung einbauen (Abb. 3.**34**). Danach soll die Dissoziation der Beine über die Abdruckaktivität des rechten Beines eingeleitet werden.

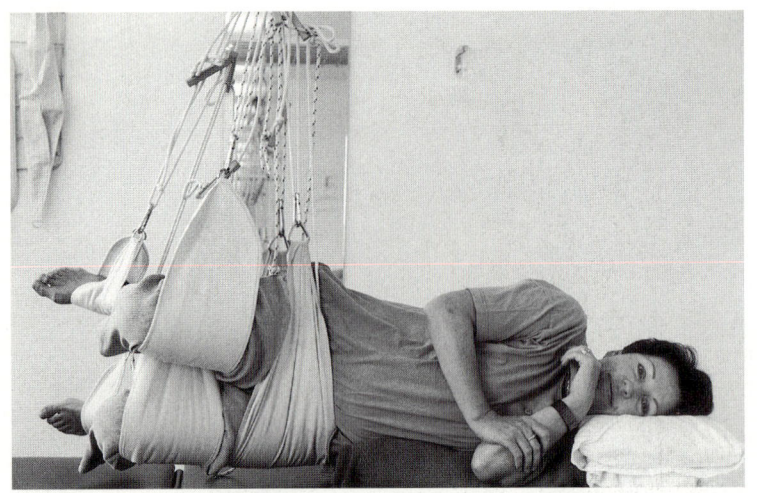

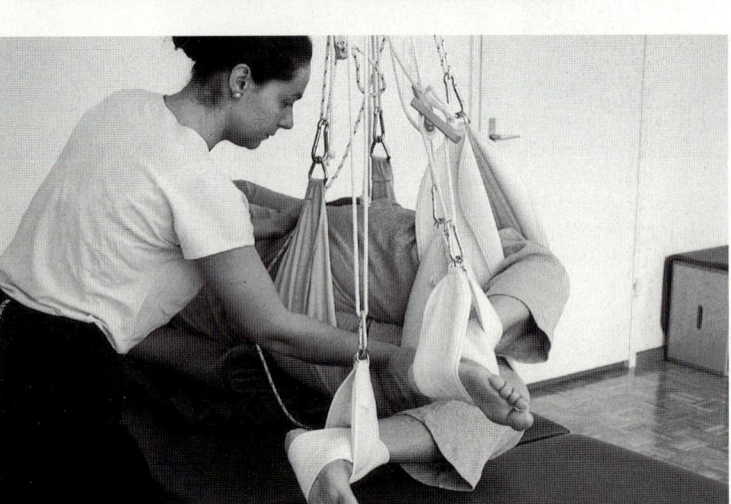

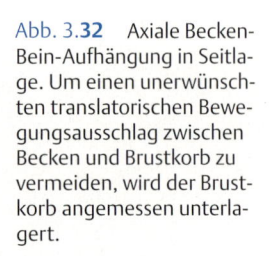

Abb. 3.**32** Axiale Becken-Bein-Aufhängung in Seitlage. Um einen unerwünschten translatorischen Bewegungsausschlag zwischen Becken und Brustkorb zu vermeiden, wird der Brustkorb angemessen unterlagert.

Abb. 3.**33 a** u. **b**
a Axiale Becken-Bein-Aufhängung in Seitlage als Ausgangsstellung zur Dissoziation der Beinbewegung in der sagittalen Bewegungsebene.

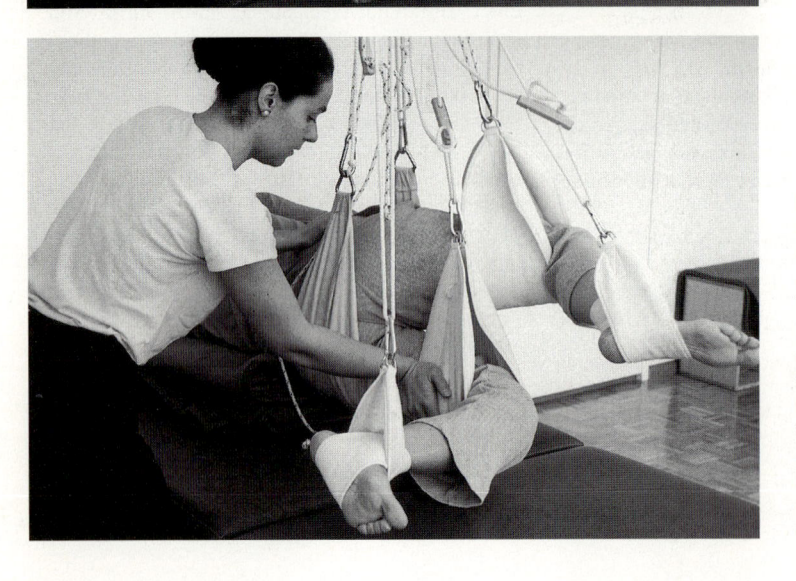

b Über den Abdruck des linken Beines, extensorisch im Hüftgelenk, gegen den dosierten Widerstand der Therapeutin am Oberschenkel der Patientin, wird über die darausfolgende Horizontalverschiebung im rechten Hüftgelenk weiterlaufend von distal eine Flexion eingeleitet. Die Patientin soll die flexorische Bewegung im rechten Hüftgelenk bewußt vergrößern.

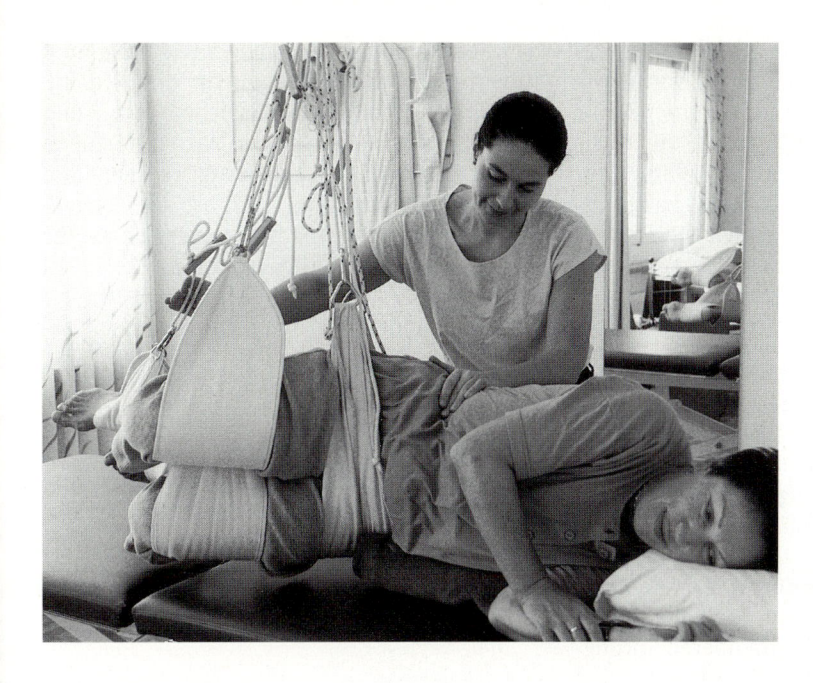

Behandlungsziele und therapeutische Maßnahmen beim primären Symptombild der zentralen Schwächen **151**

Abb. 3.34 Axiale Becken-Bein-Aufhängung in Seitlage. Zur Lockerung und Entlastung der lumbalen Muskulatur veranlaßt die Therapeutin ein rhythmisches Schwingen vor und zurück.

Z: Abklärung und Anpassung notwendiger Hilfsmittel/Instruktion von Drittpersonen

Bei deutlicher Ausprägung der zentralen Schwächen ist der Patient auf Kompensationsmechanismen angewiesen. Zur Entlastung und gleichzeitig zur Erhaltung der Gehfähigkeit und Selbständigkeit können dem Patienten verschiedene Hilfsmittel angeboten werden. Dabei haben die Gehhilfsmittel einen zentralen Stellenwert. Eine individuelle Abklärung und Anpassung ist dabei immer notwendig (vgl. Kap. 2.5.4).

M: Mögliche Gehhilfsmittel

- Schuhe,
- Schienen,
- Stöcke,
- Gehwagen,
- Rollstuhl.

Individueller Schuh als Gehhilfe

Bei distal betonten Schwächen mit darausfolgender Instabilität im Fußgelenk ist die Gefahr des Supinationstraumas groß. Um dies zu verhindern, kann dem Patienten ein *stabiler Schuh mit hohem Schuhschaft* empfohlen werden. Dies unterstützt die Sicherheit bei der Gewichtsübernahme auf den Fuß und dadurch die Stabilität des ganzen Standbeines. Bei diskreten Schwächen bzw. Instabilität können auch *elastische Knöchelbandagen* die gewünschte Sicherheit bringen. Bei proximal betonten Schwächen, v.a. der Hüftgelenkflexoren, wodurch eine Verankerung des Spielbeines nicht mehr erreicht werden kann, kann eine *Ledersohle* hilfreich sein. Das behinderte Bein kann dabei in der Spielbeinphase auf dem Boden etwas nachgezogen werden. Dies wird durch die *Gummisohle* klar behindert. Dafür bietet diese aber deutlich weniger Rutschgefahr in der Standbeinphase. Ideal ist die Kombination wie beim „Valenser-Schuh", der mit einer Gummisohle, die Schuhspitze aber mit Leder versehen ist.

Individuelle Schiene als Gehhilfe
Zur Unterstützung des Fallfußes

Wird das Spielbein durch einen deutlichen Fallfuß behindert, so kann die fehlende Verankerung des Fußes am Unterschenkel mit Hilfe einer Schiene abgenommen werden. Dies bietet sich v.a. dann an, wenn der Fallfuß in der Spielbeinphase nicht mehr durch vermehrte Hüftgelenkflexion kompensiert werden kann. Oft sind dafür zusätzliche deutliche Schwächen der Hüftgelenksmuskulatur verantwortlich. Durch die Fixation des Fußgelenkes werden aber sagittale Gewichtsverschiebungen im Stand wesentlich beeinträchtigt. Eine gewisse Elastizität bzw. Federung der Schiene ist deshalb von Vorteil.

- *Valenser-Schiene* (Abb. 3.**35a** u. **b**): Zusätzlich zur Unterstützung der Dorsalextension im oberen Sprunggelenk verhindert ein Gurt mit direktem Druck auf den Talushals eine Supinationsstellung des Fußes.
- *Heidelberger-Feder* (Abb. 3.**36a** u. **b**, 3.**37**): Sie unterstützt primär die Dorsalextension im Fuß. Ein Metallstab dorsal verlaufend am Unterschenkel bietet eine gewisse Elastizität, so daß der Winkel im oberen Sprunggelenk nicht absolut fixiert wird. Dadurch verbessert sich die durch die Schiene primär erschwerte Gewichtsübertragung auf dem Standbein etwas. Wird die Schiene aus Polypropylen angefertigt, so geht die Elastizität verloren. Dafür ist die Schiene aber leichtgewichtig und eignet sich v.a. für Patienten mit deutlichen Paresen.
- *Karbon-Peronäus-Orthese* (Abb. 3.**38a–c**): Dabei handelt es sich um eine sehr leichtgewichtige, karbonverstärkte Knöchelorthese, die den Knöchel schient und die Dorsalextension unterstützt, während die Elastizität der Sohle eine gewisse Flexibilität im Standbein zuläßt. Durch den ventralen Verlauf der Schiene am Unterschenkel kann sich die Stimulation der ventralen Muskelgruppe am Unterschenkel zudem positiv auswirken.

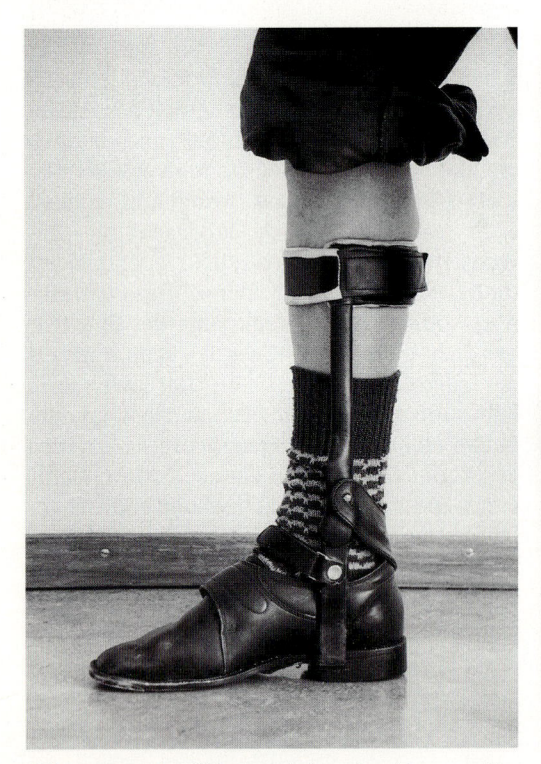

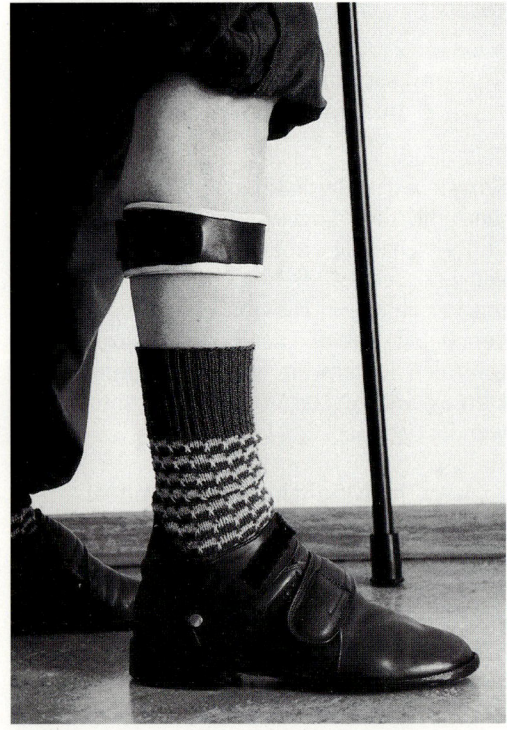

Abb. 3.**35a** u. **b** Valenserschuh und -schiene zur Unterstützung des rechten Fußes von medial (a) und lateral (b) betrachtet: Durch direkten Druck auf den Talushals verhindert ein Gurt die Supinationsstellung des Fußes. Gleichzeitig wird die Dorsalextension des Fußes in der Spielbeinphase unterstützt. Die Schuhsohle ist aus rutschsicherem Gummi, die Spitze jedoch aus Leder zum erleichterten Gleiten bei deutlich erschwerter Spielbeinphase.

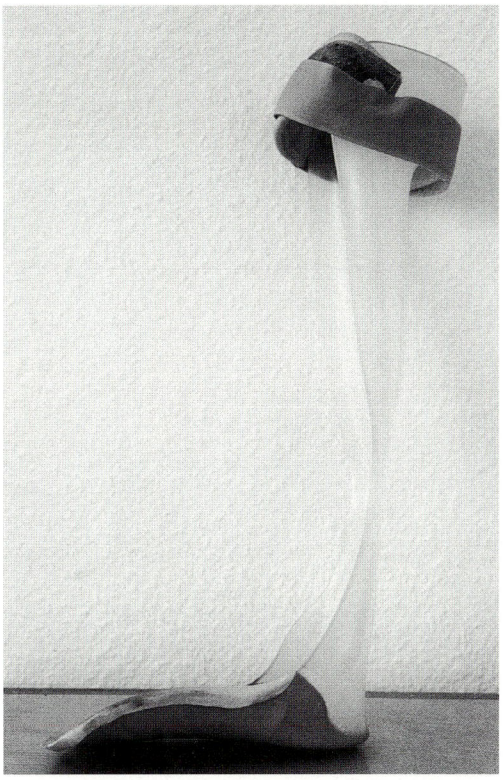

Abb. 3.36 a u. b
a Heidelberger-Feder aus Polypropylen: Dorsale Unterschenkelschiene zur Unterstützung der Dorsalextension des Fußes in der Spielbeinphase. Die Schiene ist leichtgewichtig und wird v.a. bei zusätzlichen Schwierigkeiten der muskulären Verankerung des Spielbeines im Hüftgelenk, bedingt durch ausgeprägte Schwächen der Hüftgelenkmuskulatur, benutzt. In der Standbeinphase bietet diese Schiene aber keine Anpassungsmöglichkeit im oberen Sprunggelenk.
b Heidelberger-Feder aus Polypropylen von hinten betrachtet.

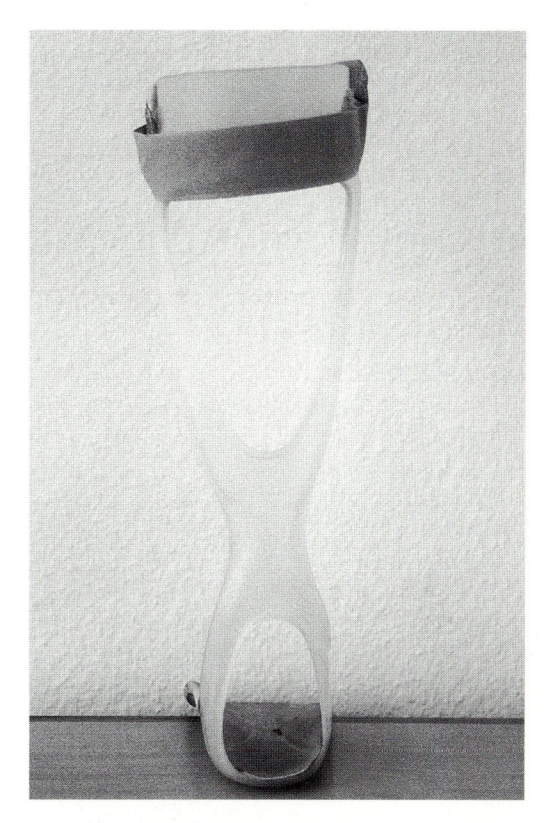

▌ Unter Berücksichtigung der starken Ermüdbarkeit der Muskulatur muß bei Schienen oft auf ein möglichst leichtes Material geachtet werden.

▌ Eine gute Abklärung der sich überlagernden Probleme des Patienten ist Voraussetzung für die richtige Wahl einer Schiene. Orthopädiemechaniker und Physiotherapeuten sollten sich dabei ergänzen.

Zur Vermeidung der Hyperextension im Kniegelenk

Bei der Gefahr bzw. der Ausnutzung passiver Arretierung im Kniegelenk in Hyperextension, kann eine Antihyperextensionsschiene (Abb. 3.**39a–c**) angepaßt werden. Dabei ist allerdings zu beachten, daß bei Verlust der selektiven Kraft des M. quadriceps die Standbeinaktivität durch diese Schiene wesentlich erschwert wird. Gleichzeitig bedeutet die Schiene viel Gewicht, das für die Spielbeinphase wiederum zunehmend erschwerend ist.

Bei noch möglicher, jedoch verminderter Kontrolle der Kniegelenkstellung können wiederum elastische Kniebandagen, evtl. mit zusätzlichen lateralen Stabilisationsstäben, Hilfe leisten.

▌ Kriterien zur Auswahl von Stöcken, Gehwagen oder Rollstuhl vgl. Kap. 2.5.4.

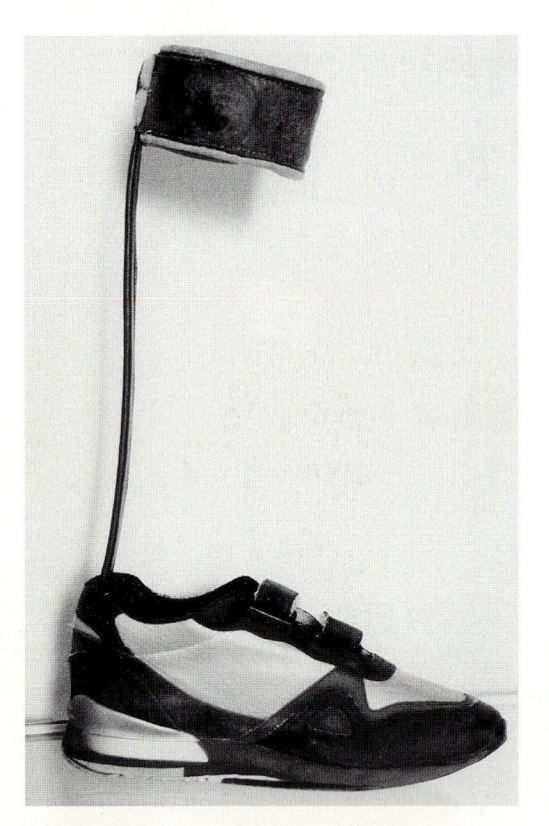

Abb. 3.37 Heidelberger-Feder mit Metallstab: Sie unterstützt primär die Dorsalextension im Fuß. Der Metallstab bietet eine gewisse Elastizität, so daß der Winkel im oberen Sprunggelenk nicht absolut fixiert wird. Dadurch verbessert sich die durch die Schiene primär erschwerte Gewichtsübertragung des Standbeines etwas.

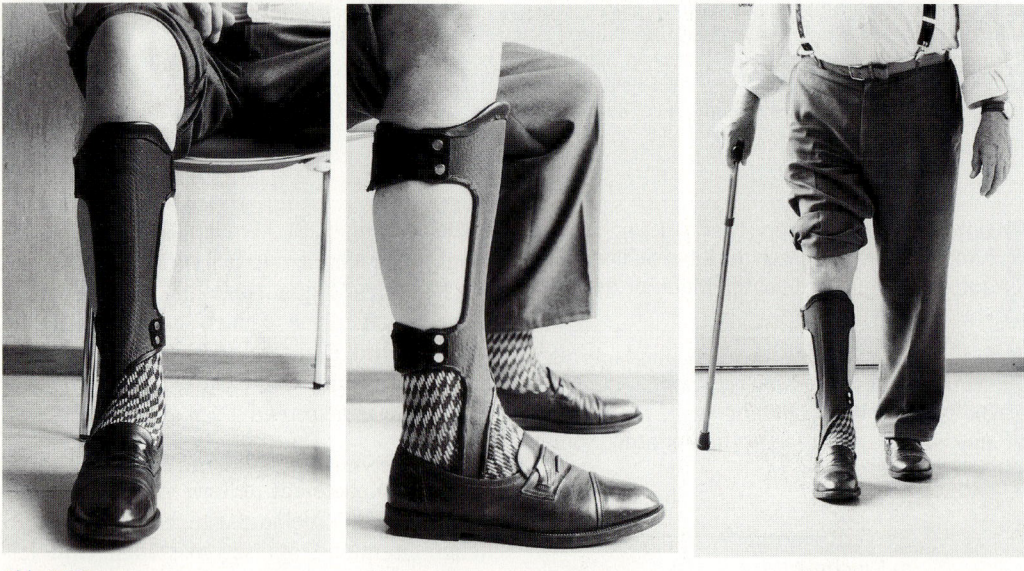

Abb. 3.**38 a–c**
a u. **b** Karbon-Peronäus-Orthese: von vorne und von der Seite betrachtet.
c Karbon-Peronäus-Orthese: speziell leichtgewichtige karbonverstärkte Knöchelorthese, die den Knöchel schient und die Dorsalextension im Spielbein unterstützt. Durch den ventralen Verlauf der Schiene am Unterschenkel kann sich die Stimulation der ventralen Muskelgruppe am Unterschenkel zudem positiv auswirken.

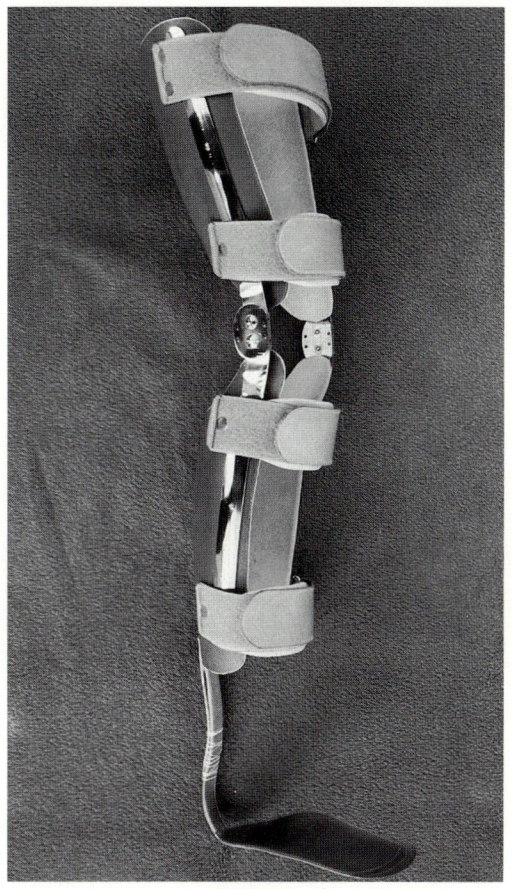

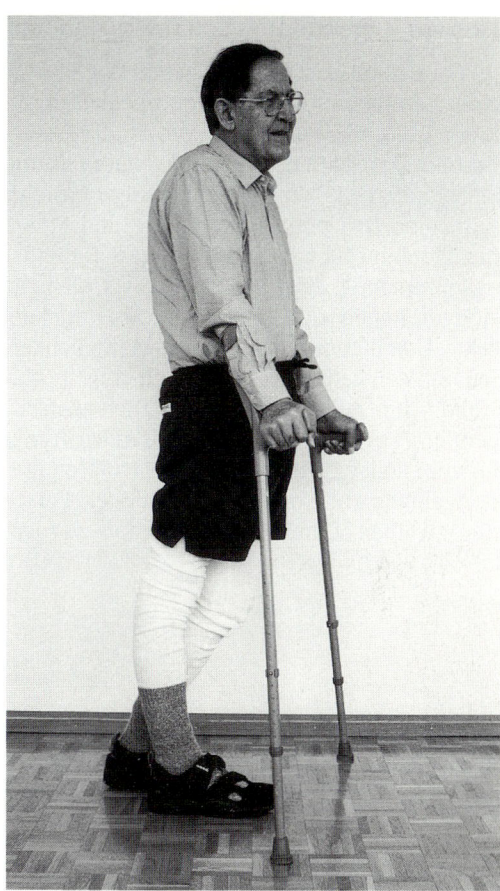

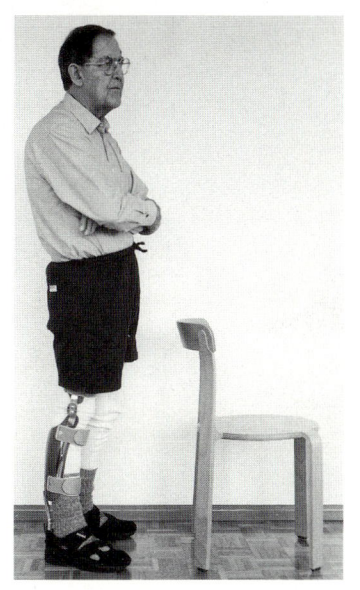

Abb. 3.39 a–c
a Stabilisationsschiene (Antihyperextensionsschiene) zur Vermeidung der passiven Hyperextension im Kniegelenk.
b Deutliche zentrale Schwächen zwingen den Patienten, passive Arretierungen von Gelenkstellungen zu suchen. Im Standbein wird die passive Hyperextension im Kniegelenk genutzt.
c Mit Hilfe einer Antihyperextensionsschiene verbessert sich die Stellung im Kniegelenk. Unerwünschte Schubbelastungen können dadurch vermieden bzw. reduziert werden. Der Patient fühlt sich zudem sicherer, ein freier Stand ist wieder möglich.

▬▬▬ Z: Instruktion von Drittpersonen

Je deutlicher das Ausmaß zentraler Schwächen, oft auch in Kombination mit pathologischer Tonuserhöhung, desto größer die Behinderung des Patienten, desto kleiner seine Selbständigkeit. In zunehmendem Ausmaß wird eine Drittperson Betreuung und Pflege des Patienten übernehmen müssen. Dabei ist es sehr wichtig, diese Drittperson, v.a. wenn es sich um Angehörige handelt, gut über die korrekte Handhabung der Lagerungsmöglichkeiten für den Patienten, aber auch über entlastende Hilfestellungen bei körperlich anstrengenden Tätigkeiten, wie beispielsweise Transfer vom Rollstuhl zum Bett, zu instruieren und nötigenfalls auch mit den betroffenen Personen zu üben. Damit soll vermieden werden, daß bei zuständigen Drittpersonen sekundäre Überlastungssyndrome auftreten, die ihrerseits die Betreuung des Patienten erschweren oder gar unmöglich machen könnten. In den Merkblättern der Schriftenreihe der Schweizerischen Multiple Sklerose Gesellschaft finden Helfer wichtige, gut illustrierte und einfach beschriebene Tips und Anregungen zur Pflege und im Umgang mit behinderten MS-Patienten (s. Literaturverzeichnis).

Optimal ist, wenn Drittpersonen lernen können, einen Teil der passiven Bewegungstherapie in die tägliche Pflege zu integrieren. So kann speziell gefährdeten Gelenkskontrakturen vorgebeugt werden, muskuläre Verspannungen können reduziert oder gar vermieden werden.

4 Primäres Symptombild der Koordinationsstörungen

4.1 Zerebellare und spinale Ataxie

Koordination bedeutet geordnete Bewegung, ein harmonisches Zusammenspiel agonistischer und antagonistischer Muskelgruppen. Koordinationsstörungen treten auf bei:

- Läsionen im Kleinhirn,
- Läsionen der Hinterstränge des Rückenmarkes bzw. der peripheren Nerven,
- Läsionen der Stammganglien,
- Läsionen des Vestibularapparates.

Die Art der Koordinationsstörung ist vom Ort der Läsion abhängig. Eine Läsion im Kleinhirn führt zu einer *zerebellaren* Ataxie. Eine Läsion der Hinterstränge des Rückenmarkes bzw. der peripheren Nerven führt zu einer *spinalen* (sensiblen) Ataxie.

Die MS kann sowohl Zeichen einer zerebellaren als auch einer spinalen Ataxie aufweisen. Isoliert treten die Ataxien jedoch selten auf, häufig aber in Kombination mit motorischen Ausfällen im Verlaufe der Krankheit.

Die spinale Ataxie kann durch optische Kontrolle weitgehend kompensiert werden. Dadurch wird sie nicht notwendigerweise therapiebedürftig.

Bei der zerebellaren Ataxie wird das Bewegungsverhalten der Patienten im Sinne von Störungen der Gleichgewichtsreaktionen sowie der Feinmotorik deutlich beeinträchtigt (vgl. Kap. 4.2).

Für die Physiotherapie relevante klinische Zeichen einer zerebellaren Ataxie sind:

- Muskelhypotonie,
- Dyssynergie: fehlende Koordination verschiedener an einer Bewegung beteiligten Muskeln,
- Dysdiadochokinese: Störung des flüssigen Wechsels von Agonisten- und Antagonistenbewegung,
- Intensionstremor:
  - Erschwerung der Dosierung eines Bewegungsablaufes,
  - Erschwerung der Steuerung der Bewegungsrichtung bei Zielbewegungen,
- Dysmetrie: Erschwerung von Zeit- und Raummaß für eine geplante Bewegung.

Liegt die Läsion in der Kleinhirnhemisphäre, so sind primär die Extremitäten von der Fehlkoordination betroffen (*Extremitätenataxie*). Liegt die Läsion im Kleinhirnwurm ist primär der Rumpf betroffen (*Rumpfataxie*).

4.2 Funktionelle Auswirkungen der zerebellaren Ataxie auf das Bewegungsverhalten

4.2.1 Störungen der Gleichgewichtsreaktionen

Gleichgewichtsreaktion ist Haltungsbewahrung. Jeder Bewegungsablauf kann deshalb als eine Fortsetzung von Gleichgewichtsreaktionen verstanden werden.

Es können drei unterschiedliche Arten von Gleichgewichtsreaktionen unterschieden werden (Einteilung nach Klein-Vogelbach):

- *Einsatz körpereigener Gewichte:*
  Es wird ein körpereigenes Gegengewicht eingesetzt, das sich auf die primäre Bewe-

gung verlangsamend auswirkt und deutlich aus der Bewegungsrichtung geht.

> **Beispiel:** Bei einer Gewichtsverschiebung im Sitz zur rechten Seite wirkt das in Spielfunktion kommende linke Bein als Gegengewicht.

- *Gegenaktivität tritt auf:*
  Durch antagonistische Muskelaktivität wird die Auswirkung einer primären Bewegung über einer unveränderten Unterstützungsfläche begrenzt oder gestoppt. Dies setzt Selektivität der Muskulatur voraus. Die Funktionelle Bewegungslehre Klein-Vogelbach bezeichnet diese Gegenaktivität als *aktive Widerlagerung*.

  > **Beispiel:** Bei einer beschleunigten Bewegung der Hände nach unten erfolgt eine aktive Widerlagerung extensorisch in der BWS. Die BWS wird extensorisch stabilisiert. Eine fehlende Stabilisation würde bewirken, daß die BWS von der Handbewegung im Sinne einer weiterlaufenden Flexion erfaßt wird.

- *Unterstützungsfläche wird verändert:*
  Dabei kann es zu Druckverschiebungen innerhalb der Unterstützungsfläche oder aber zu einer neuen Unterstützungsfläche kommen.

  > **Beispiel:** Bei einer Gewichtsverschiebung im Stand nach vorne kommt es vorerst zu einer Druckverschiebung innerhalb der Unterstützungsfläche in Richtung Vorfußbelastung. Wird das Gewicht weiter nach vorne verlagert, so kommt es zur Fersenablösung. Die Unterstützungsfläche hat sich nun verkleinert. Darf kein Gegengewicht (beispielsweise die Arme) eingesetzt werden, so kommt es schließlich zu einem reaktiven Schritt nach vorne. Jetzt hat sich die Unterstützungsfläche verändert.

Bei Patienten mit Koordinationsstörungen lassen sich folgende Abweichungen der Gleichgewichtsreaktionen beobachten:

- *kein adäquates Einsetzen von Gegengewichten:*

> **Beispiel:** Ausgangsstellung ist der aufrechte Stand. Der Patient wird aufgefordert, sein Gewicht nach vorne in Richtung Vorfuß zu verschieben. Gleichzeitig wird die Bedingung gestellt, keinen Schritt zu machen. Beginnt der Patient sein freies Armgewicht zu nutzen, so werden die Arme nicht als sinnvolles Gegengewicht nach hinten, sondern sofort in Stützbereitschaft nach vorne gebracht. Auch der Rumpf wird nicht als spontanes Gegengewicht eingesetzt, also in eine leichte Rückneigung gebracht. Die Körperlängsachse bleibt vertikal stehen oder neigt sich sogar unadäquat ebenfalls nach vorne (Abb. 4.1). Bei manueller Führung durch die Therapeutin am Becken des Patienten kann sie einen deutlichen Widerstand spüren, da der Patient die Gewichtsverschiebung primär nicht zulassen möchte.

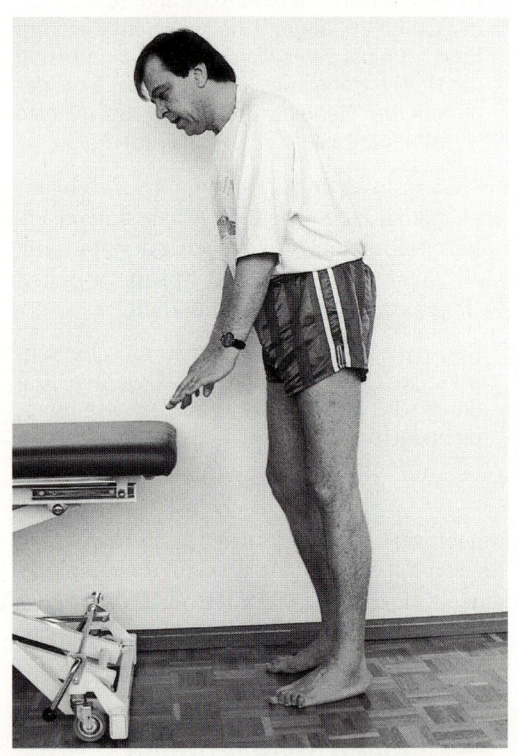

Abb. 4.1 Der Patient versucht eine Gewichtsverschiebung zum Vorfußstand. Der Rumpf neigt sich nach vorne, die Arme kommen sofort in Stützbereitschaft. Rumpf und Arme werden nicht als adäquates Gegengewicht genutzt.

- *keine spontanen aktiven Widerlagerungen:*
  - **Beispiel:** Im aufrechten Sitz wird der Patient aufgefordert, mit der rechten Hand in einer raschen Bewegung von lateral nach vorne medial zu kommen. Um den Sitz nicht zu gefährden, müßte spontan eine aktive Widerlagerung der BWS, positiv rotatorisch, statt finden. Beim Patienten kann stattdessen beobachtet werden, daß Brustkorb und Becken im Sinne einer weiterlaufenden Bewegung von einer negativen Drehung erfaßt werden. Die spontane aktive Widerlagerung in der BWS hat nicht stattgefunden.

- *kein adäquater Druck/Abdruck:*
  - **Beispiel:** Bei der Aufforderung an den Patienten, mehr Gewicht über das rechte Bein zu bringen, kann unter dem linken Fuß eine unzweckmäßige Druckzunahme beobachtet werden. Das linke Bein kann dadurch den Bodenkontakt nicht verlieren und so nicht als reaktives Gegengewicht eingesetzt werden. Die Gewichtsverlagerung findet primär über eine rechts-konkave Lateralflexion im Rumpf statt. Bei manueller Führung am Becken des Patienten durch die Therapeutin spürt diese einen deutlichen Widerstand (Abb. 4.2).

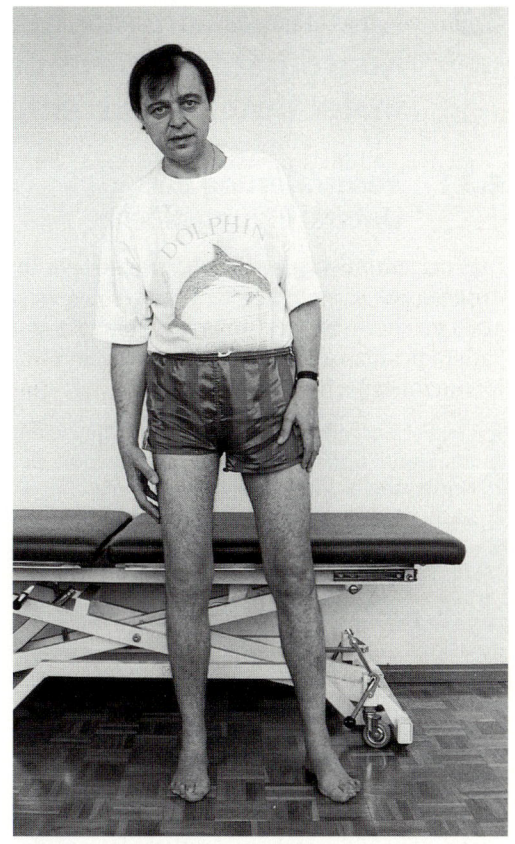

Abb. 4.**2** Spontane Seitneigung des Rumpfes rechtskonkav, bei der Aufforderung das rechte Bein vermehrt zu belasten.

4.2.2 Störungen der Feinmotorik

Unter Feinmotorik wird das Zusammenspiel von Agonisten und Antagonisten der distalen Extremitätenfunktionen verstanden. Ist dieses Zusammenspiel gestört, so geht die Fähigkeit zu raschen, rhythmisch-alternierenden Bewegungen verloren. Dies bezieht sich sowohl auf die Handfunktionen als auch auf die Geschicklichkeit des Fußes. Betrifft die Störung der Feinmotorik die obere Extremität, so sind antagonistische Hand/Fingerbewegungen verlangsamt oder gar unmöglich. Der Mediziner spricht von einer *Dys-* bzw. *Adiadochokinese.* Bei Störungen der Feinmotorik des Fußes ist das antagonistische muskuläre Zusammenspiel pro-/supinatorisch, in-/eversorisch sowie flexorisch/extensorisch beeinträchtigt. Dies verstärkt die Gleichgewichtsschwierigkeiten im Stand.

- Störungen der Feinmotorik der Hand verhindern eine funktionelle Greiffunktion, die durch distale Stabilisation und gleichzeitig proximal selektive Bewegungsfähigkeit im Handgelenk gekennzeichnet ist, oder machen sie unmöglich. Der Patient ist dadurch in vielen Alltagsaktivitäten stark behindert.

- Störungen der Feinmotorik des Fußes gefährden die Gleichgewichtslage im Stand. Durch das fehlende oder deutlich behinderte muskuläre Zusammenspiel pro-/supinatorisch, in-/eversorisch sowie flexorisch/extensorisch kann keine potentielle Bewegungsbereitschaft im Hüftgelenk für angepaßte Gewichtsverschiebungen im Stand gewährleistet werden (vgl. Kap. 4.5.2).

4.3 Kompensationsmechanismen bei Koordinationsstörungen im Rumpf und/oder in der unteren Extremität

4.3.1 Vergrößerung der Unterstützungsfläche

Die insgesamt labile Gleichgewichtslage in Ausgangsstellungen, die gegen die Schwerkraft gehalten werden müssen, versucht der Patient primär mit einer möglichst großen Unterstützungsfläche zu kompensieren.

> Der Patient mit Koordinationsstörungen wählt im Stand und Gang spontan eine von der Norm abweichende, größere Spurbreite. Je nach dem geforderten Schwierigkeitsgrad (z.B. Wendungen im Gehen) vergrößert sich die Spurbreite zudem deutlich (Abb. 4.3 a–d).

Je nach Ausmaß des Schweregrades der Koordinationsstörung werden zur Vergrößerung der potentiellen Unterstützungsfläche noch zusätzliche Abstützmöglichkeiten, wie beispielsweise das Abstützen auf nahestehenden Möbeln oder an Wänden, genutzt.

Auch im Sitz wird eine breite Standspur gesucht. Die Füße stehen deutlich lateral der Kniegelenke (Abb. 4.**4**). Findet der Patient die Möglichkeit der Gewichtsabgabe durch ventrale oder dorsale Anlehnung, wie beispielsweise die Tischkante bzw. die Stuhllehne, so wird er dies sicher spontan nutzen. Bei einem noch freien Sitz versucht der Patient oft mit Hilfe der Hände, im Sinne der Abstützung oder des sich Festklammerns, einen zusätzlichen Halt zu finden.

4.3.2 Häufige Anpassung der Unterstützungsfläche

Bedingt durch die fehlenden aktiven Widerlagerungen und das nicht adäquate Einsetzen von Gegengewichten bei Bewegungsausführungen (vgl. Kap. 4.2.1) wird der Patient gezwungen, seine Unterstützungsfläche im Sinne der Gleichgewichtsreaktionen sehr häufig anzupassen.

> Mit Hilfe von Schritten oder auch durch veränderte Abstützaktivitäten der Arme verändert der Patient immer wieder seine Unterstützungsfläche.

4.3.3 Muskuläre Hyperaktivitäten

Eine weitere Kompensation findet der Patient mit Hilfe muskulärer Hyperaktivitäten. Durch muskuläre Fixierung im Niveau Hüftgelenk geht die potentielle Bewegungsbereitschaft im Hüftgelenk verloren. Dadurch können Gewichtsverschiebungen zum Einbeinstand bzw. in Richtung Vorfuß-/Fersenbelastung nicht mehr wahrgenommen werden, da die erforderlichen Drehpunktverschiebungen im Hüftgelenk ab-/adduktorisch bzw. flexorisch/extensorisch nicht stattfinden können. Als Kompensation wird der Brustkorb als primärer Bewegungspartner eingesetzt. So wird der Patient beispielsweise bei der Aufforderung, ein Bein vermehrt zu belasten, spontan eine Seitneigung des Rumpfes ausführen. Dadurch kommt es zum Verlust der dynamischen Stabilisation der BWS (Abb. 4.**5**).

> Primär kritisches Bewegungsniveau zur Fixation ist das Hüftgelenk. Die Fixation dieses Bewegungsniveaus führt unweigerlich zum Verlust der dynamischen Stabilisation der BWS. Eine destabilisierte BWS wiederum erschwert die gute Stabilisation des Schultergürtels auf dem Brustkorb oder macht sie sogar unmöglich. Dadurch kommt es auch im Schultergürtel, bedingt durch die primäre Fixierung im Hüftgelenk, zu einer deutlichen muskulären Hyperaktivität (Abb. 4.**6**).

Abb. 4.3 a–d
a Zur Vergrößerung der Unterstützungsfläche und damit zur größeren Sicherheit wählt der Patient mit Koordinationsstörungen spontan eine vergrößerte Stand- bzw. Gangspur.
b–d Bei erhöhtem Schwierigkeitsgrad, wie beispielsweise bei Richtungsänderungen im Gehen, vergrößert sich die Spurbreite deutlich.

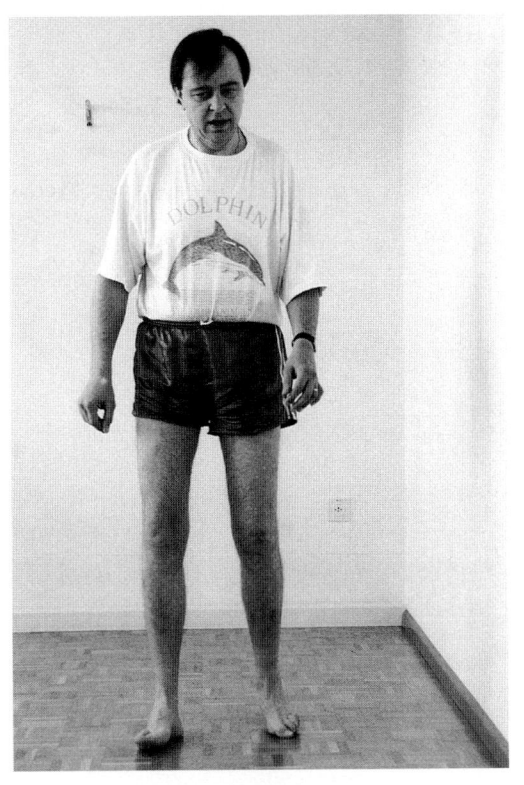

Kompensationsmechanismen bei Koordinationsstörungen im Rumpf und/oder in der unteren Extremität

a

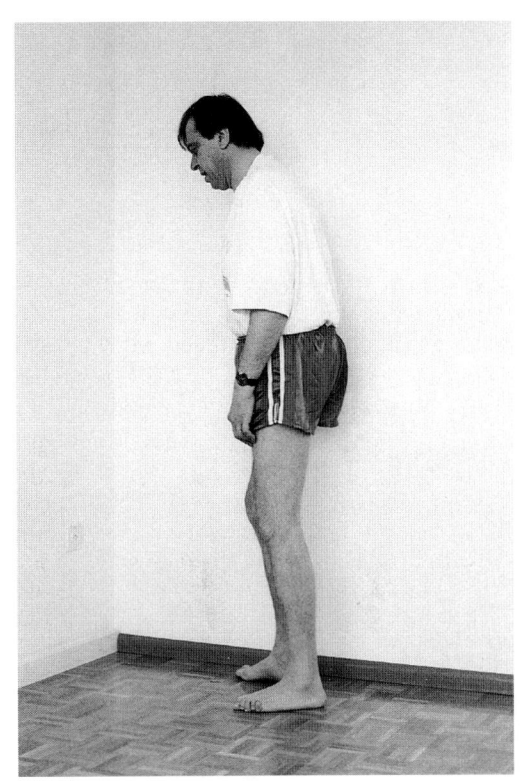

b

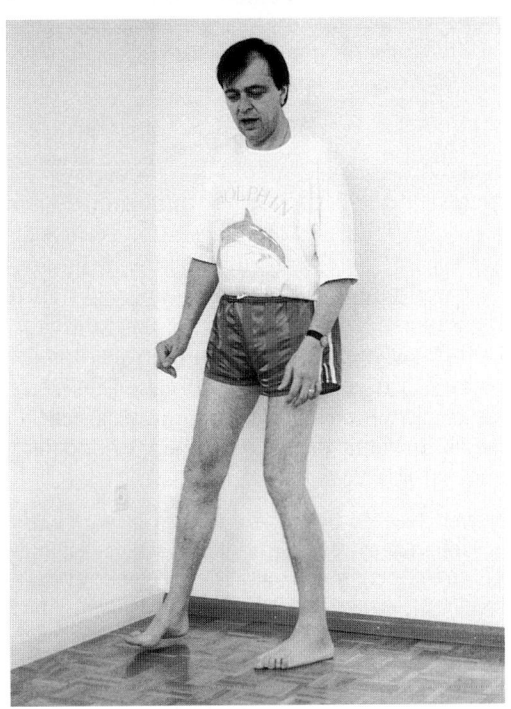

c

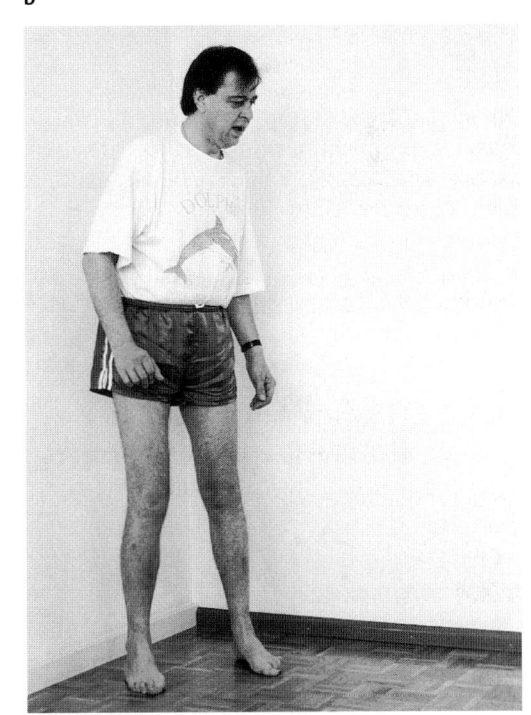

d

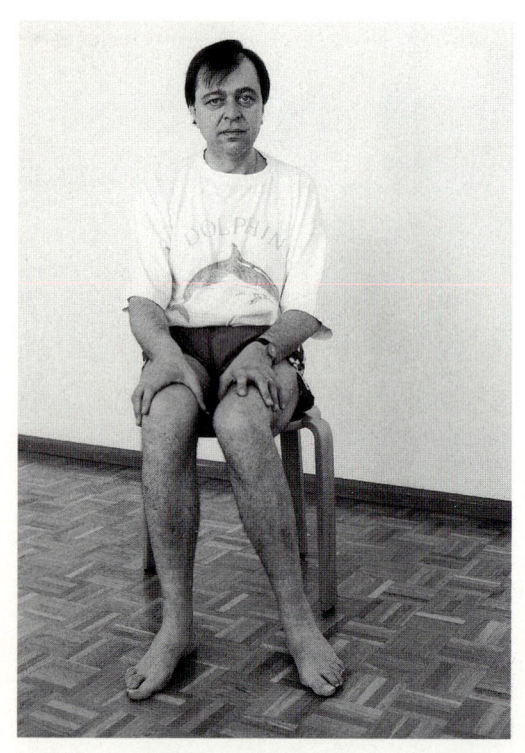

Abb. 4.4   Auch im Sitz sucht der Patient mit Koordinationsstörungen eine breite Standspur. Die Füße stehen lateral der Kniegelenke.

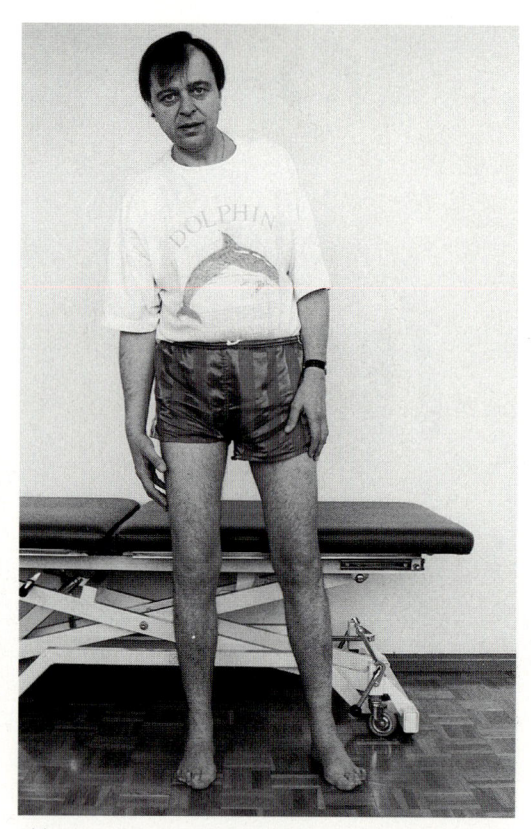

Abb. 4.5   Spontane Seitneigung des Rumpfes rechtskonkav, bei der Aufforderung das rechte Bein vermehrt zu belasten.

Die muskuläre Fixierung im Schultergürtelbereich ist aber nicht nur Ausdruck der Destabilisation der BWS. Sie kann unabhängig davon auch Ausdruck eines Kompensationsmechanismus sein. Bedingt durch den Zweibeinstand bietet die Frontalebene mehr Sicherheit als die Sagittalebene. Der Patient mit Koordinationsstörungen verschiebt seine Gewichte in der Fortbewegung deshalb primär frontal. Werden die Arme dabei im Schultergelenk in Abduktionsstellung fixiert, so dienen sie der Vergrößerung des Balancearmes in der Frontalebene und vergrößern dadurch zusätzlich die Sicherheit.

4.3.4   Ausnützen von Muskelsynergien

Auch die Aktivierung ganzer Muskelketten muß als Kompensationsmechanismus verstanden werden. Durch das gestörte Zusammenspiel agonistischer und antagonistischer Muskelaktivitäten kommt es zum Verlust an Selektivität. Selektive Muskelaktivität im Sinne einer differenzierten Bewegung, aber auch im Sinne einer kontrollierten Halteaktivität, kann nicht mehr wahrgenommen werden. Es werden Muskelsynergien genutzt. Dies zeigt sich v.a. deutlich in der Erleichterung einer Bewegung, wenn sie gegen einen Widerstand ausgeführt werden kann.

> Der deutlich betroffene Patient schiebt beim Gehen gerne einen (möglichst schweren) Rollstuhl. Durch die Aktivität des Schiebens gegen einen Widerstand (Gewicht des Rollstuhles) wird die ventrale Rumpf- und Hüftgelenksmuskulatur insgesamt muskulär verspannt. Dies verbessert die Stabilität im Rumpf, das Gehen wird dadurch erleichtert (Abb. 4.7).

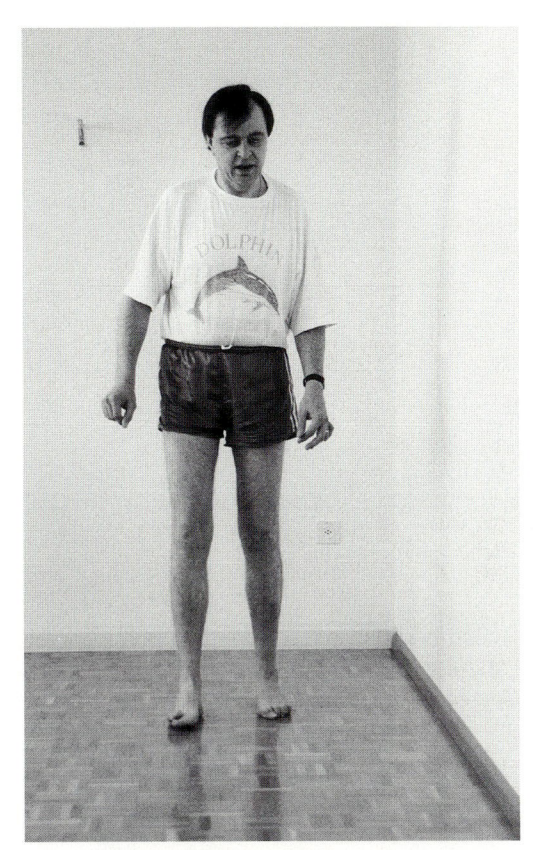

Abb. 4.6 Muskuläre Fixierung im Schultergürtelbereich als Kompensation der labilen Gleichgewichtslage beim Gehen. Die BWS verliert dadurch ihre wichtige Stabilisationsaufgabe.

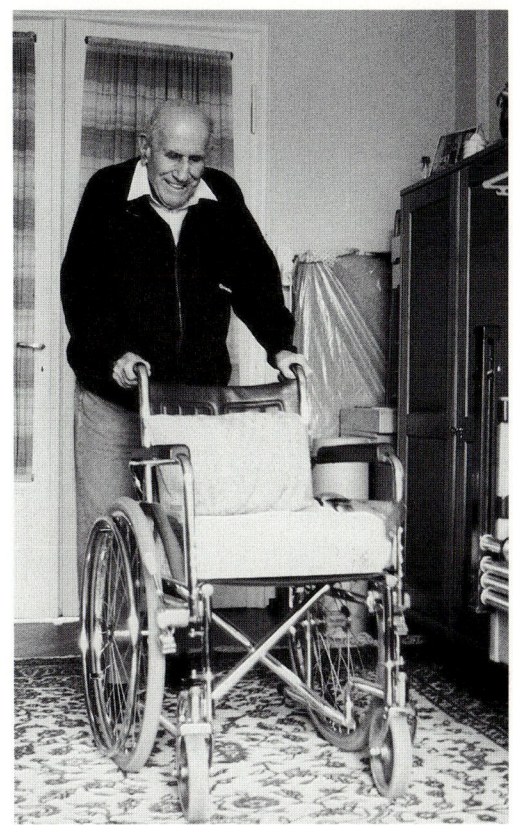

Abb. 4.7 Der Patient mit deutlichen Koordinationsstörungen schiebt beim Gehen gerne einen (möglichst schweren) Rollstuhl. Dies erleichtert die Stabilität im Rumpf und damit das Gehen.

4.4 Kompensationsmechanismen bei Koordinationsstörungen der oberen Extremität

4.4.1 Hyperaktivität und muskuläre Fixationen

Die Funktion der oberen Extremität ist primär der Greiffunktion, also einer Spielfunktion zugeordnet. Das Gewicht des Armes muß proximal verankert werden können, während die Extremität distal frei beweglich ist. Distale Bewegungsausschläge aber können nur effizient genutzt werden, wenn der weiterlaufende Bewegungsimpuls derselben auf proximal gelegene Schaltstellen durch widerlagernde Muskelaktivität gestoppt werden kann.

■ **Beispiel:** Beim Ergreifen eines Gegenstandes darf die Flexionsbewegung der Finger im Handgelenk weiterlaufend nicht zur Volarflexion führen. Der primär flexorische Bewegungsimpuls der Finger muß im Handgelenk durch extensorische Aktivität begrenzt werden. Eine unerwünschte Volarflexion würde zu einer passiven Insuffizienz der langen Fingerbeuger führen. Das Zugreifen würde erschwert bis unmöglich (Abb. 4.8a u. b).

Koordinationsstörungen beeinträchtigen aber auch die Stabilisationsfähigkeit der proxima-

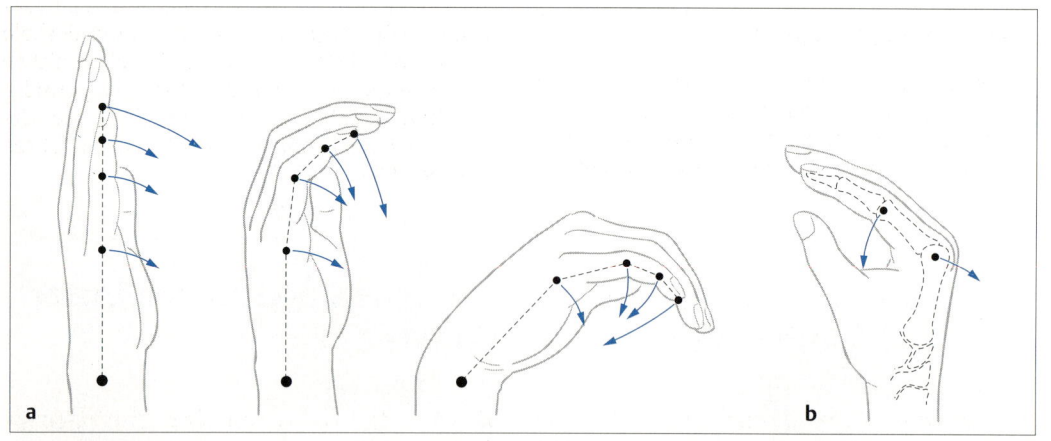

Abb. 4.8 a u. b

a Gleichsinnig weiterlaufende Bewegung: Volarflexion im Handgelenk bei distaler Flexionsbewegung der Finger.

b Die Flexionsbewegung der Finger in den Grundgelenken wird im Handgelenk extensorisch widerlagert (nach Klein-Vogelbach).

len Gelenke bei distaler Bewegung. Positionsversuche des Armes in beliebiger Stellung gegen die Schwerkraft sowie selektive Bewegungsausschläge (konzentrisch wie exzentrisch) sind dadurch erschwert oder gar unmöglich.

> Die fehlende Stabilisationsfähigkeit versucht der Patient mit muskulären Fixationen betroffener Bewegungsniveaus zu kompensieren.

> Die fehlende Verankerungsfähigkeit von Gewichten kompensiert der Patient mit deutlichen muskulären Hyperaktivitäten v.a. im Schultergürtelbereich.

Ganz allgemein muß betont werden, daß für eine gute Extremitätenfunktion immer eine proximale Stabilisation Bedingung ist.

> Ein instabiler Rumpf macht eine gute Aktivität der Arme in Spiel- oder Stützfunktion unmöglich.

4.4.2 Nutzen von Widerstand/Gewichten

Sowohl für Halte- als auch für Bewegungsaufträge kann der Patient zur Erleichterung Widerstände nutzen. Bei einseitiger Behinderung kann der Patient mit der nicht betroffenen Seite den betroffenen Arm gegen manuellen Widerstand führen. Ist die Koordinationsstörung jedoch beidseitig ausgeprägt, so hilft sich der Patient oft durch Widerstand im Sinne des Nutzens von Fremdgewichten. So wird der Pa-

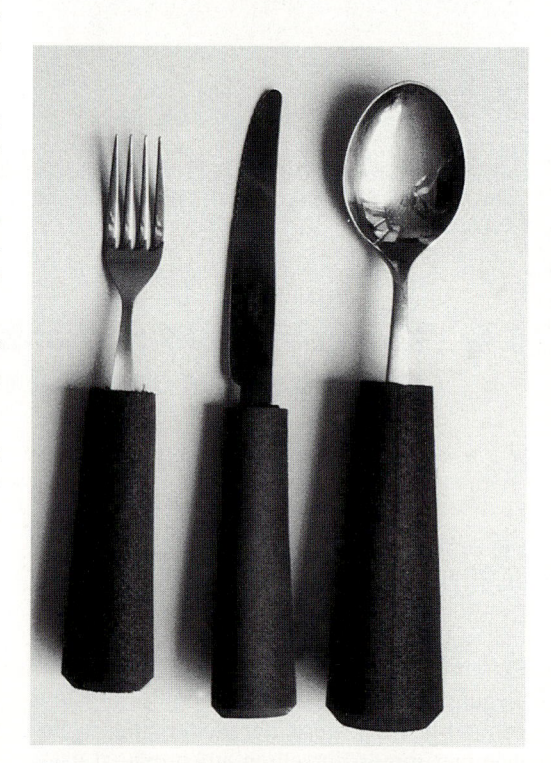

Abb. 4.9 Die Verdickung der Griffe des Eßbesteckes erleichtert die erschwerte Greiffunktion bei Störungen der Feinmotorik der Hand.

tient beispielsweise einen schweren Becher dem leichten Glas vorziehen.

| Die gestörte Feinmotorik der Hand macht eine funktionelle Greiffunktion unmöglich. Je feiner ein Gegenstand, desto schwieriger ist es, ihn zu ergreifen. Die bewußte Verdickung von Gegenständen wie beispielsweise Füllfeder oder Eßbesteck sind dem Patienten deshalb sehr behilflich. Die Kombination eines dicken und zugleich schweren Eßbesteckes ermöglicht dem Patienten, eventuell Löffel oder Gabel noch selbständig zum Mund zu führen (Abb. 4.9).

4.5 Spezifische Punkte der physiotherapeutischen Untersuchung bei zerebellarer Ataxie

Die Funktionen des Rumpfes werden immer primär gestestet. Dies ergibt sich aus der Tatsache, daß eine Extremitätenfunktion nur dann optimal erreicht werden kann, wenn die Bedingung einer proximalen Stabilität (Rumpf) gewährleistet ist.

| Die spezifische Untersuchung des Rumpfes ermöglicht es, die Rumpfataxie von der Extremitätenataxie zu unterscheiden. Gleichzeitig kann beurteilt werden, inwiefern Schwierigkeiten der Extremitätenfunktionen sekundär auftreten, primär aber auf Koordinationsstörungen im Rumpf zurückzuführen sind.

Nach funktionellen Gesichtspunkten hat der Rumpf folgende Bedingungen zu erfüllen (vgl. Kap. 1.5.1):

- Stabilisation der BWS in ihrer Nullstellung gegen die Schwerkraft,
- ökonomische Widerlagerung der Atmung,
- Stabilisation des Körperabschnitts Brustkorb und Widerlagerungsfunktion der BWS und bei Armbewegungen,
- Stabilisation der Körperlängsachse,
- Selektivität des Körperabschnitts Becken bei stabilisierter BWS.

Bei Koordinationsschwierigkeiten im Rumpf können die beschriebenen Funktionen des Rumpfes nicht mehr oder nur noch teilweise wahrgenommen werden. Mit Hilfe spezifischer Prüfungen muß deshalb versucht werden, die vorliegenden Schwierigkeiten zu orten.

4.5.1 Prüfung der Koordinationsfähigkeiten im Rumpf

Prüfung der rotatorischen Stabilisation zwischen Brustkorb und Becken

Aus der Ausgangsstellung Rückenlage wird der Patient aufgefordert, zur Seite zu drehen. Es wird vorerst das spontane Drehverhalten beobachtet.

Bewegungsverhalten der Norm beim Drehen zur Seitlage links

Bei guter Koordination und Kraft wird im Bewegungsverhalten der Norm die Drehung zur Seitlage links durch den rechten Arm und/oder das rechte Bein eingeleitet und umgekehrt. Entscheidend ist dabei die Konstitution des Patienten. Eingeleitet durch die Armbewegung nach vorne/kranial, dreht sich der Brustkorb zusammen mit dem von der Unterlage abgehobenen Kopf auf die linke Seite. Das Brustkorbgewicht muß dabei gegen die Schwerkraft über die ventrale Rumpfmuskulatur am Becken muskulär verankert werden. Dadurch bewirkt die Drehung des Burstkorbes weiterlaufend auch eine Drehung des Beckens zur linken Seite.

Das rechte Bein kann die Drehbewegung durch Abdruckaktivität einleiten bzw. unterstützen. Es kann beschleunigend oder bremsend auf die Drehung einwirken. Soll die Drehung beschleunigend unterstützt werden, so wird das Bein sofort nach dem Abdruck, ähnlich einer Schrittbewegung, ebenfalls nach vorne gebracht. Besteht aber die Gefahr der zu großen Beschleunigung, so wird das Bein während der Drehung als bremsendes Gewicht eingesetzt, indem es möglichst lange hinter dem auf der Unterlage liegendem Bein gehalten wird. Die Drehung soll dadurch harmonisch fließend und nicht ruckartig erfolgen (Abb. 4.**10**).

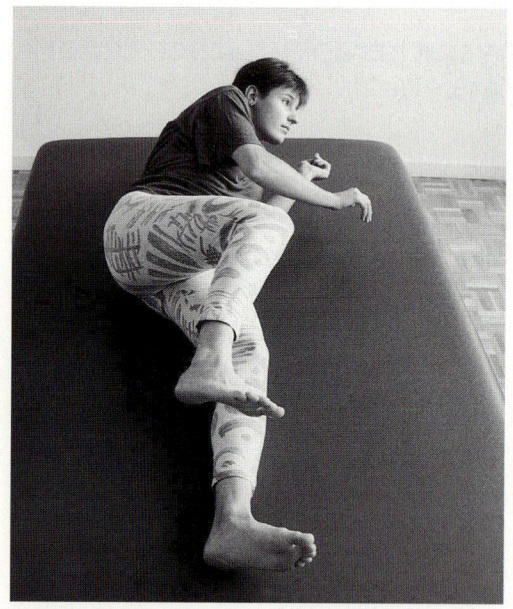

Abb. 4.**10** Spontanes Drehverhalten der Norm von Rückenlage in Seitlage.

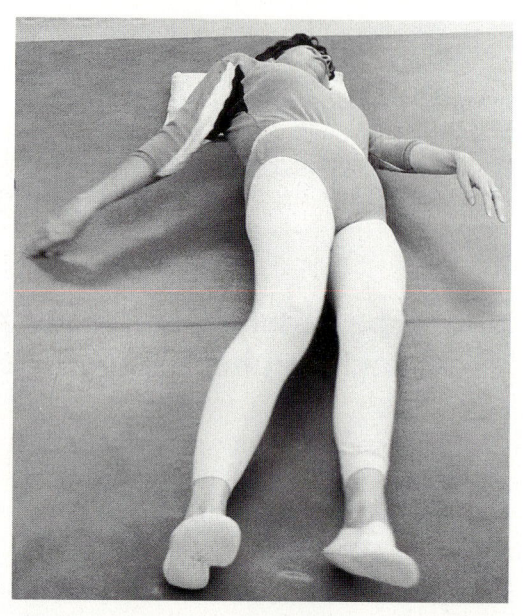

Abb. 4.**11** Drehen von Rückenlage zur Seitlage links: deutlich erhöhte Abdruckaktivität rechts von Arm und Bein, um die fehlende rotatorische Stabilisation zwischen Becken und Brustkorb zu kompensieren.

Abweichungen der Norm, bedingt durch Koordinationsstörungen:

Die rotatorische Stabilisation zwischen Becken und Brustkorb ist erschwert oder unmöglich. Die körpereigenen Gewichte können dadurch nicht mehr dosiert eingesetzt werden.

> Bei Koordinationsstörungen im Rumpf können beim Drehen von Rückenlage zur Seitlage folgende Kompensationsmechanismen häufig beobachtet werden:
> - deutlich erhöhter Abdruck von Arm und Bein, um die fehlende Stabilisation zwischen Becken und Brustkorb zu kompensieren (Abb. 4.**11**),
> - ruckartiges Drehen. Die Drehbewegung kann in Seitlage nicht oder nur ungenügend abgestoppt werden. Der Körper fällt nach vorn, die Hände werden sofort in Abstützbereitschaft eingesetzt,
> - festhalten an der Bettkante, um den Körper zur Seitlage zu ziehen (Abb. 4.**12**).

U: Prüfung der bewußten rotatorischen Stabilisationsfähigkeit:

Ist die spontane rotatorische Stabilisation zwischen Becken und Brustkorb vermindert, so muß anschließend die bewußte, willkürliche Stabilisation getestet werden:

Ausgangsstellung (Abb. 4.**13a**): Der Patient liegt in Seitlage. Becken, Brustkorb und Kopf sind in die Körperlängsachse eingeordnet. Hüft-, Knie- und Fußgelenke sind in annähernder Nullstellung. Der unten liegende Arm liegt vor dem Kopf, flexorisch im Humeroskapulargelenk, extensorisch im Ellbogen. Der oben liegende Arm liegt auf dem Körper. Schulter, Ellbogen und Handgelenk befinden sich in Nullstellung. Bereits die Ausgangsstellung bedeutet große Labilität und kann nur mit Hilfe der rotatorischen Stabilisation gehalten werden.

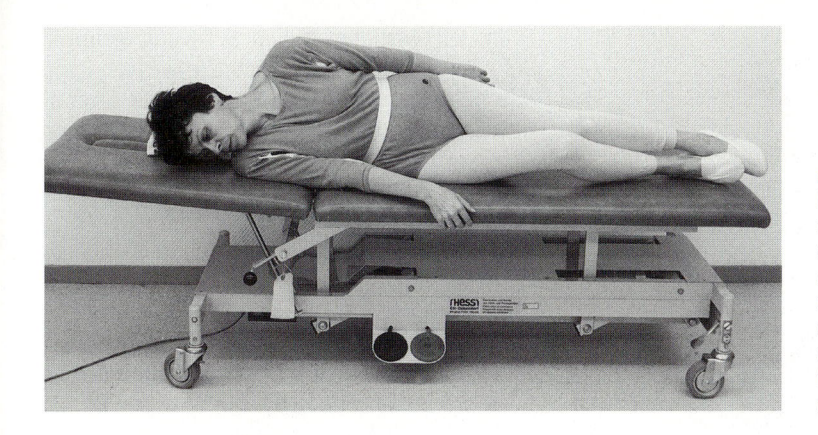

Abb. 4.12 Drehen von Rückenlage zur Seitlage rechts: Die Patientin hängt sich mit dem rechten Arm an die Bettkante und versucht durch einen deutlichen Zug des rechten Armes die Drehung einzuleiten bzw. die Seitlage rechts zu erreichen.

Bewegungsablauf (Abb. 4.13 b): Die Anforderung an die Stabilisation wird erschwert, indem der Patient aufgefordert wird, „en bloc" wenig nach hinten bzw. vorn zu drehen. Bei guter Stabilisation müssen dabei Becken und Brustkorb gleichzeitig drehen können. Beobachtungskriterien sind die Spinaverbindung und der frontotransversale Brustkorbdurchmesser, die parallel zueinander eingeordnet bleiben müssen. Selbstverständlich wird die Drehung bzw. die rotatorische Stabilisation immer beidseitig geprüft.

Prüfung der lateralflexorischen Stabilisation zwischen Brustkorb und Becken

Aus der Ausgangsstellung Sitz wird der Patient aufgefordert, in die Seitlage und anschließend wieder zurück zum Sitz zu kommen. Beobachtet wird wiederum das spontane Bewegungsverhalten.

Bewegungsverhalten der Norm
(Abb. 4.14 a–h):

Aus der Ausgangsstellung Sitz wird die Bewegung zur Seitlage rechts vom Brustkorb nach rechts unten eingeleitet. Dies bedeutet zunehmend exzentrisch fallverhindernde Aktivität lateralflexorisch links-konkav. Über das Abstützen der Arme wird deshalb möglichst rasch Gewicht abgenommen. Mit zunehmender Seitneigung verliert der linke Oberschenkel den Kontakt mit der Unterlage, bis das ganze Bein als Gegengewicht zum Brustkorb eingesetzt werden kann. Das Gewicht vom Bein wirkt dadurch bremsend auf die auszuführende Bewegung.

Das Aufsitzen aus der Seitlage erfordert folgende Kontrolle: Das Gewicht des Brustkorbes muß am Becken lateralflexorisch verankert werden. Über Abdruckaktivität eines oder beider Arme wird die initiale Verankerung erleichtert. Gleichzeitig hilft das Gewicht des oben liegenden Beines, das in Spielfunktion kommt und dadurch ein Gegengewicht zum Brustkorbgewicht bildet. Durch die anschließend frei hängenden Unterschenkel wird das Drehmoment verstärkt, indem Gewicht mit Beschleunigung aus der primären Bewegungsrichtung gebracht wird.

> Konstitutionell viel Gewicht an den Beinen wirkt sich für den Lagewechsel vom Sitz zur Seitlage und umgekehrt erleichternd aus.

Abweichungen der Norm, bedingt durch Koordinationsstörungen
(Abb. 4.15 a u. b):

Beim Lagewechsel von der Seitlage zum Sitz kann ein verstärkter Einsatz der Arme in Abdruck- und Stützaktivität beobachtet werden. Die lateralflexorische Verankerung vom Brustkorb ans Becken findet nicht oder nur teilweise statt. Das Brustkorbgewicht muß deshalb über die Armaktivität hochgestoßen werden. Dabei dreht sich der Brustkorb zusätzlich nach vorne in Richtung Abstützaktivität, um die ventrale Muskelkette ansprechen zu können.

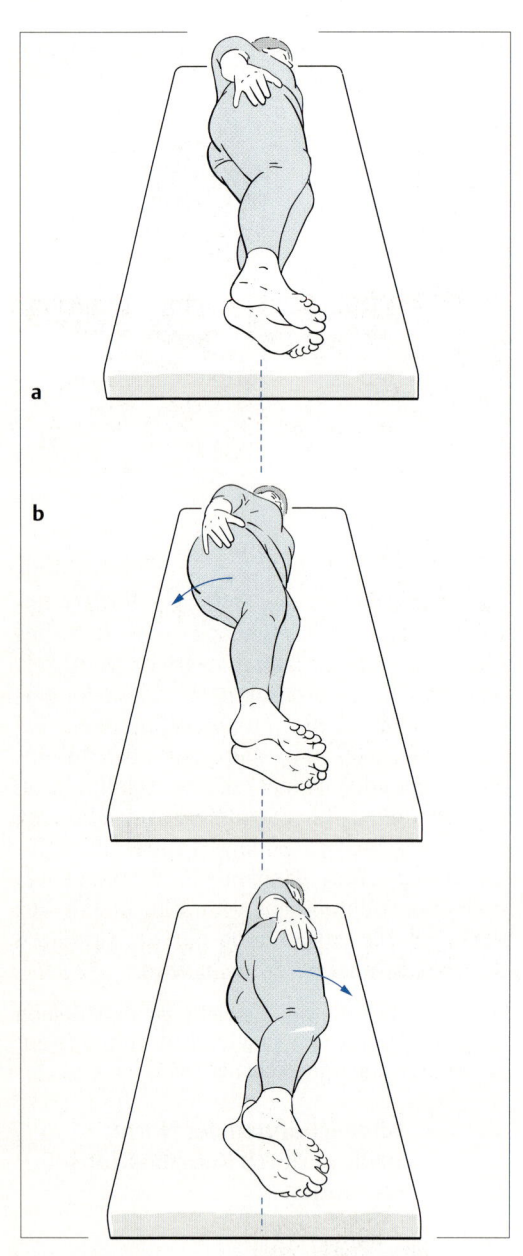

Abb. 4.13 a u. b
a Ausgangsstellung zur Prüfung der rotatorischen Stabilisationsfähigkeit zwischen Becken und Brustkorb.
b Der Patient wird aufgefordert, „en bloc" wenig nach hinten bzw. vorn zu drehen.

Eventuell wird zusätzlich Schwung genutzt. Beim Lagewechsel vom Sitz zur Seitlage kann durch die fehlende oder erschwerte lateralflexorische Verankerung des Beckens an den Brustkorb kein oder nur ungenügend Gegengewicht aktiviert werden. Das Gewicht des Brustkorbes muß deshalb über die vermehrte Stützaktivität der Arme aufgefangen und gesenkt werden.

U: Prüfung der bewußten lateralflexorischen Stabilisationsfähigkeit (Abb. 4.16)

Ausgangsstellung: Ausgangslage ist der aufrechte Sitz auf erhöhter Behandlungsbank. Becken, Brustkorb und Kopf sind in die vertikal stehende Körperlängsachse eingeordnet. Die Füße haben Bodenkontakt. Der Schultergürtel liegt dem Brustkorb auf, die Hände liegen auf dem Sternum.

Prüfungsdurchführung: Die Therapeutin gibt auf der rechten Thoraxseite des Patienten, auf Höhe des frontotransversalen Brustkorbdurchmessers, einen horizontal gerichteten Widerstand nach links lateral. Der Patient wird aufgefordert, seine Ausgangsstellung dabei nicht zu verändern. Dies bedingt eine lateralflexorische Aktivität links-konkav zwischen Becken und Brustkorb.

Zur Beurteilung dienen folgende Beobachtungskriterien:

- Gleichbleibender Abstand zwischen Bauchnabel und Incisura jugularis,
- frontotransversaler Brustkorbdurchmesser und Spinaverbindung bleiben horizontal und parallel übereinander eingeordnet.

Zur Prüfung der lateralflexorischen Stabilisationsfähigkeit rechts-konkav zwischen Becken und Brustkob muß der Widerstand der Therapeutin entsprechend von links kommend nach rechts lateral ausgeführt werden.

Abb. 4.**14 a–h** Spontanes Bewegungsverhalten der Norm beim Lagewechsel Sitz – Seitlage rechts – Sitz. ▷

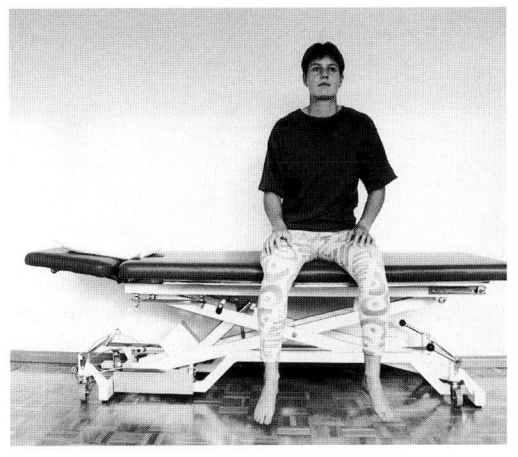

Spezifische Punkte der physiotherapeutischen Untersuchung bei zerebellarer Ataxie 169

a

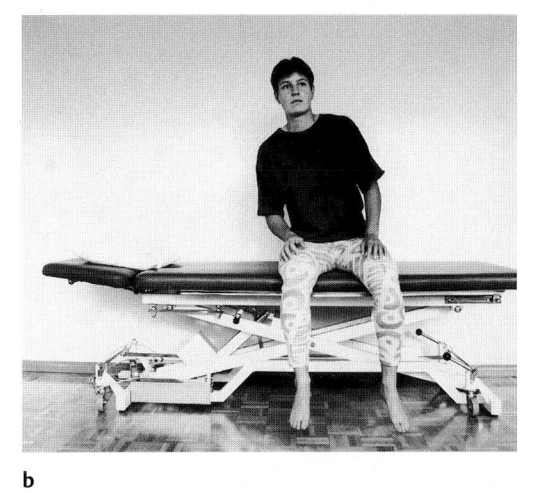

b

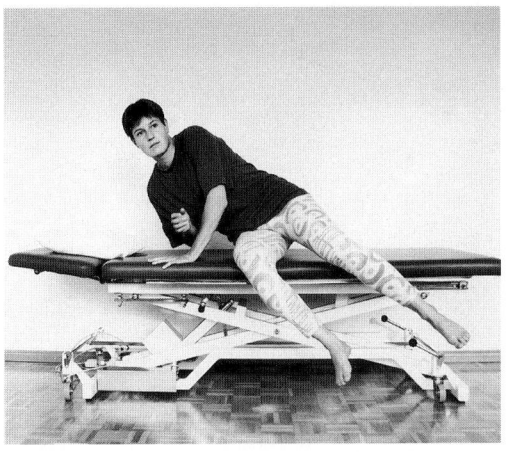

c

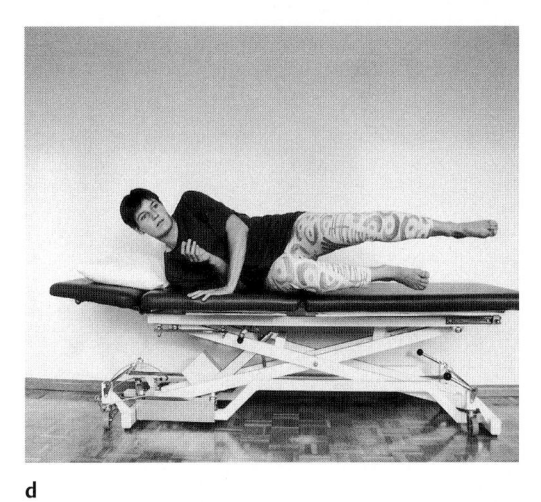

d

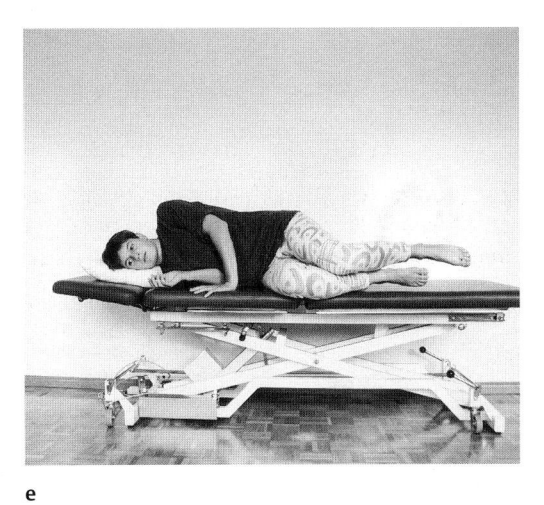

e

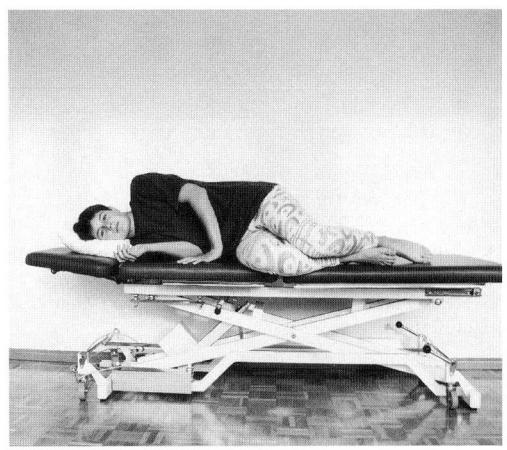

f

Abb. 4.**14 g–h** ▷

170 4 Primäres Symptombild der Koordinationsstörungen

g

h

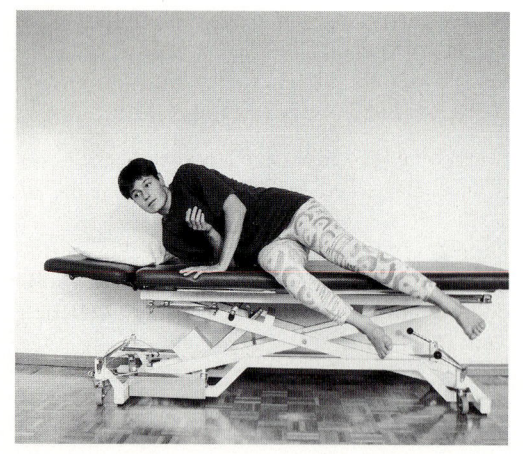

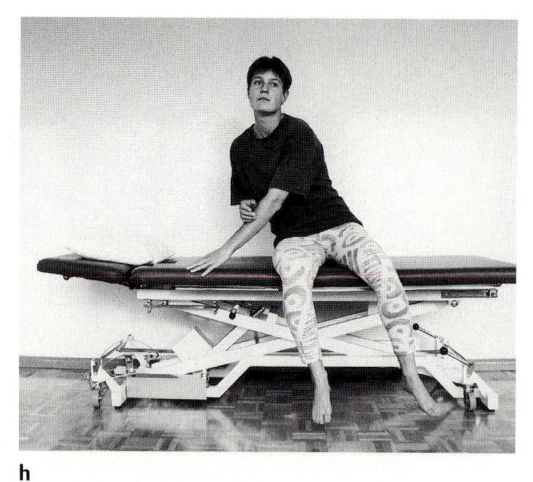

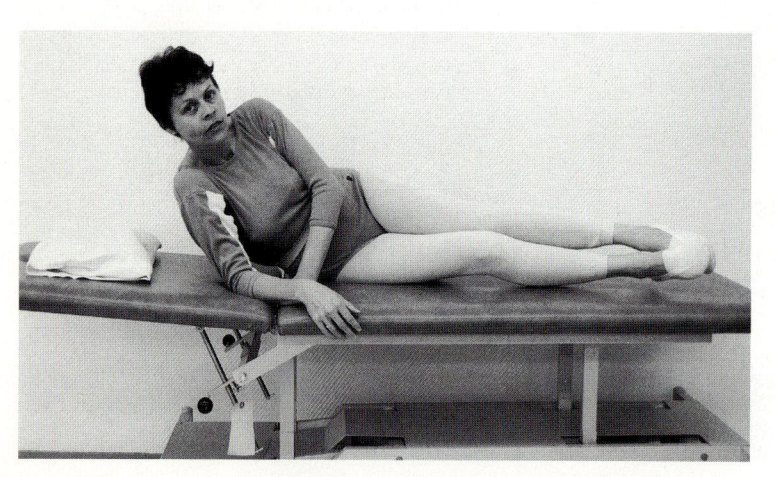

a

b

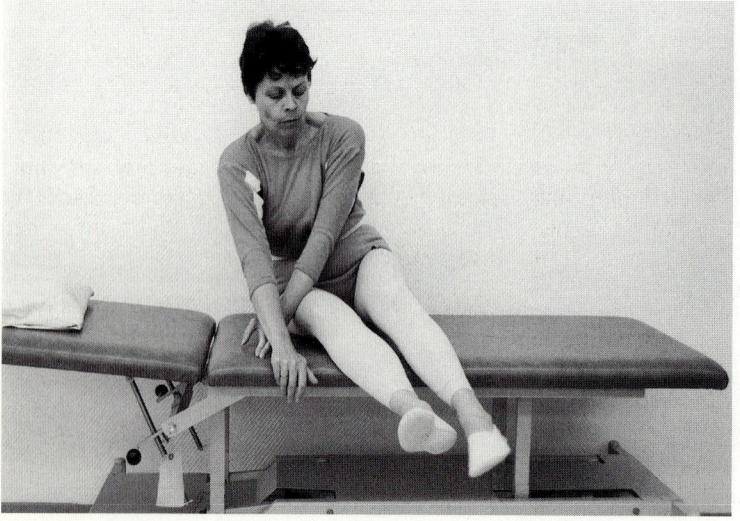

Abb. 4.**15 a u. b** Lagewechsel von Seitlage zum Sitz: die mangelnde lateralflexorische Stabilisation zwischen Becken und Brustkorb wird über verstärkte Armaktivitäten kompensiert. Der Körper wird vermehrt über die Arme hochgestoßen bzw. -gezogen.

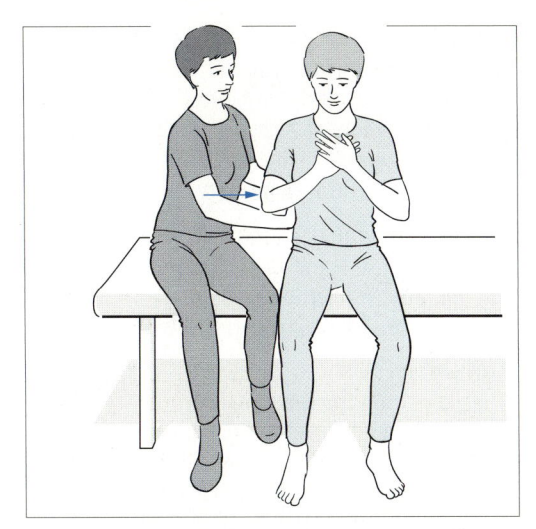

Abb. 4.16 Prüfung der links-konkaven lateralflexorischen Stabilisationsfähigkeit im Rumpf. Die Therapeutin setzt einen horizontal gerichteten Widerstand nach links. Die Patientin darf ihre Ausgangsstellung dabei nicht verändern.

- frontotransversaler Brustkorbdurchmesser und Spinaverbindung bleiben horizontal und parallel übereinander eingeordnet,
- die Atmung entspricht der Ruheatmung.

Ausschlaggebend für die Bewertung der Stabilisationsfähigkeit der BWS sind zusätzlich zur Bewertung der korrekten Ausgangsstellung im aufrechten Sitz die Ausdauer sowie das Ausmaß der Anstrengung für den Patienten. Bei guter Stabilisationsfähigkeit ist es dem Patienten möglich, über längere Zeit, auch durch gleichzeitige Ablenkung wie beispielsweise angeregte Konversation, die geforderte Ausgangsstellung mühelos zu halten.

> Beachte die Sitzhöhe! Im Sitz auf relativ hoher Behandlungsbank bewirkt die Neigung der Oberschenkel einen Zug nach vorne unten. Dies erleichtert es, das Becken vertikal zu halten. Dadurch vermindert sich die potentielle Gefahr der Destabilisation der BWS. Die Destabilisation durch Ermüdung tritt später ein.

U: Prüfung der extensorischen Stabilisation der BWS

Befindet sich die BWS in aufrechter Haltung in ihrer kyphotischen Nullstellung, so überwiegen die ventral liegenden Gewichte innerhalb der Brustwirbelsäule in bezug auf die Flexions-Extensions-Achse. Dies muß durch fallverhindernde extensorische Aktivität der BWS kontrolliert werden (vgl. Kap. 1.5.1).

Ausgangsstellung: Ausgangsstellung ist der aufrechte Sitz. Becken, Brustkorb und Kopf sind in die vertikal stehende Körperlängsachse eingeordnet. Die Füße haben Bodenkontakt. Die Hände haben Kontakt mit der ventralen Seite der Oberschenkel, das Armgewicht ist abgegeben. Findet der Patient die Einordnung von Becken, Brustkorb und Kopf in die Körperlängsachse nicht selbständig, so kann die Therapeutin manipulativ korrigierend helfen.

Halteauftrag: Der Patient wird aufgefordert, die korrekte Ausgangsstellung zu halten. Um die extensorische Stabilisation zu beurteilen, dienen folgende Beobachtungskriterien:

- Gleichbleibender Abstand zwischen Bauchnabel und Incisura jugularis,

Prüfung der aktiven Widerlagerungsfähigkeit der BWS

Von distal kommende Bewegungsimpulse der oberen Extremität müssen in der BWS durch entgegengesetzte Muskelaktivitäten aufgefangen werden können. Die Funktionelle Bewegungslehre Klein-Vogelbach spricht von aktiver Widerlagerung (vgl. Kap. 1.5.3).

Beispiel: Stoßbewegungen der geballten Faust nach vorne haben die Tendenz, die BWS flexorisch zu verformen. Dieser Tendenz wirkt die extensorische aktive Widerlagerung der BWS entgegen.

In der Prüfung wird deshalb die Nullstellung der BWS durch beschleunigte und gestoppte Armbewegungen bewußt gefährdet. Die Hände bewegen sich dabei im Raum um einen Weg von ca. 20 cm.

Bei den folgenden sechs Bewegungsabläufen gelten dieselben Beobachtungskriterien:

- der Abstand zwischen Bauchnabel und Incisura jugularis bleibt unverändert,
- der frontotransversale Brustkorbdurchmesser bleibt horizontal und frontotransversal,
- frontotransversaler Brustkorbdurchmesser und Spinaverbindung bleiben parallel übereinander eingeordnet.

▬ U: Bewegungsausführung in einer Sagittalebene (Abb. 4.17 a u. b)

Ausgangsstellung: Ausgangsstellung ist der aufrechte Sitz mit eingeordneter Körperlängsachse. Die Füße haben Bodenkontakt. Die Arme sind in Spielfunktion: die Oberarmlängsachsen stehen annähernd vertikal, die Unterarmlängsachsen annähernd sagittotransversal. Das Handgelenk steht in Nullstellung, die Flexions-Extensions-Achse steht vertikal.

Bewegungsablauf: Der Patient wird aufgefordert, beide Hände symmetrisch beschleunigt, geradlinig nach oben, bzw. nach unten, ca. 20 cm vor den ventralen Seiten von Becken und Brustkorb zu bewegen. Die BWS darf dabei ihre Nullstellung nicht verlieren.

> Ist die Primärbewegung der Hand nach oben gerichtet, wird die Nullstellung der BWS durch flexorische aktive Widerlagerung bewahrt. Ist die Primärbewegung der Hand nach unten gerichtet, wird die Nullstellung der BWS durch extensorische aktive Widerlagerung bewahrt.

▬ U: Bewegungsausführung in einer Frontalebene (Abb. 4.18 a u. b)

Ausgangsstellung: Ausgangsstellung ist der aufrechte Sitz mit eingeordneter Körperlängsachse. Die Füße haben Bodenkontakt. Die linke Hand hat Kontakt mit der ventralen Seite des linken Oberschenkels, das Armgewicht ist abgegeben. Der rechte Arm steht annähernd horizontal, in einer Frontalebene durch das rechte Akromioklavikulargelenk. Das Handgelenk ist in Nullstellung, die Flexions-Extensions-Achse steht vertikal.

Bewegungsablauf: Der Patient wird aufgefordert, die rechte Hand beschleunigt und geradlinig ca. 20 cm nach oben bzw. nach unten zu bewegen. Die BWS darf ihre Nullstellung nicht verlieren.

> Ist die Primärbewegung der rechten Hand nach oben gerichtet, wird die Nullstellung der BWS durch rechts-konkav lateralflexorische, aktive Widerlagerung bewahrt. Ist die Primärbewegung der rechten Hand nach unten gerichtet, wird die Nullstellung der BWS durch links-konkav lateralflexorische, aktive Widerlagerung bewahrt.

(Selbstverständlich kann die Prüfung auch durch beschleunigte Bewegung des linken Armes durchgeführt werden. Die geforderten Widerlagerungen sind dabei entsprechend umgekehrt.)

▬ U: Bewegungsausführung in einer Transversalebene (Abb. 4.19 a u. b)

Ausgangsstellung: Ausgangsstellung ist der aufrechte Sitz mit eingeordneter Körper-

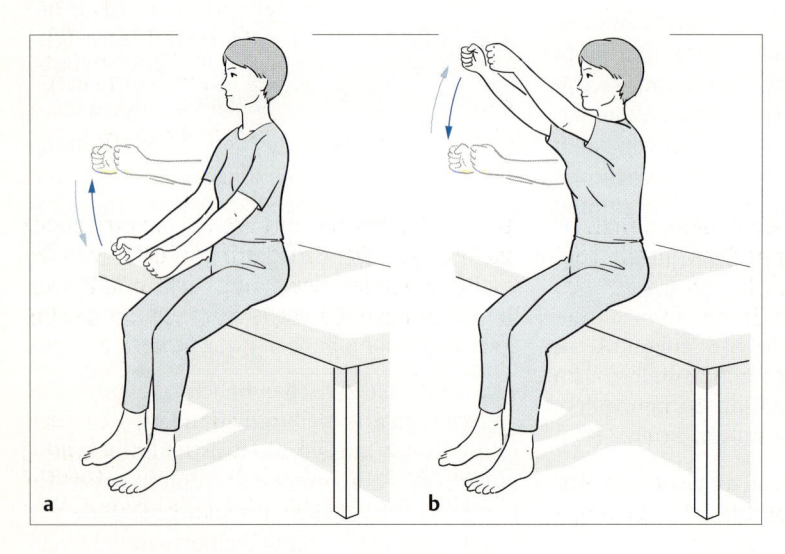

Abb. 4.17 a u. b
a, b Prüfung der flexorisch und extensorisch aktiven Widerlagerungsfähigkeit der BWS.
Der Patient wird aufgefordert, beide Hände symmetrisch beschleunigt, geradlinig nach unten bzw. nach oben zu bewegen. Die BWS darf ihre Nullstellung nicht verlieren.

Spezifische Punkte der physiotherapeutischen Untersuchung bei zerebellarer Ataxie 173

Abb. 4.18a u. b
a Ausgangsstellung zur Prüfung der lateralflexorischen aktiven Widerlagerungsfähigkeit der BWS.

b Der Patient wird aufgefordert, die rechte Hand beschleunigt und geradlinig nach oben bzw. nach unten zu bewegen. Die BWS darf ihre Nullstellung nicht verlieren.

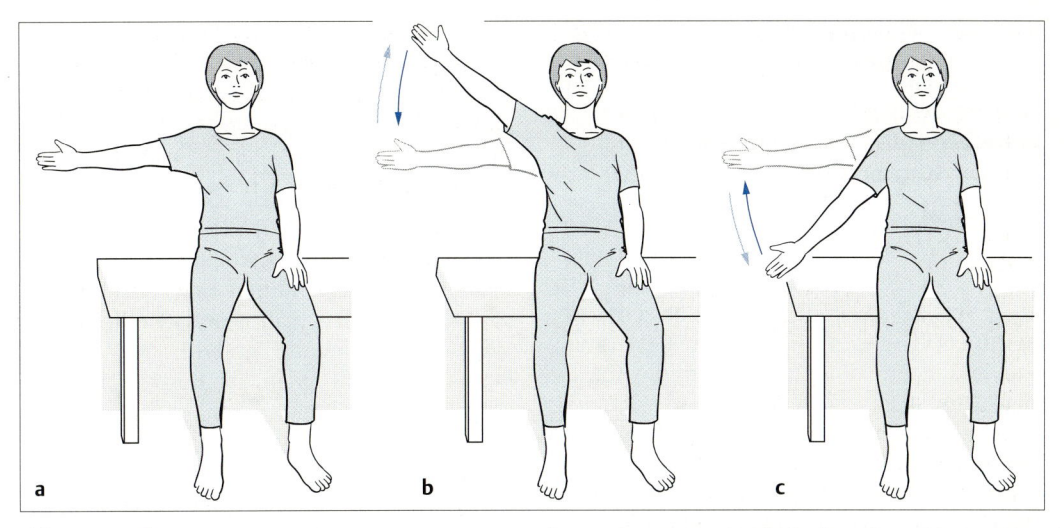

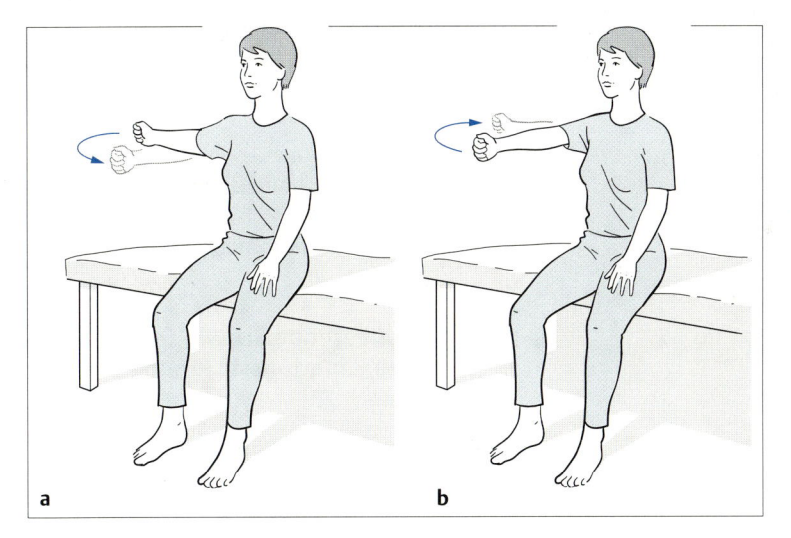

Abb. 4.19a u. b
a Ausgangsstellung zur Prüfung der rotatorischen Widerlagerungsfähigkeit der BWS.
b Der Patient wird aufgefordert, die rechte Hand beschleunigt nach ventral/medial bis zur mittleren Symmetrieebene zu bewegen. Der Brustkorb darf von der weiterlaufenden Bewegung nicht erfaßt werden.

längsachse. Die Füße haben Bodenkontakt. Die linke Hand hat Kontakt mit der ventralen Seite des linken Oberschenkels, das Armgewicht ist abgegeben. Die rechte Hand steht in einer Frontalebene durch das rechte Akromioklavikulargelenk auf Höhe des frontotransversalen Brustkorbdurchmessers. Die Flexions-Extensions-Achse im Handgelenk steht vertikal.

Bewegungsablauf: Der Patient wird aufgefordert, die rechte Hand beschleunigt nach ventral/medial bis zur mittleren Symmetrieebene zu bewegen. Der Brustkorb darf dabei von der weiterlaufenden Bewegung nicht erfaßt werden. (Für einen Bewegungsauftrag mit der linken Hand ist die Ausgangsstellung entsprechend umgekehrt.)

▍ Bei einer beschleunigten Bewegung der rechten Hand muß die weiterlaufende Bewegung auf den Brustkorb durch positiv rotatorische aktive Widerlagerung der BWS begrenzt werden. Für die negativ rotatorische aktive Widerlagerung der BWS muß der Bewegungsauftrag durch die linke Hand ausgeführt werden.

Prüfung der Stabilisation der Körperlängsachse (Abb. 4.20)

Die Körperlängsachse verläuft in enger Beziehung zur Wirbelsäule. Bei korrekter aufrechter Haltung werden Becken, Brustkorb und Kopf in die vertikal stehende Körperlängsachse eingeordnet (vgl. Kap. 1.5.1). Kann die Einordnung von Becken, Brustkorb und Kopf in die Körperlängsachse auch außerhalb der Vertikalen beibehalten werden, so ist die Körperlängsachse stabilisiert. Dies gilt sowohl für die Vorneigung als auch für die Rückneigung und ist Bedingung für das Vermeiden von unerwünschten und unökonomischen Schubbelastungen auf die Wirbelsäule.

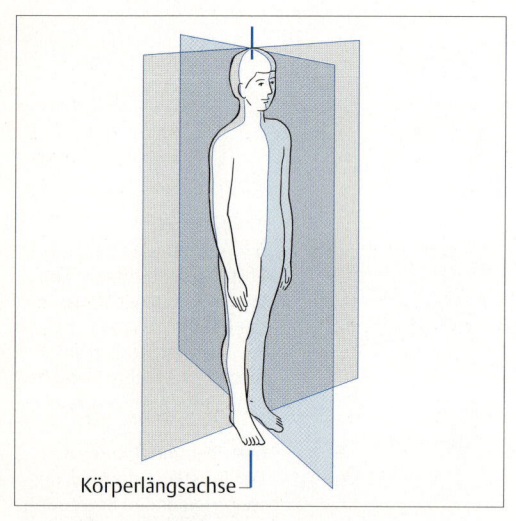

Abb. 4.20 Körperlängsachse (KLA): Schnittlinie zwischen Symmetrieebene und mittlerer Frontalebene (nach Klein-Vogelbach).

U: Prüfungsdurchführung (Abb. 4.21 a–c)

Ausgangsstellung: Ausgangsstellung ist der aufrechte Sitz. Becken, Brustkorb und Kopf sind in die vertikal stehende Körperlängsachse eingeordnet. Die Oberschenkel haben dorsalen Kontakt mit der Behandlungsbank. Die Füße haben Bodenkontakt. Der Schultergürtel liegt dem Brustkorb auf, die Hände liegen auf dem Sternum oder haben Kontakt mit der ventralen Seite der Oberschenkel.

Bewegungsablauf: Der Patient wird aufgefordert, seinen Oberkörper etwas nach vorne (ohne Druckzunahme unter den Händen) bzw. nach hinten zu neigen. Die Gewichte von Brustkorb und Kopf wirken sich dabei beschleunigend auf die Bewegung aus. Dies muß im Rumpf fallverhindernd exzentrisch extensorisch bzw. flexorisch kontrolliert werden. Wird die Bedingung gestellt, daß Becken, Brustkorb und Kopf in der Körperlängsachse eingeordnet bleiben müssen, so muß die Körperlängsachse in sich flexorisch bzw. extensorisch stabilisiert werden. Bei erfolgreicher Stabilisation dürfen sich dabei folgende Abstände nicht verändern:

- bei der Vorneigung:
  - Abstand zwischen Symphyse und Bauchnabel,
  - Abstand zwischen Bauchnabel und Incisura jugularis,
  - Abstand zwischen Incisura jugularis und Kinnspitze,
- bei der Rückneigung:
  - Abstand zwischen Bauchnabel und Incisura jugularis,
  - Abstand zwischen Incisura jugularis und Kinnspitze.

Auftretende Schwierigkeiten bei Koordinationsstörungen (Abb. 4.22)

Bedingt durch Koordinationsstörungen fehlt die gewünschte Stabilisation. Verläßt die Körperlängsachse ihre vertikale Stellung, kann die Einordnung von Becken, Brustkorb und Kopf nicht mehr beibehalten werden. Die Körperlängsachse wird destabilisiert. Dies wird sofort sichtbar durch:

- Veränderung des Abstandes zwischen Bauchnabel und Incisura jugularis,
- Veränderung des Abstandes zwischen Incisura jugularis und Kinnspitze.

Gleichzeitig können aber auch die beschleunigenden Gewichte nicht mehr bremsend kontrolliert werden. Die Gefahr, das Gleichgewicht im Sitz zu verlieren, ist groß.

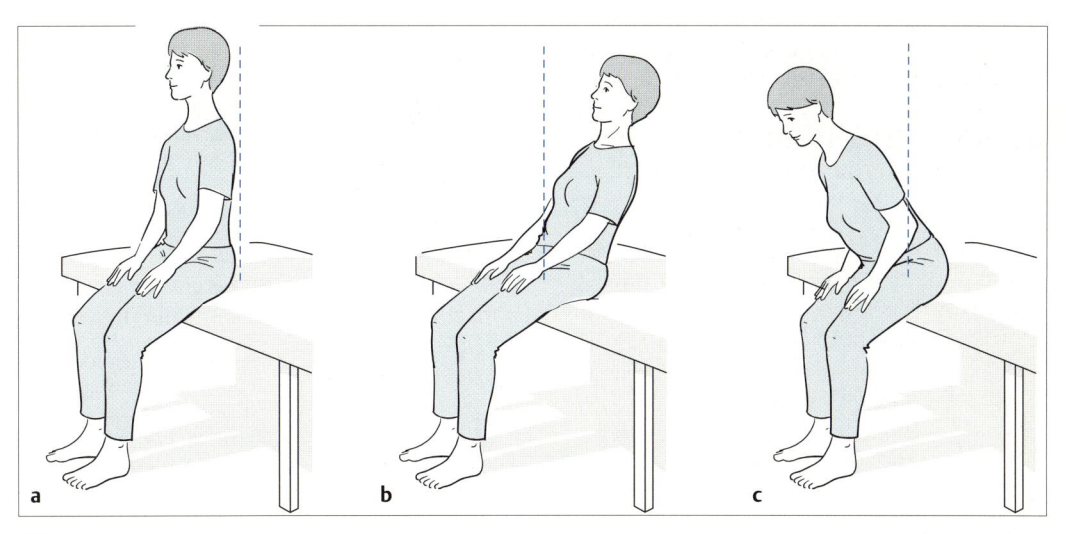

Spezifische Punkte der physiotherapeutischen Untersuchung bei zerebellarer Ataxie

Abb. 4.21 a–c
a Ausgangsstellung zur Prüfung der Stabilisation der Körperlängsachse.
b Rückneigung mit stabilisierter Körperlängsachse.
c Vorneigung mit stabilisierter Körperlängsachse. Bei gleichbleibendem Druck unter den Händen.

Um das Gleichgewicht im Sitz nicht zu verlieren, fixiert der Patient das Becken im Hüftgelenk flexorisch. Dadurch geht die potentielle Bewegungsbereitschaft im Hüftgelenk verloren. Eine Vor- bzw. Rückneigung der Körperlängsachse durch Flexion bzw. Extension des Beckens in den Hüftgelenken ist nicht möglich. Beim Versuch, das Becken manuell in die gewünschte Bewegung zu führen, ist ein deutlicher Widerstand spürbar.

Prüfung der Stabilisation der BWS bei selektiver Bewegung des Beckens

U: Selektivität bezüglich Lateralflexion bzw. Flexion/Extension der LWS (Abb. 4.23 a u. b)

Ausgangsstellung: Ausgangsstellung ist der aufrechte Sitz auf einem Sitz-Schaukelbrett. Die Frontalebene ist labilisiert. Zu Beginn wird das Brett aber von der Therapeutin gut fixiert. Die Unterschenkel sind frei hängend, die Füße haben keinen Bodenkontakt.

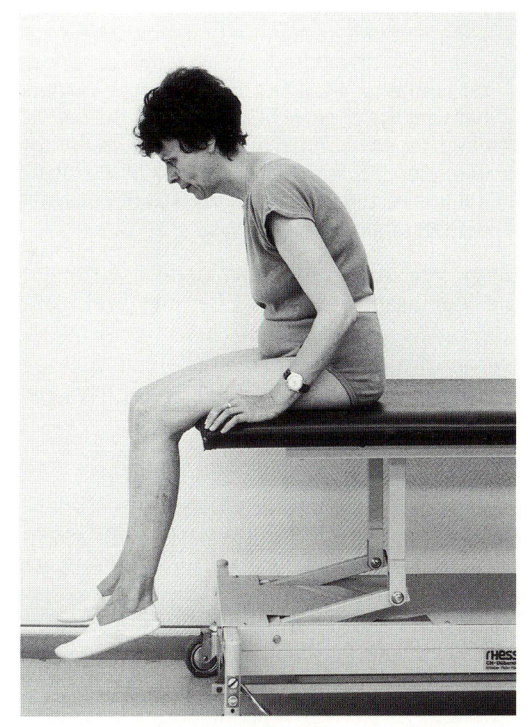

Abb. 4.22 Um das Gleichgewicht im Sitz nicht zu verlieren, fixiert die Patientin das Becken im Hüftgelenk. Bei der Aufforderung, den Oberkörper wenig nach vorne zu neigen, läßt die Patientin keine Flexionsbewegung des Beckens im Hüftgelenk zu.

Die Therapeutin versucht nun, das Schaukelbrett vorsichtig nach rechts bzw. links unten zu bewegen. Dabei wird der Patient aufgefordert, diese Schaukelbewegungen zuzulassen,

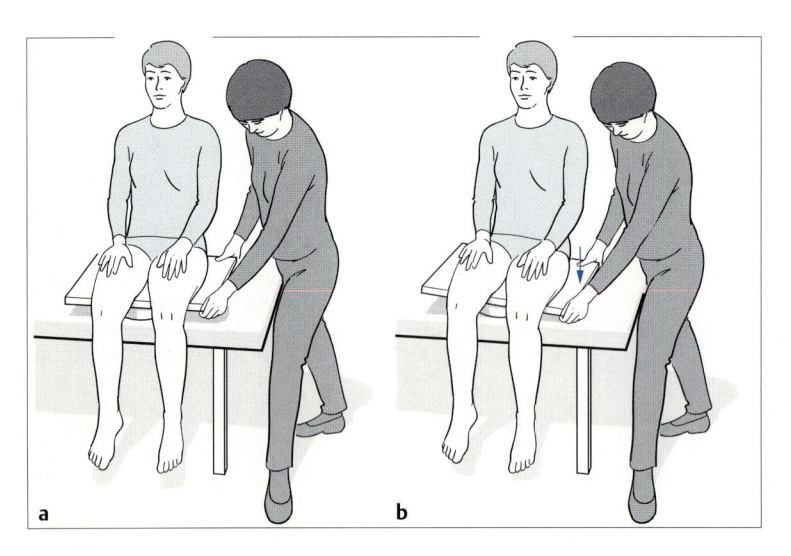

Abb. 4.23 a u. b
a Sitz auf dem Schaukelbrett zur Prüfung der Stabilisation der BWS bei selektiver Beweglichkeit des Beckens lateralflexorisch in der LWS.
b Der Therapeut bewegt das Schaukelbrett vorsichtig nach links unten. Dabei wird der Patient aufgefordert, diese Schaukelbewegungen zuzulassen, gleichzeitig aber die Stellung der BWS bzgl. Flexion/Extension bzw. Lateralflexion nicht zu verändern.

gleichzeitig aber die Stellung der BWS bzgl. Flexion/Extension bzw. Lateralflexion nicht zu verändern. Die Größe der Schaukelbewegung wird bestimmt durch die Konstitution des Patienten.

Zur Beobachtung dienen folgende Kriterien:

- der Abstand zwischen Bauchnabel und Incisura jugularis bleibt unverändert,
- der frontotransversale Brustkorbdurchmesser bleibt horizontal und frontotransversal eingestellt,
- das Sternum bleibt relativer räumlicher Fixpunkt.

Läßt der Patient die Schaukelbewegungen zu, so findet in der LWS ein lateralflexorischer Bewegungsausschlag statt. Dieser muß in der BWS gegensinnig lateralflexorisch aktiv widerlagert werden. Anschließend wird die Labilisierung in der Sagittalebene getestet. Die Schaukelbewegungen finden nun nach hinten unten bzw. nach vorne unten statt. Analog zur Labilisierung in der Frontalebene wird der Patient wiederum aufgefordert, die Schaukelbewegungen zuzulassen, die Stellung der BWS aber nicht zu verändern. Die Beobachtungskriterien bleiben dieselben. Durch die Schaukelbewegungen kommt es in der LWS zu einem flexorisch-extensorischen Bewegungsausschlag. Dies bedeutet für die BWS extensorische bzw. flexorische aktive Widerlagerung (Abb. 4.**24 a** u. **b**).

> Die Stabilisation der BWS in vertikaler Ausgangsstellung zu wahren und gleichzeitig zuzulassen, daß das Becken bewegt wird, bedeutet ein hohes Maß an Differenziertheit innerhalb der Gleichgewichtsreaktionen. Bei deutlichen Koordinationsschwierigkeiten im Rumpf wird diese Stufe sicher nicht erreicht. Der Patient antwortet mit muskulären Fixationen bzw. der Destabilisation der BWS.

Kann bei diskreten Koordinationsstörungen die Stabilisation der BWS bei gleichzeitigem „Bewegtwerden" des Beckens kontrolliert werden, so wird die aktive selektive Beweglichkeit des Beckens bei stabilisierter BWS getestet.

Die Ausgangsstellungen sind dieselben. Die Bewegung des Schaukelbrettes wird nun aber nicht durch die Therapeutin ausgeführt, sondern soll vom Patienten selbst initiiert werden. Das Schaukelbrett darf dabei die Unterlage jeweils nur kurz und nicht ruckartig berühren. Die Bedingung der in sich stabilisierten BWS bleibt selbstverständlich weiter erhalten. Allerdings muß die Höhe des Sitzschaukelbrettes in Relation zur Größe des Patienten berücksichtigt werden. Die gestellten Bedingungen können oft nur bei einer geringen Höhe des Schaukelbrettes erfüllt werden,

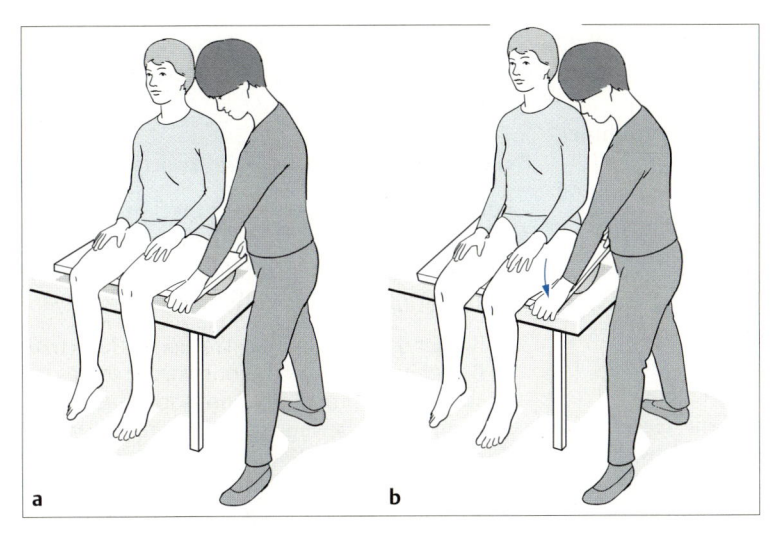

Abb. 4.24 a u. b
a Sitz auf dem Schaukelbrett zur Prüfung der Stabilisation der BWS bei selektiver Beweglichkeit des Beckens flexorisch/extensorisch in der LWS.
b Der Therapeut bewegt das Schaukelbrett vorsichtig nach hinten bzw. vorne unten. Der Patient wird aufgefordert, die Schaukelbewegungen zuzulassen, die Stellung der BWS aber nicht zu verändern.

oder aber die Schaukelbewegung muß verkleinert werden, so daß die Unterlage nicht mehr berührt werden kann.

> Das aktive Bewegen des Schaukelbrettes durch den Patienten bei stabilisierter BWS bedeutet Kontrolle über dosierte konzentrische wie auch exzentrisch fallverhindernde selektive Beweglichkeit der LWS. Diskrete Koordinationsstörungen im Rumpf können diese Anforderung nicht erfüllen und werden dadurch erkannt.

U: Selektivität bezüglich Rotation zwischen Becken und Brustkorb

Bei der Prüfung der rotatorischen Widerlagerungsfähigkeit zwischen Becken und Brustkorb mit Hilfe einer labilen Unterstützungsfläche treten Schwierigkeiten auf. Während das Schaukelbrett keine Labilität in der Transversalebene aufweist, wird diese Ebene auf dem Kreisel labilisiert. Allerdings werden auf dem Kreisel alle drei Ebenen immer gleichzeitig labilisiert, so daß eine Differenzierung einer bestimmten Ebene nicht möglich ist. Zur Prüfung werden deshalb auf einer stabilen Unterstützungsfläche schnelle Armbewegungen genutzt, die eine reaktive Rotation des Beckens gegenüber dem Brustkorb hervorrufen.

Ausgangsstellung (Abb. 4.25): Aufrechter Sitz auf einer erhöhten Behandlungsbank. Becken, Brustkorb und Kopf sind in die vertikal stehende Körperlängsachse eingeordnet. Die Füße haben Bodenkontakt. Die Armlängsachsen sind sagittotransversal eingestellt, die Hände gefaltet.

Bewegungsablauf: Der Patient wird aufgefordert, die gefalteten Hände in zügigem Tempo alternierend nach rechts/links zu bewegen. Dabei werden folgende Bedingungen gestellt:

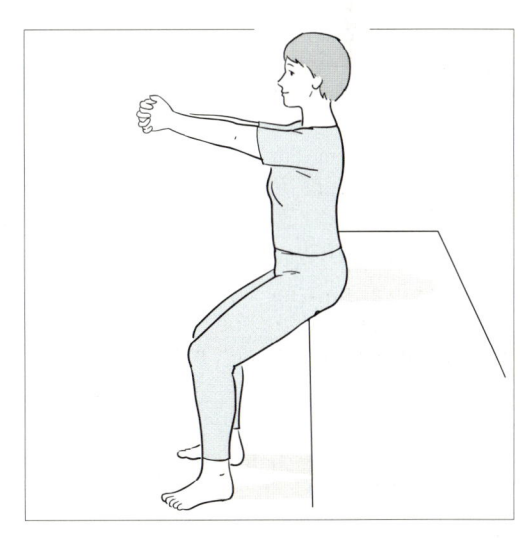

Abb. 4.25 Prüfung der Selektivität bzgl. der Rotation zwischen Becken und Brustkorb. Der Patient wird aufgefordert, die gefalteten Hände im zügigen Tempo alternierend nach rechts/links zu bewegen.

- Der Abstand zwischen rechtem/linkem Akromioklavikulargelenk und rechtem/linkem Handgelenk bleibt unverändert,
- der frontotransversale Brustkorbdurchmesser bleibt horizontal,
- der Abstand zwischen Bauchnabel und Incisura jugularis bleibt unverändert.

Durch die Einheit der Arme wird der Brustkorb von der Bewegung erfaßt. Es kommt zur positiven/negativen Rotation des Brustkorbes im unteren Rotationsniveau. Bei guter Koordination kommt es reaktiv zur entgegengesetzten Rotation des Beckens. Gehen die Hände also nach rechts/lateral, so wird der frontotransversale Brustkorbdurchmesser von einer positiven Rotation erfaßt, während das Becken von einer negativen Drehung erfaßt wird. Die linke Spina iliaca anterior superior geht nach dorsal/medial, die rechte nach ventral/medial.

> Ist die Widerlagerungsfähigkeit zwischen Becken und Brustkorb bezüglich der Rotation gestört, so wird das Becken gleichsinnig zur Drehung des Brustkorbes von der Drehung erfaßt. Gehen die Hände nach rechts/lateral, so bewegt sich die linke Spina iliaca anterior superior nach ventral/medial. Es findet keine rotatorische Widerlagerung zwischen Becken und Brustkorb statt.

Schlußbemerkung:

Koordinationsschwierigkeiten im Rumpf, im Sinne des Verlustes der proximalen Stabilisation, beeinflussen ganz wesentlich die Extremitätenfunktionen. Für den Patienten entstehen deutliche Funktionseinschränkungen. Die Beurteilung, ob die gestörten Extremitätenfunktionen primär durch Koordinationsschwierigkeiten der Extremität oder sekundär durch die Koordinationsschwierigkeiten im Rumpf hervorgerufen werden, ist oft schwierig. Bei deutlichen Koordinationsstörungen im Rumpf wird diese Differenzierung aber für die Problemanalyse nicht mehr ausschlaggebend sein, und es kann deshalb in diesem Falle auf die nachfolgende spezifische Prüfung der Extremitäten verzichtet werden.

4.5.2 Prüfung der Koordinationsfähigkeiten der Extremitäten

Prüfung der Spielfunktion

Bei der Prüfung der Spielfunktion wird die Fähigkeit, Gewichte an proximalen Körperteilen zu verankern, geprüft. Eine gute proximale Stabilisation ist dafür Voraussetzung.

> Bei der geforderten Verankerung wirkt sich bei bestehenden Koordinationsstörungen das gestörte Zusammenspiel von Agonist und Antagonist aus. Bewegungsausschläge im Wechsel zwischen Agonist und Antagonist werden beobachtet. Bei zusätzlichen Bewegungsaufträgen nimmt dabei die Amplitude der zu beobachtenden Bewegungsausschläge zu. Höchste Anforderung wird bei rhythmischer Bewegungsumkehr zwischen konzentrischer und exzentrischer Bewegung gefordert.

Bei der Prüfung der Spielfunktion einer Extremität ist die proximale Stabilität ausschlaggebend. Für die Ausgangsstellung wird deshalb eine möglichst große Unterstützungsfläche gewählt, in der die Gewichte von Brustkorb und Becken möglichst gut abgegeben werden können. Gleichzeitig kann die Therapeutin bei Bedarf bei der Prüfung jeweils den proximalen Körperteil fixieren. Proximal beginnend wird jedes Bewegungsniveau der Extremität einzeln geprüft.

> Ist ein Bewegungsniveau von Koordinationsstörungen betroffen, so wird sich dies auf alle Bewegungskomponenten des betroffenen Gelenkes auswirken. Gleichzeitig wird sich im Sinne der verlorenen Stabilität eine proximale gelegene Koordinationsstörung automatisch auch auf die distal gelegenen Bewegungsniveaus auswirken.

In der Durchführung werden vier Schwierigkeitsstufen unterschieden:

1. Halteaufträge mit Abnahme eines Teilgewichtes bis zur Übernahme des vollen Gewichtes (Endstellung 1).
2. Auftrag zu einer konzentrischen Bewegung. Die Art der Bewegung richtet sich dabei nach der Funktion der Extremität: Spielbeinbewegungen bzw. Greiffunktionen für den Arm.

3. Aus der Endstellung 1: Auftrag zu einer exzentrischen Bewegung, wiederum entsprechend der Extremitätenfunktion.
4. Rhythmische Bewegungsumkehr zwischen konzentrischer und exzentrischer Bewegung.

Können in einer beliebigen Stufe Koordinationsschwierigkeiten nachgewiesen werden, so wird die Prüfung der nächst höher gelegenen Schwierigkeitsstufe hinfällig.

> Der Schwierigkeitsgrad der Stufe 1 kann beeinflußt werden durch:
> - die Hebellänge,
> - das zu verankernde Gewicht.

> Der Schwierigkeitsgrad der Stufen 2–4 kann beeinflußt werden durch:
> - Tempo,
> - Größe der Bewegung,
> - Länge des bewegten Hebels.

Prüfung der unteren Extremität in Spielfunktion:

Für die Prüfung der notwendigen Verankerungsfähigkeit bzw. funktioneller Bewegungsabläufe müssen folgende Anforderungen in den verschiedenen Spielbeinphasen berücksichtigt werden:

1. Niveau: Hüftgelenk:
   Sobald in der beginnenden Spielbeinphase der Fuß sich vom Boden gelöst hat, hängt sich das Bein ans Becken und wird mit Schwung nach vorne gebracht. Die dafür erforderliche muskuläre Aktivität betrifft die Adduktoren, Außenrotatoren und Flexoren des Hüftgelenkes. Zu Beginn kontrollieren die Hüftgelenksextensoren die Spielbeinbewegung exzentrisch.
2. Niveau: Kniegelenk:
   In der vorderen Spielbeinphase wird ein kleiner konzentrischer Bewegungsausschlag, extensorisch im Kniegelenk, gefordert. Die kontrollierte hintere Spielbeinphase bedingt eine flexorische Verankerung des Unterschenkels im Kniegelenk.
3. Niveau: oberes Sprunggelenk:
   Für das Spielbein ist die dorsalextensorische Verankerung des Fußes am Unterschenkel notwendig.
   Die Verankerung von Gewichten im oberen Sprunggelenk steht zudem im engen Zusammenhang mit der Feinmotorik des Fußes.

U: Prüfung des 1. Bewegungsniveaus: Hüftgelenk

Ausgangsstellung der Prüfung für Stufe 1 und Stufe 2 ist die Rückenlage. Aller Körpergewichte sind evtl. mit Hilfe von Lagerungskissen so abgegeben, daß keine fallverhindernden Aktivitäten notwendig sind.

Stufe 1: flexorische Verankerungsfähigkeit im Hüftgelenk
(Abb. 4.**26 a**):

Die Therapeutin übernimmt das Gewicht des betroffenen Beines und stellt den Oberschenkel im Hüftgelenk flexorisch ein. Die Oberschenkellängsachse befindet sich dabei in einer Mittelstellung zwischen horizontal und vertikal. Bezüglich Abduktion/Adduktion bzw. Rotation befindet sich das Hüftgelenk in Nullstellung. Das Kniegelenk ist ebenfalls in einer Mittelstellung flektiert, der Unterschenkel neigt nach vorne unten. Der Patient wird nun aufgefordert, die Stellung des Beines selbständig zu halten. Dabei überläßt die Therapeutin das Beingewicht sukzessive dem Patienten. Der Patient wird also zuerst die Stellung mit Übernahme eines Teilgewichtes halten, erst zum Schluß versucht er das ganze Beingewicht in der vorgeschriebenen Stellung zu übernehmen (Endstellung Stufe 1). Da die manuelle Fixation des Beckens von der Therapeutin nicht gleichzeitig übernommen werden kann, kann bei Anzeichen von Instabilität das Becken mit Hilfe eines Gurtes fixiert werden.

Beobachtungskriterien zur Beurteilung: Kann der Patient die Stellung ohne beobachtbares Zittern halten, oder beginnen agonistische/antagonistische Bewegungsausschläge, flexorisch, extensorisch im Hüftgelenk?

Stufe 2: konzentrischer Bewegungsauftrag, flexorisch im Hüftgelenk (Abb. 4.26 b und c):

Der Patient wird aufgefordert, das Kniegelenk des zu prüfenden Beines geradlinig Richtung gleichseitige Schulter zu bringen. Die Therapeutin fixiert manuell von ventral das Becken in seiner Ausgangsstellung. Um die Gefahr der weiterlaufenden Bewegung extensorisch in der LWS zu verringern, kann die Ferse zu Beginn der Bewegung Kontakt mit der Unterlage behalten. Es kommt zur Drehpunktverschiebung flexorisch im Kniegelenk. Erst bei einer mittleren Flexionsstellung im Kniegelenk muß die Ferse den Kontakt mit der Unterlage aufgeben. Das Beingewicht wird nun flexorisch im Hüftgelenk verankert. Das Kniegelenk soll bis zur Vertikalstellung des Oberschenkels weiter Richtung gleichseitige Schulter gebracht werden. Der Fuß soll nie höher als das Kniegelenk stehen (Endstellung der Stufe 2).

Beobachtungskriterien zur Beurteilung: Kann der Patient die Bewegung geradlinig ausführen? Oder kann ein Zittern bzw. rechts/links laterale Bewegungsausschläge vom Distanzpunkt Kniegelenk beobachtet werden?

Stufe 3a: extensorischer Bewegungsauftrag, exzentrisch im Hüftgelenk

Aus der Endstellung der Stufe 1 wird der Patient aufgefordert, das Kniegelenk langsam und geradlinig kaudal zu bewegen. Es wird nun eine exzentrisch fallverhindernde Bewegung extensorisch im Hüftgelenk gefordert. Die Ferse soll ca. auf Höhe Mitte Unterschenkel des gegenüberliegenden Beines wiederum Kontakt mit der Unterlage finden. Das ganze zu prüfende Bein soll an-

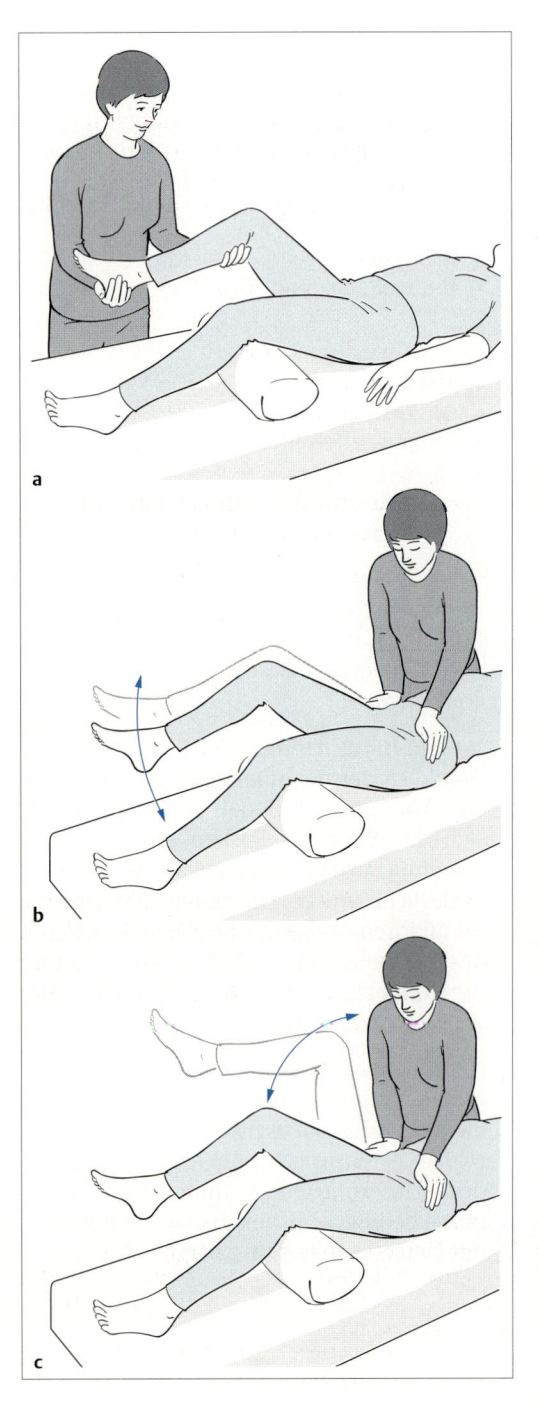

Abb. 4.26 a–c
a Ausgangsstellung zur Prüfung der flexorischen Verankerungsfähigkeit im Hüftgelenk rechts. Der Therapeut übernimmt das Gewicht des betroffenen Beines. Anschließend wird der Patient aufgefordert, die Stellung des Beines selbständig zu halten. Dabei überläßt der Therapeut das Beingewicht sukzessive dem Patienten, bis er zum Schluß versucht, das ganze Beingewicht in der vorgeschriebenen Stellung zu übernehmen.
b und c Der Patient wird aufgefordert, das rechte Kniegelenk selbständig geradlinig Richtung rechte Schulter zu bringen und wieder zurück zur Ausgangsstellung in Rückenlage.

Spezifische Punkte der physiotherapeutischen Untersuchung bei zerebellarer Ataxie **181**

schließend wieder, entsprechend der Ausgangsstellung, auf der Unterlage bzw. den Lagerungskissen aufliegen.

Beobachtungskriterien zur Beurteilung: Die Beobachtungskriterien sind identisch mit denjenigen von Stufe 2.

Stufe 3b: extensorische/außenrotatorische Verankerungsfähigkeit im Hüftgelenk mit anschließend flexorischem Bewegungsauftrag, exzentrisch im Hüftgelenk (Abb. 4.27 a–c):

Ausgangsstellung ist der Stand vor der Behandlungsliege, die auf Höhe der Hüftgelenke des Patienten steht. Becken und Brustkorb haben ventralen Kontakt mit der Behandlungsbank, das Gewicht von Becken, Brustkorb und Kopf kann auf die Behandlungsliege abgegeben werden. Bei Beweglichkeitseinschränkungen flexorisch im Hüftgelenk muß die Ausgangsstellung mit Lagerungskissen entsprechend angepaßt werden. Die Therapeutin fixiert von dorsal das Becken.

Die Unterarme haben mit der medialen Seite ebenfalls Kontakt mit der Behandlungsbank. Die Unterarmlängsachsen stehen annähernd frontotransversal. Die linke Hand hat mit der Handfläche Kontakt mit dem Handrücken der rechten Hand. Der Kopf hat mit der Stirn Kontakt mit dem linken Handrücken.

Der Fuß des nicht zu prüfenden Beines steht in der Symmetrieebene ca. auf Höhe der Hüftgelenke. Der Oberschenkel steht in Hüft- und Kniegelenk in leichter Flexion, der Unterschenkel im oberen Sprunggelenk in Dorsalextension.

Die Therapeutin übernimmt das Gewicht des zu prüfenden Beines und bewegt den Oberschenkel extensorisch im Hüftgelenk.

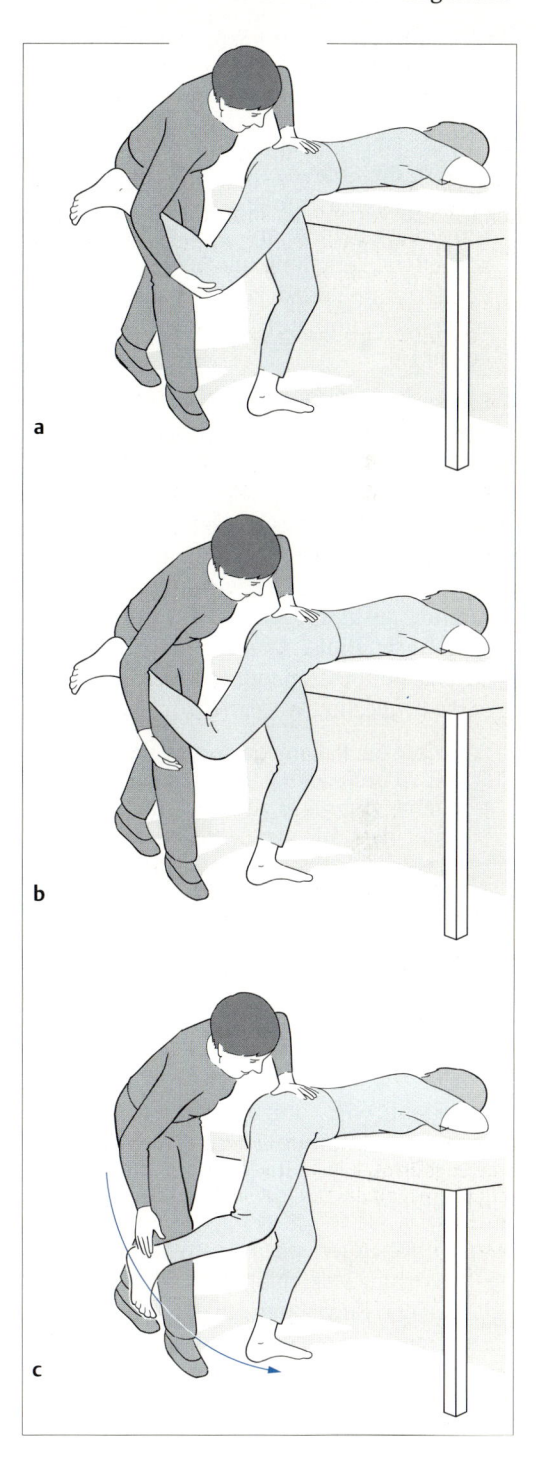

Abb. 4.27 a–c
a Ausgangsstellung zur Prüfung der extensorischen/außenrotatorischen Verankerungsfähigkeit im Hüftgelenk rechts.
b Der Therapeut übergibt langsam und sukzessive das Beingewicht dem Patienten, bis er zum Schluß versucht, das ganze Beingewicht in der vorgeschriebenen Stellung zu übernehmen.
c Der Patient wird aufgefordert, den rechten Fuß langsam und kontrolliert zurück zum Boden zu bringen.

> Die Endstellung wird bestimmt durch die Bewegungstoleranz im zu prüfenden Hüftgelenk. Es soll keine weiterlaufende Bewegung extensorisch in der LWS stattfinden. Bei Verkürzung des Rectus femoris muß die Flexion im Kniegelenk entsprechend vermindert werden.

Aus der Endstellung wird der Patient aufgefordert, die Stellung vorerst zu halten (extensorische/außenrotatorische Verankerung des Beines am Becken) und anschließend geradlinig und langsam den Fuß wieder zum Boden zu bringen (exzentrischer Bewegungsauftrag flexorisch im Hüftgelenk).

Beobachtungskriterien zur Beurteilung: Kann der Patient die Stellung ohne beobachtbares Zittern halten, oder beginnen agonistische/antagonistische Bewegungsausschläge, flexorisch, extensorisch bzw. rotatorisch im Hüftgelenk des zu prüfenden Beines? Kann der Patient den Bewegungsauftrag geradlinig ausführen? Oder kann ein Zittern bzw. rechts/links laterale Bewegungsausschläge vom Distanzpunkt Kniegelenk bzw. Ferse beobachtet werden?

> Sobald der Patient die dorsale Verankerung des zu prüfenden Beines ans Becken übernimmt, kommt es zu einer Druckzunahme unter dem Fuß des Standbeines, das dadurch in vermehrte Stützaktivität kommt. Bei Koordinationsschwierigkeiten der Beine in Stützfunktion (vgl. Kap. 4.5.2) ist die beschriebene Prüfung des zu verankernden Beines deshalb nur bedingt durchführbar.

Stufe 4: rhythmische Bewegungsumkehr:

Der Patient wird aufgefordert, den Bewegungsablauf von Stufe 2 und Stufe 3a mehrmals rhythmisch, alternierend wechselnd durchzuführen.

Beobachtungskriterien zur Beurteilung: Können die Bewegungsausschläge geradlinig, ohne Halt bei der Bewegungsumkehr, rhythmisch alternierend und ohne Zittern ausgeführt werden?

Anmerkung: Da Stufe 4 immer gleichbedeutend ist mit dem alternierenden Wechsel der Bewegungsausführung von Stufe 2 und Stufe 3 und die Beurteilungskriterien in den einzelnen Bewegungsniveaus dieselben sind, wird Stufe 4 in den folgenden Beschreibungen der Durchführung für die einzelnen Bewegungsniveaus der unteren und oberen Extremität nicht mehr aufgeführt.

U: Prüfung des 2. Bewegungsniveaus: Kniegelenk (Abb. 4.**28 a**):

Ausgangsstellung für Stufe 1 und Stufe 2 ist die Rückenlage. Becken, Brustkorb und Kopf sowie das nicht zu prüfende Bein liegen auf der Behandlungsbank. Ihre Gewichte sind, evtl. mit Hilfe von Lagerungskissen, so abgegeben, daß keine fallverhindernden Aktivitäten notwendig sind. Die Therapeutin steht auf der zu prüfenden Seite des Patienten. Das zu untersuchende Bein wird im Hüftgelenk deutlich flektiert. Die Therapeutin fixiert den Oberschenkel von dorsal umfassend mit einer Hand. Die zweite Hand übernimmt, die Ferse von dorsal umfassend, das Gewicht des Unterschenkels, der horizontal steht. Der Patient wird aufgefordert, das Gewicht des Beines ganz der Therapeutin zu überlassen.

Stufe 1: extensorische Verankerungsfähigkeit (Abb. 4.**28 b**)

Der Patient wird aufgefordert, das Gewicht des Unterschenkels selbständig zu übernehmen. Die Therapeutin gibt dabei sukzessive den Kontakt ihrer Hand mit der Ferse des zu prüfenden Beines auf (Endstellung Stufe 1). Gleichzeitig achtet sie darauf, daß sie die Fixation am Oberschenkel nicht verliert, damit die Stellung im Hüftgelenk vom Patienten nicht muskulär kontrolliert werden muß.

Beobachtungskriterien zur Beurteilung: Kann der Patient die Stellung ohne beobachtbares Zittern halten, oder beginnen agonistische/antagonistische Bewegungsausschläge, flexorisch, extensorisch im zu prüfenden Kniegelenk?

Stufe 2: konzentrisch, exzentrischer Bewegungsausschlag (Abb. 4.**28 c**):

Der Patient wird aufgefordert, aus der Endstellung der Stufe 1 seinen Unterschenkel flexorisch bzw. extensorisch im Kniegelenk zu bewegen. Die Therapeutin achtet wiederum dar-

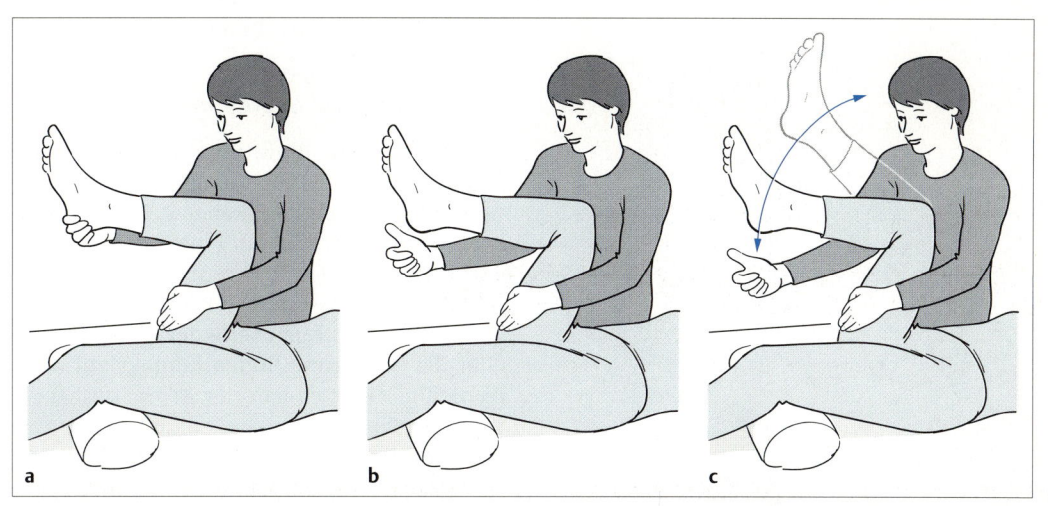

Abb. 4.28 a–c

a Ausgangsstellung zur Prüfung der extensorischen Verankerungsfähigkeit im Kniegelenk.
b Der Therapeut überläßt langsam und sukzessive das Unterschenkelgewicht dem Patienten, bis der Patient zum Schluß versucht, das ganze Gewicht in der vorgeschriebenen Stellung zu übernehmen.
c Der Patient wird aufgefordert, seinen Unterschenkel rhythmisch mit gleichmäßigem Bewegungsausschlag flexorisch, extensorisch im Kniegelenk zu bewegen. Der Therapeut achtet wiederum darauf, daß der Patient die Fixation am Oberschenkel nicht verliert.

auf, daß sie die Fixation am Oberschenkel nicht verliert. Sie kann dies nun auch mit beiden Händen erzielen. Behindert eine ausgeprägte Verkürzung der Ischiokruralmuskulatur den Bewegungsausschlag, extensorisch im Kniegelenk, so muß die Flexionsstellung des Oberschenkels im Hüftgelenk verringert werden.

Beobachtungskriterien zur Beurteilung: Erfolgt der Bewegungsausschlag harmonisch? Kann die Amplitude der Bewegung während der Bewegungsumkehr beibehalten werden, oder werden ungleichmäßige Bewegungsausschläge beobachtet?

Stufe 3: flexorische Verankerungsfähigkeit und anschließendem exzentrischen Bewegungsauftrag
(Abb. 4.**29 a–c**):

Ausgangsstellung ist die Bauchlage. Becken und Brustkorb haben ventralen Kontakt mit der Behandlungsbank. Die Gewichte sind, evtl. mit Hilfe von Lagerungskissen, so abgegeben, daß keine fallverhindernden Aktivitäten notwendig sind.

Die Unterarme haben mit der medialen Seite ebenfalls Kontakt mit der Behandlungsbank.

Die Unterarmlängsachsen stehen annähernd frontotransversal. Die linke Hand hat mit der Handfläche Kontakt mit dem Handrücken der rechten Hand. Der Kopf hat mit der Stirn Kontakt mit dem linken Handrücken.

Das nicht zu prüfende Bein hat mit seiner ventralen Seite Kontakt mit der Behandlungsbank. Der Fuß kann bei Bedarf mit einem Kissen unterlagert werden. Am zu prüfendem Bein hat der Oberschenkel ventralen Kontakt mit der Behandlungsbank und wird von der Therapeutin fixiert. Der Unterschenkel steht vertikal und wird vorerst von der Therapeutin gehalten.

Nun gibt die Therapeutin den Unterschenkel frei, und der Patient wird aufgefordert, diese Stellung vorerst zu halten und anschließend seinen Fuß langsam zur Unterlage sinken zu lassen, exzentrisch extensorisch im Kniegelenk.

Beobachtungskriterien zur Beurteilung: Kann die Stellung ohne beobachtbares Zittern gehalten werden? Kann danach der Bewegungsausschlag langsam bremsend, kontinuierlich stattfinden? Oder wird ein ruckhaftes Senken beobachtet?

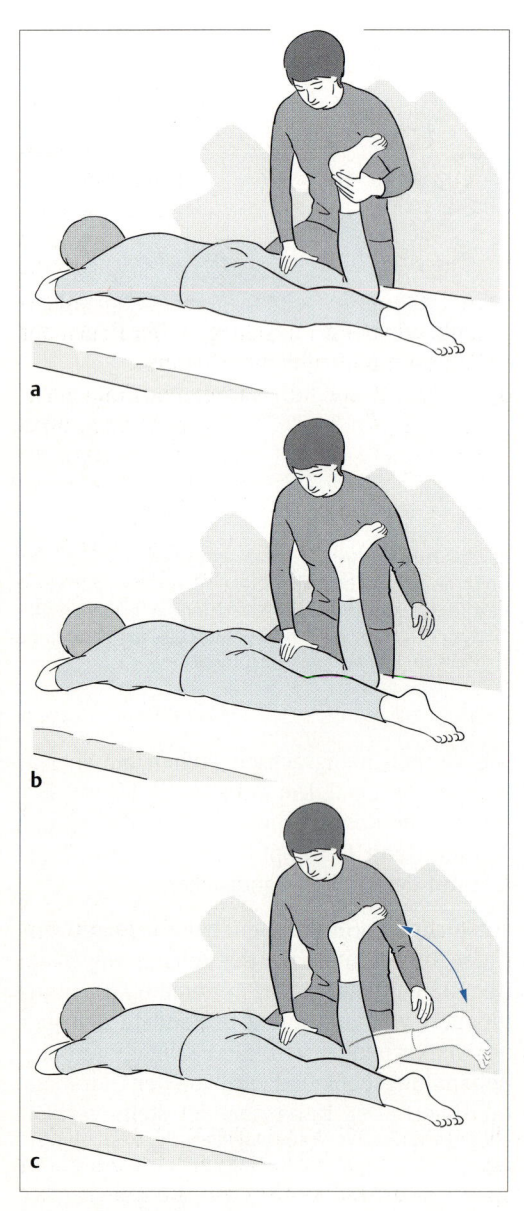

Abb. 4.29 a u. b
a Ausgangsstellung zur Prüfung der flexorischen Verankerungsfähigkeit und anschließendem exzentrischen Bewegungsauftrag.
b und c Der Therapeut gibt den Unterschenkel frei, und der Patient wird aufgefordert, die Stellung vorerst zu halten und anschließend seinen rechten Fuß langsam zur Unterlage sinken zu lassen, exzentrisch extensorisch im Kniegelenk.

Stufe 4: vgl. Anmerkung S. 182

U: Prüfung des 3. Bewegungsniveaus: oberes Sprunggelenk

Ausgangsstellung für Stufe 1–4 ist der Sitz auf einem Stuhl. Die Körperlängsachse ist wenig nach hinten geneigt, Becken und Brustkorb haben dorsalen Kontakt mit einer Lehne. Bei Bedarf kann ein Kissen im Kreuz die dorsale Kontaktfläche verbessern. Die Hände haben Kontakt mit der ventralen Seite der Oberschenkel, oder die Unterarme finden Kontakt mit einer Armlehne. Das Gewicht der Arme ist abgegeben. Die Füße haben Bodenkontakt. Der zu prüfende Fuß steht vor dem Kniegelenk, der Unterschenkel steht plantarflexorisch im oberen Sprunggelenk.

Stufe 1: dorsalextensorische Verankerungsfähigkeit im oberen Sprunggelenk (Abb. 4.**30a** u. **b**):

Die Therapeutin führt im oberen Sprunggelenk des zu prüfenden Fußes von distal eine Dorsalextension durch. Die Ferse behält dabei den Bodenkontakt. Gleichzeitig fixiert die Therapeutin mit ihrer zweiten Hand das Knie des zu prüfenden Beines als räumlichen Fixpunkt. Der Patient wird nun aufgefordert, die Stellung des Fußes selbständig zu halten, dorsalextensorisch verankernd im oberen Sprunggelenk.

Beobachtungskriterien zur Beurteilung: Kann der Patient die Stellung ohne beobachtbares Zittern halten, oder beginnen agonistische/antagonistische Bewegungsausschläge, plantarflexorisch, dorsalextensorisch im oberen Sprunggelenk?

Stufe 2 und 3: konzentrischer und exzentrischer Bewegungsauftrag (Abb. 4.**30c**):

Der Patient wird aufgefordert, aus der plantarflexorischen Ausgangsstellung den Fuß selbständig im oberen Sprunggelenk in eine Nullstellung und wieder zurück zur Ausgangsstellung zu bringen.

Beobachtungskriterien zur Beurteilung: Erfolgt die Bewegung harmonisch? Oder werden ruckartige Bewegungen beobachtet?

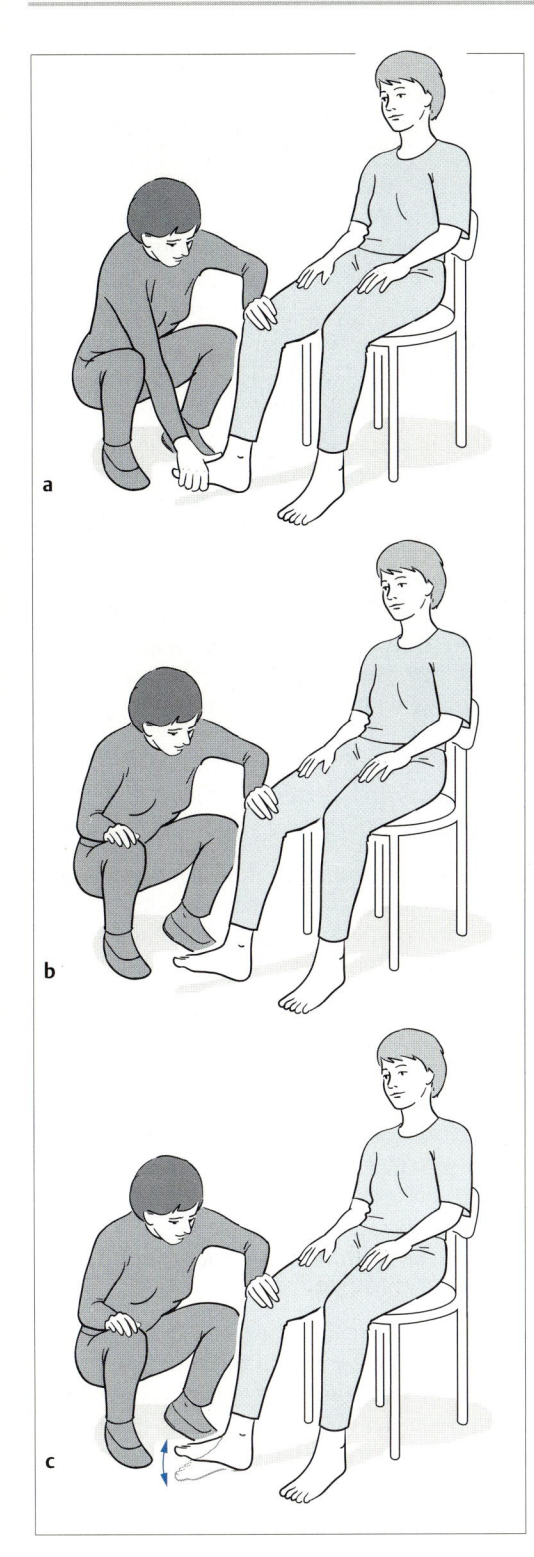

Stufe 4: Prüfung der Feinmotorik des Fußes:

Bewegungsauftrag:
a) Der Patient wird aufgefordert, im zügigen Tempo (ca. 120/Min.) wiederholt den Vorfuß hochzuziehen, dorsalextensorisch im oberen Sprunggelenk, und anschließend wieder kontrolliert bremsend fallen zu lassen, plantarflexorisch im oberen Sprunggelenk, wie beim Taktschlagen. Der Druck der Ferse am Boden bleibt erhalten.
b) Der Vorfuß soll nun während des Taktschlagens einmal etwas mehr rechts bzw. links den Bodenkontakt finden, außen- bzw. innenrotatorisch im Kniegelenk. Die Ferse bleibt dabei räumlicher Fixpunkt.
c) Nun bleibt der Vorfuß räumlicher Fixpunkt, und die Ferse schlägt den Takt, plantarflexorisch bzw. dorsalextensorisch im oberen Sprunggelenk durch Drehpunktverschiebung.

Beobachtungskriterien zur Beurteilung: Können die Bewegungen rhythmisch, ohne Halt bei der Bewegungsumkehr und in zügigem Tempo ausgeführt werden? Findet der Aufschlag des Vorfußes bzw. der Ferse gut hörbar und dosiert statt?

Prüfung der oberen Extremität in Spielfunktion:

Eine kontrollierte Spielfunktion des Armes ist immer abhängig von der proximalen Stabilisation der BWS in ihrer Nullstellung (vgl. Kap. 1.5.1).

Die Prüfung der Spielfunktion in den einzelnen Bewegungsniveaus bezieht sich auf deren spezifische Anforderungen bezüglich der Greiffunktion des Armes.

Abb. 4.**30 a–c**
a Prüfung der dorsalextensorischen Verankerungsfähigkeit im oberen Sprunggelenk. Die Therapeutin hält den Fuß im oberen Sprunggelenk in Nullstellung.
b Der Patient wird aufgefordert, die Stellung selbständig zu halten, dorsalextensorisch verankernd im oberen Sprunggelenk.
c Der Patient wird aufgefordert, aus der plantarflexorischen Ausgangsstellung den Fuß selbständig im oberen Sprunggelenk in eine Nullstellung und wieder zurück zur Ausgangsstellung zu bringen.

1. Niveau: Schultergelenk:
Die Greiffunktion erfordert eine Stabilisation im Schultergelenk bei flexorischer, ab-/adduktorischer und rotatorischer Verankerung. Da gleichzeitig ein kontrolliertes Heben und Senken des Armes gewährleistet werden muß, spricht man von einer *dynamischen,* sich anpassenden, Stabilisation im Schultergelenk.

2. Niveau: Ellbogen/Unterarm:
Voraussetzung einer zielgerichteten Bewegung ist eine selektive Anpassungsmöglichkeit flexorisch/extensorisch im Ellbogen bzw. pro-/supinatorisch im Unterarm.

3. Niveau: Handgelenk:
Greiffunktion bedeutet distale Stabilisation und gleichzeitig proximal selektive Bewegungsfähigkeit im Handgelenk. Die Verankerungsfähigkeit von Gewichten im Handgelenk steht im engen Zusammenhang mit der Feinmotorik der Hand.

U: Prüfung des 1. Bewegungsniveaus: Schultergelenk

Ausgangsstellung für die Stufe 1–4 ist der Sitz auf einem Stuhl. Die Körperlängsachse ist wenig nach hinten geneigt, Becken und Brustkorb haben dorsalen Kontakt mit einer Lehne. Bei Bedarf kann ein Kissen im Kreuz die dorsale Kontaktfläche verbessern. Die Hände haben Kontakt mit der ventralen Seite des Oberschenkels, das Gewicht der Arme ist abgegeben.

Stufe 1: flexorische Verankerungsfähigkeit im Humeroskapulargelenk (Abb. 4.**31 a** u. **b**):

Die Therapeutin bringt den zu prüfenden Arm in die gewünschte Ausgangsstellung: die Längsachse des Armes steht annähernd sagittotransversal im Schultergelenk, das Ellbogengelenk ist wenig flektiert. Die Handfläche schaut nach innen. Nun wird der Patient aufgefordert, diese Armstellung selbständig zu halten. Die Therapeutin überläßt dabei sukzessive das Gewicht des Armes dem Patienten (Endstellung Stufe 1).

Beobachtungskriterien zur Beurteilung: Kann der Patient die Stellung ohne beobachtbares Zittern halten, oder beginnen agonistische/antagonistische Bewegungsausschläge, flexorisch, extensorisch im Humeroskapulargelenk?

Stufe 2: konzentrischer Bewegungsauftrag, flexorisch im Humeroskapulargelenk (Abb. 4.**31 c**):

Der Patient wird aufgefordert, den Arm aus der Position der Ausgangsstellung durch konzentrische Bewegung in die Endstellung der Stufe 1 zu bewegen. Die Hand soll sich dabei geradlinig nach vorne oben bewegen; flexorisch im Humeroskapulargelenk, extensorisch im Ellbogengelenk durch Drehpunktverschiebung.

Beobachtungskriterien zur Beurteilung: Kann der Patient die Bewegung geradlinig ausführen? Oder beobachten wir wiederum ein Zittern bzw. rechts/links laterale Bewegungsausschläge vom Distanzpunkt Hand?

Stufe 3: exzentrischer Bewegungsauftrag, extensorisch im Humeroskapulargelenk (Abb. 4.**31 c**):

Aus der Endstellung der Stufe 1 soll der Patient den Arm zurück zur Ausgangsstellung bringen. Die Bewegung erfolgt nun exzentrisch fallverhindernd, extensorisch im Humeroskapulargelenk, flexorisch in Ellbogengelenk durch Drehpunktverschiebung.

Beobachtungskriterien zur Beurteilung: Die Beobachtungskriterien sind identisch mit denjenigen von Stufe 2.

Stufe 4: vgl. Anmerkung S. 182

U: Prüfung des 2. Bewegungsniveaus: Ellbogengelenk

Ausgangsstellung für Stufe 1–4 ist der Sitz vor einer Behandlungsbank. Die Körperlängsachse ist wenig nach vorne geneigt. Die ventrale Rumpfseite hat ungefähr auf Höhe des Bauchnabels Kontakt mit der Bankkante. Unterarm und Hand der zu prüfenden Seite haben lateralen Kontakt mit der Behandlungsbank. Die Unterarmlängsachse steht sagittotransversal. Das Handgelenk befindet sich in Nullstellung, die Flexions-Extensions-Achse steht vertikal. Unterarm und Hand der nicht zu prüfenden Seite haben ebenfalls Kontakt mit der Behandlungsbank, das Gewicht des Armes ist gut abgegeben.

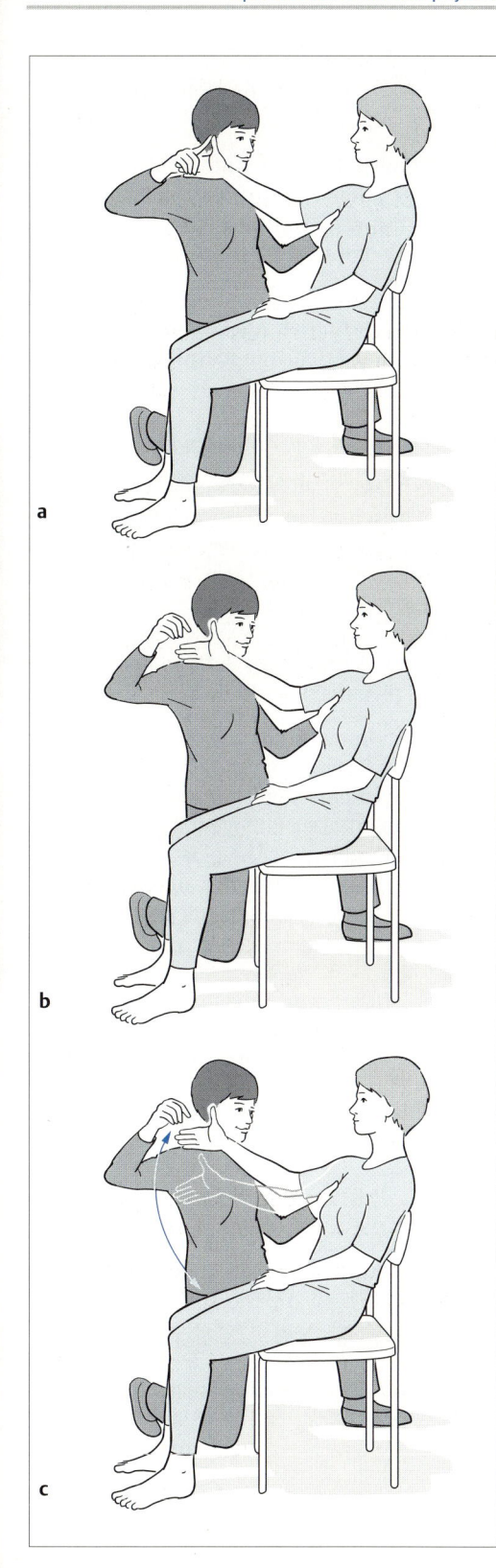

Stufe 1: flexorische Verankerungsfähigkeit im Ellbogengelenk (Abb. 4.**32 a** u. **b**):

Die Therapeutin manipuliert den zu prüfenden Unterarm in die gewünschte Ausgangsstellung: der Unterarm verliert den Kontakt mit der Behandlungsbank, das Ellbogengelenk steht in +/− 90° Flexion. Die Stellung im Handgelenk bleibt unverändert. Nun wird der Patient aufgefordert, die Stellung des Unterarmes selbständig zu halten. Die Therapeutin überläßt dabei sukzessive das Gewicht des Unterarmes dem Patienten (Endstellung Stufe 1).

Beobachtungskriterien zur Beurteilung: Kann der Patient die Stellung ohne beobachtbares Zittern halten, oder beginnen agonistische/antagonistische Bewegungsausschläge, flexorisch, extensorisch im Ellbogengelenk?

Stufe 2: konzentrische Bewegung, flexorisch im Ellbogen (Abb. 4.**32 c**):

Der Patient wird aufgefordert, den zu prüfenden Unterarm aus der Ausgangsstellung durch konzentrische Bewegung, flexorisch im Ellbogengelenk, in die Endstellung Stufe 1 zu bewegen.

Beobachtungskriterien zur Beurteilung: Kann der Patient die Bewegung harmonisch ausführen? Oder wird ein Zittern mit unkontrollierten flexorischen/extensorischen Bewegungsausschlägen im Ellbogen beobachtet?

Abb. 4.**31 a–c**
a Prüfung der flexorischen Verankerungsfähigkeit im Humeroskapulargelenk. Die Therapeutin bringt den zu prüfenden Arm in die gewünschte Ausgangsstellung.
b Der Patient wird sukzessive aufgefordert, die Stellung selbständig zu halten.
c Prüfung des flexorischen/extensorischen Bewegungsausschlages konzentrisch/exzentrisch im Humeroskapulargelenk.

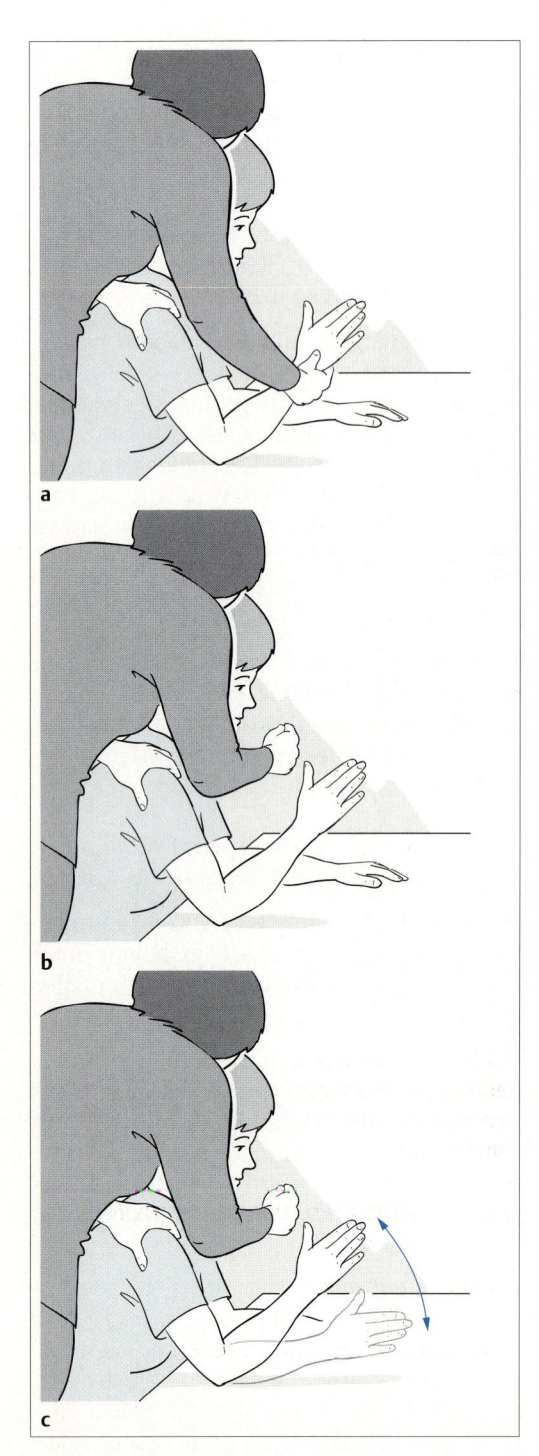

Stufe 3: exzentrische Bewegung, extensorisch im Ellbogengelenk (Abb. 4.**32 c**):

Aus der Endstellung der Stufe 1 soll der Patient den Unterarm wieder zurück zur Ausgangsstellung bringen. Die Bewegung erfolgt nun exzentrisch fallverhindernd, extensorisch im Ellbogengelenk.

Beobachtungskriterien zur Beurteilung: Die Beobachtungskriterien sind identisch mit denjenigen von Stufe 2.

Stufe 4: vgl. Anmerkung S. 182

Zusätzlich zur rhythmischen Bewegungsumkehr flexorisch/extensorisch im Ellbogen kann auch die rhythmische Bewegungsumkehr pro-/supinatorisch im Unterarm geprüft werden (Disdiadochokinese).

U: Prüfung des 3. Bewegungsniveaus: Handgelenk

Ausgangsstellung für Stufe 1–4 ist der Sitz vor einer Behandlungsbank. Die Unterarme haben mit der ventralen Seite Kontakt mit der Behandlungsbank. Der Ellbogen steht etwas vor dem Schultergelenk. Die Volarseite der Hand ist der Unterlage zugewendet. Die Flexions-Extensions-Achse im Handgelenk steht horizontal.

Stufe 1: dorsalextensorische Verankerungsfähigkeit im Handgelenk (Abb. 4.**33 a** u. **b**):

Die Therapeutin manipuliert beim zu prüfenden Arm die Hand in die gewünschte Stellung,

Abb. 4.**32 a–c**
a Prüfung der flexorischen Verankerungsfähigkeit im Ellbogengelenk. Die Therapeutin manipuliert den zu prüfenden Unterarm in die gewünschte Ausgangsstellung.
b Der Patient wird sukzessive aufgefordert, die Stellung selbständig zu halten.
c Prüfung des flexorischen/exzentrischen Bewegungsausschlages konzentrisch/exzentrisch im Ellbogengelenk.

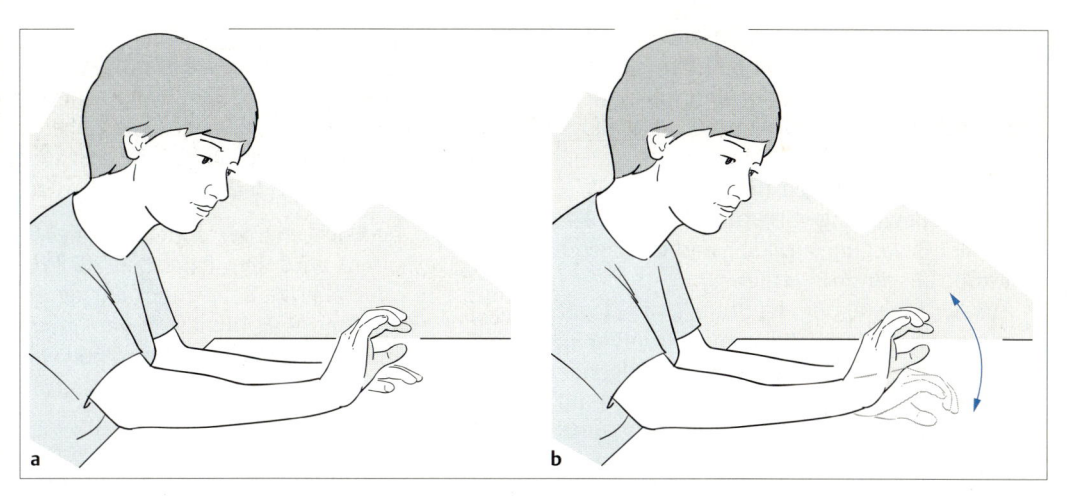

Abb. 4.33 a u. b
a Prüfung der dorsalextensorischen Verankerungsfähigkeit im Handgelenk.

b Prüfung der konzentrischen/exzentrischen Bewegung, dorsalextensorisch/volarflexorisch im Handgelenk.

dorsalextensorisch im Handgelenk. Die Fingergelenke befinden sich in einer aktuellen Ruhestellung. Anschließend wird der Patient aufgefordert, die Stellung zu halten, dorsalextensorisch verankernd im Handgelenk (Endstellung Stufe 1).

Beobachtungskriterien zur Beurteilung: Kann der Patient die Stellung ohne beobachtbares Zittern halten, oder beginnen agonistische/antagonistische Bewegungsausschläge, dorsalextensorisch, volarflexorisch im Handgelenk?

Stufe 2: konzentrische Bewegung, dorsalextensorisch im Handgelenk (Abb. 4.33 b):

Der Patient soll aus der Ausgangsstellung die Hand selbständig in die Endstellung Stufe 1 bewegen.

Beobachtungskriterien zur Beurteilung: Kann der Patient die Bewegung harmonisch ausführen? Oder kann ein Zittern mit unkontrollierten dorsalextensorischen/volarflexorischen Bewegungsausschlägen im Handgelenk beobachtet werden?

Stufe 3: exzentrische Bewegung, volarflexorisch im Handgelenk (Abb. 4.33 b):

Aus der Endstellung der Stufe 1 soll der Patient die Hand wieder zurück zur Ausgangsstellung bringen. Die Bewegung erfolgt nun exzentrisch fallverhindernd, volarflexorisch im Handgelenk.

Beobachtungskriterien zur Beurteilung: Die Beobachtungskriterien sind identisch mit denjenigen von Stufe 2. Analog der Prüfung im oberen Sprunggelenk wird die Prüfung der Verankerungsfähigkeit im Handgelenk bei Stufe 4 ebenfalls mit der Prüfung der Feinmotorik der Hand ergänzt.

Stufe 4: Prüfung der Feinmotorik der Hand:

Bewegungsauftrag:
a) Der Patient wird aufgefordert, im zügigen Tempo (ca. 120/Min.) wiederholt die Hand hochzuziehen, dorsalextensorisch im Handgelenk, und anschließend wieder kontrolliert bremsend fallen zu lassen, volarflexorisch im Handgelenk, wie beim Taktschlagen. Der Kontakt des Handballens mit der Unterlage bleibt erhalten.

b) Nun sollen die Finger während des Taktschlagens einmal etwas mehr rechts, bzw. links den Kontakt mit der Unterlage finden, radial- bzw. ulnarabduktorisch im Handgelenk.
Beobachtungskriterien zur Beurteilung: Können die Bewegungen rhythmisch, ohne Halt bei der Bewegungsumkehr und in zügigem Tempo ausgeführt werden?
c) Aus der Endstellung der Stufe 1, die Fingergelenke befinden sich in einer aktuellen Ruhestellung, wird dem Patienten folgender Bewegungsauftrag gegeben: ein rasch aufeinanderfolgendes, alternierendes Tippen aller Finger der Hand mit dem gleichseitigen Daumen (Abb. 4.**34**).
Beobachtungskriterien zur Beurteilung: Treffen die Fingerspitzen die Daumenkuppe, und kann das Tippen rasch und ohne Bewegungsunterbrechung durchgeführt werden?

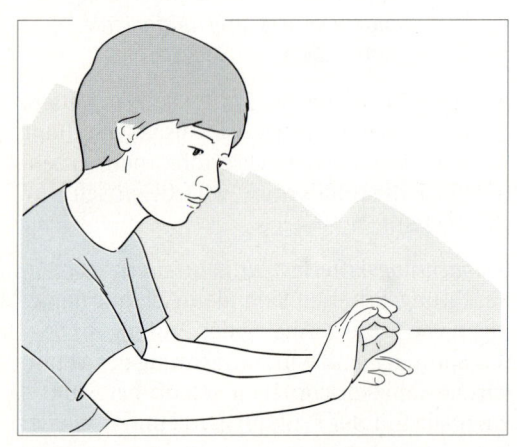

Abb. 4.**34** Prüfung der Feinmotorik der Hand: rasch aufeinanderfolgendes, alternierendes Tippen aller Finger der Hand mit dem gleichseitigen Daumen.

Prüfung der Stützfunktion der Extremitäten

Eine Stützfunktion ist gekennzeichnet durch zwei Hauptkriterien:
a) Die Druckzunahme der Extremität gegenüber der Unterlage,
b) die gegensinnig aktive Widerlagerung der Rotationskomponente (vgl. Kap. 2.4.4).

Durch die Abweichungen der Gleichgewichtsreaktionen bei Koordinationsstörungen (vgl. Kap. 4.2) werden diese beiden Hauptkriterien wesentlich beeinflußt. Es ist deshalb naheliegend, daß eine Koordinationsstörung sich auch in der Stützfunktion bemerkbar machen wird.

Nach der Beobachtung des spontanen Bewegungsverhaltens wird dem Patienten zur Prüfung ein kontrollierter Bewegungsauftrag erteilt und dabei beurteilt, inwieweit der Patient seine Koordinationsschwierigkeiten bei vermehrter Konzentration noch bewußt kontrollieren kann.

Prüfung der unteren Extremität in Stützfunktion

Beurteilung und Prüfung des Sitz-Stand-Überganges

Bewegungsverhalten der Norm vgl. Kap. 2.1.2.

Schwierigkeiten beim Sitz-Stand-Übergang durch Koordinationsstörungen

Im Bewegungsverhalten des Patienten kann eine ungenügende Vorneigung der Körperlängsachse beobachtet werden. Dadurch überwiegen die bremsenden Gewichte hinter der Trennebene. Der Patient kompensiert dies deshalb mit Schwung oder versucht sich, wo möglich, hochzuziehen (Abb. 4.**35 a** u. **b**).

Die Trennebene ist eine vertikal stehende Beobachterebene, die durch die Mitte der Unterstützungsfläche verläuft. Sie trennt für den Beobachter den Patienten in einen rechten und einen linken Teil. In bezug auf eine bestimmte Bewegungsrichtung bestimmt sie die potentiell beschleunigenden und bremsenden Gewichte des Patienten (Abb. 3.**6**).

Folgende Auswirkungen der Koordinationsstörungen lassen die Schwierigkeiten im Sitz-Stand-Übergang erklären:

a) *eine gestörte Druckwahrnehmung:* Dem Patienten fehlt die Wahrnehmung in bezug auf Druckzunahme bzw. -abnahme. Dadurch geht die Fähigkeit, Gewichte vor bzw. hinter der Trennebene auszugleichen, verloren. Die Vorneigung der Körperlängsachse ist dadurch nicht adäquat.

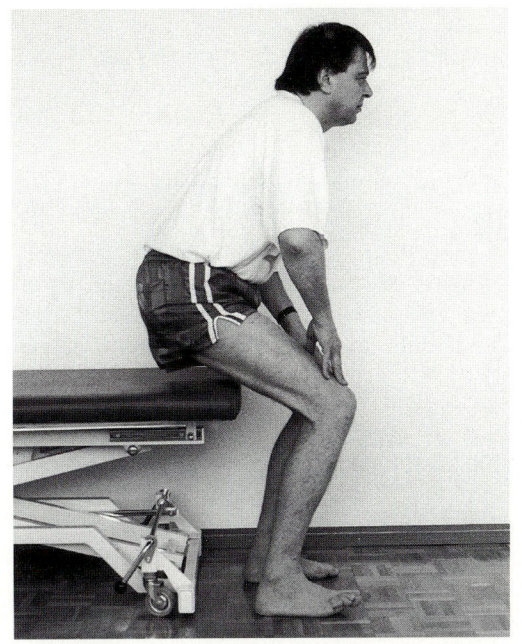

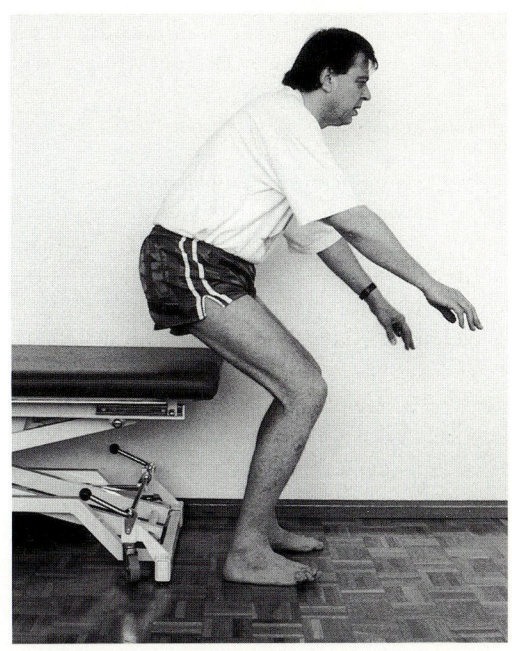

Abb. 4.**35 a u. b** Ungenügende Vorneigung des Rumpfes im Sitz-Stand-Übergang. Die bremsenden Gewichte hinter der Trennebene überwiegen, der Patient kompensiert mit Schwung.

b) *fehlende oder verminderte selektive Verankerungsfähigkeit:* Bremsende Gewichte im Sitz-Stand-Übergang, bedingt durch zuwenig Vorneigung der Körperlängsachse, werden in der Norm durch eine angepaßte reaktive muskuläre Aktivität, flexorisch im Hüftgelenk und dorsalextensorisch im oberen Sprunggelenk kontrolliert. Bei fehlender oder verminderter Selektivität der ventralen Verankerungsfähigkeit kann diese Kontrolle nicht wahrgenommen werden. Gleichzeitig macht aber eine fehlende extensorische Verankerung im Hüftgelenk auch eine adäquate Vorneigung der Körperlängsachse unmöglich.

c) *fehlende oder verminderte Stabilisationsfähigkeiten im Rumpf:* Eine Vorneigung der Körperlängsachse bedingt gute Stabilisationsfähigkeit im Rumpf. Bei Stabilisationsschwierigkeiten fixiert sich das Becken muskulär im Hüftgelenk und läßt keine oder nur wenig Bewegung zu. Eine Vorneigung der Körperlängsachse, eingeleitet durch eine Flexion des Beckens in den Hüftgelenken, kann deshalb nicht erfolgen.

Die beschriebenen Schwierigkeiten führen zu großer Unsicherheit des Patienten und dadurch verständlicherweise zu zunehmender Angst. Dies blockiert den Patienten in seinem spontanen Bewegungsverhalten zusätzlich.

U: *Prüfung des kontrollierten Überganges vom Sitz zum Halbstand* (Abb. 4.**36 a u. b**)

Nach der Beobachtung des spontanen Bewegungsverhaltens im Sitz-Stand-Übergang, werden dem Patienten zur Prüfung die Bedingungen für den kontrollierten Übergang vom Sitz zum Halbstand erläutert:

- Die Bewegung muß flexorisch im Hüftgelenk beginnen.
- Der Druck unter den Fußsohlen nimmt gleichmäßig zu.
- Der Abstand zwischen Symphyse und Bauchnabel bleibt unverändert.
- Der Abstand zwischen Bauchnabel und Incisura jugularis bleibt unverändert.
- Der Abstand zwischen rechter und linker Patella bleibt unverändert.

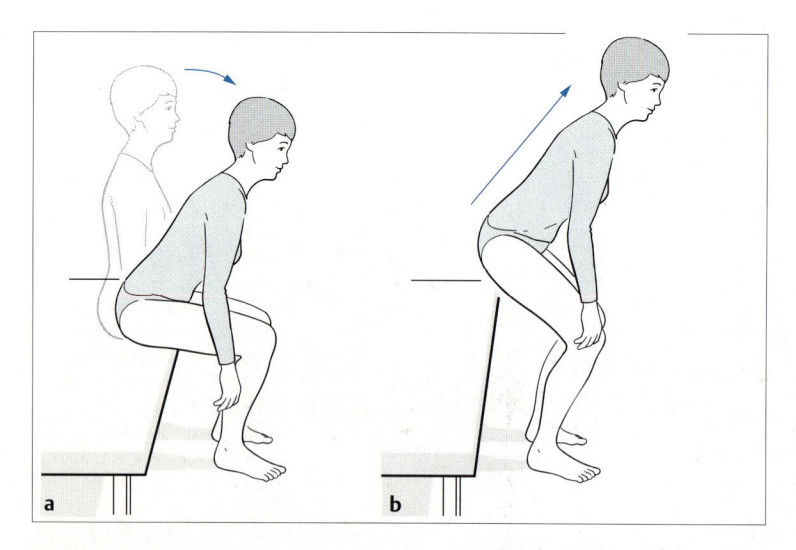

Abb. 4.36 a u. b Kontrollierter Übergang vom Sitz zum Halbstand.

- Der Schultergürtel liegt auf dem Brustkorb auf und darf sich nicht muskulär fixieren. Er bleibt frei beweglich.

Beurteilt wird, inwieweit der Patient seine Koordinationsschwierigkeiten bei vermehrter Konzentration noch bewußt kontrollieren kann.

Prüfung der potentiellen Bewegungsbereitschaft des Hüftgelenkes im Stand

Unter potentieller Bewegungsbereitschaft wird die Fähigkeit verstanden, kleine Bewegungsausschläge in einem oder mehreren Gelenken, im Sinne einer Gleichgewichtsreaktion zuzulassen. Dies fordert freie Bewegungstoleranzen sowie muskuläre Ansprechbarkeit und Selektivität.

Für die Prüfung im Niveau Hüftegelenk gelten folgende Kriterien:

- Das Bewegungsausmaß wird bewußt klein gewählt.
- Es wird keine endgradige Bewegung im Hüftgelenk angestrebt.
- Der Brustkorb soll von der Bewegung nicht erfaßt werden. Er bleibt räumlicher Fixpunkt.

U: *Prüfung der ab-/adduktorischen potentiellen Bewegungsbereitschaft* (Abb. 4.37 a u. b)

Ausgangsstellung ist der aufrechte Zweibeinstand mit deblockierten Kniegelenken. Die Fußsohlen haben in hüftgelenkbreitem Abstand Bodenkontakt. Becken, Brustkorb und Kopf sind in die vertikal stehende Körperlängsachse eingeordnet. Die Arme befinden sich in Nullstellung. Die Therapeutin versucht nun manipulativ, den rechten/linken Trochanterpunkt des Patienten geradlinig nach rechts bzw. links zu schieben. Dies erfordert ab-/adduktorische Bewegung in den Hüftgelenken. Der Patient wird aufgefordert, die Bewegung zuzulassen. Die Spinaverbindung bleibt horizontal.

Beurteilungskriterium: Kann der Trochanterpunkt ohne spürbaren Widerstand, durch ab-/adduktorische Anpassung in den Hüftgelenken nach rechts/links verschoben werden?

U: *Prüfung der flexorisch-extensorischen potentiellen Bewegungsbereitschaft* (Abb. 4.38)

Die Ausgangsstellung bleibt unverändert. Die Therapeutin manipuliert den rechten/linken Trochanterpunkt gleichzeitig wenig nach vor-

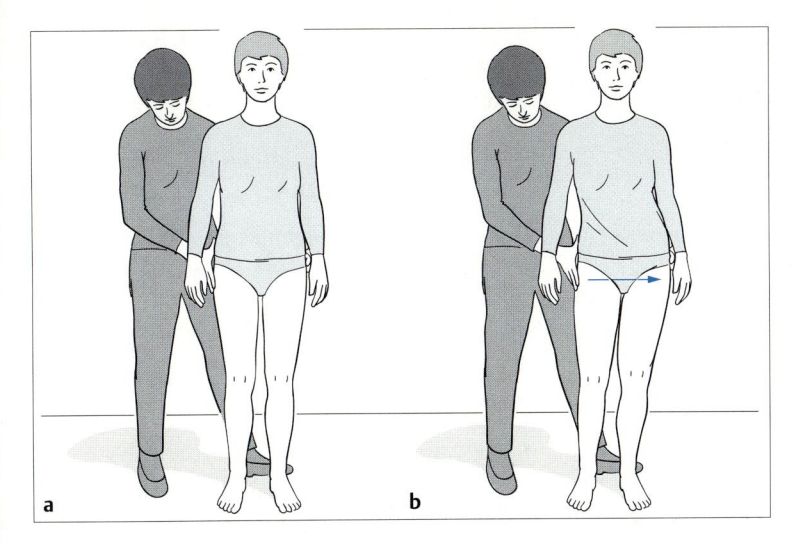

Abb. 4.37 a u. b
a Ausgangsstellung zur Prüfung der potentiellen Bewegungsbereitschaft ab-/adduktorisch im Hüftgelenk.
b Der Therapeut versucht manipulativ, den rechten/linken Trochanterpunkt des Patienten geradlinig nach rechts bzw. links zu schieben. Der Patient wird aufgefordert, die Bewegung zuzulassen. Die Spinaverbindung bleibt horizontal.

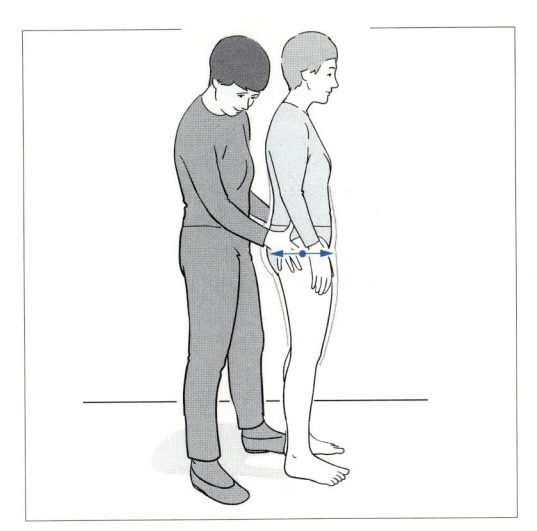

Abb. 4.38 Prüfung der potentiellen Bewegungsbereitschaft flexorisch/extensorisch im Hüftgelenk. Der Therapeut manipuliert den rechten/linken Trochanterpunkt gleichzeitig wenig nach vorne/hinten. Der Patient wird wiederum aufgefordert, die Bewegung zuzulassen. Es findet eine kleine Bewegung in den Hüftgelenken statt. Der Fußsohlen-Boden-Kontakt bleibt erhalten.

ne/hinten. Es findet eine kleine Bewegung extensorisch bzw. flexorisch in den Hüftgelenken statt. Der Patient wird aufgefordert, die Bewegung zuzulassen. Der Fußsohlen-Boden-Kontakt bleibt erhalten.

Beurteilungskriterium: Kann der Trochanterpunkt ohne spürbaren Widerstand, durch extensorisch-flexorische Anpassung in den Hüftgelenken nach vorne/hinten verschoben werden?

Prüfung der rotatorischen potentiellen Bewegungsbereitschaft

Ausgangsstellung ist der aufrechte Stand mit Hauptbelastung rechts bzw. links. Becken, Brustkorb und Kopf sind in die vertikal stehende Körperlängsachse eingeordnet. Der linke bzw. rechte Fuß hat noch Bodenkontakt, das Eigengewicht des Beines ist abgegeben. Die Arme hängen frei (Abb. 4.**39a**).

Bei der nachfolgenden Prüfung soll das Becken im rechten bzw. linken Hüftgelenk innen- bzw. außenrotatorisch drehen. Die linke bzw. rechte Spina iliaca anterior superior geht dabei alternierend nach ventral/medial bzw. dorsal/medial. Die Spinaverbindung bleibt horizontal.

Bei großer Unsicherheit des Patienten kann die linke bzw. rechte Hand Kontakt mit einer Behandlungsbank haben. Dadurch wird die Anforderung der abduktorischen Verankerung des Beckens im rechten bzw. linken Hüftgelenk vermindert, die Ausgangsstellung wird erleichtert. Der rechte bzw. linke Arm bleibt in Nullstellung.

Schwierigkeiten bei der Kontrolle der rotatorischen Bewegungsbereitschaft im Hüftgelenk durch Koordinationsstörungen

a) *durch Fixation im Hüftgelenk:*
Ein transversaler Bewegungsausschlag des Beckens bei gleichzeitig kontrolliertem Einbeinstand bedingt eine erhöhte dynamische Stabilisation im Hüftgelenk des Standbeines. Das Hüftgelenk muß in zwei von drei Bewegungskomponenten, nämlich Flexion/Extension sowie Ab-/Adduktion stabilisiert werden, während die dritte Bewegungskomponente, die Rotation, frei beweglich sein soll. Koordinationsschwierigkeiten der unteren Extremitäten äußern sich durch abnorme muskuläre Fixierung in den Hüftgelenken. Diese Fixierung läßt keine dynamische Stabilisation zu.

b) *durch fehlende oder verminderte muskuläre Selektivität:*
Um bei einer Drehung des Beckens im Hüftgelenk das Gleichgewicht zu halten, muß der weiterlaufende Effekt selektiv widerlagernd im Vorfuß pro-/supinatorisch bzw. in-/eversorisch begrenzt werden. Das Kniegelenk bleibt dann räumlicher Fixpunkt. Koordinationsstörungen erschweren eine Gleichgewichtsreaktion im Sinne dieser aktiven Widerlagerung oder machen sie unmöglich. Dies äußert sich durch eine unerwünschte weiterlaufende Mehrbelastung des lateralen bzw. medialen Fußrandes.

U: *Prüfungsdurchführung*
(Abb. 4.39 a–c)

Der Patient wird aufgefordert, das Becken im rechten Hüftgelenk innen- bzw. außenrotatorisch zu drehen. Die Therapeutin darf die Bewegung manipulativ unterstützen.

Folgende Bedingungen werden dabei an den Patienten gestellt:

- Die Spinaverbindung bleibt horizontal.
- Das rechte Kniegelenk wird von der weiterlaufenden Bewegung nicht erfaßt. Es bleibt räumlicher Fixpunkt.
- Der Druck innerhalb der rechten Fußsohle verändert sich nicht. Es kommt nicht zur Mehrbelastung des lateralen bzw. medialen Fußrandes.
- Die Körperlängsachse bleibt vertikal.

Treten Schwierigkeiten auf, so kann die Therapeutin durch manuelle Hilfestellung helfen, das rechte Kniegelenk des Patienten als räumlichen Fixpunkt zu halten. Oder aber sie übernimmt ein Teilgewicht des Brustkorbes und bestimmt ihn dadurch zum räumlichen Fixpunkt.

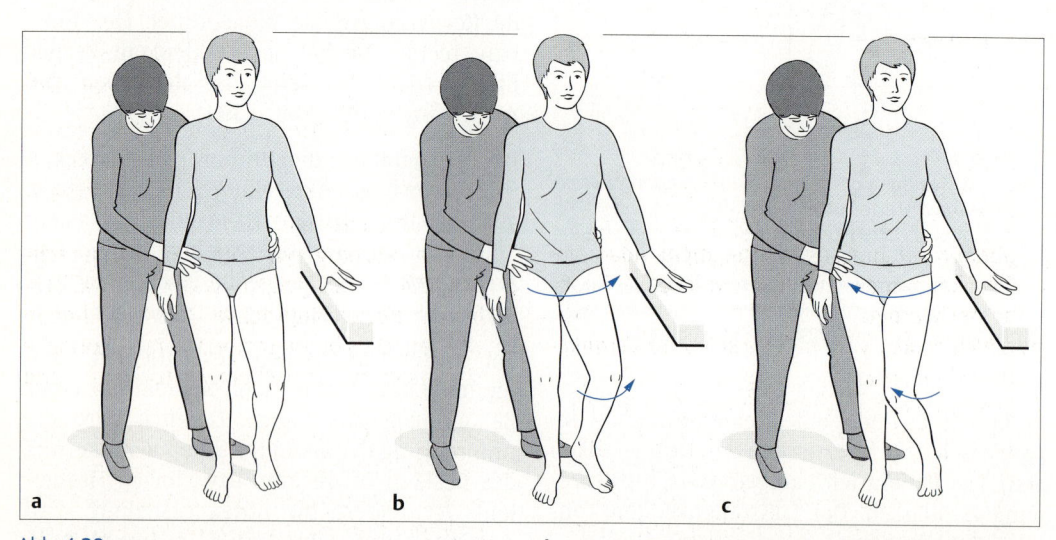

Abb. 4.**39** a–c
a Ausgangsstellung zur Prüfung der Kontrolle der Transversalebene im rechten Hüftgelenk.

b u. c Der Patient wird aufgefordert, das Becken im rechten Hüftgelenk innen- bzw. außenrotatorisch zu drehen. Der Therapeut unterstützt die Bewegung manipulativ.

Beurteilungskriterium: Kann das Becken bei den gestellten Bedingungen ohne spürbaren Widerstand im rechten Hüftgelenk innen- bzw. außenrotatorisch gedreht werden?

U: Prüfung der Gewichtsverschiebungen im Stand

Aufbauend auf die potentielle Bewegungsbereitschaft in den Hüftgelenken kann nun die Fähigkeit der Kontrolle im Einbeinstand bzw. die Fersen-/Vorfußbelastung getestet werden.

Kontrolle in der Frontalebene

Bewegungsverhalten der Norm vgl. Kap. 2.4.4.

Schwierigkeiten bei der Gewichtsverschiebung vom Parallelstand zum Einbeinstand rechts, bedingt durch Koordinationsstörungen

Wird der Patient aufgefordert, sein rechtes Bein mehr zu belasten, so beobachtet man eine spontane Lateralflexion der BWS rechtskonkav. In den Hüftgelenken findet keine Drehpunktverschiebung statt. Das linke Bein wird nicht entlastet (Abb. **4.40**).

Folgende Auswirkungen der Koordinationsstörungen lassen dies erklären:

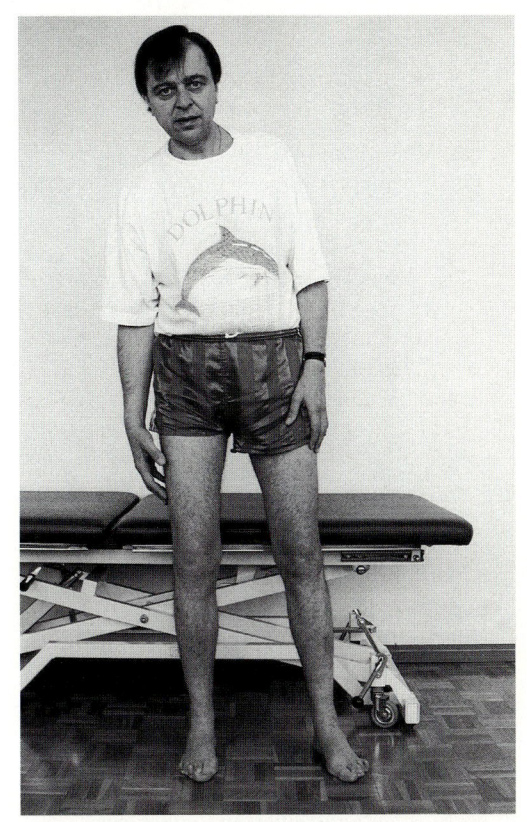

Abb. 4.**40** Spontane Seitneigung des Rumpfes rechtskonkav, bei der Aufforderung das rechte Bein vermehrt zu belasten.

a) *gestörte Druckwahrnehmung:*
   Entsprechend der Schwierigkeiten im Sitz-Stand-Übergang fehlt dem Patienten die Wahrnehmung in bezug auf Druckzunahme bzw. -abnahme. Unter dem linken Fuß kann der Druck nicht adäquat abgebaut werden, um schließlich mit dem linken Bein in Spielfunktion zu kommen. Statt der Druckabnahme kann sogar eine nicht adäquate Druckzunahme unter dem linken Fuß beobachtet werden.

b) *fehlende oder verminderte selektive Verankerungsfähigkeit:*
   Die Fähigkeit, mit dem linken Bein in Spielfunktion zu kommen, bedingt die Verankerung des Beines flexorisch ans Becken bzw. die Verankerung des Beckens abduktorisch an den rechten Oberschenkel und lateralflexorisch links-konkav an den Brustkorb. Ist die selektive Verankerungsfähigkeit fehlend oder deutlich vermindert, kann keine Druckabnahme unter dem linken Fuß erfolgen. Die gewünschte Gewichtsübernahme des rechten Beines kann dadurch nicht erfolgen.

c) *fehlende oder verminderte Stabilisationsfähigkeit im Rumpf:*
   Um das Körpergewicht ganz über den rechten Fuß zu bringen, muß die vertikal stehende Körperlängsachse mit verschoben werden. Dies bedingt eine lateralflexorische Stabilisation zwischen Brustkorb und Becken.

d) *fehlende oder verminderte potentielle Bewegungsbereitschaft in den Hüftgelenken:*
   Koordinationsschwierigkeiten der unteren Extremitäten äußern sich durch muskuläre Fixierung in den Hüftgelenken. Die potentielle Bewegungsbereitschaft in den Hüftge-

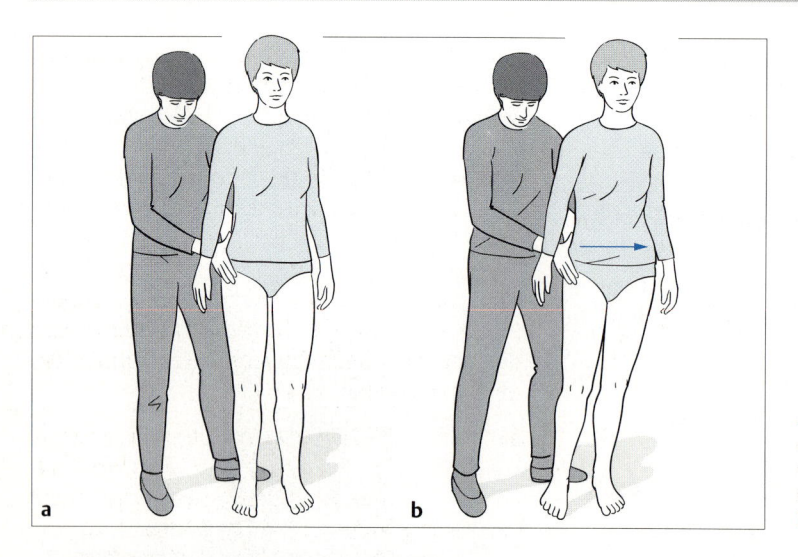

Abb. 4.41 a u. b Prüfung der kontrollierten Gewichtsverschiebung vom Parallelstand zum Einbeinstand links.

lenken geht dadurch verloren, die Drehpunktverschiebung ab-/adduktorisch im Hüftgelenk kann dadurch nicht stattfinden. Kompensatorisch versucht der Patient deshalb, das Brustkorbgewicht einzusetzen. Es kommt zur Lateralflexion der BWS rechtskonkav.

U: *Prüfung der kontrollierten Gewichtsverschiebung zum Einbeinstand rechts*
(Abb. 4.**41 a** u. **b**)
Nach der Beobachtung des spontanen Bewegungsverhaltens wird versucht, die Gewichtsverschiebung manipulativ über eine Horizontalverschiebung der Trochanterpunkte einzuleiten. Als Hilfe kann der Brustkorb des Patienten eventuell durch die Therapeutin geführt werden.

Die Bedingungen des kontrollierten Einbeinstandes werden dem Patienten nun erklärt:

- Der Druck unter dem rechten Fuß nimmt gleichmäßig zu.
- Der Druck unter dem linken Fuß nimmt ab, bis der Fuß schlußendlich den Bodenkontakt verliert.
- Die Spinaverbindung bleibt horizontal.
- Das rechte Kniegelenk darf sich weder nach hinten noch aus der Bewegungsrichtung bewegen.
- Die Körperlängsachse bleibt vertikal.

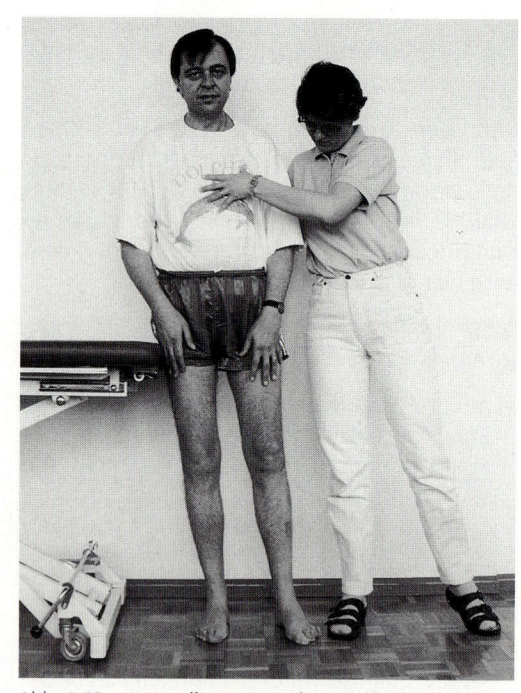

Abb. 4.42 Kontrollierte Gewichtsverschiebung zur Seite. Als Hilfe kann der Brustkorb des Patienten durch die Therapeutin geführt werden.

- Der Abstand zwischen Processus xiphoideus und rechter/linker Spina iliaca anterior superior bleibt unverändert.
- Der Abstand zwischen Incisura jugularis und rechtem/linkem Ohrläppchen bleibt unverändert.

Beurteilt wird, wie weit der Patient bei vermehrter Konzentration die zuvor beobachteten Koordinationsschwierigkeiten noch bewußt kontrollieren kann (Abb. 4.**42**).

> Die Konstitution des Patienten bestimmt das Bewegungsausmaß der Lateralverschiebung. Ein kleiner Hüftgelenksabstand läßt beispielsweise nur ein kleines Bewegungsausmaß zu, während mit einem verhältnismäßig breiten Becken eine große Lateralverschiebung möglich ist.

Kontrolle in der Sagittalebene

> Bewegungsverhalten der Norm vgl. Kap. 2.4.4.

Kritische Punkte der kontrollierten Gewichtsverschiebung zur Vorfuß- bzw. Fersenbelastung sind der rechte/linke Trochanterpunkt, die geradlinig nach vorne wenig oben bzw. nach hinten gehen, extensorisch bzw. flexorisch in den Hüftgelenken durch Drehpunktverschiebung. Gleichzeitig bewegt sich die vertikal stehende Körperlängsachse nach vorne/oben bzw. hinten.

Schwierigkeiten bei der Gewichtsverschiebung zum Vorfuß-/Fersenstand, bedingt durch Koordinationsstörungen

Der Vorfußstand/Fersenstand bedeutet deutliche Verkleinerung der Unterstützungsfläche. Für Patienten mit Koordinationsstörungen ist dies eine sehr hohe Anforderung, wird doch spontan immer eine große Unterstützungsfläche gewählt. Auf die Aufforderung, spontan und selbständig in den Vorfußstand/Fersenstand zu kommen, wird der Patient verständlicherweise mit Ablehnung reagieren. Gleich zu Beginn werden deshalb Hilfestellungen gegeben und dabei das Bewegungsverhalten des Patienten beurteilt. Folgende Auswirkungen der Koordinationsschwierigkeiten können beobachtet werden:

a) *Fixation im Hüftgelenk:* Durch die gestörte Druckwahrnehmung kann die Gewichtsverschiebung nach vorne zum Vorfußstand bzw. nach hinten zum Fersenstand zu wenig oder gar nicht kontrolliert werden. Bei der manipulativen Hilfe, den rechten/linken Trochanterpunkt nach vorne/wenig oben bzw. nach hinten zu bewegen, ist bei Koordinationsstörungen deshalb ein deutlicher Widerstand spürbar, da das Niveau Hüftgelenk muskulär fixiert ist und die potentielle Bewegungsbereitschaft in den Hüftgelenken dadurch verlorengegangen ist.

b) *Unadäquates oder fehlendes Einsetzen von Gegengewichten:* Bei diskreteren Koordinationsstörungen kann die Drehpunktverschiebung mit manipulativer Hilfe am Trochanterpunkt oder durch Abnahme eines Teilgewichtes des Brustkorbes erreicht werden. Gleichzeitig wird eine Fixation im

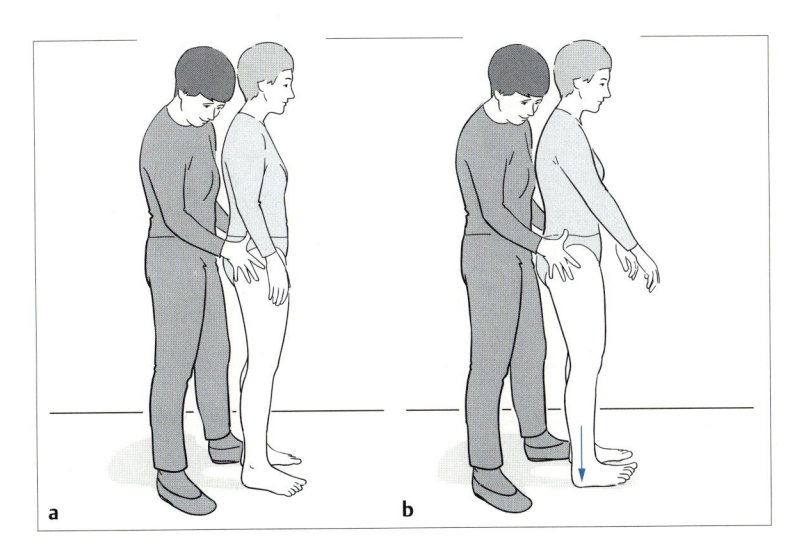

Abb. 4.**43** a u. **b** Prüfung der kontrollierten Gewichtsverschiebung im Stand zur vermehrten Fersenbelastung.

Schultergürtel beobachtet oder aber die Arme werden flexorisch bzw. extensorisch in den Schultergelenken in die Bewegungsrichtung geführt. Der spontane Einsatz der Arme als Gegengewicht, also entgegengesetzt zur Bewegungsrichtung, fehlt.

U: *Prüfung der kontrollierten Gewichtsverschiebung zum Vorfuß-/Fersenstand*
(Abb. 4.**43a** u. **b**, 4.**44a** u. **b**)
Bedingt durch die verkleinerte Unterstützungsfläche in der Endstellung kann die Prüfung der kontrollierten, selbständigen Gewichtsverschiebung nur bei Patienten mit sehr diskreten Koordinationsstörungen ausgeführt werden.

Kritische Punkte der kontrollierten Gewichtsverschiebung zur Vorfuß- bzw. Fersenbelastung sind der rechte/linke Trochanterpunkt, die geradlinig nach vorne/wenig oben bzw. nach hinten gehen, extensorisch bzw. flexorisch in den Hüftgelenken durch Drehpunktverschiebung. Gleichzeitig bewegt sich die vertikal stehende Körperlängsachse nach vorne/oben bzw. hinten.

Folgende Bedingungen werden dabei an den Patienten gestellt:

- Die Bewegung beginnt im Hüftgelenk durch Drehpunktverschiebung.
- Der Druck unter dem Vorfuß bzw. der Ferse nimmt kontinuierlich zu.
- Der Abstand zwischen rechter und linker Patella bleibt unverändert, das Kniegelenk bleibt deblockiert.
- Die Körperlängsachse bleibt vertikal und bewegt sich im Raum wenig nach vorne/oben bzw. nach hinten.
- Der Abstand zwischen Bauchnabel und Incisura jugularis bleibt unverändert.
- Der Schultergürtel liegt dem Brustkorb auf und darf sich nicht muskulär fixieren. Er bleibt frei beweglich.

Prüfung der oberen Extremität in Stützfunktion

Beurteilung der Stützfunktion im Sitz

Schwierigkeiten bei der Stützfunktion der Arme, bedingt durch Koordinationsstörungen

a) *durch gestörte Druckwahrnehmung:*
Bei guter Stützfunktion erfolgt die Druckzunahme unter der Hand durch die Verankerung des Brustkorbgewichtes am Schultergürtel. Dem Patienten mit Koordinationsstörungen aber fehlt die Wahrnehmung in bezug auf Druckzunahme bzw. -abnahme. Dadurch geht die Fähigkeit verloren, dosiert Gewicht am Schultergürtel zu verankern.

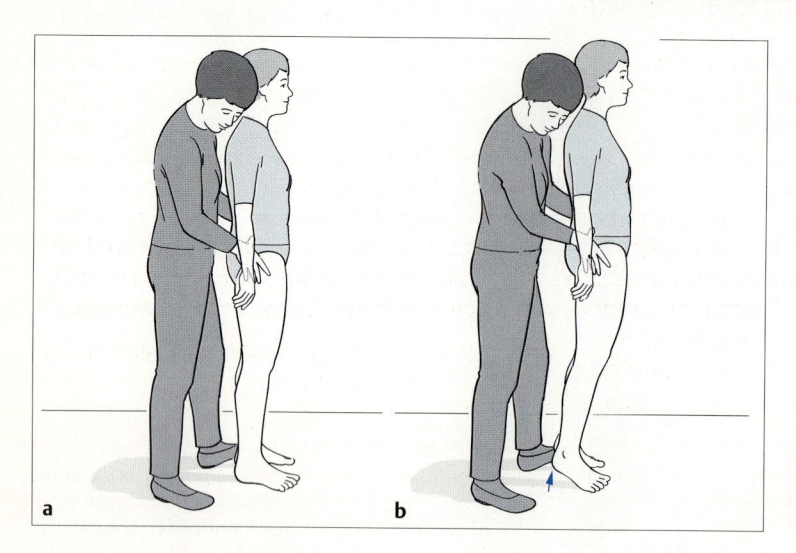

Abb. 4.**44a** u. **b** Prüfung der kontrollierten Gewichtsverschiebung im Stand zum Vorfußstand.

b) *durch fehlende oder verminderte Selektivität der Muskulatur:*
Für die Verankerung des Brustkorbgewichtes am Schultergürtel sind die fallverhindernden Muskelaktivitäten zwischen Brustkorb und Scapula ausschlaggebend.

- **Beispiel:** Bei vertikaler Ausrichtung der Körperlängsachse wirken die Dorsalextensoren am Handgelenk, die Extensoren am Ellbogengelenk und die Abduktoren am Schultergelenk fallverhindernd gegen die Richtung des Druckes, bei einer geforderten Stützaktivität des Armes. Die außenrotatorische Aktivität im Schultergelenk muß zudem über die pronatorische Verschraubung des Unterarmes aktiv widerlagert werden.

Bedingt durch die veränderte Einwirkung der Schwerkraft bei unterschiedlicher Ausrichtung der Körperlängsachse bzw. der Armlängsachse (z.B. im Vierfüßlerstand) verändern sich selbstverständlich die geforderten fallverhindernden Muskelaktivitäten.

Durch eine fehlende oder verminderte Selektivität können bei einer geforderten Stützaktivität die fallverhindernden Muskelaktivitäten bzw. die aktiven Widerlagerungen nicht kontrolliert werden.

c) *durch fehlende oder verminderte Stabilisationsfähigkeit der BWS:*
Nur bei stabilisierter BWS kann das Brustkorbgewicht über den Schultergürtel verankert werden. Die gute Stabilisation der BWS ist deshalb immer Voraussetzung einer guten Stützfunktion der Arme. Die Anforderung an die Stabilisation der BWS ist ihrerseits wiederum abhängig von der Ausgangsstellung in bezug auf die einwirkende Schwerkraft. So wird bei vertikaler Ausgangsstellung primär die extensorische Stabilisation gefordert, während bei zunehmender Neigung (z.B. ventrale Stützaktivität der Arme im Stand) vermehrt die rotatorische Stabilisation angesprochen wird.

U: *Prüfung der Stützfunktion im Sitz* (Abb. 4.**45**)

Ausgangsstellung ist der aufrechte Sitz auf einer Behandlungsbank. Die Fußsohlen haben Bodenkontakt. Durch die Ausgangsstellung im Sitz wird die Anforderung einer kontrollierten Gewichtsübertragung auf die Beine bewußt ausgeschaltet.

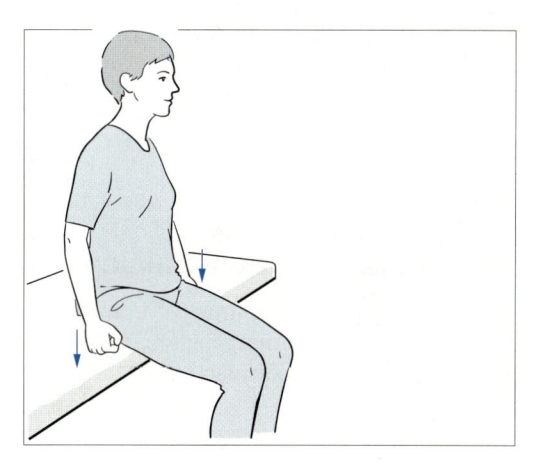

Abb. 4.**45** Prüfung der Stützfunktion im Sitz: Der Patient wird aufgefordert, den Druck unter der rechten/linken Hand deutlich und gleichmäßig zu erhöhen. Schulter und Ellbogen bleiben räumlicher Fixpunkt, das Gesäß darf den Kontakt mit der Bank nicht verlieren.

Becken, Brustkorb und Kopf sind in die vertikal stehende Körperlängsachse eingeordnet. Die Hände liegen mit Handballenkontakt oder zu Fäusten geballt symmetrisch neben den Hüftgelenken auf der vorderen Bankkante. (Die Armlänge bestimmt die notwendige Ausgangsstellung.) Der Ellbogen ist wenig flektiert, die Ellbogenspitzen schauen nach hinten, die Fingerspitzen bzw. die Daumen nach vorne. Bei sehr kurzen Armen bzw. einem verhältnismäßig langen Rumpf muß die Kontaktstelle mit den Händen evtl. etwas erhöht werden.

Der Patient wird nun aufgefordert, den Druck unter der rechten/linken Hand bzw. Faust deutlich und gleichmäßig zu erhöhen. Das Gesäß darf den Kontakt mit der Bank nicht verlieren.

Zur Beurteilung einer guten Stützfunktion der Arme in sitzender Ausgangsstellung dienen folgende Orientierungsparameter:

- Die Skapula findet eine möglichst optimale Kongruenz mit dem Brustkorb. Der mediale Skapularand liegt nahe der BWS und verläuft annähernd parallel zur BWS.
- Rechte und linke Schulter bleiben räumlicher Fixpunkt.
- Die Ellbogen bleiben in wenig Flexion deblockiert, die Ellbogenspitzen schauen nach hinten.

Ist die kontrollierte Stützfunktion der Arme nicht möglich, so wird der Einsatz des Stockes als Gehhilfsmittel deutlich erschwert und führt zu sekundären Überlastungen im Nacken-Schultergürtel-Bereich. Ausgeprägte Schwierigkeiten machen den Einsatz des Stockes als Gehhilfsmittel unmöglich.

4.6 Behandlungsziele und therapeutische Maßnahmen beim primären Symptombild der zerebellaren Ataxie

4.6.1 Funktions- oder Kompensationstraining?

Um die Behandlungsziele angepaßt definieren zu können, ist es unumgänglich, auch das Symptombild der Ataxie nach verschiedenen Schweregraden einzuteilen. Nachfolgend werden Kriterien zur Unterscheidung einer ausgeprägten und einer diskreten Ataxie definiert. Auch hier dient als Maßstab die Kontrolle über das Bewegungsverhalten.

Abhängig vom Schweregrad der Behinderung variieren schließlich die Behandlungsziele. Während beispielsweise bei einer diskreten Ataxie die Kontrolle funktioneller Bewegungsabläufe geübt wird, liegen bei einer ausgeprägten Ataxie die Schwerpunkte primär beim Training von Kompensationen im Bewegungsverhalten, um die Selbständigkeit des Patienten bestmöglich zu erhalten. In der Behandlung wird deshalb zwischen einem *Funktionstraining* und einem *Kompensationstraining* unterschieden.

4.6.2 Unterteilung nach verschiedenen Schweregraden

Ausgeprägte Rumpfataxie

Das Bewegungsverhalten einer ausgeprägten Rumpfataxie charakterisiert sich wie folgt:

- Der Lagewechsel von Rückenlage in Seitlage (und umgekehrt) kann nur mit Hilfe einer Drittperson und/oder deutlichen Kompensationsmechanismen erfolgen.
- Der Transfer Bett – Stuhl (und umgekehrt) kann nur mit Hilfe einer Drittperson und deutlichen Kompensationsmechanismen erfolgen.
- Die Kontrolle im Sitz ist nicht mehr vorhanden, der freie Sitz sowie der Stand sind unmöglich.

Diskrete Rumpfataxie

- Der Lagewechsel von Rückenlage in Seitlage (und umgekehrt) erfolgt mit diskreten Kompensationen, jedoch ohne Hilfe einer Drittperson.
- Der Transfer Bett – Stuhl (und umgekehrt) erfolgt mit diskreten Kompensationen, jedoch ohne Hilfe einer Drittperson.
- Die Kontrolle im freien Sitz und Stand ist erschwert und stark ermüdend, für kurze Zeit jedoch noch möglich.
- Das Gehen ist mit Hilfe von diskreten Kompensationen möglich.

Ausgeprägte Ataxie der unteren Extremität

Bei guter Rumpfaktivität unterscheidet sich das Bewegungsverhalten im Unterschied zur ausgeprägten Rumpfataxie v.a. in der Kontrolle der Lagewechsel im Liegen (Rückenlage – Seitlage und umgekehrt).

- Der Lagewechsel von Rückenlage in Seitlage (und umgekehrt) erfolgt mit diskreten

Kompensationen, jedoch ohne Hilfe einer Drittperson.
- Der Transfer Bett – Stuhl (und umgekehrt) kann nur mit Hilfe einer Drittperson und deutlichen Kompensationsmechanismen erfolgen.
- Die Kontrolle im Sitz ist nicht mehr vorhanden, freier Sitz und Stand sind stark erschwert, evtl. unmöglich.

Diskrete Ataxie der unteren Extremität

- Der Lagewechsel von Rückenlage in Seitlage (und umgekehrt) erfolgt ohne Kompensationen und ohne Hilfe einer Drittperson.
- Der Transfer Bett – Stuhl (und umgekehrt) erfolgt mit diskreten Kompensationen, jedoch ohne Hilfe einer Drittperson.
- Die Kontrolle im freien Sitz und Stand ist erschwert und stark ermüdend, für kurze Zeit jedoch noch möglich.
- Das Gehen ist mit Hilfe von diskreten Kompensationen möglich.

Da Becken und Beine eine funktionelle Einheit bilden, ist es in der Praxis oft schwierig, die Auswirkungen einer Rumpfataxie von der Ataxie der unteren Extremität zu unterscheiden.

Ausgeprägte Ataxie der oberen Extremität

- Keine Verankerungsfähigkeit des Armes, das Placing ist nicht möglich.
- Zielgerichtete Bewegungen sind unmöglich.
- Der Arm kann kein Gewicht im Sinne der Stützaktivität übernehmen.

Diskrete Ataxie der oberen Extremität

- Die Verankerung des Armgewichtes ist erschwert und stark ermüdend, jedoch für kurze Zeit möglich.

- Zielgerichtete Bewegungen können gegen leichten Widerstand ausgeführt werden.
- Der Arm kann mit Hilfe passiver Arretierungen Gewicht, im Sinne der Stützaktivität, übernehmen.

4.6.3 Behandlungsziele bei diskreter Rumpf- und/oder unterer Extremitätenataxie

Funktionstraining

Beim diskreten Symptombild steht das *Funktionstraining* im Sinne der Gleichgewichtsschulung im Vordergrund.

> Funktionstraining ist Gleichgewichtsschulung durch:
> - Bewußtmachen von Kontaktveränderungen,
> - bewußter Einsatz von körpereigenen Gegengewichten,
> - Ausbalancieren körpereigener Gewichte ohne Druckveränderungen innerhalb der Unterstützungsfläche,
> - Verbesserung der potentiellen Bewegungsbereitschaft im Hüftgelenk,
> - Erhalten, evtl. Verbessern der Rumpfaktivitäten,
> - Ausschalten der Schultergürtelfixationen.

Z: Bewußtmachen von Kontaktveränderungen

Der Patient muß lernen, Druckveränderungen im Sinne der Zu- und Abnahme bewußt wahrzunehmen. Es wird dabei primär mit horizontalen Gewichtsverschiebungen gearbeitet.

> Der Patient lernt unadäquaten Druck abzubauen.

Übungsbeispiel

„Kontrollierter Einbeinstand" (Abb. 4.**46** a–c)

Ausgangsstellung ist der aufrechte Zweibeinstand neben einer Behandlungsbank. Die Fußsohlen haben in hüftgelenkbreitem Abstand Bodenkontakt. Becken, Brustkorb und Kopf sind in die vertikal stehende Körperlängsachse eingeordnet. Die Arme befinden sich in Nullstellung. Der Patient wird aufgefordert, über eine kontrollierte Gewichtsverschiebung zum Einbeinstand links, mit seiner linken Beckenseite die Behandlungsbank kurz zu berühren. Die Therapeutin führt auf Höhe der Trochanterpunkte und hilft mit, den rechten/linken Trochanterpunkt geradlinig nach links lateral zu bewegen. Die BWS darf sich dabei nicht zur Seite neigen, die Körperlängsachse bleibt vertikal und wird mit transportiert. Bei auftretenden Schwierigkeiten kann die Therapeutin den Brustkorb, von ventral/dorsal greifend, mitführen. Der Patient konzentriert sich primär auf die Druckveränderungen innerhalb der rechten Fußsohle. Eine pathologische Druckzunahme rechts muß ihm sofort bewußtgemacht und untersagt werden. Über bewußte Kontrolle soll er lernen, die gewünschte Druckabnahme zuzulassen. Erst nach erfolgter Druckabnahme rechts, kann der Patient die Druckzunahme links wahrnehmen.

| Als Hilfe kann der Patient die Übung auf zwei Standwaagen stehend durchführen. Die Skala der Waagen verdeutlicht ihm optisch die korrekte Druckab- bzw. zunahme.

| Übungen zur Wahrnehmungsschulung von Druckveränderungen sollen in möglichst vielen verschiedenen Ausgangsstellungen durchgeführt werden (Abb. 4.**47**).

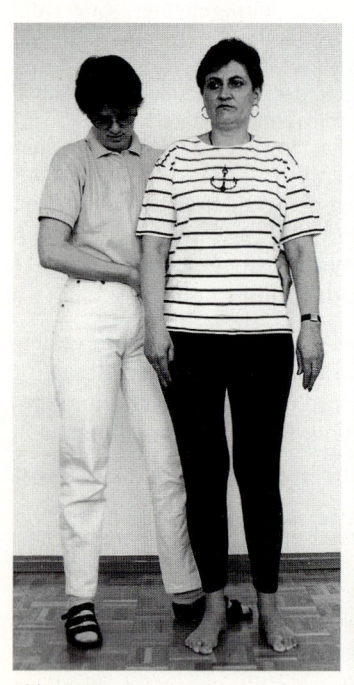

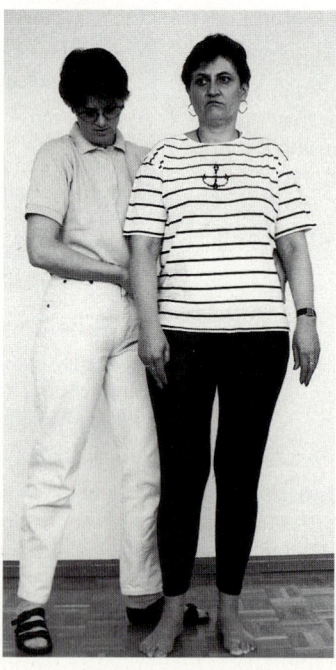

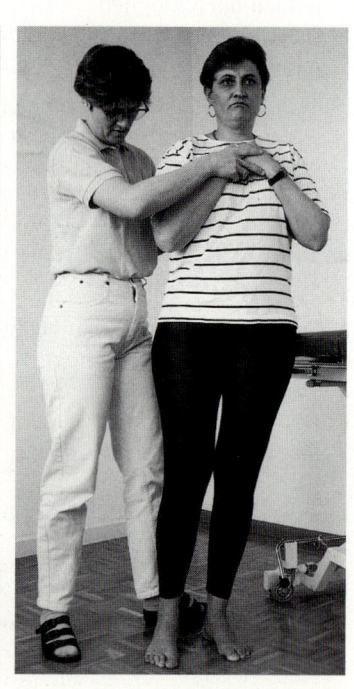

Abb. 4.**46** a–c
a u. **b** Kontrollierte Gewichtsverschiebung im Stand nach links. Die Therapeutin hilft mit, den rechten/linken Trochanterpunkt geradlinig nach links lateral zu bewegen.

c Bei auftretenden Schwierigkeiten kann die Therapeutin den Brustkorb, von ventral/dorsal greifend, mitführen.

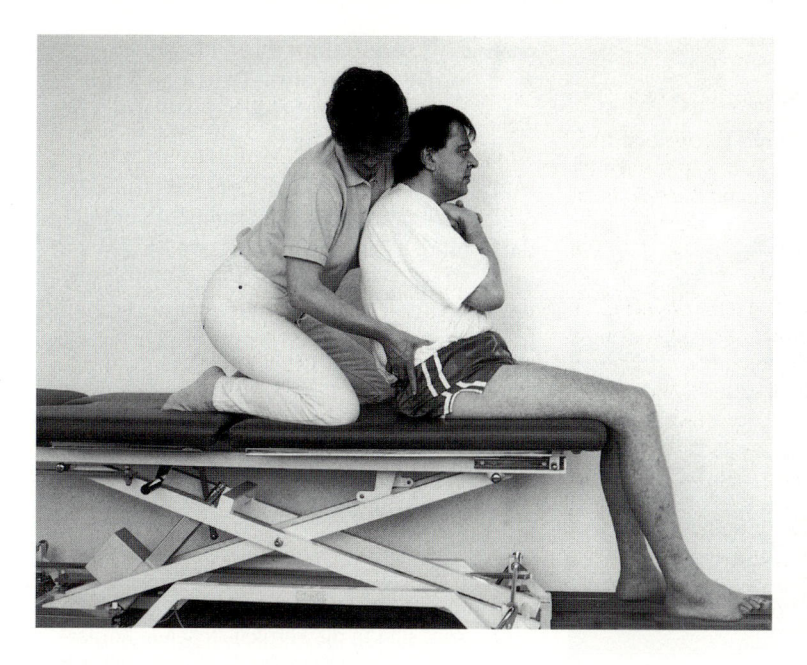

Abb. 4.47 Fixiert der Patient im Sitzen das Becken im Hüftgelenk, so läßt er dadurch keine Gewichtsverschiebung nach hinten/vorne zu. Bei gleichzeitiger Abnahme eines Teilgewichtes des Brustkorbes hilft die Therapeutin manipulativ, das Becken in verschiedene Stellungen zu bringen. Der Patient soll die Druckverschiebungen innerhalb Gesäß und Oberschenkel bewußt wahrnehmen.

▬▬ Z: Bewußter Einsatz von körpereigenen Gegengewichten bei Gewichtsverschiebungen

Aufbauend auf das Wahrnehmungstraining der Druckkontakte mit der Umwelt, wird wiederum mit einfachen Gewichtsverschiebungen primär im Sitz und Stand geübt. Die Therapeutin kann, wenn nötig manipulativ mithelfen, körpereigene Gegengewichte zu aktivieren.

> Der Patient soll lernen, bremsende bzw. beschleunigende Gewichte während eines Bewegungsablaufes bewußt wahrzunehmen und dabei lernen, körpereigene Gewichte im Sinne der guten Gleichgewichtsreaktionen korrekt einzusetzen.

Übungsbeispiel

„Aktiver Armschwung" (Abb. 4.48 a u. b)

Ausgangsstellung ist der aufrechte Zweibeinstand neben einer Behandlungsbank. Die Fußsohlen haben in hüftgelenkbreitem Abstand Bodenkontakt. Becken, Brustkorb und Kopf sind in die vertikal stehende Körperlängsachse eingeordnet. Die Arme befinden sich in Nullstellung. Der Patient wird aufgefordert, sein Gewicht Richtung Vorfuß bzw. Ferse zu verschieben. Die Therapeutin muß dabei eventuell manipulativ die Drehpunktverschiebung der Trochanterpunkte einleiten bzw. führen. Die Körperlängsachse muß vertikal bleiben, der Oberkörper darf sich nicht nach hinten bzw. nach vorne neigen. Es darf zu keinem Schritt kommen. Nun beginnt die Therapeutin einen parallelen Armschwung manipulativ in die Gegenrichtung zu aktivieren und fordert den Patienten anschließend auf, diesen Armschwung aktiv weiterzuführen. Bei der Gewichtsverschiebung zum Vorfuß schwingen beide Arme zurück, bei der Gewichtsverschiebung zur Ferse schwingen die Arme nach vorn, entsprechend der normalen Gleichgewichtsreaktion. Durch den bewußten Einsatz des Armschwunges gewinnt der Patient an Sicherheit und erfährt dadurch den Nutzen des Einsatzes von Gegengewichten bei Gleichgewichtsgefährdung.

Z: Ausbalancieren körpereigener Gewichte ohne Druckveränderungen innerhalb der Unterstützungsfläche

Unter der Bedingung, daß der Druck innerhalb der Unterstützungsfläche sich nicht verändern darf, soll der Patient Ausgangsstellungen variieren. Er spielt dabei mit körpereigenen Gewichten um eine stehende Trennebene und bringt in Erfahrung, wieviel Gewicht er kontrollieren kann.

Übungsbeispiel

„Bücken mit ausbalancierten Körpergewichten" (Abb. 4.49 a–c)

Ausgangsstellung ist der aufrechte Zweibeinstand. Die Fußsohlen haben in hüftgelenkbreitem Abstand Bodenkontakt. Becken, Brustkorb und Kopf sind in die vertikal stehende Körperlängsachse eingeordnet. Die Arme befinden sich in Nullstellung. Der Patient wird aufgefordert, bei gleichbleibendem Druck innerhalb der Fußsohlen, sich so weit wie möglich zu bücken. Bei zunehmender Hüft- und Kniegelenkflexion muß der Patient nun durch Vorneigung des Oberkörpers vordere und hintere Gewichte bezüglich der Unterstützungsfläche ausgleichen. Auch die Arme können dabei selbstverständlich mithelfen.

> Der Grad der Vorneigung ist immer abhängig von der Konstitution des Patienten. Ein schwerer und langer Oberkörper bringt bereits bei kleiner Vorneigung viel Gewicht nach vorne, während ein verhältnismäßig großes Gesäß und gewichtige Oberschenkel viel Gewicht nach hinten bringen.

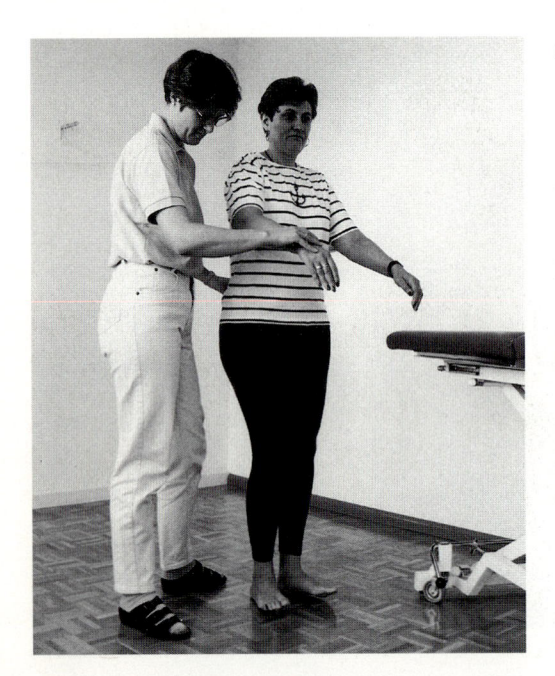

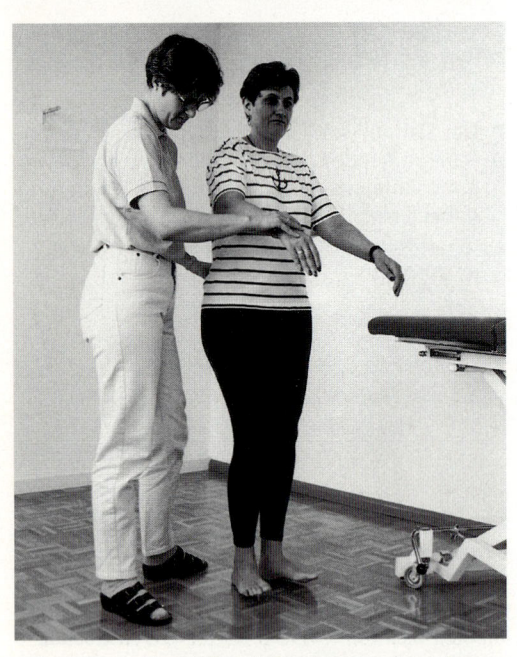

Abb. 4.48 a u. b   Während der sagittalen Gewichtsverschiebung im Stand manipuliert die Therapeutin einen parallelen Armschwung in die Gegenrichtung. Anschließend wird die Patientin aufgefordert, diesen Armschwung aktiv weiterzuführen.

Z: Verbesserung der potentiellen Bewegungsbereitschaft im Hüftgelenk

Gleichgewichtsreaktionen im Stand, im Sinne der spontanen Gewichtsverschiebungen nach vorn/hinten bzw. zur Seite, erfordern flexorische/extensorische bzw. ab-/adduktorische potentielle Bewegungsbereitschaft im Niveau Hüftgelenk. Diese ist abhängig von der guten Wahrnehmung der Druckveränderungen innerhalb der Unterstützungsfläche. Für die

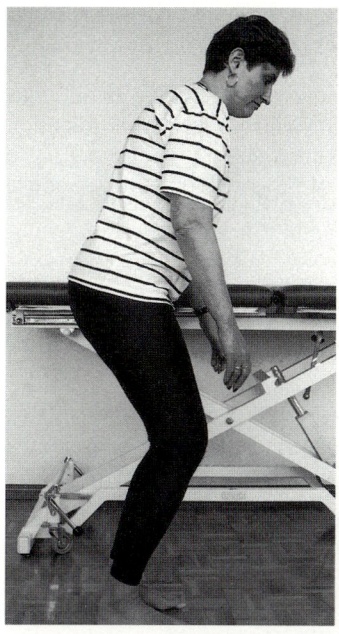

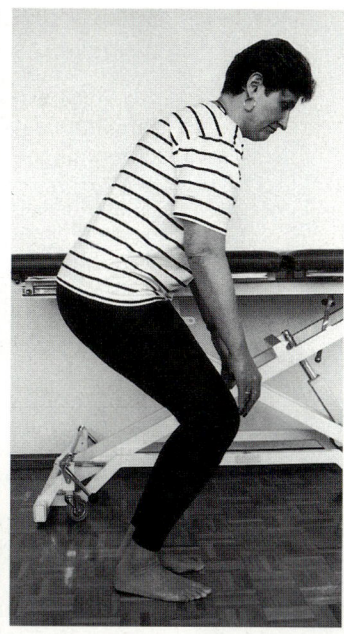

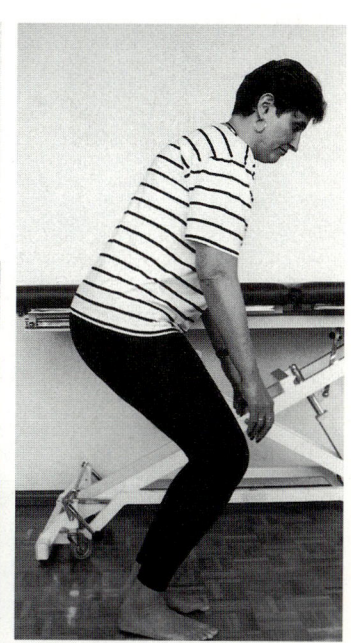

Abb. 4.49 a–c „Bücken mit ausgeglichenen Gewichten" zur Kontrolle der körpereigenen Gewichte um eine stehende Trennebene. Die Patientin wurde aufgefordert, bei gleichbleibendem Druck innerhalb der Fußsohlen sich so weit als möglich zu bücken.

funktionelle Gangschulung benötigen wir primär auch eine rotatorische Bewegungsbereitschaft im Hüftgelenk. Beim Gehen bewegt sich das Becken, eingeleitet durch das Spielbein der Gegenseite, im Hüftgelenk des Standbeines deutlich innenrotatorisch.

Wir trainieren die selektive Bewegungsbereitschaft des Beckens, rotatorisch im Standbein-Hüftgelenk, bei gleichzeitiger abduktorischer und extensorischer Verankerung des Beckens auf dem Standbein.

Übungsbeispiel

„Becken dreht" (Abb. 4.50 a u. b)

Ausgangsstellung ist der Stand mit Belastung rechts. Das linke Bein ist entlastet, der Fuß hat noch Bodenkontakt. Der Patient wird aufgefordert, die Arme wie beim Gehen gegengleich nach vorne und hinten zu pendeln. Die Therapeutin führt dabei von hinten, am Beckenkamm des Patienten greifend, die gegensinnige Drehung des Beckens zum Armpendel. Der Druck unter der rechten Fußsohle soll dabei möglichst gleichmäßig verteilt bleiben, das rechte Knie bleibt, in leichter Flexionsstellung, nach vorne gerichtet. Das Armpendel muß im Schultergelenk stattfinden. Durch Fixation des Schultergürtels darf es nicht zu einem unerwünschten Unterarmpendel im Ellbogengelenk kommen. Ist kein Widerstand mehr spürbar, wird der Patient aufgefordert, die Drehung des Beckens bewußt selbständig zu übernehmen.

▬ Z: Erhalten/Verbessern der Rumpfaktivitäten

Um den Rumpf bei Koordinationsstörungen funktionell zu trainieren, muß eine Ausgangsstellung gewählt werden, in der die an ihn gestellten Stabilisationsaufgaben gegen die Schwerkraft gefordert werden. Dies entspricht einer vertikalen Ausgangsstellung. Der aufrechte Sitz erfüllt diese Bedingungen und ermöglicht zudem, Schwierigkeiten bei der Gewichtsübernahme der unteren Extremität auszuschalten.

Das Rumpftraining kann entsprechend dem zunehmenden Schwierigkeitsgrad in folgende Stufen eingeteilt werden:

1. Stabilisation der BWS im aufrechten Sitz bei gut eingeordneter Körperlängsachse.
2. Stabilisation der BWS bei distalen Bewegungsimpulsen.
3. Stabilisation der Körperlängsachse im Sinne der kontrollierten Vor- und Rückneigung im Sitz.
4. Training selektiver Bewegungen des Beckens konzentrisch bzw. exzentrisch fallverhindernd, bei stabilisierter BWS.

Übungsbeispiele zum funktionellen Rumpftraining vgl. Kap. 1.5.2.

Z: Ausschalten der Schultergürtelfixationen

Im Funktionstraining wird versucht, die Fixation des Schultergürtels als Stabilisationshilfe und Zeichen eines kompensatorischen Hypertonus bewußt abzubauen. Der Patient wird dabei immer wieder aufgefordert, das Gewicht des Schultergürtels bewußt auf den Brustkorb abzugeben und dabei zu kontrollieren, daß der Schultergürtel frei beweglich bleibt. Nur so können die Arme für Gleichgewichtsreaktionen auch als funktionelles Gegengewicht sinnvoll eingesetzt werden, bzw. ein funktionelles Armpendeln, als Ausdruck der rotatorischen Widerlagerungen im Rumpf, gewährleisten.

Kompensationstraining

Der Übergang vom Funktionstraining zum Kompensationstraining ist fließend. Jede Koordinationsstörung, auch wenn sie noch so diskret ist, bringt kompensatorisch einen sekundären muskulären Hypertonus mit sich. Dem soll in der Therapie ebenfalls Aufmerksamkeit geschenkt werden. Gleichzeitig wird versucht, frühzeitig funktionelle Tricks im Bewegungsverhalten anzubieten, damit die Behinderung im Alltag möglichst gering ist, und sekundäre Überlastungen durch ungünstige Kompensationen vermieden werden können.

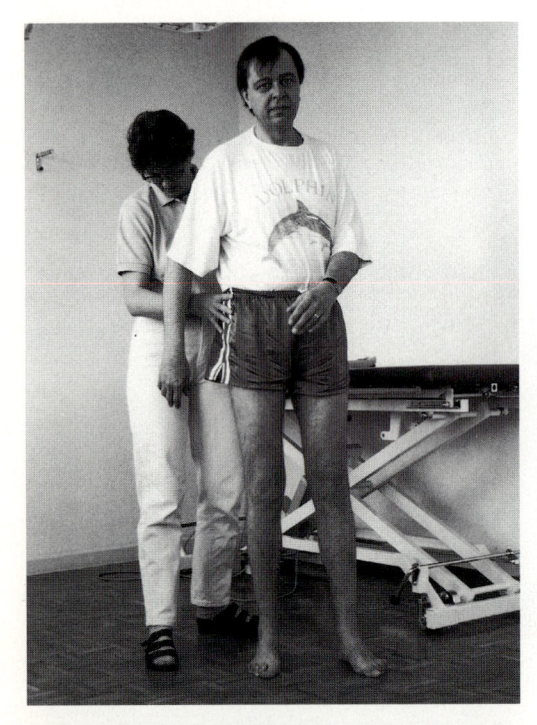

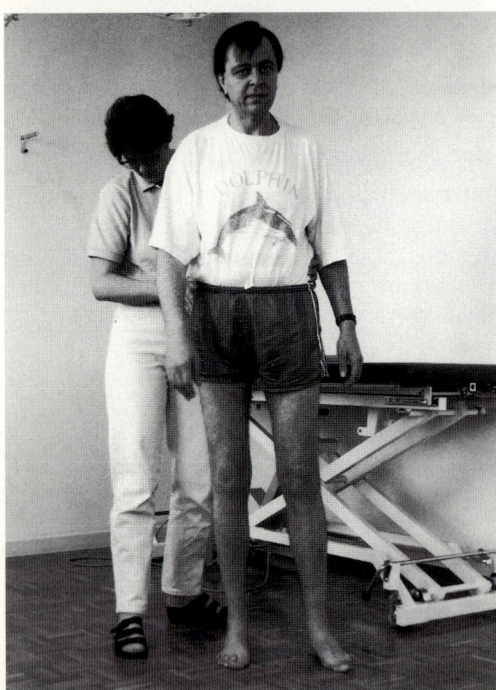

Abb. 4.**50 a u. b**   „Das Becken dreht" zur Verbesserung der potentiellen Bewegungsbereitschaft, rotatorisch im Standbein-Hüftgelenk. Der Patient läßt die Arme aktiv gegengleich nach vorne und hinten pendeln. Die Therapeutin führt die gegensinnige Drehung des Beckens.

Kompensationstraining heißt
- Lockerung der überlasteten Muskulatur,
- funktioneller Einsatz von Widerstand,
- Abklärung und Einsatz notwendiger Gehhilfsmittel.

Z: Lockerung überlasteter Muskulatur

Bedingt durch die Schwierigkeiten im Bewegungsverhalten zeigen sich muskuläre Überlastungen v.a. im zervikalen sowie im lumbalen Bereich. Selbstverständlich hängt das Ausmaß der muskulären Überlastung vom Schweregrad der vorhandenen Koordinationsstörung ab.

Ein wesentliches Therapieziel ist die wiederholte Lockerung und Entlastung überlasteter Muskulatur.

Folgende Maßnahmen können zur Lockerung und Entlastung überlasteter Muskulatur dienen:

M: Instruktion von Entlastungsstellungen:

Es wird dabei auf eine möglichst optimale Gewichtsabgabe bei großer Unterstützungsfläche bzw. Kontaktfläche geachtet.

Übungsbeispiel

Übungsbeispiel 1

Entlastungsstellung im Liegen: Halb-Bauchlage (nach Künzle, Abb. 4.51)

Brustkorb und Becken haben ventral Kontakt mit einem großen, festen Kissen, das Gewicht ist auf das Kissen abgegeben. Das obere Bein ist in Hüft- und Kniegelenk angewinkelt, der Oberschenkel liegt bequem auf dem Kissen. Das untere Bein ist in Hüft- und Kniegelenk in leichter Flexionsstellung und hat Kontakt mit der Unterlage. Kopf und Hals liegen bequem auf einem der Schulterbreite angepaßten Kissen. Der rechte Arm liegt bequem auf der Unterlage hinter dem Kissen, der linke Unterarm liegt vor dem Körper auf der Unterlage, der Oberarm hat dorsolateral Kontakt mit dem Kissen.

Entlastungsstellung im Sitz (Abb. 4.52):

Becken und Brustkorb haben dorsalen Kontakt mit der Stuhllehne bzw. einem Kissen. Der Oberkörper ist in leichter Rückneigung. Die Stuhllehne soll möglichst hoch gewählt werden. Sie kann bei Bedarf durch ein Kissen verlängert werden. Die Unterarme haben Kontakt mit einer Armlehne, bei kurzen Oberarmen kann ein zusätzliches Kissen die Höhe der Armlehne anpassen. Das Gewicht der Arme muß gut abgegeben werden. Der Schultergürtel liegt entspannt auf dem Brustkorb. Die ganzen Fußsohlen haben Bodenkontakt.

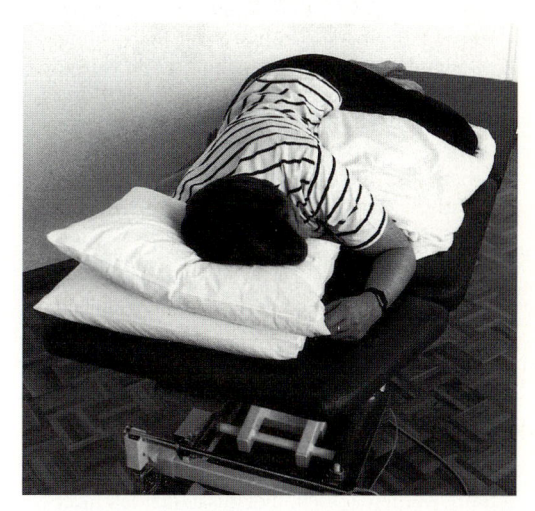

Abb. 4.**51** Beispiel einer Entlastungsstellung im Liegen: die Halb-Bauchlage.

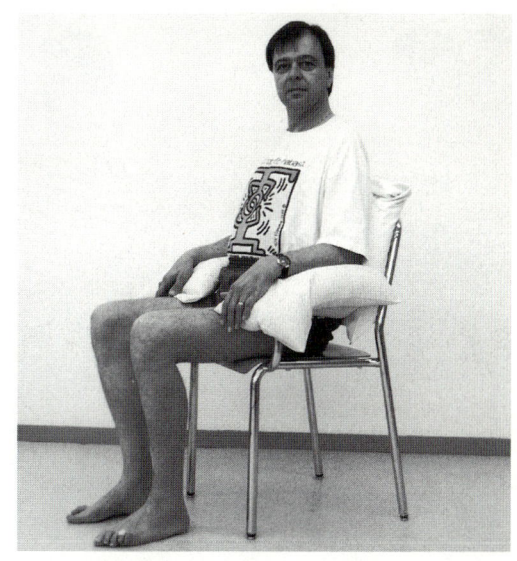

Abb. 4.**52** Entlastungsstellung im Sitz. Voraussetzung zur optimalen Gewichtsabgabe ist die individuelle Anpassung.

M: aktive Lockerungsübungen:

Die Bewegungen sollen hubfrei oder hubarm erfolgen. der Bewegungsauftrag bezüglich Koordination muß möglichst einfach gewählt werden.

Übungsbeispiel

Lockerung der Hüftmuskulatur (nach Künzle, Abb. 4.**53 a–c**):

Ausgangsstellung: Sitz auf einem Stuhl. Der Brustkorb hat dorsalen Kontakt mit der Stuhllehne. Der Oberkörper ist wenig nach hinten geneigt. Die Oberschenkel sind in den Hüftgelenken wenig abduziert und liegen der Sitzfläche bequem auf. Die funktionellen Fußlängsachsen und die Oberschenkellängsachsen haben dieselbe Ausrichtung und divergieren leicht. Die Handflächen haben Kontakt mit den ventralen Seiten der Oberschenkel.

Bewegungsauftrag: Beide Knie bewegen sich gleichzeitig und gleichmäßig aus- und zueinander. Die Hände des Patienten dürfen diese Bewegung führen. Der Druck innerhalb der Fußsohlen verschiebt sich dabei alternierend nach lateral bzw. medial. Die Bewegungen sollen rhythmisch wiederholt werden, allerdings nur solange, als sie locker und ohne Mühe durchgeführt werden können. Bei zusätzlich latent erhöhtem pathologischen Tonus soll die Bewegung nach außen betont werden.

M: Massagetechniken:

Hier bietet sich die Technik der „Mobilisierenden Massage Klein-Vogelbach" an. Sie erzielt neben der angestrebten Lockerung gleichzeitig ein Wahrnehmungstraining für den Patienten. Eine ideale Kombination für Patienten mit Koordinationsstörungen. Es können aber selbstverständlich auch die klassischen Massagetechniken zur Anwendung kommen.

M: Wärmepackungen:

Auch hier wieder zwingend: eine optimale Lagerung!

Z: Funktioneller Einsatz von Widerstand

Bedingt durch den Verlust an Selektivität bedeutet Widerstand, und dadurch das Aktivieren ganzer Muskelketten, Erleichterung für eine geplante Bewegungsausführung. Widerstand kann auf zwei Arten angeboten werden:

a) *durch Gewicht:* Einer Extremität in Spielfunktion wird ein zusätzliches Gewicht angeboten. So können beispielsweise relativ schwere Schuhe die Spielbeinbewegung deutlich erleichtern. Eine schwere Tasse beispielsweise erleichtert die Bewegungsausführung der Hand zum Mund.

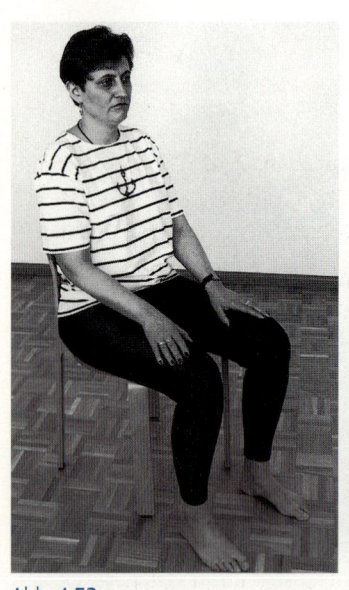

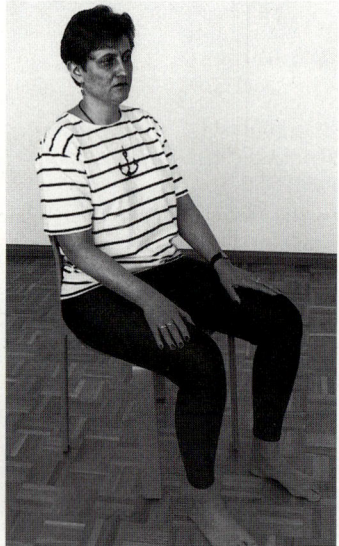

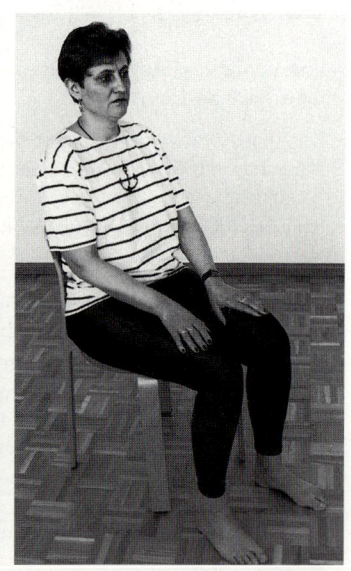

Abb. 4.**53 a–c**
a Ausgangsstellung zur aktiven Lockerungsübung der Hüftmuskulatur im Sitz.
b u. c Die Patientin bewegt die Knie gleichzeitig und gleichmäßig aus- und zueinander. Die Hände der Patientin führen die Bewegung mit.

b) *durch Führungswiderstand:* Führungswiderstand kann vom Patienten selbst oder aber von einer Drittperson angeboten werden. Ist die Koordinationsstörung einseitig betont, so kann der Patient bei einer zielgerichteten Handbewegung mit seiner nicht oder weniger betroffenen Seite leichten Führungswiderstand, entgegengesetzt zur Bewegungsrichtung, am Handgelenk geben. Dies bedeutet spürbare Hilfe für die geplante Bewegungsausführung. Führungswiderstand kann auch rumpfnah angewendet werden. Entsprechend der Techniken des PNF können damit ganze Bewegungsabläufe gezielt beeinflußt werden (vgl. Kap. 4.6.3).

■ **Z: Abklärung und Einsatz notwendiger Gehhilfsmittel**

Da der Patient mit Gleichgewichtsstörungen leider oft vermeintlich als Alkohol- oder Drogenabhängiger klassifiziert wird, ist der Patient auch bei sehr diskreten Gleichgewichtsschwierigkeiten meist gerne bereit, einen Stock zur Hilfe zu nehmen. Ist doch der Stock offensichtliches Zeichen einer Behinderung und nicht Kennzeichen eines Süchtigen.

| Bei Gleichgewichtsstörungen soll der Stock primär dem stetigen Anpassen und Vergrößern der Unterstützungsfläche dienen. Dies bedingt im Stützen gute und flexible Anpassungsfähigkeit im Handgelenk, wofür der Spazierstock ein geeignetes Hilfsmittel ist (Abb. 4.54).

| Der Amerikaner-Stock verhindert durch seine Fixation des Unterarmes die flexible Anpassung im Handgelenk und ist deshalb bei Koordinationsstörungen nicht primär zu empfehlen.

Bei Koordinationsstörungen in Kombination mit zentralen Schwächen jedoch kann mit Hilfe des Amerikaner-Stockes (im Unterschied zum Spazierstock) besser Gewicht abgenommen werden. Dies bedeutet für den Patienten mehr Stabilität und dadurch größere Sicherheit (Abb. 4.55). Ein Patient, der Mühe hat, seine Krankheit zu akzeptieren, wählt ebenfalls meist einen Amerikaner-Stock. Er möchte dadurch vielleicht erreichen, von der Umgebung nicht als Kranker, sondern als Verunfallter eingestuft zu werden.

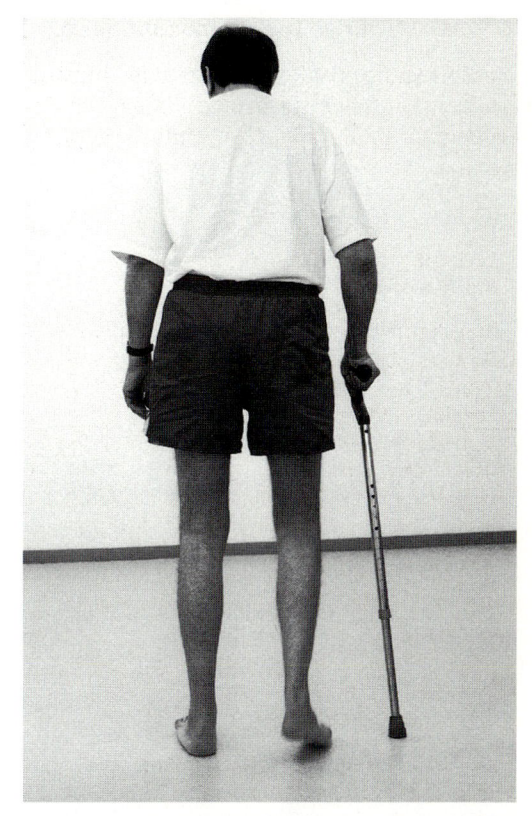

Abb. 4.54 Der Spazierstock bietet gute und flexible Anpassungsfähigkeit im Handgelenk, eine Hilfe für Patienten mit Koordinationsstörungen.

4.6.4 Behandlungsziele bei ausgeprägter Rumpf- und/oder unterer Extremitätenataxie

Beim Symptombild der ausgeprägten Koordinationsstörungen ist der Behinderungsgrad bereits so groß, daß Funktionen der Norm nicht mehr angestrebt werden können. Der Patient hat in seinem Bewegungsverhalten viele Kompensationen gefunden. Aufgabe der Therapeutin ist nun, die Kompensationsmechanismen in bezug auf die Notwendigkeit sowie die Ökonomie zu beurteilen und, falls notwendig, anzupassen. Da jede Kompensation sekundäre Überlastungen mit sich bringt, wer-

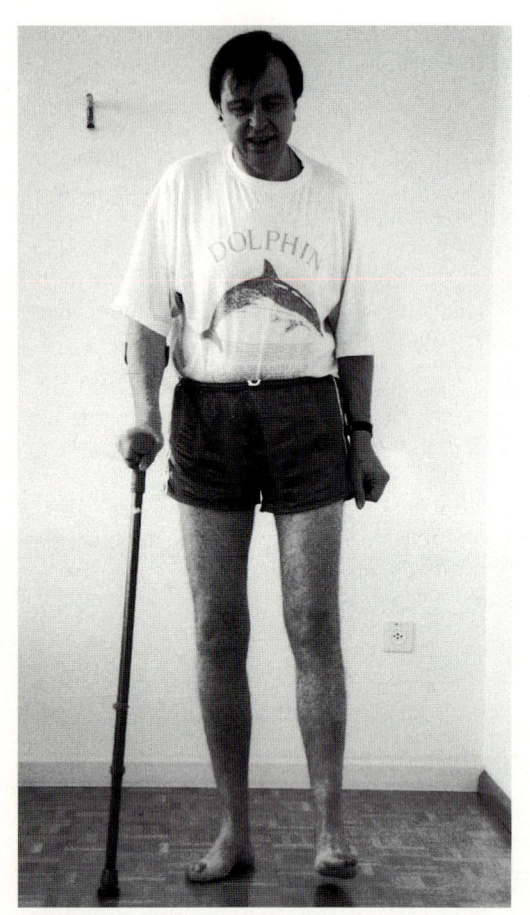

Abb. 4.55 Der Amerikaner-Stock verhindert durch seine Fixation des Unterarmes die flexible Anpassung im Handgelenk.

den Entlastung und Entspannung gleichzeitig eine wesentliche Rolle spielen.

> Kompensationstraining bei ausgeprägter Rumpf- und/oder unterer Extremitätenataxie heißt:
> - Instruktion von Lagerungen und Entlastungsstellungen,
> - Abklärung notwendiger Kompensationen,
> - Abklärung und Anpassung notwendiger Hilfsmittel,
> - Lockerung überlasteter Muskulatur.

Z: Instruktion von Lagerungen und Entlastungsstellungen

Bedingt durch die schwere Behinderung ist der Patient in seiner Mobilität stark eingeschränkt. Ein zentrales Therapieziel ist deshalb die Instruktion angepaßter Lagerungen in möglichst verschiedenen Ausgangsstellungen. Ganz grundsätzlich müssen Ausgangsstellungen mit möglichst großer Unterstützungs- bzw. Kontaktfläche gesucht werden. Zusätzlich muß darauf geachtet werden, daß die körpereigenen Gewichte optimal abgegeben werden können. Es dürfen keine fallverhindernden oder stabilisierenden Muskelaktivitäten notwendig sein. So werden Rückenlage, Seitlage und Bauchlage sowie nach Möglichkeit auch Positionen im Sitz besprochen. Je größer die Unselbständigkeit des Patienten, bedingt durch den Schweregrad der Behinderung, desto größer selbstverständlich auch die Notwendigkeit, Angehörige bzw. das Pflegepersonal mit einzubeziehen.

M: Mögliche Anpassung im Sitz

Die Möglichkeit, die Rückenlehne am (Roll-)Stuhl etwas nach hinten verstellen zu können, ist eine wertvolle Hilfe bei längerem Sitzen. Das Gewicht des Rumpfes kann dadurch optimal abgegeben werden. Zudem ermöglicht dies dem Patienten auch tagsüber, ohne aufwendigen Transfer zur Erholung eine liegende Stellung einnehmen zu können. Der ganze Rücken sowie der Kopf sollen gut unterstützt sein. Evtl. helfen Kissen in der Lendengegend bzw. spezielle Kopfstützen. Das Gewicht der Arme wird auf die Armlehnen abgegeben. Eine Erhöhung durch Kissen ist bei kurzen Oberarmen möglicherweise notwendig. Die Füße haben Bodenkontakt. Evtl. muß ein Schemel zu Hilfe genommen werden. Im Rollstuhl können die Fußstützen mit Unterschenkelpolster bei Bedarf ebenfalls geneigt werden und bieten dadurch eine gute Gewichtsabnahme für die Beine an.

Z: Abklärung notwendiger Kompensationen

Ein weiteres zentrales Ziel ist das Erhalten der Selbständigkeit. Dazu gehören ganz primär notwendige Lagewechsel, wie beispielsweise das Drehen im Bett, oder der Transfer, wie beispielsweise der Wechsel vom Rollstuhl zur Toilette.

> ADL-Funktionen (activities of daily life) müssen beim Patienten individuell angepaßt und besprochen werden. Dabei stellt sich immer die Frage, ob externe Hilfen, wie beispielsweise das Anbringen von Handgriffen, angeboten bzw. installiert werden müssen. Je nach Behinderung müssen selbstverständlich unterschiedliche Kompensationen bzw. Hilfen gefunden werden.

Eine oft genutzte und sinnvolle Kompensation ist – wie bereits bei der diskreten Ataxie besprochen wurde – der Einsatz von Widerständen. Durch den gesetzten Widerstand werden ganze Muskelketten angesprochen, wodurch eine Bewegungsausführung wesentlich erleichtert werden kann. So kann beispielsweise ein gezielter Führungswiderstand am Becken (vgl. Techniken des PNF) den Sitz-Stand-Übergang oder gar das Gehen wesentlich erleichtern. Oft benutzt der stark gehbehinderte Patient deshalb beim Gehen auch gerne einen möglichst schweren Rollstuhl, den er vor sich herschiebt. Das Gewicht des Rollstuhls bietet dem Patienten einen geeigneten Widerstand.

> Werden Widerstände zur Ausführung einer Bewegung genutzt, so kann damit eine Erleichterung in der Bewegungsausführung erreicht werden. Es wird dabei aber keine Verbesserung der Gleichgewichtsreaktionen trainiert. Widerstand bedeutet immer Kompensation. Gleichgewichtsreaktionen werden durch die Einwirkung der Schwerkraft bestimmt. Der Führungswiderstand aber kommt von vorne/hinten oder seitlich und entspricht dadurch nicht dem Widerstand der Schwerkraft.

Z: Abklärung und Anpassung notwendiger Hilfsmittel

Der schwerbehinderte Patient ist auf verschiedene Hilfsmittel angewiesen. Da das Angebot sehr vielfältig ist, ist eine genaue Abklärung hinsichtlich der individuellen Bedürfnisse unumgänglich. Deshalb sollte unbedingt eine Abklärung der Wohnverhältnisse des Patienten vorgenommen werden. Oft wird dies, wenn möglich, in Zusammenarbeit mit der Ergotherapeutin durchgeführt.

> Aufgabe der Physiotherapeutin ist immer die Abklärung notwendiger Gehhilfen bzw. die Entscheidung des sinnvollen Einsatzes eines Rollstuhls.

Die Entscheidung, einen Rollstuhl als Hilfsmittel zu akzeptieren, ist für viele Patienten oft sehr schwierig. Sie glauben, mit dem Rollstuhl definitiv als Schwerstbehinderter gekennzeichnet zu sein. Leider verkennt der Patient oft die Möglichkeit, durch den Rollstuhl wieder mehr Selbständigkeit zu gewinnen. So ist beispielsweise ein Museumsbesuch plötzlich wieder machbar, der Patient hat wieder mehr Möglichkeiten, aus seinen vier Wänden herauszukommen.

Kann sich der Patient für einen Rollstuhl entscheiden, so ist die Auswahl und Anpassung eines geeigneten Rollstuhls sehr wichtig. Dem Patienten muß unbedingt verständlich gemacht werden, daß der Sitz im Rollstuhl keine sekundären muskulären Überlastungen mit sich bringen darf.

Folgende spezifische Kriterien werden an den Rollstuhl für Patienten mit Koordinationsstörungen gestellt:

- feste Sitzfläche, die Oberschenkel müssen dorsal guten Kontakt mit der Sitzfläche haben,
- hohe und feste Rückenlehne, evtl. mit seitlicher Führung bzw. zusätzliche Kopfstütze,
- bei deutlicher Rumpfataxie sollte die Rückenlehne nach hinten geneigt werden können, oder der Rollstuhl wird durch fixierte Kippung nach hinten durch den Rollstuhlmechaniker angepaßt. Dadurch kann der stark erschwerte Sitz eventuell noch ermöglicht werden,
- in der Höhe angepaßte Armlehnen,
- in der Höhe und Länge angepaßte Fußstützen, evtl. mit dorsaler Unterstützung der Unterschenkel,
- benötigt der Patient mit Koordinationsstörungen den Rollstuhl zusätzlich als Gehhilfe, ist es von Vorteil, wenn der Rollstuhl schwer ist.

Ein moderner Aktiv-Rollstuhl wird diese geforderten Kriterien nicht erfüllen. Oft überzeugen das leichte Gewicht sowie die modernen Farben dieser Rollstühle aber die Patienten. Es ist deshalb wichtig, dem Patienten zu erklären, inwiefern seine individuellen Schwierigkeiten die Auswahl des Rollstuhles bestimmen. Nur so können spätere Enttäuschungen vermieden werden. Es darf auch niemals in Vergessenheit geraten, daß die Krankheit des Patienten jederzeit fortschreiten kann, sich die Symptome also möglicherweise noch verstärken werden bzw. jederzeit neue dazukommen können.

■ **Z: Lockerung überlasteter Muskulatur**

Bei jedem Kompensationstraining ist es wichtig, die durch die notwendigen Kompensationen überbeanspruchten aktiven und passiven Strukturen zu erkennen und entsprechend eine Entlastung anzubieten. Folgende bereits besprochenen Maßnahmen dienen dazu:

■ **M: Instruktion von Entlastungsstellungen (vgl. Kap. 4.6.3)**

■ **M: Massagetechniken (vgl. Kap. 4.6.2)**

■ **M: Wärmepackungen (vgl. Kap. 4.6.2)**

■ **M: hubfreie passive Bewegungen mit Hilfe der Gewichtsabnahme im Schlingentisch (vgl. Kap. 3.4.4)**

5 Behandlung im akuten Schub

5.1 Definition

McAlpine und seine Nachfolger definieren den Schub als „Auftreten neuer oder Wiederauftreten früher vorhandener Krankheitssymptome zu irgendeinem Zeitpunkt, jedoch länger als 24–28 Stunden anhaltend" (Kesselring 1993).

Klinisch zeigt sich allgemein eine Verschlechterung, die sich durch zunehmende Paresen und Koordinationsstörungen, Verlust von Sensibilität u.v.m. auszeichnet.

5.2 Relevante Merkmale für die Therapie

Für die Zielsetzung der Therapie sind die aktuellen und primären Symptome des Patienten wegleitend. Speziell zu beachten ist, daß Patienten während der Anzeichen eines akuten Schubes Anstrengungen vermeiden müssen. Die Gefahr, den entzündlichen Vorgang durch unerwünschte Anstrengung zu aktivieren, muß unbedingt vermieden werden. Mit derselben Begründung ist deshalb während der Dauer eines akuten Schubes auch große Vorsicht bei Wärme-Applikationen geboten.

Physiotherapie im Schub soll Beschwerden lindern und sekundäre Komplikationen, wie beispielsweise Bewegungseinschränkungen durch Immobilität, verhindern. Die Zielsetzung der funktionellen Verbesserung steht nicht im Vordergrund und muß bis zur Remission aufgehoben werden.

5.2.1 Behandlungsziele

Folgende Zielsetzungen sind im akuten Schub maßgebend:
- Entlastung und Lockerung,
- Erhalten der Beweglichkeit,
- Abklärung des sozialen Umfeldes.

Z: Instruktion und Anpassung individueller Entlastungsstellungen
(Vgl. Kap. 2.5.4, 3.4.3, 4.6.2, 4.6.3.)

Bei klinisch schwerwiegenden Schüben gilt die Gabe von Kortikosteroiden oder Kortikotropin als Standardtherapie (Beer u. Kesselring 1991). Wird dies in Form einer hochdosierten Infusionstherapie durchgeführt, so ist ein Klinikaufenthalt notwendig. Dies bedeutet für viele Patienten vermehrte Bettlägerigkeit. Je größer aber die Immobilität des Patienten, desto größer der Stellenwert einer guten Instruktion und Anpassung individueller Lagerungen und Entlastungsstellungen. Prinzipiell muß festgehalten werden, daß einzelne Lagerungen nie zu lange eingenommen werden dürfen. Ein Wechsel zwischen den verschiedenen Stellungen muß immer angestrebt werden.

Eine gute Blocklagerung in Rückenlage wirkt oft entlastend auf die lumbalen Abschnitte der Wirbelsäule. Es muß aber berücksichtigt werden, daß die Rückenlage durch den großen dorsalen Kontakt immer stimulierend auf den Extensionstonus wirkt.

Langandauernde Rückenlage jedoch verbirgt, bedingt durch die veränderte Lage zur

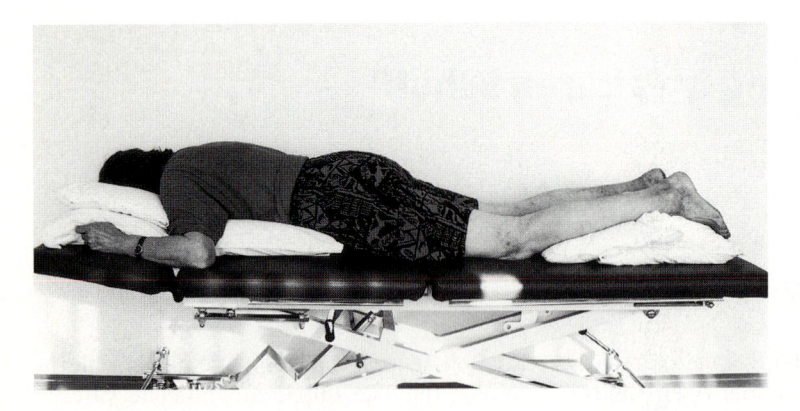

Abb. 5.1 Wird die in Bauchlage geforderte Nullstellung der Hüftgelenke nicht erreicht, so muß mit Hilfe von geeigneten Lagerungskissen die gewünschte Gewichtsabgabe erzielt werden. Damit können lumbale Schubbelastungen mit sekundären Schmerzen sowie ein unerwünschter Dehnreiz mit Stimulation zur pathologischen Tonuserhöhung verhindert werden.

Schwerkraft, auch die Gefahr der Entwicklung eines pathologisch erhöhten Flexionstonus. Rückenlage sollte deshalb niemals über längere Zeit und nur bei guter Spastikkontrolle eingenommen werden (vgl. Kap. 2.2).

Auch die Bauchlage ist nicht unproblematisch. Die große ventrale Kontaktfläche wirkt primär stimulierend auf den Flexionstonus Um der Gefahr der Entwicklung eines pathologisch erhöhten Flexionstonus vorzubeugen, muß sehr gut auf eine optimale Gewichtsabgabe geachtet werden. Kann die in Bauchlage geforderte Nullstellung der Hüftgelenke nicht erreicht werden, und bleiben die Hüftgelenke in einer Flexionsstellung ohne Unterstützung durch geeignete Lagerungskissen, so besteht ein konstanter Dehnreiz mit Stimulation zur pathologischen Tonuserhöhung. Gleichzeitig werden dadurch auch lumbale Schubbelastungen mit sekundären Schmerzen provoziert. Eine optimale Gewichtsabgabe in der Bauchlagerung ist deshalb zwingend (Abb. 5.1).

Der Patient sollte sowohl in verschiedenen Liegepositionen als auch im Sitzen seine individuellen Anpassungen kennen und die Stellungen öfters wechseln. Bei schwerstbehinderten Patienten müssen unbedingt verantwortliche Drittpersonen mit instruiert werden.

Bei allen Lagerungen gelten folgende Grundregeln:
- Optimale Gewichtsabgabe aller Körperabschnitte, die mit der Unterlage Kontakt finden. Der Patient soll die Schwere des Körpers auf der Unterlage bewußt spüren.
- Vermeidung von Druckstellen, bzw. ungünstigen taktilen Reizen.
- Anpassen der Gelenkstellungen im Sinne der Spastikkontrolle.
- Keine unkontrollierte Druckzunahme innerhalb der Kontaktstellen des Körpers mit der Unterlage.

Z: Lockerung überlasteter Muskulatur

Bedingt durch die verstärkte Immobilität sowie eventuelle akute Schmerzen leiden die Patienten im akuten Schub häufig an schmerzhaften muskulären Verspannungen. Eine Lockerung der verspannten Muskulatur muß deshalb immer angestrebt werden. Folgende Therapiemaßnahmen können dabei erfolgreich angewendet werden:

- Instruktion von Entlastungsstellungen (vgl. Kap. 5.1),
- Massagetechniken,
- passives Bewegen evtl. mit Hilfe des Schlingentisches (vgl. Kap. 3.4.4),
- aktive Lockerungsübungen (vgl. Kap. 4.6.2, 2.5.5, 3.4.3).

Bei der Ausführung von aktiven Lockerungsübungen im akuten Schub müssen folgende Kriterien beachtet werden:
- Die Ausgangsstellung muß ohne Kraftaufwand eingenommen werden können.
- Die Bewegungsaufträge müssen angepaßt sein in bezug auf
  - vorhandene Kraft der Muskulatur,
  - vorhandene Bewegungstoleranz in den entsprechenden Gelenken.

> - Die Bewegungsaufträge sollen leicht, flüssig und rhythmisch ausgeführt werden können. Eine geforderte Bewegung darf nie mit Kraft erzwungen werden.
> - Es soll prinzipiell kein Gewicht gehoben werden müssen.
> - Es darf zu keiner pathologischen Tonuserhöhung kommen.

Z: Erhalten spezifischer Gelenksbeweglichkeit

Immobilität verbirgt die Gefahr des Verlustes an Beweglichkeit. Es muß deshalb darauf geachtet werden, Bewegungstoleranzen möglichst optimal zu erhalten. Dies erleichtert die Rehabilitation nach dem akuten Schub. Eine Verbesserung bereits eingeschränkter Beweglichkeit wird aber erst nach dem Schub, in der Remissionsphase, wieder Ziel der Behandlung sein.

> Im akuten Schub sollen keine Dehnstellungen eingenommen werden. Mit Hilfe passiver Bewegungen muß versucht werden, die Beweglichkeit zu erhalten und gleichzeitig eine notwendige Lockerung zu erzielen.

Folgende Punkte müssen beim passiven Bewegen berücksichtigt werden (vgl. Kap. 2.5.4):

- bestimmte, weiche und konstante Griffassung,
- rhythmische, harmonisch fließende Bewegungen,
- Dissoziation der Beinbewegungen.

Z: Abklärung des sozialen Umfeldes

Ein Schub bedeutet primär Verschlechterung. Je schneller das akute Geschehen gestoppt werden kann (mit medikamentöser Hilfe), desto größer die Möglichkeit der nachfolgenden Remission.

Auch wenn die Möglichkeit besteht, daß im weiteren Verlauf wieder Verbesserungen eintreten, ist während bzw. kurze Zeit nach dem akuten Schub die Ausprägung der aktuellen Symptomatik Maßstab für folgende Fragen der Physiotherapeutin:

- Kann der Patient seiner bisher ausgeübten Tätigkeit (Haushalt, Beruf) weiterhin nachgehen?
- Welche Hilfe(n) hat der Patient bis dahin in Anspruch genommen (z.B. Transporthilfe zur Arbeit, Haushaltshilfe etc.)?
- Sind diese Hilfen weiterhin ausreichend oder müssen sie erweitert werden?
- Braucht der Patient zusätzliche Hilfsmittel (Stöcke, Rollstuhl etc.)?
- Ist die Wohnungseinrichtung des Patienten für seine Behinderung adäquat oder müssen Veränderungen geplant werden?

Größere Veränderungen wie bauliche Maßnahmen, Wohnungswechsel etc. müssen nach einem schwerwiegenden Schub vielleicht ins Auge gefaßt werden. Für deren Realisation wird aber zunächst der weitere Verlauf beobachtet und abgewartet.

Die Abklärung des sozialen Umfeldes sowie der notwendigen Hilfsmittel wird in größeren Spitälern meist in interdisziplinärer Zusammenarbeit mit Ergotherapie und Sozialhilfe durchgeführt werden. Die Physiotherapeutin hilft v.a. bei der Bestimmung und Auswahl der notwendigen Lagerungs- und Gehhilfsmittel (vgl. Kap. 4.6.3, 4.6.2, 3.4.5, 2.5.4).

Eine klinische Verschlechterung bedeutet für den Patienten zunehmende Abhängigkeit oder läßt diese zumindest befürchten. Dies führt verständlicherweise zu einer entsprechend großen psychischen Belastung. Das Auftreten eines akuten Schubes, der die große Unsicherheit des Krankheitsverlaufes klar vor Augen führt, kann deshalb mitunter zu schwerwiegenden psychischen Problemen bis hin zur schweren Depression führen. Betreut die Physiotherapeutin den Patienten über einen längeren Zeitraum, so entsteht oft ein sehr vertrautes Patienten-Therapeuten-Verhältnis. Anzeichen einer beginnenden reaktiven Depression nach oder während des Schubes sollte die Physiotherapeutin deshalb erkennen können. Eine Rücksprache mit dem zuständigen Neurologen bzw. Hausarzt und die Besprechung der Möglichkeit einer begleitenden Psychotherapie ist dann sicher angezeigt.

6 Individuell angepaßtes Heimprogramm

6.1 Notwendigkeit eines Heimprogramms

Der Erfolg einer Therapie hängt von verschiedenen Faktoren ab. Ein wichtiger Teilaspekt bildet dabei sicher ein regelmäßig ausgeführtes Selbsttraining des Patienten. Bedingt durch die so unterschiedliche Symptomatik jedes einzelnen MS-Patienten kann dieses Selbsttraining niemals durch ein allgemeingültiges Heimprogramm abgedeckt werden. Sicher, man kann Basisübungen zusammenstellen. Diese aber müssen unbedingt den spezifischen Bedürfnissen und Schwierigkeiten des Patienten angepaßt werden. Nur so kann man der vielfältigen Problematik dieser individuell verlaufenden Krankheit gerecht werden.

> Ein Heimprogramm baut auf Basisübungen auf. Diese müssen unbedingt den individuellen Bedürfnissen und Schwierigkeiten des Patienten angepaßt werden.

Auch ein optimal instruiertes und durchgeführtes Heimprogramm kann eine regelmäßig durchgeführte Therapie niemals ersetzen. Es kann sie aber wesentlich unterstützen. Nicht zu vergessen ist dabei auch der Gedanke der Eigenverantwortung des Patienten.

> Der Patient „tritt aus der passiven Rolle eines Leidenden heraus, und neu gewonnenes Vertrauen auf eigene Kräfte wird seine ganze Lebenshaltung beeinflussen." (Zitat Prof. Dr. R. Wüthrich)

Bei diskretem Verlauf bzw. diskreter Symptomatik ermöglicht ein gutes Heimprogramm, die Therapie in größeren Zeitabständen durchzuführen bzw. eine Therapiepause einzulegen. Mit ausgewählten Übungen verfolgt der Patient zu Hause die primären Therapieziele.

> Bemerkt der Patient eine zunehmende Erschwerung in der Durchführung einer oder mehrerer Übungen des Heimprogramms, so erkennt er frühzeitig eine beginnende Verschlechterung des Krankheitsverlaufes.

Sind die Übungen gut in den Alltag des Patienten integriert, werden sie also oft zur selben Tageszeit, bei derselben Tätigkeit (z.B. der Reitsitz zur Dehnung der Adduktoren wird immer während des Frühstücks eingenommen) durchgeführt, so kann eine objektivierbare Verlaufskontrolle erfolgen. Bei jedem Hinweis auf Verschlechterung ist es wichtig, daß der Patient ohne Verzögerung, vielleicht früher als vorgesehen, wieder zur Therapie kommt. Die Therapeutin kann nun, falls notwendig, die Übungen des Heimprogramms den Umständen entsprechend anpassen, bzw. die Notwendigkeit einer intensiveren Therapie zusammen mit Patient und Arzt besprechen.

6.2 Kriterien eines individuellen Heimprogramms

> Folgende Punkte müssen in einem Heimprogramm berücksichtigt werden:
> - Integration in den Tagesablauf,
> - individuelle Übungsauswahl,
> - gute Instruktion,
> - regelmäßige Kontrolle,
> - Erinnerungshilfen durch schriftliche und/oder bildliche Dokumentation.

6.2.1 Integration in den Tagesablauf

Die Praxis zeigt, daß ein Heimprogramm vor allem dann ausgeführt wird, wenn sich die einzelnen Übungen gut in den (Arbeits-)Alltag integrieren lassen. Ist der Patient berufstätig, so ist es verständlich, daß er abends, nach einem ausgefüllten Arbeitstag, die notwendige Energie für ein zu absolvierendes „Turnprogramm" nicht mehr aufbringen kann. Doch auch dem nicht berufstätigen Patienten fällt es oft leichter, mehrere kleinere Übungen verteilt über den ganzen Tag auszuführen.

Unerwünschte Ermüdbarkeit durch zu lange andauerndes Üben kann dadurch vermieden werden, und gleichzeitig können wertvolle Wiederholungen von Übungen genutzt werden.

> Ein Heimprogramm sollte möglichst viele verschiedene funktionelle Ausgangsstellungen berücksichtigen, damit es in den Tagesablauf integriert werden kann.

6.2.2 Individuelle Übungsauswahl

Die Auswahl der Übungen eines Heimprogramms richtet sich nach den individuellen Schwierigkeiten des Patienten. Wichtig ist, daß das Heimprogramm neben Übungen zur Spastikkontrolle, Kräftigung und Geschicklichkeit bzw. zur Erhaltung und/oder Verbesserung notwendiger Bewegungstoleranzen auch Übungen zur Lockerung und Entlastung sekundär überbeanspruchter Muskulatur bzw. passiver Strukturen enthält. Auch bewußt eingenommene Entlastungsstellungen können Bestandteil eines Heimprogrammes sein.

6.2.3 Gute Instruktion

Jedes Heimprogramm ist nur so gut, wie die vorangegangene Instruktion des Patienten! Ein Heimprogramm muß zusammen mit dem Patienten schrittweise erlernt und wiederholt werden. Von allen Übungen kennt der Patient:

- das Ziel,
- die spezifischen Kontrollkriterien, die eine korrekte Durchführung bzw. Fehler und Ausweichmechanismen erkennen lassen,
- Tempo und Intensität,
- Anzahl sinnvoller Wiederholungen.

Sollen Angehörige bei Übungsdurchführungen mithelfen, so müssen diese Übungen auch im Dabeisein dieser Helfer instruiert und im Idealfall geübt werden. Die Instruktion der Angehörigen durch den Patienten selbst ist sehr schwierig und deshalb meist unbefriedigend.

6.2.4 Regelmäßige Kontrolle

Auch bei guter Instruktion und schrittweiser Erlernung des Heimprogramms können sich leicht kleine Fehler oder unerwünschte Abweichungen der Übungen einschleichen. Vielleicht vermindern diese Fehler „nur" die Effizienz der entsprechenden Übung, vielleicht aber entstehen dadurch unerwünschte Wirkungen, die zum eigentlichen Therapieziel kontraproduktiv sind. Als Beispiel soll hier das unerwünschte Nutzen spastischer Muskelsynergien genannt werden. Dies bedeutet Verlust an Selektivität. Die Übung mit dem Ziel, gewisse Kraft zu erhalten, führt so statt dessen zum weiteren Kraftverlust! Eine regelmäßige Kontrolle des Heimprogramms ist deshalb, auch ohne Anzeichen der Verschlechterung des Krankheitsverlaufes, immer notwendig.

6.2.5 Erinnerungshilfen durch schriftliche und/oder bildliche Dokumentation

Eine gute Hilfe und Unterstützung ist sicher auch immer das schriftliche Heimprogramm. Durchführungskriterien werden festgehalten, auf individuelle Schwierigkeiten kann speziell hingewiesen werden. Wiederholtes Nachlesen durch den Patienten hilft dann mit, die korrekte Durchführung der Übung zu erhalten. Wichtig ist dabei selbstverständlich, daß das schriftliche Heimprogramm ausführlich genug und in einer für den Patienten gut verständlichen Sprache geschrieben ist. Auch hier gilt: es gibt kein Einheitsprogramm!

Besitzt der Patient ein Videogerät, so kann es hilfreich sein, wenn er zu Hause Videoaufnahmen von sich selbst bei der Durchführung des Heimprogramms beliebig oft betrachten kann. Plötzlich auftretende Unsicherheiten bei einer Übungsausführung können so oft gut beseitigt werden. Doch Achtung, der Patient muß der Idee der Videoaufnahmen gegenüber positiv eingestellt sein! Nicht jeder Patient sieht sich gerne im Bild. Zudem muß sich die Therapeutin vorher sorgfältig Gedanken darüber machen, wie stark der Patient über seine eventuell deutlich dargestellte Behinderung erschrecken könnte. Diese Erfahrung schmerzt und bedeutet für jeden Patienten erneut die Gefahr, mit seinem eigenen Schicksal zu hadern. Eine sicher unerwünschte Wirkung!

6.3 Fallvorstellung Frau B.

Frau B. arbeitet als kaufmännische Angestellte. Vor einem Jahr bemerkte sie plötzlich auftretende Unsicherheiten beim Gehen sowie eine bisher nicht gekannte Müdigkeit in beiden Beinen. Auf Grund ärztlicher Untersuchungen konnte die Diagnose „Multiple Sklerose" gesichert werden. Die anschließende medikamentöse Therapie ließ die Symptomatik deutlich zurückgehen, die Patientin klagte nur noch über ein sporadisch auftretendes „Hängenbleiben" des rechten Fußes an einer Türschwelle oder einem Teppichrand. Nach 6 Monaten bemerkte die Patientin erneut auftretende Schwächen v.a. im rechten Bein sowie schmerzhafte Verspannungen im Schultergürtelbereich nach längeren Schreibarbeiten im Büro. Nun wurde die Patientin, zusätzlich zur medikamentösen Therapie, zur ambulanten Physiotherapie überwiesen.

Die spezifische sensomotorische Untersuchung zeigte folgende relevante Befunde:

1. **Tonus:**
   Klonus der unteren Extremität beidseits auslösbar. Die Patientin zeigt einen diskret erhöhten pathologischen Extensionstonus der unteren Extremität bds., welcher bei vermehrter Belastung (z.B. Vorfußbelastung) bemerkbar wird.

2. **Sensibilität:**
   Dysaesthesien (Kribbeln) in den Beinen, rechts > links.

3. **Beweglichkeit:**
   Wirbelsäule: BWS in Extension eingeschränkt, Hypermobilität im thorakolumbalen Übergang.

4. **Kraft:**
   Hüftgelenk: Flexion: rechts 3, links 3–4 / Extension: beidseits 2–3 / Abduktion rechts 3+, links 3–4.
   Fuß: Dorsalextension und Pronation rechts 3–4.

5. **Bewegungsverhalten:**
   5.1 Stabilisationsfähigkeit im Rumpf:
   Die Einordnung von Becken, Brustkorb und Kopf in die Körperlängsachse ist möglich, die BWS kann aber ihre stabilisierte Nullstellung nur für kurze Zeit (2–3 Min.) halten.
   Die rotatorische Stabilisation zwischen Becken und Brustkorb (Drehen von Rückenlage in Seitlage) ist erschwert.

5.2 *Widerlagerungsfähigkeit im Rumpf:*
Mangelhafte extensorische und flexorische Widerlagerungsfunktion der BWS bei Armtätigkeiten. Die BWS kann ihre stabilisierte Nullstellung nicht halten, Beschleunigungen von Armbewegungen sind nur ansatzweise möglich.

5.3 *Gewichtsübernahme der unteren Extremitäten:*
Einbeinstand rechts: ungenügende pronatorische Verschraubung, abduktorische Verankerung im Hüftgelenk kontrolliert für kurze Zeit möglich, aber stark ermüdend.
Vorfußstand beidseits: deutlich erschwert, aber für kurze Zeit kontrolliert möglich.

5.4 *Gewichtsübernahme der oberen Extremität:*
Kontrolliertes Stützen beidseits möglich, rechts aber bei deutlich größerer Anstrengung und nur für kurze Zeit (2–3 Min.). Danach deutliche Erschwerung primär durch zunehmende Destabilisation der BWS.

5.5 *Verankerung von Gewichten in Spielfunktion:*
a) untere Extremität: Im rechten Hüftgelenk: bei rhythmischer Bewegungsumkehr Anzeichen diskreter Koordinationsschwierigkeiten,
b) obere Extremität: rasche Ermüdung bei Verankerung des Armgewichts im Humeroskapulargelenk durch erschwerte Stabilisation des Schultergürtels auf instabiler BWS.

5.6 *Koordination in Spielfunktion in bezug auf selektive Bewegung:*
obere Extremität: Feinmotorik unauffällig in der Beobachtung. Patientin verspürt aber leichte „Blockade" links.

6.3.1 Funktionelles Problem

Diskrete Koordinationsschwierigkeiten und zentrale Schwächen im Hüftgelenksbereich (rechts > links) sowie latent diskret erhöhter pathologischer Extensionstonus beidseits erschweren eine kontrollierte Gewichtsübernahme auf den Vorfuß und damit den Abrollmechanismus im Gehen. Unsicherheiten und Ermüdungen bei längerandauerndem und/oder schnellem Gehen können dadurch gut verstanden werden.

Die Stabilisationsschwierigkeiten im Rumpf erschweren dadurch auch die Stabilisation des Schultergürtels auf dem Brustkorb. Manuelle Tätigkeiten (wie beispielsweise Schreibarbeiten) führen rasch zur Ermüdung und zu sekundären Verspannungen der Schultergürtel- und Nackenmuskulatur.

6.3.2 Therapieziele und therapeutische Maßnahmen

Z: Ziel A: Spastikkontrolle in vermehrter Belastung

Therapeutische Maßnahmen:

- Gewichtsverschiebung im Stand zum kontrollierten Vorfußstand (vgl. S. 91)

Z: Ziel B: Erhalten der selektiven Kraft:

- Hüftgelenk: Flexoren/Abduktoren,
- Fuß: Dorsalextensoren und Pronatoren,
- Rumpf: Extensoren BWS/Bauchmuskulatur.

Therapeutische Maßnahmen:

- „Das Spielbein": Training der selektiven Kraft der Hüftgelenkflexoren (vgl. S. 99).
- Gewichtsverschiebung zum Einbeinstand zur Kräftigung und Kontrolle der Hüftgelenkabduktoren und Pronatoren (vgl. S. 91).
- „Der Wandsteher" zur Kräftigung der Hüftgelenkflexoren und Dorsalextensoren im Fuß (vgl. S. 101)
- Sagittale Gewichtsverschiebungen im Sitz zur Kräftigung der ventralen und dorsalen Rumpf- und Hüftgelenkmuskulatur (vgl. S. 19).

- **Z: Ziel C: Lockerung/Entlastung der Schultergürtel- und Nackenmuskulatur**

Therapeutische Maßnahmen:

- Instruktion von Entlastungsstellungen im Liegen und Sitzen (vgl. S. 76, 77/130–132/207),
- Wärmepackungen/mobilisierende Massage am Schultergürtel,
- kontrolliertes Stützen zur reaktiven Entspannung der Nackenmuskulatur (vgl. S. 199).

6.3.3 Heimprogramm

Während den ersten neun Therapiesitzungen konnte der Patientin ein Heimprogramm vermittelt werden, das es ihr erlaubt, viele Übungen tagsüber, auch während der Arbeit, durchzuführen und die ambulante Therapie zu reduzieren.

Folgende Übungen gehören zum Heimprogramm von Frau B.:

1. **Spastikkontrolle im Vorfußstand:**
   Frau B. führt die Übung der kontrollierten sagittalen Gewichtsverschiebung regelmäßig während des morgendlichen Zähneputzens durch. Als Begrenzung dient ihr das Waschbecken (vgl. S. 92).

2. **Selektives Krafttraining:**
   a) Für die *selektive Kraft der Dorsalextensoren* kennt Frau B. die Übung „Bodenmagnet" (vgl. S. 89). Diese Übung führt sie mehrmals täglich während ihrer Arbeitstätigkeit am Schreibtisch aus.
   b) Für die *selektive Kraft der Hüftgelenkflexoren und der ventralen Rumpfmuskulatur* kennt Frau B. die Übung „Asymmetrisches Beinspiel (vgl. S. 127–128).
   Auch diese Übung kann Frau B. mehrmals täglich am Schreibtisch sitzend ausführen.
   c) Für die *selektive Kraft der Pronatoren und Hüftgelenkabduktoren sowie der lateralen Rumpfmuskulatur* kennt Frau B. die Übung „Kontrollierter Einbeinstand" (vgl. S. 91).

   Frau B. fährt mit der Straßenbahn zur Arbeit und führt diese Übung während des Wartens an der Haltestelle durch.
   d) Die *selektive Kraft der BWS-Extensoren* trainiert Frau B. während einer Schreibtätigkeit am Computer. Frau B. muß täglich eine Kontrolliste führen, wofür sie ca. 10 Minuten benötigt. Diese Arbeit führt Frau B. bewußt im freien Sitz, also ohne dorsale Anlehnung an der Stuhllehne bzw. ohne ventrale Anlehnung am Schreibtisch, durch. Sie konzentriert sich dabei auf den unveränderten Abstand zwischen Bauchnabel und Incisura jugularis.

3. **Lockerung und Entlastung**
   Mit Frau B. wurden verschiedene Entlastungsstellungen im Sitz und im Liegen für zu Hause besprochen. Nach einem strengen Arbeitsalltag gönnt sie sich abends zu Hause gerne eine Liegepause mit einem Wärmekissen im Schulter-Nacken-Bereich. Durch wenig Umstellung in ihrem individuell bestimmbaren Tagesablauf konnte sie zudem erreichen, daß sie ihre sitzende Tätigkeit immer wieder durch kleine „Botengänge" unterbrechen kann, was ihr deutliche Erleichterung bringt. Wenn Frau B. zur Toilette geht, nutzt sie oft die Gelegenheit und führt im Treppenhaus (es wird sehr wenig genutzt) sitzend die Stützübung zur reaktiven Entspannung der Nackenmuskulatur aus (vgl. S. 199).

- **Schlußbemerkung**

Frau B. ist eine junge, sehr kooperative Patientin. Ihre Behinderung ist (noch) diskret. Die Übertragung der Übungen in ihren persönlichen Alltag war Dank ihrer positiven Einstellung zur Therapie und ihrer großen persönlichen Motivation optimal möglich. Der Erfolg eines Heimprogramms hängt ganz wesentlich von der aktiven Mitarbeit des Patienten ab. Diese wiederum ist abhängig vom Grad der Behinderung des Patienten. Bei einer diskreten Behinderung können Übungen leichter selbständig durchgeführt werden. Auch ist die Motivation der Patienten für ein Heimprogramm bei nur diskreter Behinderung oft größer. Es ist deshalb optimal und unbedingt zu unterstützen, daß MS-Patienten möglichst frühzeitig zur Physiotherapie überwiesen werden.

> Jedem Patienten sollte die Möglichkeit geboten werden, zu lernen, wie er selbständig den Verlauf der Krankheit bis zu einem bestimmten Grad mit beeinflussen kann.

Nicht jeder Patient aber wird die von uns erwünschte Motivation zur Durchführung eines Heimprogramms aufbringen können. Die Gründe dafür mögen vielseitig sein. Doch je besser die Möglichkeit, Übungen in den Tagesablauf zu integrieren, desto größer auch die Motivation des Patienten, die Durchführung der Übungen zu befolgen und desto größer damit der Erfolg eines Heimprogramms.

Glossar

Abdruckaktivität
Muskelaktivität, der eine zielgerichtete Abstoßbewegung folgt (modifiziert nach Klein-Vogelbach)

Abstützaktivität
Muskelaktivität, die entsteht, wenn der Körper sich an eine Abstützvorrichtung lehnt und die ihr zugewandte Seite muskulär verspannt (nach Klein-Vogelbach)

Aktivität
Ökonomische Arbeit eines Muskels um eine geforderte Funktion zu erfüllen (nach Hippotherapie-K)

Arretierung
Begrenzung der Gelenksbeweglichkeit durch passive Strukturen des Bewegungsapparates (nach Klein-Vogelbach)

Beobachtungskriterium
Definiertes Merkmal zur Beobachtung und Beurteilung von Haltung und Bewegung (modifiziert nach Klein-Vogelbach)

Bewegungssynergien
Gleichwirkende Muskelaktivitäten um eine geplante Bewegung auszuführen (modifiziert nach Hippotherapie-K)

Bewegungssynergien, pathologische
Gleichwirkende Muskelaktivitäten mit pathologischer Tonuserhöhung, um eine erschwerte Bewegung ausführen zu können

Bewegungsverhalten der Norm
Motorisches Bewegungsvermögen und Reflexmechanismus bei normaler motorischer Entwicklung (nach Hippotherapie-K)

Distanzpunkt
Beobachtbarer Punkt am Körper, der eine Bewegung deutlich aufzeigt. Von der betreffenden Bewegungsachse ist er möglichst weit entfernt und legt dadurch, in bezug auf die beobachtete Bewegung, einen deutlichen Weg zurück (modifiziert nach Klein-Vogelbach)

Druckaktivität
Muskelaktivität, die den Druck des Körpers an einer Kontaktstelle mit der Unterlage verstärkt (nach Klein-Vogelbach)

frontotransversal
Ausdehnung einer Achse, gebildet durch die Schnittlinie einer frontalen und einer transversalen Ebene (modifiziert nach Klein-Vogelbach)

frontotransversaler Brustkorbdurchmesser
Schnittlinie aus einer frontalen und einer transversalen Ebene auf Höhe der Axillae (modifiziert nach Klein-Vogelbach)

funktionelle Fußlängsachse
Sie verläuft vom Tuberculum tuberis calcanei laterale zur Mitte des Großzehengrundgelenkes. Beim normalen Gehen ist sie nach vorne in die Fortbewegungsrichtung eingestellt (nach Klein-Vogelbach)

Gleichgewichtsreaktion
Adäquate Reaktion des Körpers auf eine beliebige Schwerpunktverlagerung durch Gegengewicht, Gegenaktivität oder/und Veränderung der Unterstützungsfläche (modifiziert nach Klein-Vogelbach)

Hubfreie Mobilisation
Bewegung, ohne die bewegten Teilgewichte des Körpers gegen die Schwerkraft zu heben

oder zu bremsen (modifiziert nach Klein-Vogelbach)

Kompensation
Ersatz für eine fehlende oder erschwerte Funktion (modifiziert nach Hippotherapie-K)

Konstitution
Körperproportionen. Beurteilt wird der Einfluß, den Längen, Breiten, Tiefen und Gewichte einzelner Körperabschnitte auf das Bewegungsverhalten ausüben

Körperlängsachse
Schnittlinie aus Symmetrie- und mittlerer Frontalebene (modifiziert nach Klein-Vogelbach)

Körpermittelpunkt
Schnittpunkt der beiden Verbindungslinien vom Mittelpunkt des Hüftgelenkes zum Mittelpunkt des gegenseitigen Schultergelenks (modifiziert nach Klein-Vogelbach)

Mittlere Frontalebene
Frontalebene durch den Körpermittelpunkt (nach Klein-Vogelbach)

Parkierfunktion
Muskelaktivität mit geringstmöglicher Intensität. Sie entsteht, wenn der Körper, oder einzelne Körperabschnitte, nur mit seinem Eigengewicht Druck auf die Unterlage ausübt (modifiziert nach Klein-Vogelbach)

Potentielle Bewegungsbereitschaft
Fähigkeit, kleine Bewegungsausschläge in einem oder mehreren Gelenken, im Sinne einer Gleichgewichtsreaktion, zuzulassen. Dies fordert freie Bewegungstoleranzen sowie muskuläre Ansprechbarkeit und die Fähigkeit zur Selektivität.

Räumlicher Fixpunkt
Punkt am Körper, der sich während eines Bewegungsablaufes in bezug auf seine Stellung im Raum nicht verändert

Reaktion
Angepaßte Bewegung auf einen bestimmten Reiz (nach Hippotherapie-K)

Reflexaktivität
Aktivitätszustand der Muskulatur, ausgelöst durch die Lagebeziehung der Körpergewichte zur Schwerkraft als fallverhindernde und/oder stabilisierende Aktivität (nach Hippotherapie-K)

sagittotransversal
Ausdehnung einer Achse, gebildet durch die Schnittlinie aus einer sagittalen und einer transversalen Ebene (modifiziert nach Klein-Vogelbach)

Selektivität
Isolierte Kontrolle muskulärer Aktivitäten bei guter Koordination

Spielfunktion einer Extremität
Aktivitätszustand einer Extremität oder mehrerer Extremitätenabschnitte, der einsetzt, wenn diese proximal am Körper aufgehängt sind und sich distal frei bewegen können (modifiziert nach Klein-Vogelbach)

Spinaverbindung
Gedachte Verbindungslinie zwischen linker und rechter Spina iliaca anterior superior

Stabilisation
Muskuläre Kontrolle eines oder mehrerer Gelenke mit dem Ziel, eine bestimmte Stellung/Haltung zu bewahren

Stützfunktion einer Extremität
Aktivitätszustand einer Extremität oder mehrerer Extremitätenabschnitte, der einsetzt, wenn diese mit der Unterlage Kontakt haben und auf diese mehr Druck ausüben als ihrem Eigengewicht entspricht (modifiziert nach Klein-Vogelbach)

Symmetrieebene
Mittlere Sagittalebene. Sie geht durch den Körpermittelpunkt (nach Klein-Vogelbach)

Totalbewegung
Weiterlaufende Bewegung über mehrere Drehpunkte (nach Hippotherapie-K)

TP, Trochanterpunkt
Punkt am Trochanter major des Femur, den man lateral kranial am Oberschenkel gut palpieren kann (modifiziert nach Klein-Vogelbach)

Trennebene des Beobachters
Vertikal stehende Ebene durch die Mitte der Unterstützungsfläche des Patienten. Sie teilt beschleunigende und bremsende Gewichte des Patienten in bezug auf eine bestimmte Bewegungsrichtung (modifiziert nach Klein-Vogelbach)

Verankerung
Muskuläre fallverhindernde Kontrolle von Körpergewichten um einen bestimmten Drehpunkt (Gelenk)

Weiterlaufende Bewegung
Fortsetzen eines Bewegungsimpulses durch Bewegungsausschläge in benachbarten Gelenken zur Verwirklichung einer gerichteten Bewegung (modifiziert nach Klein-Vogelbach)

Widerlagernde Mobilisation
Mobilisationstechnik der Funktionellen Bewegungslehre Klein-Vogelbach. Bewegungstoleranzen in einem Gelenk werden durch aktiv und/oder passiv ausgeführte Gegenbewegung endgradig ausgeschöpft (modifiziert nach Klein-Vogelbach)

Widerlagerung
Begrenzung einer weiterlaufenden Bewegung durch Gegengewicht, Gegenaktivität oder Gegenbewegung (nach Klein-Vogelbach)

Widerlagerung, aktive
Begrenzung einer weiterlaufenden Bewegung durch antagonistische Muskelaktivität (modifiziert nach Klein-Vogelbach)

Literatur

Bauer HJ. Medizinische Rehabilitation und Nachsorge bei Multipler Sklerose. Klinische Grundlagen, krankheitsrelevante Daten, Hilfsmaßnahmen und Verlauf. Stuttgart: Gustav Fischer; 1989.

Buck M, Beckers D, Adler S. PNF in der Praxis. Eine Anleitung in Bildern. 2. Aufl. Berlin: Springer; 1993.

Braune W, Fischer O. The Human Gait. Berlin: Springer; 1987.

Conrad B, Ceballos-Baumann A. Bewegungsstörungen in der Neurologie. Richtig erkennen und behandeln. Stuttgart: Thieme; 1996.

Daniels L, Worthingham C. Muskeltest. Manuelle Untersuchungstechniken. 6. Aufl. Stuttgart: Gustav Fischer; 1992.

Davies PM. Im Mittelpunkt. Selektive Rumpfaktivität in der Behandlung der Hemiplegie. Berlin: Springer; 1990.

Davies PM. Wieder Aufstehen. Frühbehandlung und Rehabilitation für Patienten mit schweren Hirnschädigungen. Berlin: Springer; 1995.

Delank HW. Neurologie. 6. Aufl. Stuttgart: Enke; 1991.

Heckl RW. Multiple Sklerose. Klinik – Differentialdiagnose – Behandlung. Stuttgart: Thieme; 1994.

Kesselring J. Multiple Sklerose. 2. Aufl. Stuttgart: Kohlhammer; 1993.

Klein-Vogelbach S. Ballgymnastik zur Funktionellen Bewegungslehre. 3. Aufl. Berlin: Springer; 1990.

Klein-Vogelbach S. Funktionelle Bewegungslehre. 4. Aufl. Berlin: Springer; 1990.

Klein-Vogelbach S. Therapeutische Übungen zur Funktionellen Bewegungslehre. 3. Aufl. Berlin: Springer; 1992.

Klein-Vogelbach S. Gangschulung zur Funktionellen Bewegungslehre. Berlin: Springer; 1995.

Klinke R, Silbernagl S. Lehrbuch der Physiologie. 2. Aufl. Stuttgart: Thieme; 1996.

Künzle U. Alltagstraining bei MS. Anweisungen zum Ausruhen, Dehnen, Bewegen und Stellungen wechseln. Für Schwerbehinderte MS-Betroffene und ihre Helfer. Zürich: Schriftenreihe Schweizerische Multiple Sklerose Gesellschaft; 1986.

Künzle U. Selbsttraining bei MS. Anweisungen für Patienten mit Multiple Sklerose für ein Übungsprogramm zu Hause. 2. Aufl. Zürich: Schriftenreihe Schweizerische Multiple Sklerose Gesellschaft; 1992.

Künzle U, Steinlin Egli R. Hippotherapie-K: der Einsatz des Pferdes in der Physiotherapie bei Patienten mit zentralen Bewegungsstörungen. Physiotherapie. 1995; 2.

Masuhr KF, Neumann M. Neurologie. 2. Aufl. Stuttgart: Hippokrates; 1992.

Ryerson S, Levit K. Functional Movement Reeducation. New York: Churchill Livingstone; 1997.

Schweizerische Multiple Sklerose Gesellschaft. Merkblätter-Sammlung. 2. Aufl. Zürich: Schweizerische Multiple Sklerose Gesellschaft; 1993.

Wenk W. Der Schlingentisch in Praxis und Unterricht. 2. vollst. überarbeitete Aufl. München; Pflaum; 1994.

Sachverzeichnis

A

Abdruckaktivität, gezielte 144
Adiadochokinese 159
Aktiv-Rollstuhl 211
Amerikaner-Stock 210
Anfall, epileptischer 3
Antihyperextensionsschiene 155
Arm
– kontrollierte Spielfunktion 185
– Stützfunktion, Koordinationsstörung 198 f
– – Prüfung im Sitz 199 f
Armschwung, aktiver 203
Ataxie
– ausgeprägte, obere Extremität 201
– – untere Extremität 200 f
– diskrete, obere Extremität 201
– – untere Extremität 201
– spinale 157 ff
– zerebellare 157 ff
– – Behandlungsziel und therapeutische Maßnahmen 200 ff
– – Bewegungsverhalten 157 ff
– – Entlastungstellungen 207 f
– – Funktionstraining 200
– – Instruktion von Lagerung und Entlastungsstellungen 210 f
– – klinische Zeichen 157
– – Kompensationstraining 200
– – physiotherapeutische Untersuchung 165 ff
Atmung, ökonomische Widerlagerung 13 f
Ausfall, motorischer 114

B

Babinski-Zeichen 1
Bauchlage 214
Bauchmuskulatur, Kräftigung 137
Becken
– und Brustkorb, Selektivität bezüglich Rotation 177 f
– dreht 205 f
Becken-Bein-Aufhängung, axiale 141
Behandlung 213 ff
Behandlungsziele 213 ff
Bein
– gangtypische Dissoziation 149
– Koordinationsschwierigkeiten 182

Beinachsentraining, funktionelles 72
Beinbewegung, Dissoziation 149
Beinspiel, asymmetrisches 127 f
Bett, mobiles, höhenverstellbares 139
Bewegen
– passives 61
– – Lockerung 136
– rhythmisches passives 58
Beweglichkeit
– Erhalten 60 f
– passive, Prüfung 9
Beweglichkeitseinschränkung, Dehntechnik 93
Bewegung, gleichsinnig weiterlaufende 164
Bewegungsbereitschaft
– ab-/adduktorische potentielle, Prüfung 192
– flexorisch-extensorische potentielle, Prüfung 192 f
– rotatorische, Hüftgelenk, Koordinationsstörung 194 f
– – potentielle, Prüfung 193 f
Bewegungslehre, funktionelle, Klein-Vogelbach 5
Bewegungstoleranz
– Bewertung 118
– Hüftgelenk 182
Bewegungsverhalten
– Beurteilung 41 f
– Prüfung 9, 43
– spontanes, Lagewechsel Sitz-Seitlage 168 ff
Blasenentleerungsstörung 2
Bobath-Konzept, pathologische Tonuserhöhung 41
Bodenmagnet 88
– Ausgangsstellung 89
Brustkorb und Becken, lateralflexorische Stabilisation
– – – Koordinationsstörung 167 f
– – – Norm 167
– – – Prüfung 167
Brustwirbelsäule
– aktive Widerlagerung 18
– – Widerlagerungsfähigkeit, Frontalebene 172
– – – Prüfung 171
– – – Sagittalebene 172
– – – Transversalebene 172 f

– extensorische Stabilisation, Prüfung 171
– Stabilisation, distaler Bewegungsimpuls 18
– – Nullstellung 12 f
– – Prüfung, Schaukelbrett 176 f
– – – selektive Beckenbewegung 175
– stabilisierte, Becken 15
– – – selektive Bewegungen 21
– – Körperlängsachse 15 f
– Widerlagerungsfunktion, bei Armbewegung 14
BWS s. Brustwirbelsäule

C

Charcot-Trias 2

D

Depression, reaktive, Schub 215
Dokumentation, Heimprogramm 219
Drittperson, Instruktion 84 f
Dusche 83

E

Einbeinstand, mit ganzem Fußsohlenkontakt, Prüfung 122 f
– kontrollierter 202
Einpunktaufhängung 138
Ellbogengelenk, Bewegungsniveau, Prüfung 186 ff
– – Stufen 187 f
Entlastungsstellung 130 f
– individuelle, akuter Schub 213
– Liegen 76, 131
– – zerebellare Ataxie 207 f
– Sitz 76, 131
– – zerebellare Ataxie 207
Eßbesteck 164
Extensionstonus
– pathologisch erhöhter 31
– – – Sitz-Stand-Übergang 35
– pathologischer, passives Bewegen 58 f
– – Widerstand 121
Extremität
– Koordinationsfähigkeit, Prüfung 178 ff
– obere, Koordinationsstörung, Kompensationsmechanismen 163 ff

Extremität, obere, Spielfunktion, Prüfung 185 ff
– – Störung der Feinmotorik 159
– – Stützfunktion, Prüfung 198 ff
– Stützfunktion, Prüfung 190 ff
– untere, Koordinationsstörung, Kompensationsmechanismen 160 ff
– – pathologische Tonuserhöhung, Bewegungsverhalten 31 ff
– – Prüfung in Stützfunktion 47
– – Spielfunktion, Prüfung 179
– – Stützfunktion 47
– – – Prüfung 190 f
Extremitätenaktivität, Training 67 ff
Extremitätenataxie 165
– ausgeprägte, Behandlungsziele 209 ff
– untere, Behandlungsziele 201 ff
Extremitätenmuskulatur, Beurteilung 121 f

F

Fallfuß 121
– Unterstützung 151 f
Feinmotorik, Störung 159
Ferse, betonte Druckwahrnehmung 59 f
Fersenbelastung 51
Fersenstampfen 39, 86
Fersenstand, Prüfung, geneigte Beinlängsachse 123 f
Finger, Flexionsbewegung 164
Fixation, muskuläre, Hyperaktivität 163
Flexionstonus, pathologisch erhöhter 31
– – – untere Extremität 40 ff
Fremdgewicht 136
Funktionstraining 11 f
– zentrale Schwäche 127
Fuß
– Dorsalextensoren 121
– Eversoren 121 f
– Feinmotorik, Prüfung 185
– Störung der Feinmotorik 159
Fußheberschiene 115
– leichtgewichtige 126
Fußschienen 78

G

Gang, normaler, Spiel- und Standbeinaktivität, muskuläre Anforderung 97 f
Gangschulung, funktionelle, diskrete Paraspastik 91 f
Gangspur 160
Ganzkörperaufhängung 138
Gegenstand, Ergreifen 163
Gehhilfsmittel 151 ff

– Auswahl 78 ff
– zerebellare Ataxie 209
Gehwagen 79, 81
Gelenkbeweglichkeit
– funktionelle Gangschulung, diskrete Paraspastik 91
– Heimprogramm 129
– notwendige Kompensationsbewegungen 129 f
– passive, Prüfung 42
– – – zentrale Schwäche 116 ff
– Prüfung, praktische Durchführung 117 f
– spezifische, Erhalten und Verbessern 128 f
Gewicht, körpereigenes 204
– Nutzen 164 f
Gewichtsverlagerung, Trennebene 22
Gewichtsverschiebung
– Einbeinstand, Prüfung 196 f
– Einsatz von körpereigenen Gegengewichten 203
– nach hinten, Fersenbelastung 50
– kontrollierte 50
– – diskrete Paraspastik 90
– – Fersenbelastung 50, 197
– – Vorfuß-/Fersenstand 198
– im Stand 48 f
– – Koordinationsstörung 195 f
– – Prüfung 195 f
– unkontrollierte, Einbeinstand 49
– Vorfußstand 52
Gleichgewichtsreaktion
– Einteilung nach Klein-Vogelbach 157 f
– Störung 157 ff
Großzehengrundgelenk, Gangschulung 93
Gummisohle 151

H

Halteauftrag 120
Hand
– Feinmotorik, Prüfung 189 f
– gestörte Feinmotorik 165
Handgelenk, Bewegungsniveau, Prüfung 188 f
– – Stufen 189 f
Hausabklärung 82
Heidelberger-Feder 152
– Metallstab 154
– Polypropylen 153
Heimprogramm
– Fallvorstellung 219 ff
– gute Instruktion 218
– individuell angepaßtes 217 ff
– Kontrolle 218
– Kriterien 218
Hemiparese 111
Hemiplegie 57

Hemmung, reziproke 111
Hilfsmittel
– Instruktion von Drittperson 151
– zerebellare Ataxie 211 f
Hippotherapie-K 23, 25 ff
– Anwendung 27
– Ausbildung 29
– Kontaktadresse 29
– Mobilisation und Lockerung 27
– Rumpf, reaktives Training der Gleichgewichtsreaktion 26
– Tonusregulation 26 f
Hitzeexposition 115
Hochsitz 75
Hüftgelenk
– Abduktoren 122
– – Training, Abdruckaktivität 148
– Adduktoren 122
– – kontrollierte Dehnung 62
– Bewegungsniveau, Prüfung 179 ff
– – – Stufen 179 f
– Flexoren 122
– Gangschulung 93
– Mobilisation 63
– potentielle Bewegungsbereitschaft, Verbesserung 204 f
– Rotatoren 122
– thorakolumbaler Übergang, Gangschulung 93
– ventrale Verankerungsfähigkeit 45
– – – Stand 45
Hyperaktivität, muskuläre 160 f
Hypermobilität 9, 117
– Prüfung 118
Hypomobilität, Prüfung 118

I

Ischiokruralmuskulatur 122

K

Karbon-Peronäus-Orthese 152, 154
Klonusprüfung 41 f
Kniegelenk
– Bewegungsniveau, Prüfung 182 ff
– – – Stufen 182 ff
– Flexoren 122
– Hyperextension, Vermeidung 153
– Spielfunktion 45 f
Kniegelenksstabilisationsschiene 114
Knöchelbandage, elastische 151
Kompensationsbewegung, Beurteilung 125 f
Kompensationstraining 11 f
– zentrale Schwäche 127
Koordinationsstörung 157 ff

Koordinationsstörung, Kompensationstraining 206 f
– Körperlängsachse 174 f
– obere Extremität, Kompensationsmechanismen 163 ff
– Rumpf, Abweichung von der Norm 166
– – Kompensationsmechanismen 160 ff
– untere Extremität, Kompensationsmechanismen 160 ff
Körperlängsachse
– Koordinationsstörung 174 f
– Stabilisation 14 f
– – Prüfung 175
– – Vor- und Rückneigung im Sitz 19
Kortikosteroide 213
Kortikotropin 213
Kraft, selektive, Prüfung 9, 42 f
Krafttraining
– allgemeingültige Grundregel 136
– selektives 136
– – diskrete Paraspastik 96
– – zentrale Schwäche 136
Kraftverlust, Ursache 114
Küche, Arbeitsfläche 83

L

Lagerung, Schmerzfreiheit 57
Lagerungskissen 57
Lähmung, spastische 111
Ledersohle 151
Lhermitte-Zeichen 1
Lockerungsübung, aktive 132 f

M

Marionette 103
– Fersenstand 106
– Vorfußstand 107
Massage 76
– mobilisierende 77
– – nach Klein-Vogelbach 208
– Techniken 77 f
Mehrpunktaufhängung 138
Mirroring 8
Mobilisation, hubfreie 142
Monoparese 111
Motor, Beine, passive Bewegung 38
Multiple Sklerose 1 ff
– – allgemeine Prüfungskriterien 9 f
– – physiotherapeutische Anamnese 6 ff
– – Schub 3
– – symptombezogene Behandlung 5 ff
– – Verlaufsformen 4
Muskelfunktionsprüfung, zentrale Schwäche und pathologische Tonuserhöhung 119 ff

Muskelkraft, Bewertung 119
Muskelsynergie, Ausnützen 162
Muskulatur
– abnorme Ermüdbarkeit 115
– Dehnbarkeit, Prüfung, zentrale Schwäche 116 ff
– Lockerung, diskrete Paraspastik 94 f
– Prüfung auf selektive Kraft 43
– selektive Kraft, zentrale Schwäche 118 f
– verkürzte 61
– – Dehnstellungen 61

O

Optikusneuritis 2

P

Päcklisitz 129 f
Parallelstand
– zum Einbeinstand, kontrollierte Gewichtsverschiebung 49
– korrekter 90
Paraspastik
– Akzeptanz und Umgang 55 f
– diskrete, Behandlungsziele 86 ff
– – Spastikkontrolle im Sitzen 86
– – – – reziproke Innervation 87
– – – rim Sitz-Stand-Übergang 88
– – – rim Stand 88 f
– – Spielbeinphase 98
– – Standbeinphase 98
– dominante 57
– – reziproke Hemmung 76
– – Spastikkontrolle 57
– Funktions- oder Kompensationstraining 54 f
– primäres Symptombild 31 ff
– – – rBehandlungsziel 54 f
– – – rtherapeutische Maßnahmen 54 ff
– sekundäre Überlastung, Lockerung 75 f
– spinale 57
Parese 213
– Rumpfmuskulatur 115
– und Spastizität 111 ff
– untere Extremität 115
Parkierfunktion 31
Patient, schwerstbehinderter 214
Pferd, Auswahl 27

R

Reitsitz 62
Rollstuhl 80 f, 211
– Kippung 133
– schwerer 162 f
Rumpf
– Funktionen 165
– Koordinationsfähigkeit, Drehen zur Seitlage 165 f

– – Prüfung 165 ff
– – Koordinationsstörung 166
– – Kompensationsmechanismen 160 ff
Rumpfaktivität
– Training 67 ff
– Verbesserung 205 f
Rumpfataxie 165
– ausgeprägte 200
– – Behandlungsziele 209 ff
– diskrete 200
– – Behandlungsziele 201 ff
– – Funktionstraining 201
Rumpfmuskulatur, laterale, Training 145 ff
Rumpftraining 136
– funktionelles 12 ff
– Paraspastik 74

S

Schaukelbrett 176 f
Schiene, individuelle, als Gehhilfe 151 f
Schlingentisch 76, 142
– Aufhängungen 138
– Hauptziel 139
– Lockerung und Kräftigung 138 ff
– Mobilisation und Lockerung 139 f
– selektive Kräftigung 143 f
Schub
– akuter 213 ff
– – Behandlungsziele 213 ff
– – Erhalten spezifischer Gelenksbeweglichkeit 215
– – Lockerung überlasteter Muskulatur 214
– – soziales Umfeld 215
– klinisch schwerwiegender 213
– schwerwiegender 215
Schubbelastung, lumbale 214
Schuhe 78
– individuelle, als Gehhilfe 151
Schultergelenk, Bewegungsniveau, Prüfung 186
Schultergürtelfixation, Ausschalten 206
Schwäche, zentrale 111 ff
– – adäquate Kompensationsmechanismen 113
– – Behandlungsziel und therapeutische Maßnahmen 127
– – Funktionstraining 127
– – Instruktion von Drittpersonen 156
– – Kompensationstraining 127
– – Lockerung und Entlastung 130
– – Muskelgruppen 111
– – physiotherapeutische Untersuchung 116 ff
– – und reziproke Hemmung 120

Schwäche, zentrale, selektives Krafttraining 136
– – Spastikkontrolle im Bewegungsverhalten 127
– – und Spastizität, gegenseitige Beeinflussung 111 ff
Seitlage, Aufsitzen 167
Selbsttraining 217
– angepaßtes, dosierbares 56
Sensibilität
– Prüfung 8
– Verlust 213
Sensomotorik
– Tonusprüfung 7 f
– Untersuchung 7 f
Sensorik, Prüfung 8
Sexualstörung 2
Sitz
– freier, Paraspastik 31 f, 74 f
– zum Halbstand 48
– – kontrollierter Übergang 191 f
– Rumpf, verminderte Stabilisationsfähigkeit, zerebellare Ataxie 191
– Schwierigkeiten, Paraspastik 32
Sitz-Schaukelbrett 23 f
Sitz-Stand-Übergang
– Beurteilung und Prüfung 190 f
– Paraspastik 33 f
– Schwierigkeiten, Paraspastik 34
– Trennebene 33
Spastik
– deutliche 54
– diskrete 54
– dominante 54
– spinale 38
Spastikdisziplin 55
Spastikkontrolle 10, 37 ff
– Druckwahrnehmung 39
– Gelenkstellung 39
– reziproke Innervation 39
– rhythmisches Bewegen 38 f
– sekundär überlastete Muskulatur 56

Spastizität
– und Parese 111 ff
– und zentrale Schwäche, gegenseitige Beeinflussung 111 ff
Spazierstock 209
Spezialfahrrad 7
Spiegel, kippbarer 83
Spielbein
– diskrete Paraspastik 99 f
– Prüfung im Stand 47
Spielfunktion
– Prüfung 178 f
– untere Extremität 43
Sprunggelenk, oberes
– – Bewegungsniveau, Prüfung 184 f
– – Gangschulung 93
– – reflexhemmende Ausgangsstellung 45 f
Spurbreite 160
Stabilisationsfähigkeit
– bewußte lateralflexorische, Prüfung 168
– – Prüfung 166 f
– links-konkave lateralflexarische 171
Stabilisationsschiene 155
Stand, Paraspastik 36 f
Standing 65, 72
Standspur 160
Stehfähigkeit, Erhalten 64 f
Stehtisch 65
– diskretere Symptombilder 69 f
Stehtraining 65
– funktionelles 72
Stöcke 78 ff
– korrekter Einsatz 80
– Spielbein 79
– Standbein 79

T

Tonuserhöhung, pathologische 37 f
– – untere Extremität, Bewegungsverhalten 31 ff
Tonusprüfung 41

Trampolin
– Gewichtsverlagerung 108
– Innervationswechsel 105 f
Transfer 64 f

U

Überlastung, sekundäre, Lockerung 75 f
Übungsauswahl, individuelle 218
Uhthoff-Phänomen 2
Unterstützungsfläche
– Anpassung 160
– Vergrößerung 160

V

Valenser-Schiene 152
Valenser-Schuh 78, 151 f
Verankerungsfähigkeit
– extensorische/außenrotatorische, Hüftgelenk 181
– flexorische, Hüftgelenk 180
– ventrale, Prüfung 43 f
Vertikalisierung 66 f
Vorfuß-/Fersenstand, Gewichtsverschiebung, Koordinationsstörung 197
Vorfußstand
– kontrollierter 53
– – diskrete Paraspastik 91
– Prüfung, geneigte Beinlängsachse 124 f

W

Wandsteher 101 ff
Wärmepackung 76 f, 208
Widerlagerung, aktive 14, 158
Widerstand
– funktioneller Einsatz, zerebellare Ataxie 208 f
– Nutzen 164 f
Wohnverhältnisse, Abklärung 211

Z

Zweibeinstand, aufrechter 36